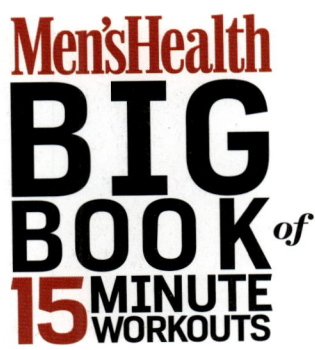

The Men's Health Big Book of 15 Minute Workouts by Selene Yeager and the editors of Men's Health
Copyright ⓒ 2011 by Rodale Inc.
All rights reserved.

Korean translation edition ⓒ 2012 by CYPRESS
Published by arrangement with RODALE INC., Emmaus, PA, USA
through Bestun Korea Agency, Seoul, Korea.
All rights reserved.

이 책의 한국어 판권은 베스툰 코리아 에이전시를 통하여
저작권자인 Rodale Inc.와 독점 계약한 싸이프레스에 있습니다.
저작권법에 의해 한국 내에서 보호를 받는 저작물이므로
어떠한 형태로든 무단 전재와 무단 복제를 금합니다.

세계에서 가장 효과적인 초고속 운동법

맨즈헬스 빅북2
15분 운동법

셀렌 예거, 맨즈헬스 편집부 지음 | 김승환 옮김

Men'sHealth
BIG
BOOK of
15 MINUTE WORKOUTS

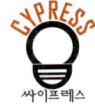
CYPRESS
싸이프레스

Prologue
맨즈헬스의 또 다른 역작 탄생!

빅북 시리즈를 집필하는 데는 작은 군대에 맞먹는 많은 인력이 필요하다. 이번 책도 예외는 아니다. 단순한 아이디어가 발전하여 실로 대단하고 멋진 내용이 가득한 크고 두꺼운 책으로 결실을 맺기까지 함께해 주신 모든 분들께 어떻게 감사의 마음을 전해야 할지 모르겠다. 남성들이 더 건강한 삶을 살도록 영감을 불어넣어주는 이런 훌륭한 브랜드를 만들어준 데 대해 우선 맨즈헬스 수석 편집자인 데이비드 진첸코와 맨즈헬스 전체 직원들께 감사의 마음을 전한다. 이 책을 통해 많은 남성들이 소기의 운동 목적을 이룰 수 있기를 바란다.

먼저, 빅북 시리즈의 처녀작인 「맨즈헬스 빅북」을 저술한 맨즈헬스 피트니스 수석 디렉터, 아담 캠벨에게 진심으로 감사의 마음을 전한다. 또, 좋은 책을 집필할 수 있는 기회를 주고 처음부터 끝까지 변함없이 차분하게 길을 안내해준 이 책의 편집자, 제프 카타리에게도 감사의 마음을 전한다.

집필상의 오류를 수정해준 맨즈헬스 도서팀의 스티븐 페린과 데비 맥휴, 어슐라 캐리, 에린 윌리엄스에게도 감사의 인사를 올린다.

디자인 팀장으로 수고해준 조지 카라보쵸스와 이 책의 디자이너인 로라 화이트에게도 감사의 마음을 전한다. 각 장의 아름다운 사진을 촬영해준 베스 비숍과 보조 촬영에 힘써준 제프리 굿리지와 에스테반 알라드로, 그리고 오랜 시간 동안 힘겨운 운동을 마다하지 않고 모델로 고생해 준 시드니 윌슨, 카일 필즈, 토드 트로피먹, 앤디 스피어, 쿠린 윌커슨에게도 감사의 말씀을 전한다.

부사장이자 발행인인 카렌 리날디를 비롯하여 열정적으로 도움을 주신 크리스 크로제르미어, 사라 콕스 등 로데일 출판사의 모든 분들에게도 감사의 마음을 전한다.

그 밖에 건강과 영양, 피트니스 분야의 소중한 전문 지식을 나누어준 암스테드, 그레이그 발렌타인, 조안 살제 블레이크, 트레이버 보엠, 커트 브렛, 마이크 브룬가르트, 제이 카르디엘로, 마이클 A. 클라크, 한나 데이비스, 에이미 딕슨, 그레고리 플로레즈, 마틴 기발라, 토니 젠틸코어, 빌 하트만, 카터 헤이스, 톰 홀랜드, 카트리나 허드슨, 윌리엄 크래머, 크리스토퍼 나이트, 짐 리스톤, 애슐리 나타샤, 스콧 마제티, 마이크 메지아, 스콧 H. 멘델슨, C.J. 머피, 스튜어트 필립스, 웨인 필립스, 로렌 피스킨, 카리에 레자벡, 크레이그 라스뮤센, 데이비드 레이, 로버트 도스 레메디오스, 조앤 카를로스 산타나, 조나스 샤라티안, 조츠나 사하니, 미셸 M. 사이벨, 티나 슈미트-맥널티, 타라 스틸스, 패트릭 스트리어트, 제이슨 탈라니안, 마크 베르스테겐, 다이앤 비베스, 웨인 웨스트콧, 조던 요암, 발레리 워터스, 빅토리아 즈드록에게도 고마움을 표한다.

끝으로, 가족들에게 감사의 마음을 전한다. 데이브의 변함없는 지지와 성원이 없었다면 이렇게 훌륭한 책을 세상에 선보일 수 없었을 것이다. 늘 웃음으로 따뜻하게 안아주는 나의 딸 주니퍼와 항상 도움의 손길을 내밀어주시는 부모님께도 감사의 인사를 올린다.

셀렌 예거

Preface
최신 핫 트렌드 운동법을 한 권에!

근래 트레이닝의 흐름은 양보다 질을 선호하는 추세이다. 운동의 성과라는 것은 열심히만 한다고 해서 얻어지는 것이 아니라 올바른 방법, 즉 과학적인 근거를 바탕으로 훈련을 해야 원하는 성과를 얻을 수 있다. 그것은 과거의 양적인 트레이닝에서 고강도의 질적인 트레이닝으로 훈련의 방향이 바뀌어 가고 있음을 의미한다.

본인은 현장에서 근무하는 여러 퍼스널트레이너들을 만날 기회를 자주 갖는다. 최근 그들이 갖는 의문점들 중 가장 핵심적인 내용은 '퍼스널트레이닝에서 유산소운동까지 가능한 방법이 무엇인가?' 이다. 이에 복싱이나 킥복싱 또는 무에타이 수련법을 제안한 적이 있는데, 이러한 스포츠의 훈련법은 고강도 인터벌 트레이닝이며 사람을 극한에까지 몰고 갈 수 있는 훈련법이다. 보통 2~3분을 훈련시키고 30초간 휴식시간을 주는데, 해본 사람은 알겠지만 휴식시간 30초가 이렇게 짧다는 것을 과거에는 상상도 못했을 것이다. 또한 전신의 근육을 동시에 운동시킴으로써 근육의 협응력과 칼로리 소모를 촉진하고 전신의 운동능력을 상상을 초월하게 향상시킨다.

이와 같은 트레이닝 프로그램은 현대 스포츠과학에서 가장 효과가 있는 방법으로 인정받고 있으며, 많은 연구 결과들이 이와 같은 방법의 효과를 입증하고 있다.

한편, 유산소 파워를 향상시키기 위해 피트니스 클럽에서는 많은 사람들이 유산소운동 장비를 사용한다. 그 중 특히 트레드밀(러닝머신)을 가장 많이 사용하고 있다. 트레드밀을 운동하는 사람들은 대부분 시간과의 싸움을 하고 있다. 결과적으로 시간을 많이 투자하여 운동할수록 유산소 기능이 좋아질 것이라고 생각하며 진행하고, 또한 학자들은 적어도 30분 이상을 운동해야 효과가 있다고 강조하고 있다. 그러나 최근의 연구는 짧은 시간 동안의 고강도 인터벌 트레이닝이 유산소 파워의 향상에 더 효과가 있다는 연구 결과를 발표하고 있다. 과거 조깅의 선구자이자 전 세계에 달리기 붐을 일으킨 미국의 학자도 아침, 저녁으로 조깅을 하다다 심장마비로 사망한 실제 사례를 우리는 간과해서는 안 될 것이다.

결국 과거의 구식 트레이닝 프로그램에서 벗어난 최근의 핫 트렌드는 고강도 인터벌 트레이닝과 혼합된 웨이트트레이닝이며, 이와 같은 최신형의 훈련법을 소개하고 있는 책이 바로「맨즈헬스 빅북2: 15분 운동법」이다.

본인은 이 책을 번역하면서 맨즈헬스의 수준이 이 정도일 줄은 상상도 못했던 것이 사실이다. 최신의 가장 효과적인 방법을 제시하고, 최고 수준의 운동선수들이 현재 진행하고 있는 최신형 트레이닝 프로그램들이 이 책에 고스란히 담겨 있다. 선수들의 최신형 트레이닝 프로그램이 일반인에게 넘어오기까지는 적어도 3~4년은 걸리는데「맨즈헬스 빅북2: 15분 운동법」은 그와 같은 시간의 제약을 뛰어넘어 곧바로 이 책을 읽는 누구에게나 최신 프로그램을 너무나 저렴한 가격에 공급하고 있다. 그동안 이러한 향상된 프로그램을 개발하기 위해 수많은 스포츠 학자들은 엄청난 노력과 비용을 들였음은 두 말할 나위가 없다.

또한「맨즈헬스 빅북2: 15분 운동법」은 올바른 식사법을 제시하며 근육 및 그와 관련된 조직의 강화를 촉진시킨다. 특히 근육강화호르몬의 분비를 촉진시키는 지방섭취의 올바른 방법의 제시는 수많은 몸짱 선호자들이 반드시 봐야할 내용들이다.

그간 수많은 번역서 작업을 하면서 많은 감동을 받아왔지만「맨즈헬스 빅북2: 15분 운동법」은 나에게 가장 신선하고 가장 세련된 느낌의 감동을 주는 책이다. 이 책을 출판하기까지 노력해주신 김영조 대표님께 다시 한 번 감사를 드리고, 아울러 세계적인 스포츠 서적 전문 번역가 김승환 선생님께도 감사를 드린다.

얼마 전 국민생활체육협의회 권영규 사무총장의 "운동은 밥이다." 라는 말이 생각난다. 운동은 밥과 같이 매일 먹어야하는 삶의 필수사항이며, 가장 훌륭한 밥은「맨즈헬스 빅북2: 15분 운동법」이라 감히 말할 수 있다.

이 신 언

Preface
기대를 저버리지 않는 최고의 안내서

현대인은 역사상 유래를 찾아볼 수 없을 정도로 바빠도 너무 바쁘다! 그 중에서도 대한민국 남성들은 세계에서 둘째가라면 서러울 정도로 바쁘다. 본인 역시 그런 한국 남성 가운데 하나이다. 아침에 눈을 뜨면 차 한 잔 여유롭게 마실 시간도 없이 분주하게 집을 나설 채비를 해야 한다. 시간적 여유가 있어도 마음에는 여유가 없다. 온갖 프로젝트와 미팅과 교육에 하루 24시간이 시작과 동시에 마감되는 것만 같은 느낌이 들 때마저 있을 정도다.

주말이나 휴일도 사정은 다르지 않다. 요즘은 남자들이 주말에 가사를 돕거나 아이를 돌보는 경우도 많다. 특히, 내 주위의 30~40대 남성들은 주말과 휴일을 대부분 가사와 육아에 할애한다. 20대나 50~60대들도 취업, 전업, 이직, 은퇴 후 사업 등으로 바쁘기는 매한가지다. 그리고 일을 마친 평일 밤에는 이런저런 스트레스를 술로 풀어보려 안간힘을 쓴다. 상황이 이렇다보니 운동과는 담을 쌓게 된다.

운동을 하려면 시간적, 정신적 여유가 필요하지만 팍팍한 생활에 길들여진 21세기 대한민국 남성들이 시간적, 정신적 여유라는 두 가지 호사를 동시에 누릴 수 있는 경우는 그리 많지 않다. 그러나 사실 우리에게 절대적인 운동 시간이 부족한 것은 아니다. 어쩌면 시간이 없어서 운동을 못한다는 말은 '운동 시간'에 대한 강박관념이나 단순한 오해에서 비롯된 변명 아닌 변명일 수도 있다.

과거 트레이너로 활동할 때에는 본인 역시 하루에 3~4시간은 운동을 해야만 뭔가 몸을 좀 쓴 것 같은 느낌이 들었고, 내 주위에 운동을 좀 한다는 사람들은 대부분 하루에 최소한 2시간 이상을 운동에 쏟아 부었다. 그리고 그 대가로 거대한 팔뚝과 두툼한 가슴, 그리고 약간의 자기만족감을 얻을 수는 있었다. 하지만 그렇게 얻은 일시적인 몸과 마음의 결실이 영원한 건강을 의미하는 것이 아니었음을 인지하게 되기까지는 그리

오랜 시간이 걸리지 않았다.

불혹에 즈음한 지금, 그보다 더 중요한 것은 지속적인 건강 유지와 자기관리라는 사실을 깨닫는다. 사실, 건강한 몸을 만드는 데 많은 시간이 필요한 것이 아님을 우리는 경험적으로 알고 있다. 하루에 잠깐씩이라도 짬을 내서 운동을 할 때와 그렇지 않을 때는 몸과 마음의 컨디션이 눈에 띄게 다르다. 그러나 단시간 운동만으로 과연 건강한 몸을 만들고 가꿀 수 있는지에 대한 과학적인 근거와 확신을 가진 사람은 많지 않다.

「맨즈헬스 빅북2: 15분 운동법」은 바로 그러한 과학적 근거를 제시하고 확신을 심어주기에 충분한 종합적인 안내서이다. 짧은 운동만으로도 건강을 지키고 멋진 몸을 유지할 수 있다는 사실을 과학적으로 증명하여 집대성하고 구체적인 운동 방법을 총체적으로 보여주는 웨이트트레이닝 안내서는 지금까지 거의 없었다고 해도 과언이 아니다.

맨즈헬스에서 출간하는 운동 관련 도서들의 가장 큰 장점은 과학적인 근거와 사례를 충분히 제시하고 실천적인 운동 방법을 다각도로 보여준다는 것이다. 맨즈헬스의 책은 그래서 운동의 트렌드를 주도할 뿐만 아니라, 이전에 알려져 있던 그릇된 상식들을 바로잡고 더욱 효과적인 운동 방법을 우리 자신의 것으로 만드는 데 큰 효과가 있다. 이 책 역시 맨즈헬스의 다른 책들처럼 번역을 하는 동안 기대를 저버리지 않았다.

운동이 좋다는 것을 알면서도 시간에 쫓겨 실천하지 못하던 분들에게는 이 책이 유익한 길잡이가 되어드릴 것이다. 이 책을 읽는다면 '운동 시간'에 대한 강박관념이나 오해로 인해 운동을 멀리하게 되는 일은 더 이상 없을 것이다. 하루 15분 투자로 평생 건강을 지키고 아름다운 몸을 만들 수 있다면 그보다 더 큰 선물은 없을 것이다. 이 책은 그런 선물로 손색이 없다.

개인적으로도 이 책은 내게 선물과 같다. 번역가에게는 좋은 책을 번역할 수 있는 기회가 곧 선물이기 때문이다. 또 한 권의 양서를 번역할 수 있는 소중한 기회를 주신 싸이프레스 김영조 대표님과 공동번역에 힘써주신 이신언 교수님께 감사의 인사를 올린다. 고마운 두 분과 독자 여러분 모두 바쁘신 와중에도 맨즈헬스 빅북 시리즈와 함께 언제나 건강하시길 진심으로 기도해본다.

김 승 환

Contents

Prologue: 맨즈헬스의 또 다른 역작 탄생!   4

Preface: 최신 핫 트렌드 운동법을 한 권에!   6

기대를 저버리지 않는 최고의 안내서   8

Introduction: 15분의 비밀   12

Chapter 1: 15분 운동의 특별함   20
- 피트니스, 근력, 건강을 위해 장시간 운동보다 단시간 운동이 좋은 이유

Chapter 2: 15분 운동 Q&A   30
- 초고속 운동법 100% 활용을 위해 알아야 할 모든 것

Chapter 3: 초고속 체중 감량 시스템   40
- 생활과 운동에 도움이 되는 건강한 식생활

Chapter 4: 15분 전신 운동   48
- 최단시간 내에 칼로리를 연소하는 근육을 생성하고 체중을 감량하는 가장 쉬운 방법

Chapter 5: 15분 지방 연소 운동   98
- 지방을 태우고 신진대사를 활성화시키는 초고속 유산소운동 프로그램

Chapter 6: 15분 복근&코어 운동   124
- 선이 선명하고 강철처럼 단단한 식스팩을 만드는 복근 운동 프로그램

Chapter 7: 15분 팔&어깨 운동   158
- 팔과 어깨의 근육을 폭발적으로 성장시키는 운동 프로그램

Chapter 8: 15분 가슴&등 운동 — 186
– 탄탄한 가슴과 역삼각형의 등을 보장하는 운동 프로그램

Chapter 9: 15분 다리&엉덩이 운동 — 218
– 인체에서 가장 강력한 근육을 궁극적으로 강화하는 운동 프로그램

Chapter 10: 15분 유산소 인터벌 트레이닝 — 246
– 지방을 연소시키고 심장을 강화하는 고강도 인터벌 트레이닝 프로그램

Chapter 11: 15분 다이어트 식단 플랜 — 262
– 맛, 영양, 만족감, 세 마리 토끼를 모두 잡는 다이어트 프로그램

Chapter 12: 15분 특수 기구 운동 — 272
– 볼, 바, 밴드, 케틀벨을 이용한 재미있는 신개념 운동 프로그램

Chapter 13: 15분 정력 강화 운동 — 318
– 아름다운 사랑을 위한 지구력, 유연성, 근력 운동 프로그램

Chapter 14: 15분 힐링 운동 — 342
– 통증을 가라앉히고 엔돌핀을 분비시키는 예방 및 치유 운동 프로그램

Chapter 15: 15분 스포츠 운동 — 370
– 실전 스포츠 능력을 향상시키고 부상을 방지하는 스포츠 운동 프로그램

Index — 400

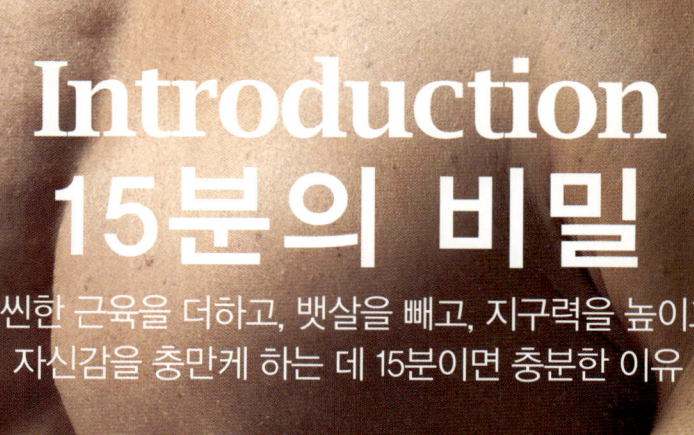

Introduction
15분의 비밀

늘씬한 근육을 더하고, 뱃살을 빼고, 지구력을 높이고,
자신감을 충만케 하는 데 15분이면 충분한 이유

" 운동할 시간이 없어요."

누구나 이런 말을 한두 번쯤을 해봤을 것이다. 여러 조사에서 밝혀진 것처럼, 남성들이 운동을 하지 못하는 첫 번째 핑계거리는 시간이다.

아시다시피, 현대사회에서 시간은 남성에게 가장 소중한 자원이다. 남성들에게는 원하는 것을 할 수 있는 자유시간이 너무 부족하다. 이 책을 읽는 독자들도 사정은 마찬가지일 것이다.

우리는 일주일에 50~60시간을 일에 쏟아 붓는다. 게다가 식료품을 사다 나르고 속옷도 빨아야 한다. 또, 부양할 가족이 있고 사회생활도 여간 바쁜 게 아니다. 투자한 자금을 관리하고, 자원봉사 활동에 참여하고, 부모님의 요구사항에도 부응해야 한다. 더욱이 요즘에는 트위터나 페이스북도 관리해야 한다! 사정이 이런데 **일주일에 서너 번씩 한 시간 동안 헬스클럽에서 달리기라도 할 시간을 어디서 빼낸단 말인가?**

15분의 비밀

어쩌면 불가능한 일일 수도 있다. 하지만 사실은 그럴 필요가 없다. 건강한 몸을 위해 꼭 한 시간씩 투자를 해야 하는 것은 아니다. 전략적으로 운동을 한다면 실은 삼십 분도 많다. 〈유럽응용생리학저널 European Journal of Applied Physiology〉에 발표된 최근 연구에 의하면, 운동 후 72시간까지 안정 시 소비 열량을 상승시키는 효과 측면에서 15분 운동은 35분에 걸친 운동과 동일한 효과가 있는 것으로 나타났다. 이는 우리가 생각하는 시간의 절반만으로도 칼로리를 소모하고 근육을 만들 수 있다는 것을 의미한다. 즉, 헬스클럽에서 장시간 운동을 하지 않고 짧은 운동만으로도 몸매를 가꿀 수 있다는 뜻이다. 〈국제스포츠의학저널 International Journal of Sports Medicine〉에 나온 한 연구에 의하면, 살을 뺄 목적으로 운동에 참여한 피실험자들의 경우, 운동시간을 15분까지 줄였을 때 운동 프로그램을 오랫동안 지속할 수 있는 가능성이 훨씬 더 큰 것으로 나타났다.

이것은 상식적으로 봐도 타당하다. 15분 정도는 언제든지 확보할 수 있다(분주한 일상에서 시간을 짜낼 수 있는 간단한 방법은 16페이지, '15분 확보 기술!' 부분에 자세히 나와 있다.). 건강에 아주 중요한 어떤 운동을 하는 데 15분을 투자하는 것은 큰 노력을 들이지 않고도 충분히 할 수 있는 일이다. 이것이 바로 15분으로 구성된 초고속 피트니스 프로그램을 구성하고 이 책을 출판하게 된 계기이다. 운동 시간을 절반 이하로 줄인다고 해서 운동의 효과가 떨어지는 것은 아니다. 이 책에서 소개하는 운동 프로그램은 대부분 시간 효율을 높인 서킷 프로그램으로 구성되어 있기 때문에, 많은 시간을 할애하지 않고도 훨씬 빠르게 많은 근섬유를 활성화하고, 근력운동에 유산소운동의 요소를 실질적으로 접목할 수 있다. 이 책에 따라 운동을 진행하면 그 어느 때보다 운동 시간을 효율적으로 활용할 수 있다. 즉, 오랜 시간 운동을 하는 대신 더 현명하고 신속하게 운동을 진행함으로써 나머지 시간을 보다 지혜롭게 쓸 수 있게 된다.

뿐만 아니라, 이 책에서는 다양한 방법을 활용하기 때문에 운동이 전혀 지루하게 느껴지지 않는다. 이 책을 활용하면 바벨, 덤벨, 케틀벨, 샌드백, 밴드 등을 활용하여 전신 운동을 진행할 수 있다. 또, 특별한 운동기구가 없어도 상관없다. 이 책에는 자신의 체중만으로 저항운동을 진행할 수 있는 수많은 신진대사 운동이 수록되어 있기 때문이다. 가슴, 다리, 코어 같은 신체의 특정 부위를 강화할 수 있는 운동도 많다. 15분 프로그램은 신체 유형에 따라 맞춤식으로 진행할 수 있도록 구성되어 있고, 신진대사를 신속하게 활성화시키고 운동 후에도 몇 시간 동안 계속 칼로리를 연소시킬 수 있는 고강도 인터벌 트레이닝 방식으로 이루어져 있다. 이 책에는 통증을 관리하고 예방할 수 있는 운동이나 성기능을 강화하는 데 도움이 되는 운동들도 수록되어 있다. 여러 연구에서 밝혀진 것처럼 식이요법이나 운동을 따로 할 때보다 식이요법과 운동을 함께 병행하면 훨씬 큰 효과를 볼 수 있다. 필진은 이런 점 또한 놓치지 않고 맛있는 레시피로 구성된 영양 및 체중 감량 챕터를 통해 신속한 성과를 얻을 수 있도록 책을 구성했다. 이러한 레시피를 비롯한 이 책의 모든 내용은 빠르고 효율적인 성과를 얻기 위한 장치들이며, 여기에서 소개한 레시피를 준비하는 데 걸리는 시간 또한 15분을 절대 넘지 않는다!

책장을 넘기다보면 저항운동이나 웨이트트레이닝에 관한 사진들이 많다는 사실을 알 수 있을 것이다. 이 책에 이런 내용이 많은 이유는 남성의 전반적인 건강에 근육이 매우 중요한 영향을 미치기 때문이다. 근육을 키우는 것은 허

Introduction

영심을 충족하거나 몸의 기능을 향상시키기 위한 것만은 아니다. 실험을 바탕으로 한 최근 연구에 의하면, 근육의 양과 근력이 감소하면 면역력이 떨어지고, 심장질환과 2형 당뇨가 발병할 위험이 높아지며, 관절의 유연성이 떨어지고, 자세가 구부정해진다. 근육의 양은 단백질 대사에서 전략상 중요한 역할을 하는 것으로 알려져 있다. 그리고 이러한 생리기전은 특히 스트레스에 대한 반응에 큰 영향을 미친다.

근육량 감소는 또한 칼로리를 소모하는 대사율 감소와도 관련이 있다. 신체가 안정을 취하고 있는 휴식 상태에서 근육은 지방보다 칼로리를 더 많이 소모한다. 나이가 들면서 근육의 양은 자연스럽게 감소한다. 이때 근육을 강화하는 노력을 하지 않고 20대에 먹던 음식량을 그대로 유지한다면 살이 찌는 것은 당연하다.

맨즈헬스 빅북 15분 운동 프로그램이 건강과 장수를 유지하는 데 중요한 이유는 바로 이런 현상을 좀 더 쉽게 방지하는 도구가 될 수 있기 때문이다. 단시간에 간단한 방식으로 운동을 지속할 수 있다면 운동을 규칙적으로 할 수 있는 가능성도 커진다. 또, 근육을 집중적으로 향상시키면 칼로리 소모량이 자동적으로 증가하고, 심장과 뼈와 관절을 강화할 수 있으며, 스스로를 돌보는 데 시간을 할애할 수 없을 때 나타나는 질병과 질환에 대항할 수 있는 강인한 몸을 만들 수 있다.

우리는 삶의 질과 생활을 개선하는 데 시간을 써야 한다!

이제 단 15분이면 그 과정에 동참할 수 있다.

15분의 비밀

15분 확보 기술!

매일 운동에 할애할 15분을 찾아내는 15가지 방법
당신의 소중한 시간을 낭비하는 요소를 제거하라!

1. 페이스북을 닫아라

통계에 따르면 미국인은 한 달에 평균 7시간을 페이스북에 매달린다. 이는 일주일에 105분에 해당하는 시간이며, 하루로 따지면 매일 딱 15분에 해당한다. 그렇다고 페이스북을 완전히 끊을 필요는 없지만 이용 시간을 조절할 필요는 있다. 예를 들어, 모닝커피를 마시고 난 다음이나 저녁 시간에 잠깐만 페이스북을 이용하고 그 이외의 시간에는 멀리하는 것이다.

2. "NO" 라고 말하라

우리 스스로가 알고 있듯이, 남자들은 모든 일을 해낼 수 있다고 믿으며, "NO" 라고 말하기를 싫어한다. 하지만 일단 시도해보면 앞으로는 "NO" 라고 말하기가 어렵지 않을 것이다. 만약 정말 싫거나 불필요한 일을 누군가가 부탁한다면 앞으로는, "미안한데 안 되겠어. 내가 할 수 없는 일이야." 라고 말해보자. "NO" 라고 대답하는 만큼, 내가 쓸 수 있는 시간은 많아진다.

3. 피크타임을 계획하라

사람은 누구나 하루 중에 집중력과 생산성이 가장 높아지는 특정한 시간이 있다. 가장 중요한 일은 이때 하는 것이 좋다(보통은 오전 9시경이다.). 능률이 떨어지는 오후 시간보다는 이러한 시간에 중요한 일을 처리하는 것이 훨씬 빠르고 효율적이다.

4. 한 번에 한 가지만 처리하라

남성들은 자신이 멀티테스킹의 달인이라는 자부심을 가지고 있다. 하지만 한 번에 너무 많은 일을 하려다보면 제대로 되는 일이 하나도 없다. 여러 가지 일을 처리할 때는 목록을 만들고 순서대로 하나씩만 집중해야 한다. 한 가지 일에 모든 에너지를 집중하면 모든 일이 놀랍도록 신속하게 진행된다.

5. TV프로그램을 녹화하라

1시간짜리 TV프로그램에는 보통 10~20분에 이르는 광고가 따라 나온다. 그러므로 2개의 프로그램을 시청한다면 30분 이상 시간을 확보하여 다른 일에 쓸 수 있다. 이때 디지털 녹화 기능이 있는 TV를 활용하면 원하는 시간에 원하는 프로그램을 볼 수 있고, 나머지 시간을 15분 운동 프로그램 같이 보다 건강한 활동에 쓸 수 있다.

6. 완벽주의에서 벗어나라

자동차 바퀴를 얼룩 한 점 없이 깨끗하게 닦는 일이 정말 그렇게 중요할까? 자동차의 작은 얼룩을 닦아내고 광을 내는 데 열을 올리는 대신, 그 시간에 다른 유익한 일에 몰두하자.

7. 결단력을 가져라

남성들은 온갖 정보를 기웃거리며 오디오 장비나 운동화를 고르는 데 많은 시간을 낭비하곤 한다(이런 현상을 정보 과다로 인한 분석 불능 Analysis Paralysis이라고 한다.). 그러나 어느 시점이 되면 우유부단함을 버리고 결단을 내려야 한다. 그러기 위해서는 물건을 비교하거나 어떤 일의 장단점을 따지는 데 소요되는 시간의 한계를 정해야 한다. 그리고 자신이 정한 특정한 시간이 되면 결정을 내리고 다음 일을 시작하는 것이 좋다.

8. 시간을 사라

그렇다. 시간을 많이 잡아먹는 일이라면 돈으로 시간을 살 수도 있다. 하지만 서둘러 가정부를 고용하거나 청소 서비스 업체 직원을 부르기로 결정하기 전에 잠시 계산을 해보자. 우리에게 주어진 한 시간의 값어치는 얼마나 될까? 소중한 수입을 우리는 얼마나 허망하게 지출하고 있는가? 외식을 하거나 필요하지도 않은 골프 장비를 구입하는 데 날려버리는 돈은 얼마나 될까? 또, 무의미한 일에 매달려 여가시간을 모두 소비해버리고 있지는 않은가? 이제는 우리의 지출에 대해 다시 생각해볼 시간이다. 만약 지나치게 시간과 노력이 많이 드는 일이 있다면 차라리 돈을 들여 사람을 고용하고, 좀 더 보람 있는 일에 그 시간을 활용하는 편이 낫다.

9. 달력을 활용하라

달력에 중요한 내용을 표시해두면 시간을 놀랍도록 효율적으로 쓸 수 있다. 하얀 달력에 써놓은 검은 글씨는 주의를 집중시킨다. 업무 스케줄을 적듯이 달력에 운동 스케줄을 적어놓으면 절대로 운동을 거르는 일은 없다.

10. 알람을 활용하라

어떤 일은 생각보다 시간을 너무 많이 잡아먹는다. 인터넷을 검색하거나, 휴대전화로 게임을 하거나, 스마트폰으로 새로운 어플리케이션을 찾아보는 따위의 일들은 조심하지 않으면 시간을 온통 빼앗기기 쉽다. 이럴 때는 작은 알람시계를 활용해보자. 예상보다 시간을 많이 빼앗길 것 같은 일을 할 때는 알람을 15분이나 20분 후로 맞춰놓고, 알람이 울리면 하던 일을 멈추는 것이다.

11. 한 번만 확인하라

서류나 이메일을 받으면 한 번만 확인하고 즉시 일을 처리하자. 할 일을 쌓아 놓으면 정신이 산만해질 뿐만 아니라, 반복적으로 서류를 뒤적이느라 시간을 낭비하거나 중요한 사항을 놓치게 된다.

12. 전화를 걸어라

인터넷 쪽지나 이메일은 시간을 절약하는 좋은 방법이 될 수도 있다. 하지만 때로는 전화로 몇 십초면 해결할 일이 이메일로는 십 분이 넘게 걸리는 경우도 있다. 글을 쓰다가 뭔가 복잡해지기 시작한다면 차라리 전화를 한 통 하는 편이 낫다.

13. 주위를 정리하라

때로는 열쇠를 찾느라 많은 시간을 버릴 때가

15분의 비밀

있다. 열쇠를 들고 다니다보면 코트 주머니나 서랍, 가방, 세탁물 건조대, 자동차, 도어락 등에 아무렇게나 열쇠를 두게 되는 경우가 많다. 이럴 때는 차라리 작은 고리를 구입해서 휴대전화에 열쇠를 걸어놓는 편이 낫다. 그러면 열쇠를 찾느라 시간을 낭비할 일도 없다. 다른 물건들도 마찬가지이다. 자주 잃어버리는 물건은 자리를 정해놔야 한다.

14. 미리 준비하라

이 말은 지금껏 살면서 수없이 많이 들어본 말일 것이다. 그런 만큼 분명히 효과가 있다. 잠들기 전에 미리 운동복을 준비해두면 아침에 일어나서 운동을 하기가 훨씬 수월하다. 미리 준비를 해두지 않으면 잠을 설치거나 운동을 아예 거르게 된다. 아침에 일어나 집안을 들쑤시며 운동화나 운동복을 찾는 것은 꽤나 성가신 일이다. 이런 일을 겪다보면 운동에 소홀해질 수밖에 없다.

15. 15분 일찍 일어나라

이는 15분을 확보할 수 있는 아주 간단하고 효과적인 방법이다. 운동을 하기 위해 매일 아침 5시에 일어나겠다고 맹세하는 것은 정말 어려운 일이다. 하지만 제아무리 야행성 올빼미족이라도 아침에 단지 15분 정도만 알람을 일찍 맞춰놓는 것은 그리 어렵지 않다. 설사 그 15분 동안 운동을 하지 않더라도 일찍 일어난 만큼 집을 빨리 나서서 평소보다 일찍 사무실에 도착하여 하루를 더 빨리 시작할 수 있고, 나중에라도 더 편안한 마음으로 15분을 확보할 수 있다.

Introduction

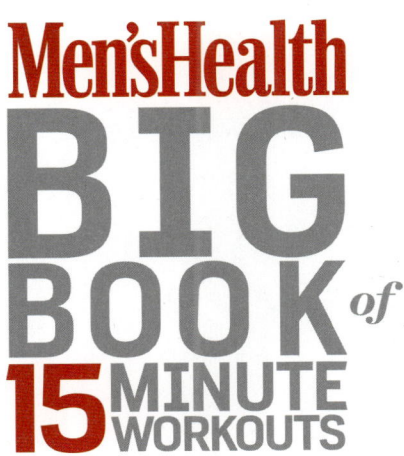

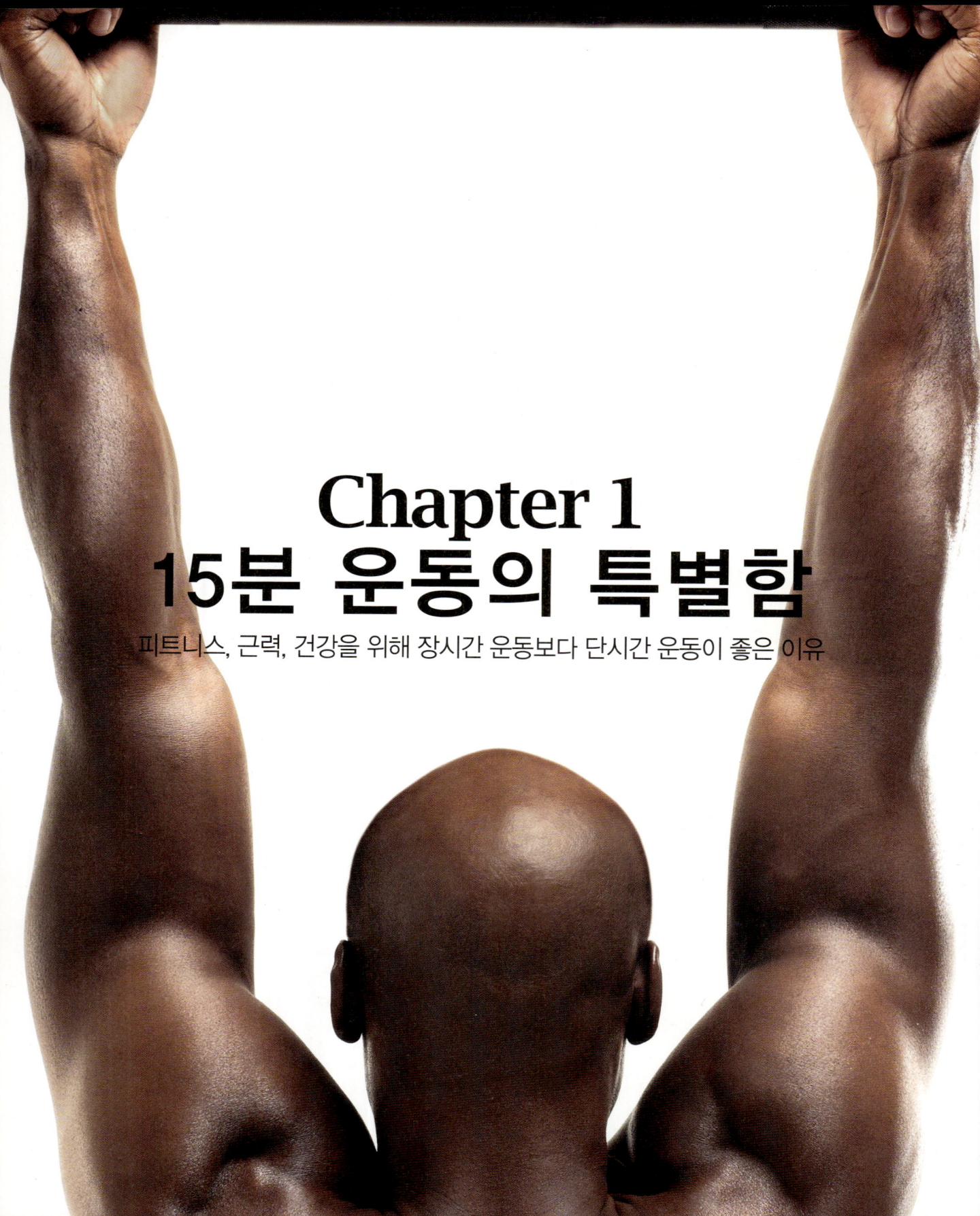

Chapter 1
15분 운동의 특별함

피트니스, 근력, 건강을 위해 장시간 운동보다 단시간 운동이 좋은 이유

> **많은 남성들이 다다익선이라는 신조를 가지고 살아간다."**

만약 감기 시럽 한 스푼으로 감기 증상을 완화할 수 있다면 두 스푼을 먹으면 효과가 더 빨리 나타날 수도 있다. 그렇다면 치즈버거는 어떨까? 피클을 추가한 더블 치즈버거를 먹으면 배가 더 부를 것이다. 운동도 얼핏 생각하면 그럴 것 같다.

헬스클럽에서 45분 동안 운동을 해서 뱃살을 뺄 수 있다면, 2시간을 운동에 투자하면 맨즈헬스 잡지의 표지모델 같은 몸이 될지도 모른다.

하지만 다음에 헬스크럽에 가게 되면 유산소운동에 집착하고 있는 사람들을 유심히 관찰해보기 바란다. 헬스클럽에는 러닝머신이나 엘립티컬 트레이너에 매달려 있는 사람들이 많다. 그들을 오랫동안 살펴보면 뭔가 놀라운 사실을 발견하게 된다. 그들의 몸이 달라지지 않는다는 것이다. 그런 사람들의 몸은 전혀, 조금도 변하지 않는다. 천 번째 러닝머신에 올랐을 때나 처음 러닝머신에 올랐을 때나 대부분은 몸에 차이가 없다.

그 이유는 유산소운동을 장시간 하면 할수록 칼로리를 더 많이 소모할 수 있다는 낡은 생각에 사로잡혀 있기 때문이다. 그러나 첨단 과학을 통해 드러난 사실들은 그와 정반대이다.

15분 운동의 특별함

칼로리를 연소하고, 지방을 태우고, 더 빠르고 강인한 몸을 가지고 싶다면 장시간 유산소운동에 매달릴 것이 아니라 강도 높은 운동 방법을 선택해야 한다

다다익선이라는 사고방식은 시간을 더 낭비할 뿐만 아니라 운동을 하지 못하도록 방해하는 요소이기도 하다. 성과를 얻기 위해 많은 시간과 노력을 기울여야 한다는 생각 때문에 아예 운동을 하지 않는 경우도 있다. 이는 시작도 하기 전에 실패를 부르는 사고방식이다. 과학적으로 밝혀진 것처럼, 운동에서 중요한 것은 운동에 투자하는 시간이 아니라 운동의 종류와 방식이다.

살을 빼고 건강을 유지하는 데 도움이 될 것이라고 우리가 믿고 있는 방법들 가운데 상당수는 실제로는 살을 빼고 건강을 유지하는 데 전혀 도움이 안 된다. 〈국제 스포츠 영양 및 운동대사 저널International Journal of Sports Nutrition and Exercise〉에 발표된 한 연구에서는, 12주 동안 매주 5일씩 45분간 적당한 속도로 지속적인 유산소운동을 실시한(엘립티컬 트레이너로 빠른 속도로 운동하는 정도) 실험군과 전혀 운동을 하지 않은 대조군의 신체 변화를 비교했을 때, 두 집단 사이에 전혀 차이가 없는 것으로 나타났다. 이 결과는 실망스러울 수도 있지만 반대로 생각하면 그렇지 않을 수도 있다. 이 연구 결과는 장시간 동안 운동을 하는 데 시간을 낭비할 필요가 없을 수도 있다는 사실을 보여준다.

마라톤을 하듯이 헬스클럽에서 오랜 시간을 보낼 필요는 없다. 오늘날 운동생리학에 정통한 과학자들은 장시간 운동을 하는 대신, 시간을 줄이고 방법을 바꿈으로써 지방을 연소시키고, 늘어진 살을 탄탄하게 바꾸며, 심장을 건강하게 만들고, 정신적·신체적 질환을 예방할 수 있다고 말한다. 올바른 운동 프로그램을 적용한다면 15분만으로도 이러한 효과를 누릴 수 있다.

간단한 운동, 큰 보상

이것이 바로 「맨즈헬스 빅북2: 15분 운동법」의 목표이다. 이 책의 목표는 근육을 만들고 살을 뺄 수 있는 과학적으로 증명된 지름길을 보여주는 것이다. 맨즈헬스 필진은 이러한 초고속 운동 프로그램을 만들기 위해 모든 전문가를 소집하고 최신 연구 결과를 집약했다.

15분 프로그램의 핵심은 늘씬하면서 강인한 몸을 만들고 지방을 연소시키는 가장 빠른 방법으로 알려져 있는 저항운동이다. 웨이트트레이닝을 실시하면 근섬유에 미세한 상처들이 발생한다. 이는 나쁜 현상처럼 느껴질 수도 있지만 사실은 지방을 분해하고 근력을 강화하는 첫 번째 단계에서 발생하는 현상이다. 이 현상은 근육 단백질 합성Muscle Protein Synthesis이라는 과정을 가속시킨다. 이 과정에서는 아미노산을 통한 근섬유 회복 및 강화가 진행된다. 다시 말해, 이를 통해 강인한 근육이 만들어지는 것이다. 이는 체중 감량에 몇 가지 도움을 준다. 첫째, 중량을 들어 올리고 근육을 재형성하는 과정은 운동을 하고 있을 때뿐만 아니라 운동을 마친 후에도 지속적으로 칼로리를 연소시킨다. 둘째, 근육은 지방보다 대사라는 측면에서 활성도가 높기 때문에 평상시에도 더 많은 칼로리를 지속적으로 연소시킨다. 즉, 근육이 많을수록 소파에 앉아만 있어도 살이 더 잘 빠진다는 것이다. 셋째, 몸이 강해지면 기본적으로 활동적인 사람이 된다. 연구에 의하면 웨이트 트레이닝을 시작한 사람은 더 건강하고 에너지도 더 많기 때문에 이전보다 더 자발적으로 움직이게 된다. 여기에 따르는 부작용은 줄어든 허리에 맞게 벨트 길이를 줄여야 한다는 것뿐

Chapter 1

이다. 근육은 지방보다 부피를 20% 덜 차지한다. 그러므로 살을 빼고 근육을 붙이면 몸이 전반적으로 날씬해 보이는 것이다.

가장 큰 장점은 이 모든 효과를 즉시 맛볼 수 있다는 것이다. 여기에 걸리는 시간은 단 15분이면 충분하다. 그렇다. 맨즈헬스 필진은 가장 효과적이고 가장 신속한 운동을 위해 불필요한 반복 동작과 운동 사이의 휴식 동작을 모두 압축했다. 이는 시간적인 효율뿐만 아니라 운동을 하는 동안이나 운동을 마친 후의 에너지 효율 면에서도 탁월하다. 최근 사우스 일리노이대학 연구진은 9가지 운동을 10회 반복으로 1세트씩 실시할 때(총 소요시간 15분 이내) 휴식 시 에너지 소비량(특별한 활동 없이 휴식을 취하고 있을 때 소비되는 칼로리량)이 35분 동안 해당 운동들을 3세트씩 실시할 때 소비되는 칼로리량과 동일하다는 연구 결과를 발표했다. 그렇다면 15분과 35분 중 여러분은 어느 것을 선택할 것인가?

마지막으로, 체중 감량이라는 성과를 신속하게 얻기 위해서 맨즈헬스 필진은 유산소운동을 혼합하여 적용했다. 이를 위해서 우리는 작은 성과를 얻기 위해 하루에 45분에서 1시간이라는 많은 시간을 쓰기보다, 초고속 지방 연소 프로그램을 적용했다. 과학자들은 이러한 프로그램을 고강도 인터벌 트레이닝HIIT: High Intensity Interval Training이라고 부른다. 정부는 체중 감량을 위해 하루에 60분에서 90분 정도 유산소운동을 실시해야 한다는 권장사항을 계속 유지하고 있다. 그러나 과학자들은 혈관계 기능 개선이나 인슐린 감수성 개선, 칼로리 소모 같은 측면에서 고강도 인터벌 트레이닝이 훨씬 더 효과적이라는 정반대의 연구 결과를 내놓고 있다. 지방 분해 효과를 결정짓는 요인은 운동에 소요되는 시간이 아니라 운동의 강도이다. 다시 말해, 시간을 많이 투자한다고 해서 시간에 비례하는 만큼 살을 뺄 수 있는 것은 아니라는 것이다. 시간이 없는 우리에게는 보다 즉각적인 효과가 필요하다.

빠른 속도로 초고속 운동 프로그램을 진행하면 근육에 젖산이 쌓인다. 이는 인체가 처리할 수 있는 속도보다 더 빠르고 강한 운동을 실시하기 때문이다. 젖산이 쌓이면 성장호르몬 분비가 촉진된다. 성장호르몬은 지방 연소와 근육 성장을 촉진하고 신진대사를 극도로 활성화시키는 천연의 묘약이다. 그리고 성장호르몬은 효과가 즉각적이다. 고정식 자전거에 앉아 30초 동안 빠르게 페달을 밟기만 해도 성장호르몬 분비량은 530%까지 증가한다. 고강도 인터벌 트레이닝이 중요한 또 다른 이유는 운동 후 24시간까지 신진대사가 높아진 상태로 유지된다는 것이다.

운동 시간을 이렇게 절반 이하로 줄여도 연소시킨 지방이 훤칠한 몸매로 이어지는 것은 마찬가지이다. 호주의 연구진은 18명을 대상으로 8초 전력질주 후 12초 동안 휴식을 취하는 운동이 포함된 초고속 운동 프로그램을 일주일에 3일씩 진행하고 체중을 측정했다. 그 결과 피실험자들은 평균 약 2.5킬로그램씩 체중을 감량한 것으로 나타났다. 하지만 같은 기간 동안 일주일에 2회에 걸쳐 장시간 자전거를 탔던 대조군은 오히려 체중이 0.5킬로그램 증가한 것으로 나타났다. 더욱 주목할 사실은 피실험자들 가운데 초기에 체중이 가장 무거웠던 2명은 각각 약 8킬로그램의 체중을 감량했으며, 피실험자 전원이 감량한 체중이 모두 지방이었다는 점이다. 라발대학 연구진은 고강도 인터벌 트레이닝을 진행하면 운동을 하고 있는 동안에도 다른 운동을 할 때보다 지방을 약 50% 더 소모하지만, 운동을 마치고 15주가 지난 이후에도 일반적인 유산소운동을 한 사람이 20주 후에 소모하는 칼로리보다 9배나 많은 칼로리를

15분 운동의 특별함

소모한다는 사실을 밝혀냈다.

장점은 체중 감량에만 그치지 않는다. 고강도 인터벌 트레이닝은 건강한 몸매를 빠르게 가꾸고 활력을 높이는 데에도 도움이 된다. 캐나다 연구진은 고정식 자전거에서 30초 동안 전력질주를 하는 운동을 포함한 고강도 인터벌 트레이닝 프로그램을 일주일에 3일 동안 실시한 집단과 같은 기간 동안 비교적 낮은 강도로 90분에서 2시간 정도 고정식 자전거 운동을 실시한 집단을 비교한 결과, 두 집단의 성과가 거의 비슷했다는 연구 결과를 발표했다.

인터벌 트레이닝은 건강 상태를 빠르게 호전시키는 데에도 큰 도움이 된다. 노르웨이 연구진은 일정한 속도로 진행하는 전통적인 운동에 비해 혈압을 낮추고, 혈당을 조절하며, 콜레스테롤 상태를 개선하는 데 인터벌 트레이닝이 훨씬 더 효과적이라는 연구 결과를 내놓았다.

이런 연구 결과들이 일반 사람들의 고정관념과는 크게 다르지만 인체의 작동 기전을 잘 생각해보면 오히려 합리적이다. 우리의 몸은 외부의 자극에 적응하도록 설계되어 있다. 아침에 잠에서 깨어 느긋한 발걸음으로 조깅에 나서면 지구력, 즉 느리고 지속적인 동작을 담당하는 근섬유인 지근들이 작동하고, 이때는 빠르고 강한 동작을 담당하는 속근들이 대부분 잠잠한 상태로 유지된다. 그리고 이런 현상이 오랫동안 반복되면 속근을 지배하던 신경조직들이 지근 쪽으로 발달하게 되면서 속근의 세력이 약해진다. 그러나 운동의 강도를 높이면 빠르고 강한 동작을 담당하는 속근이 발달하면서 근육이 선명하게 살아날 뿐만 아니라 건강과 활력도 빠르게 상승한다. 인터벌 트레이닝을 연구하는 맥마스터대학의 운동학 교수인 마틴 기발라 Martin Gibala 박사는 이렇게 말했다. "고강도 운동은 인체를 일깨우는 자극을 줍니다. 이때 우리의 몸은 앞으로 가해질 큰 자극에 대비하여 산소 사용 능력과 지방 연소 능력을 비롯한 전반적인 운동 능력을 상승시킬 준비 태세에 돌입합니다. 그리고 이런 현상은 저강도 운동을 할 때보다 훨씬 짧은 시간 안에 이루어집니다." 뉴어크에 있는 델라웨어대학의 신경근육학자인 크리스토퍼 나이트 Christopher Knight 박사에 따르면, 속근은 근력 훈련이나 고강도 인터벌 트레이닝에 거의 즉각적으로 반응한다면서 "우리는 이러한 훈련을 통해 단 일주일 만에 속근의 활성도를 증가시킬 수 있다는 사실을 발견했습니다." 라고 말했다.

이것이 바로 초고속 운동의 비밀이다. 저항운동 15분과 고강도 인터벌 트레이닝 15분을 결합한 형태로 일주일에 걸쳐 운동 프로그램을 진행하면 체중 감량 효과를 극대화할 수 있다. 과학자들은 유산소운동과 저항운동을 결합하면 각 운동을 따로 진행할 때보다 효과가 훨씬 크고 빠르다는 사실을 이미 알고 있었다. 펜실베니아 주립대학 연구진은 과체중인 사람들을 대상으로 식이요법을 진행하면서 유산소운동 집단, 유산소운동과 저항운동을 병행한 집단, 운동을 전혀 하지 않는 집단으로 나누었다. 그 결과, 각 집단은 체중을 약 10킬로그램씩 감량했지만 그 중에서도 저항운동을 진행한 집단은 지방을 약 3킬로그램 더 감량한 것으로 나타났다. 이는 40%에 해당하는 차이이다. 특히 나머지 두 집단은 신진대사를 활성화하는 소중한 근육도 지방과 함께 사라졌지만 저항운동을 진행한 집단에서는 순수한 지방만으로 체중 감량이 이루어졌다는 점에 주목해야 한다. 이제는 지금까지 살펴본 모든 혜택들을 여러분이 생각할 수 있는 가장 짧은 시간 안에 자신의 것으로 만들어야 할 때이다.

그러나 지구상에서 가장 빠르고 효과적인 15분의 비밀은 여기서 끝이 아니다.

Chapter 1

1. 지방을 근육과 맞바꾼다

15분 운동 프로그램은 여름 해변에서 몸매를 뽐내고 싶은 분, 밋밋한 엉덩이에서 엉짱으로 거듭나고 싶은 분 모두가 애용할 수 있는 운동 프로그램이다. 매사추세츠 퀸시대학 운동과학과에 있는 세계 최고의 근력운동 연구자인 웨인 웨스트콧Wayne Westcott 박사는, 현명하게만 선택하면 경우에 따라서는 4가지 정도의 간단한 동작만으로도 인체의 구성을 바꿀 수 있다고 단언하며 이렇게 말했다. "해군의 연구를 보면, 모든 주요 근육을 자극하는 4가지 운동만으로도 몸의 전반적인 모양과 기능을 놀랍도록 향상시킬 수 있다는 사실을 알 수 있습니다. 해군의 연구에서는 8주 동안 지방을 2킬로그램 줄이고 근육을 1킬로그램 증가시킨 것으로 나타났습니다." 해군 연구에서 밝힌 4가지 주요 동작은 스쿼트, 체스트 프레스, 로잉, 복부 컬이었다. 그리고 이 연구에서는 4가지 운동을 15분 동안 각각 몇 회씩 반복한 것만으로도 몸 전체에 변화가 일어난 것으로 나타났다.

2. 더 많은 칼로리를 태운다

더 좋은 것은 아주 짧은 근력운동이라도 칼로리 연소 기전이 운동 이후에도 장기간 지속된다는 점이다. 사우스 일리노이대학의 연구는 다시 한 번 생각해볼 가치가 있다. 연구진은 일주일에 3일 동안 9가지 운동을 1세트씩만 반복하거나 근력운동을 약 11분 동안만 실시했다. 그 결과 신체 활동을 하지 않고 휴식을 취하고 있을 때 나타나는 안정 시 신진대사율이 지속적으로 증가했고, 지방 연소율도 억지로 장시간 운동을 할 때보다 뒤지지 않는 것으로 나타났다. 그리고 그 다음에도 더욱 놀라운 현상이 나타났다.

3. 젊음을 유지한다

퍼듀대학 캘루맷 피트니스 센터의 운동 전문가인 티나 슈미트 맥널티Tina Schmidt-McNulty는, 뭔가 특별한 조치를 취하지 않으면 나이가 들면서 근육이 줄어든다고 말한다. 근육은 인체에서 가장 큰 칼로리 연소 기관으로, 지방보다 5배나 많은 칼로리를 소모한다. 슈미트 맥널티는, 나이가 들어간다는 것은 신진대사라는 자전거의 페달에서 발을 떼는 것과 같다고 말했다. 이처럼 신진대사가 느려지면 체중이 매년 0.5~1킬로그램씩 증가한다.

그 밖에도 중년 이상 성인에게 근력운동이 매우 중요하다는 사실을 지적한 연구 결과는 많이 있다. 〈스칸디나비아 스포츠의학 및 과학 저널Scandinavian Journal of Medicine & Science in Sports〉에 발표된 최신 연구 결과 역시 주목할 만하다. 이 연구에서는 평소에 운동을 하지 않는 40~67세 성인 96명을 선발하여 각각 근력운동 집단, 지구력 훈련 집단, 근력 및 지구력 운동 집단, 그리고 운동을 하지 않는 집단으로 나누어 프로그램을 진행했다. 그리고 21주 후에 하체의 근력과 근섬유 조성을 분석한 결과, 근력운동을 진행한 집단에서만 긍정적인 변화가 있었던 것으로 나타났다. 한편, 근력운동과 지구력 운동을 모두 실시한 집단의 경우, 근력은 상승했지만 근섬유의 조성은 크게 변하지 않은 것으로 나타났다. 또, 지구력 운동만 실시한 집단의 경우에는 근력과 근육의 조성이 모두 개선되지 않은 것으로 나타났다. 연구진은 이러한 분석을 바탕으로, 근력운동이 노화에 따른 근위축을 예방할 수 있는 가장 효과적인 방법이라는 결론에 도달했다.

15분 운동의 특별함

4. 옷맵시가 살아난다

체중이 갑자기 확 줄어들지 않더라도 지방이 줄어들고 근육이 늘어나면 옷이 더 쉽게 맞고 자신감도 높아진다. 이유는 간단하다. 지방 0.5킬로그램은 근육 0.5킬로그램보다 몸에서 부피를 20%나 더 많이 차지하기 때문이다. 하지만 걱정할 필요는 없다. 하루 15분만 투자하면 생기 넘치는 근육과 잘록한 허리 라인을 평생 동안 유지할 수 있으니 말이다.

5. 숙면을 취한다

고강도 운동은 아기처럼 깊은 잠을 자게 해준다. 그리고 이는 체중 감량에 도움이 된다. 호주의 연구진은 최근 연구를 통해, 8주 동안 전신 근력운동을 진행한 사람들의 수면의 질이 23% 향상됐다는 연구 결과를 발표했다. 더욱이 실험에 참가한 사람들은 운동을 시작하기 전보다 더 빨리 잠들고 더 오래 수면을 취할 수 있었던 것으로 나타났다. 이는 중요한 연구 결과이다. 왜냐하면 수면의 질이 떨어지면 복부에 지방이 쌓이기 때문이다. 실제로 스탠포드 대학 연구진은 야간 수면 시간이 7시간 30분 이하로 떨어질 때, 줄어드는 시간에 비례하여 체중이 증가한다는 사실을 발견했다. 이는 수면 박탈로 인해 식욕을 유발하는 그렐린Ghrelin과 지방을 저장하는 코티졸Cortisol 분비량이 증가하기 때문이다.

6. 뼈를 강화한다

저항운동은 뼈를 강화하는 데 가장 좋은 운동이기도 하다. 남성은 골격이 소실되는 속도가 여성만큼 빠르지는 않지만, 그렇다고 노화에 따른 골다공증으로부터 자유로운 것도 아니다. 그러므로 뼈는 뭔가 조치를 취할 수 있을 때 보호 장치를 마련해두어야 한다. 최근 〈골다공증저널Journal Osteoporosis〉에 발표된 한 연구에 따르면, 124명의 남녀를 대상으로 초고속 고강도 운동을 진행했을 때 40주 만에 척추, 골반, 다리 같이 위험도가 높은 골격 조직의 골밀도가 증가한 것으로 나타났다. 반대로, 저강도 운동을 진행한 집단에서는 동일한 기간 동안 실제로 뼈의 미네랄 밀도가 낮아진 것으로 나타났다.

7. 유연성이 높아진다

유연성은 가장 먼저 신경 써야 할 부분이다. 왜냐하면 나이가 들면서 근육은 길이가 줄어들기 때문이다. 관리를 하지 않으면 성인이 되면서 유연성이 절반으로 줄어들고 허리를 구부리면 발끝까지 닿았던 손이 무릎에도 닿지 않게 되는 현상이 나타난다. 그러나 15분 운동 프로그램 같이 관절 전체 범위에 걸쳐 동작을 취하는 운동을 실시하면 사지를 항상 유연한 상태로 유지할 수 있다. 〈국제스포츠의학저널International Journal of Sports Medicine〉에 발표된 한 연구에 의하면, 16주 동안 일주일에 한 번 3가지 전신 운동을 실시하는 것만으로도 골반과 어깨의 관절 가동 범위가 증가하고 바닥에 앉아 발끝까지 손을 뻗는 검사에서도 점수가 11% 상승한 것으로 나타났다. 이 책에서도 유연성에 많은 도움이 되는 특별한 스트레칭과 근력운동들을 살펴보게 될 것이다.

8. 심장마비를 예방한다

규칙적인 저항운동은 인체에서 가장 중요한 근육인 심근을 강화하고 전반적인 심혈관계의 건강을 증진시킨다. 〈응용생리학저널Journal of Applied Physioloy〉에 발표된 연구에 의하면, 8주 동안 일주일에 3일씩 근력운동을 실시한 실험군에서 수축기 혈압(혈압이 가장 높은 상태)이 평균 9포인트 낮아졌고, 확장기 혈압(혈압이 가장 낮은 상태)은 평균 8포인트 낮아진 것으로 나타났다. 이는 뇌졸중의 위험이 40% 낮아지고, 심장마비 위험이 15% 낮아지는 정도에 해당하는 큰 변화이다.

9. 직업병을 완화한다

업무 시 컨디션과 업무 수행 능력을 변화시키는 데 많은 시간이 필요한 것은 아니다. 2분만 투자하면 변화를 느낄 수 있다. '운동이 약이다' 라는 주제로 개최됐던 세계적인 학회에서는 198명의 사무직 근로자들을 한 가지 스트레칭을 매일 2분 동안 실시하는 집단과, 매일 12분 동안 운동을 실시하는 집단과, 운동을 전혀 하지 않는 집단으로 나누어 분석한 연구 결과가 주목을 받았다. 연구 결과, 탄력 밴드를 활용하여 팔을 옆으로 들어 올리는 스트레칭 운동을 2분 동안 실시한 집단에서 12분 동안 운동을 실시한 집단과 동일한 수준으로 목과 어깨의 통증이 감소하는 효과가 나타난 것으로 판명되었다.

10. 당뇨를 예방한다

근육은 그 자체가 훌륭한 치료제이다. 2003년, 호주 시드니대학 연구진은 저항운동이 인슐린 감수성을 개선하여 혈당 과다 현상과 저혈당으로 인해 발생할 수 있는 폭식을 예방하는 데 도움이 된다는 연구 결과를 발표했다. 매사추세츠대학에서도 비슷한 연구 결과를 발표했다. 이 연구에 의하면, 기존에 유산소운동 프로그램을 진행하던 남성들에게 일주일에 2가지 전신 맨손 운동을 추가한 경우, 고탄수화물 식사 후에도 유산소운동만 실시한 대조군 남성들에 비해 인슐린 수치가 25% 낮은 것으로 나타났다.

저항운동은 복부 깊은 곳에서 장기를 압박하고 당뇨병 전증으로 알려진 대사증후군의 위험을 증가시키는 내장지방을 연소시키는 효과도 뛰어나다. 물론 이미 당뇨를 앓고 있는 사람도 효과를 볼 수 있다. 오스트리아의 연구진은 2형 당뇨를 가진 성인 남녀들도 저항운동을 시작한 뒤로 혈당이 현저하게 감소하고 상태가 호전됐다는 연구 결과를 발표했다.

11. 암을 예방한다

플로리다대학 연구진에 의하면 저항운동은 암을 유발하는 자유라디칼을 막는 데에도 효과가 있다. 이 연구에 의하면, 6개월 동안 매주 3일씩 저항운동을 실시한 사람들은 저항운동을 하지 않은 대조군에 비해 산화성 세포 손상이 현저하게 적은 것으로 나타났다. 또, 고강도 인터벌 트레이닝 같이 강도 높은 운동은 유방암을 예방하는 데에도 도움이 되는 것으로 알려져 있다.

12. 두뇌 활동을 촉진한다

캐나다 연구진은 1년 동안 근력운동을 일주일에 한 번씩만 실시해도 두뇌의 능력이 거의 13%까지 향상된다는 사실을 발견했다. 또, 근력운동이 단기기억과 장기기억, 언어추론능력, 주의 지속시간을 개선한다는 연구 결과도 있다. 이는 근육이 사고력에도 영향을 미친다는 뜻이기도 하다.

13. 스트레스를 줄인다

몸이 건강한 사람은 스트레스도 잘 견뎌낸다. A&M대학의 과학자들은 운동을 하지 않는 사람들에 비해 운동으로 몸을 단련한 사람의 스트레스 호르몬 수치가 현저하게 낮다는 사실을 발견했다. 조지아 의과대학의 과학자들 역시, 근육량이 적은 사람들에 비해 근육이 많은 사람들이 스트레스 상황을 경험한 후에 혈압이 정상 수준으로 더 빠르게 회복된다는 사실을 발견했다.

14. 행복지수가 높아진다

푸시업과 풀업은 기분을 상승시키는 우울증 치료제이기도 하다. 최근 시드니대학 연구진은 규칙적으로 웨이트트레이닝을 하는 사람들에게서 우울증 증상이 훨씬 덜 나타난다는 연구 결과를 발표했다. 짧은 유산소운동도 마찬가지로 강력한 효과가 있다. 보울링 그린 주립대학 연구진은 21명의 남녀를 연구한 결과, 아무런 운동을 하지 않은 사람들에 비해 10분 동안 자전거를 탄 사람들의 경우 기분이 긍정적으로 상승했다는 연구 결과를 발표했다.

15. 더 많은 시간을 확보한다

이 책을 선택한 분들은 시간이 많지 않을 것이다. 그러나 15분의 투자로 운동의 모든 혜택을 얻을 수 있다면 운동을 포기하는 일도 없을 것이며, 평생 동안 운동 프로그램을 열심히 진행할 가능성도 높아진다. 왜냐하면 다른 일에 쓸 시간이 훨씬 더 많아지기 때문이다!

지금 시작하라!

15분의 비밀이 그렇게 대단하다면, 사람들은 왜 그 비밀을 활용하지 않는 것일까? 이유는 활용하는 방법을 모르기 때문이다. 맨즈헬스 필진은 지금까지 살펴봤던 새로운 연구 결과들로 무장하고 15분의 비밀이라는 마법을 널리 알릴 수 있는 가장 포괄적이고 종합적인 지침을 마련하기로 결정했다. 그리고 우리는 생각해낼 수 있는 모든 운동 목표를 충족하는 모든 종류의 운동에 초고속 운동 프로그램을 적용할 수 있다는 사실에 놀라움을 금할 수가 없었다.

초고속 운동은 가장 활용도가 높은 다용도 운동 프로그램이며, 원치 않는 경우에는 아무 운동 기구 없이도 실행이 가능하다. 이 책에는 지금 당장이라도 가정에서 누구나 손쉽게 할 수 있는 수많은 운동 방법들이 수록되어 있다. 또, 수영, 자전거, 점프 로프, 엘립티컬 트레이너, 파워 워킹 같이 고강도 인터벌 트레이닝에 적용할 수 있는 운동들과 취미활동으로 할 수 있는 테니스나 자전거 경주에 도움이 되는 운동 방법들도 소개해놓았다. 39페이지에 수록된 스케줄을 참고하면 매주 한 가지 고강도 인터벌 트레이닝과 세 가지 초고속 저항운동을 선택하여 병행할 수 있다. 또한 대부분의 근력운동들은 최소한 두 가지 이상 선택을 할 수 있게 구성되어 있다. 왜냐하면 운동의 성과를 지속적으로 얻기 위해서는 운동의 종류를 바꿔주는 것이 중요하기 때문이다. 근력운동 연구자이자 스트라이브 건강 기업의 공동 창업자인 웨인 필립스Wayne Phillips 박사는 이렇게 말했다. "우리의 몸은 가해지는 자극을 이겨내도록 적응합니다. 만약 다양한 방식으로 지속적인 자극을 주면 몸이 지속적으로 적응하는 과정을 거치기 때문에 발전이 정체되거나 운동이 지루하게 느껴질 가능성이 적어집니다." 이 책에

Chapter 1

서 80가지가 넘는 15분 운동을 소개하는 이유가 바로 이것이다. 다양한 운동을 적용하면 근육에 참신하고 다채로운 자극을 줄 수 있다.

그렇다면 어떤 운동을 선택해야 할까? 몸 전체의 큰 변화를 원한다면 3~4주에 걸쳐 일주일에 3번씩 전신 운동을 진행하는 것이 좋을 것이다. 또, 신체의 특정한 부위를 발달시키고자 한다면 식스팩 운동이나 삼각근 집중 운동 같은 특수한 부위별 운동 방법을 선택할 수 있다. 고강도 인터벌 트레이닝은 원하는 유산소 운동의 종류에 따라 선택이 가능하다. 유산소 운동을 선택할 때는 10장을 참조하면 훌륭한 운동 계획을 세울 수 있다.

허벅지 뒤쪽의 근육인 햄스트링이나 허리에 통증이 있거나 업무로 인해 스트레스를 받는 경우도 있다. 이처럼 정신적, 육체적으로 특별한 증상이 있을 때도 책에 나온 맞춤식 운동 프로그램을 적용하면 문제를 해결하는 데 도움을 받을 수 있다. 본격적인 저항운동에 돌입하기 전에 적절한 운동을 선택하고 이틀 정도를 할애한다면 좋은 효과를 볼 수 있을 것이다.

이 책은 시간을 거의 들이지 않으면서도 목적에 따라 선택할 수 있는 운동 방법들로 구성되어 있다. 또, 이 책의 운동 프로그램은 좋아하는 운동기구가 있어도 좋고, 기구가 없어도 관계없이 진행할 수 있다. 여러분이 원하는 최상의 몸으로 가는 길을 가로막던 변명거리가 모두 사라진 셈이다. 그럼 이제 책을 넘기면서 운동을 시작해보자.

Chapter 2
15분 운동 Q&A

초고속 운동법 100% 활용을 위해 알아야 할 모든 것

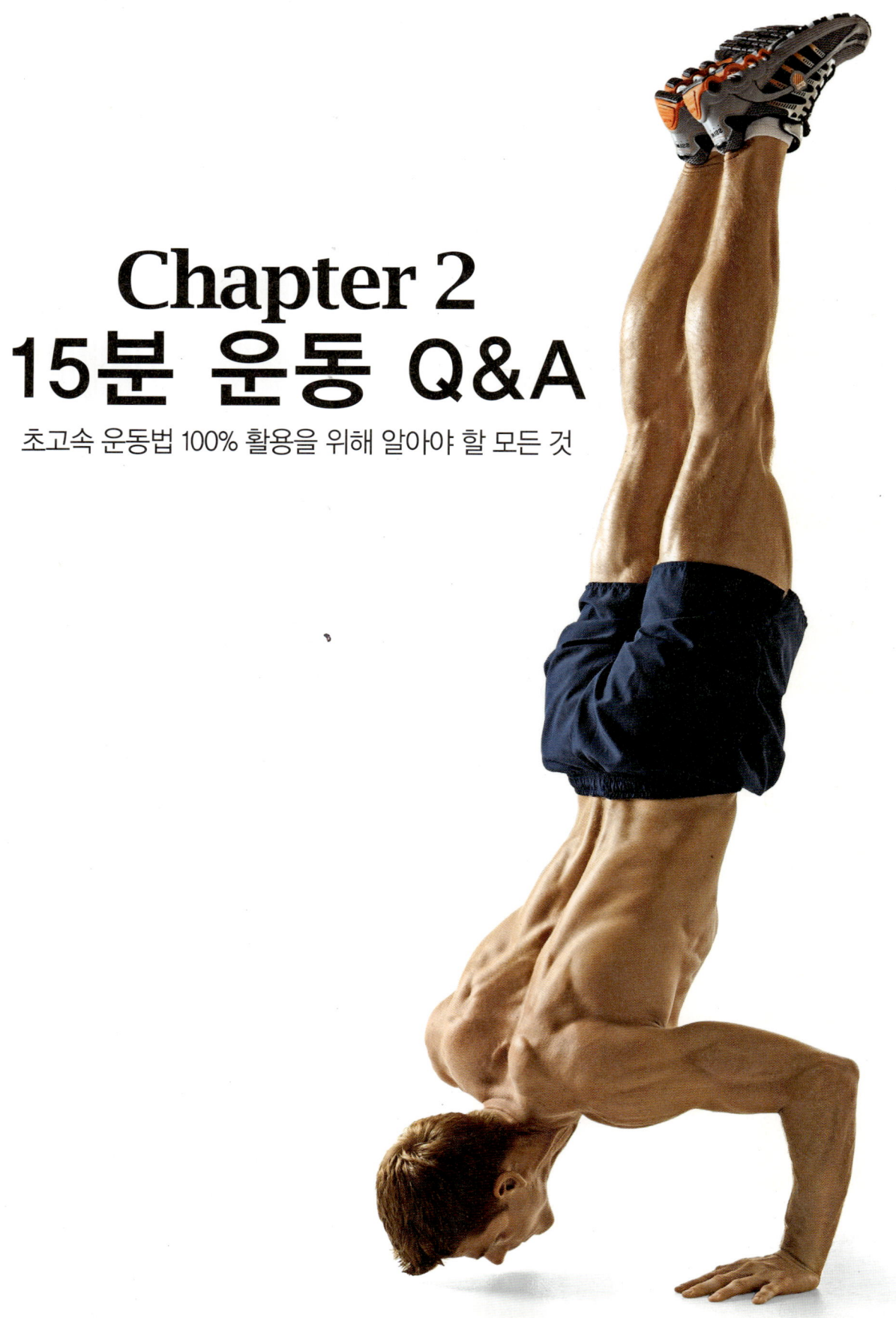

> # 15분 운동의 비밀을 처음 들은 사람들은 많은 질문을 쏟아낸다.

15분 운동의 효과를 못 믿는 사람도 있고, 원리나 실질적인 운동 방법, 운동 강도, 필요한 장비 등에 대해 질문하는 사람들도 있다.

여러 가지 면에서, 15분 운동에는 더 긴 시간 운동을 할 때와 동일한 규칙을 적용한다. 그러나 단시간 운동을 통해서 효과를 극대화하는 데 도움이 되는 몇 가지 특별한 사항들도 있다.

이번 장에서는 단시간 운동의 기본 원칙과 철학, 그리고 Q&A를 통해 이러한 내용에 대해 좀 더 자세히 알아본다.

운동을 제대로 하려면 헬스클럽이나 집을 비롯한 어떤 장소에서든지 운동을 할 준비가 되어 있다는 느낌을 가질 수 있어야 하고, 그러기 위해서는 필요한 정보를 잘 알고 있어야 한다.

올바른 지식으로 무장하고 있다면 누군가 15분 운동을 허튼소리라고 조롱한다 해도 가볍게 미소를 날려주고, 사뿐히 운동을 마친 후 편안한 마음으로 더 많은 자유 시간을 누릴 수 있다.

15분 운동 Q&A

"15분 운동은 일반적으로 권장하는 하루 30분 운동 시간의 절반인데 어떻게 효과가 있을 수 있나요?"

매우 좋은 질문이다. 왜냐하면 15분 운동이 실제로는 일반적인 30분 운동의 절반이 아니기 때문이다. 사실 우리가 활용하게 될 15분은 질적으로나 양적으로 일반적인 30분 운동을 뛰어넘는다. 미국의 경우, 질병통제예방센터에서 권장하는 하루 30분 운동은 빠른 걸음이나 자동차 세차 같은 중간 강도의 운동으로 이루어져 있다. 이런 정도의 운동으로 효과를 보려면 일주일에 5일 동안 하루 약 30분, 일주일에 총 150분 정도의 시간이 필요하다. 그러나 15분의 비밀을 활용하여 보다 강도 높은 운동을 한다면, 하루에 약 10~15분씩 운동을 진행하여 전체 운동 소요시간을 150분의 절반인 약 75분으로 줄이게 된다. 이는 더 짧은 시간에 더 좋은 효과를 거둘 수 있는 방법이다. 호주의 연구진이 진행한 연구에 의하면, 일주일에 3회에 걸친 고강도 전력질주 운동을 포함한 1일 20분 운동 프로그램에 참여했던 사람들이 40분 동안 유산소운동을 진행했던 사람들보다 체중을 더 많이 감량한 것으로 나타났다. 게다가 40분 동안 유산소운동을 했던 사람들은 실제로 체중이 더 늘어난 것으로 나타났다.

"초시계를 사용해야 하나요?"

그렇지 않다. 프로그램을 쉽게 진행하도록 만들기 위해 맨즈헬스 필진은 모든 운동 프로그램을 15분 이내에 진행할 수 있도록 구성했다. 휴식 시간이 좀 길어지면 전체 운동 시간이 몇 분 늘어날 수도 있다. 그러나 15분 운동의 목적은 15분이라는 짧은 시간 안에 가능하면 가장 효과적이고 효율적으로 운동을 진행할 수 있게 하는 것이다. 물론 시간이 좀 더 많은 날에는 한두 서킷을 더 진행하거나 운동량을 두 배로 늘릴 수도 있다. 그 또한 좋은 방법이다. 그러나 꼭 그럴 필요까지는 없다. 무슨 일이든지 지나치면 오히려 전체적인 발전을 저해할 수 있기 때문이다. 〈국제스포츠의학저널International Journal of Sports Medicine〉에 발표된 한 연구에 의하면, 시간을 15분으로 제한한 운동 프로그램에 참여한 사람들이 운동을 지속적으로 진행할 가능성이 훨씬 높은 것으로 나타났다.

"운동 전에 무엇을 먹어야 하나요?"

초고속 운동을 시작하기 전에 특별한 음식을 섭취할 필요는 없다. 특히 고강도 인터벌 트레이닝은 운동 강도가 높기 때문에 공복 상태가 가장 좋다. 하지만 음식을 섭취한 지 세 시간이 넘은 상태라면, 혈당을 높이고 기운을 차리기 위해서 운동을 시작하기 30~45분 전에 바나나 반 개나 혼합 견과류 한 주먹 정도를 섭취할 수도 있다.

"얼마나 빨리 성과를 얻을 수 있나요?"

어떤 운동을 하느냐에 따라서 2~4주 안에 성과를 볼 수 있다. 남성은 여성에 비해 하체의 체중 비율이 비교적 낮기 때문에 하체 웨이트 트레이닝을 강화할 경우, 2주 정도면 새로운 근육이 형성되는 모습을 확인할 수 있다.

"중량을 얼마나 들어야 하나요?"

간단히 말하면, 무겁다고 느껴지는 정도면 적당하다. 이는 웨이트트레이닝을 처음 시작하는 경우에 특히 중요하다. 초보자의 경우 스스로 중량을 선택하도록 했을 때, 근육 성장을 촉진할 만큼 충분한 중량을 선택한 사람이 단 한 명도 없었다는 연구 결과도 있다. 그러므로 운동을 시작할 때는 운동에 도움이 될 정도로 무겁다고 느껴지는 중량을 적용하여 적절한 동작과 기술을 익히도록 해야 한다. 근육 성장을 촉진하고 근력을 강화할 수 있는 적당한 중량을 선택하는 더 좋은 방법도 있다. 그것은 바로 좋은 자세를 유지하면서 정해진 반복수를 모두 채울 수 있는 최대 중량을 선택하는 것이다. 여기에서 좋은 자세란 중량을 들어 올리기 위해 반동을 주거나 자세를 변형하지 않는 자세를 의미한다. 이런 중량을 찾으려면 간단한 테스트가 필요할 수도 있다. 바벨 벤치 프레스를 예로 들어, 특정한 중량을 사용하여 좋은 자세를 유지하면서 10회를 반복할 수 있다면, 안전을 위해 보조자의 도움을 받는 상태에서 해당 중량에 5~10킬로그램을 추가해보는 것이다. 이 중량으로 자세를 완벽하게 유지하면서 8~9회를 반복할 수 있고, 9~10회를 반복할 때 힘이 부치거나 동작이 느려진다면 중량이 적당한 것으로 판단할 수 있다. 그러나 해당 중량을 들어 올릴 때 8~9회가 되기 전에 힘이 떨어지거나 바벨을 들어 올리기 위해서 허리를 꺾는 등의 이상 자세가 나타난다면 중량이 무거운 것이다. 이때는 좋은 자세를 유지하면서 10회 반복을 채울 수 있을 때까지 중량을 약간씩 낮추는 것이 좋다. 다른 운동도 이런 방식으로 적절한 중량을 찾아낼 수 있다.

"각 운동은 몇 번씩 하나요?"

각 운동 프로그램의 시작 부분을 보면 '진행 방법'이라고 표기된 내용이 있다. 이 내용은 프로그램을 진행하는 방법을 설명한 것으로, 각 운동 프로그램은 스트레이트 세트나 서킷 방식으로 이루어져 있다(대부분의 운동은 효율적인 서킷 방식으로 구성되어 있다. 이에 대해서는 뒤에서 좀 더 자세히 설명한다.). 또한 각 운동에는 단계적인 운동 방법과 반복수에 대한 내용이 상세히 나와 있다.

"중량을 아주 천천히 들어 올려야 하나요?"

그렇지 않다. 사실 운동은 다소 빠른 템포로 진행하고 중량도 약간 빨리 들어 올려야 더 큰 성과를 얻을 수 있다. 매릴랜드 솔즈베리대학의 근력운동 학자인 스콧 마제티Scott Mazzetti 박사는 이렇게 말했다. "속도를 올리면 평소에 잘 사용하지 않는 속근섬유들을 더 많이 동원할 수 있습니다. 속근섬유를 동원하려면 더 많은 에너지가 필요합니다." 마제티 박사와 연구진은 근력운동 시 빠르고 탄력적인 동작을 취하면 더 많은 근육을 동원할 수 있을 뿐만 아니라, 칼로리 소모량을 약 28%까지 증가시킬 수 있다는 사실을 발견했다. 연구진이 실험을 통해 계산해낸 추가적인 칼로리 소모량은 72칼로리였으며, 이는 약 1.5킬로미터를 걷거나 일정 시간 전신 운동을 실시할 때 소모되는 칼로리에 해당한다. 또한 운동의 반복 속도를 높이면 운동을 마치고 몇 시간 동안 신진대사가 5% 증가하는 것으로 나타났다.

"운동과 운동 사이에 휴식을 취해야 하나요?"

전반적으로는 그렇지 않다. 대부분의 초고속 운동은 서킷 방식으로 진행된다. 이는 몇 가지 운동으로 구성된 전체 서킷을 1회 완료하고 다음 서킷을 시작하기 전에 휴식을 취하지 않는다는 의미이다. 여기에는 중요한 전략이 숨어 있다. 심박수를 높게 유지하면 근육 강화 훈련뿐만 아니라 칼로리를 소모하는 유산소운동을 동시에 진행하는 셈이 된다. 이 책의 운동 프로그램을 대부분 서킷 방식으로 구성한 이유는 서킷 방식이 매우 효율적인 운동 방법이

15분 운동 Q&A

기 때문이다. 그러나 운동 사이의 휴식을 전혀 고려하지 않은 것은 아니다. 우리는 능동적인 휴식 방식을 적용했다. 이 책에 나온 운동 프로그램은 상당 부분 상체 운동과 하체 운동을 교대로 실시하도록 구성되어 있다. 예를 들어, 스쿼트를 실시한 뒤에는 체스트 프레스를 실시하고, 그 다음에는 힙 브리지와 덤벨 로우 등을 실시한다. 이때 각 운동 사이에는 휴식 시간이 거의 없지만 하체 운동을 하는 동안에는 상체가 휴식을 취할 수 있게 된다.

"초고속 운동을 연달아 매일 하나요? 아니면 분산시킬 수 있나요?"

분산시켜야 한다. 이 책에서는 근력운동을 일주일에 세 번 진행하도록 구성했다. 근력운동은 운동일을 하루씩 번갈아가며 실시하여 근육을 회복시킬 시간을 확보해야 한다. 그리고 일주일에 하루는 선택한 고강도 인터벌 트레이닝에 할애하고, 하루는 완전한 휴식을 취해야 한다.

갤버스턴에 있는 텍사스대 의과대학 연구진은 하루 걸러 웨이트트레이닝을 하는 사람들이 궁금해하는 점을 확인시켜주는 연구 결과를 발표했다. 연구진은 근육이 회복될 때 발생하는 근육 단백질 합성이 저항운동 후 48시간 동안 상승된다는 사실을 발견했다. 그러므로 만약 화요일 오전 10시에 케틀벨 운동을 실시했다면 그 이후로 이틀 동안 신진대사가 활성화된 상태로 유지되면서 근육이 생성되고, 이러한 과정이 마무리되는 시점에 근육 합성이 평상 시 상태로 돌아오게 된다.

"살을 빼기 위해서 유산소운동을 일주일에 4번 해야 하나요?"

실제로 살을 빼는 데는 일반적인 유산소운동보다 고강도 인터벌 트레이닝이 훨씬 낫다. 사실, 초고속 저항운동을 하는 날에는 심박수가 올라간 상태로 유지된다. 고강도 인터벌 트레이닝은 웨이트트레이닝과 스프린트 타입 운동의 특징을 모두 가지고 있기 때문에 심장과 폐를 강화하고, 혈압을 낮추며, 콜레스테롤을 조절하고, 심혈관계통을 강화하는 데 모두 도움이 되므로 일반적인 유산소운동보다 여러 가지 면에서 못할 것이 없다. 그러므로 이 책에서 선택할 수 있는 거의 모든 운동은 유산소운동만큼 중요하다고 할 수 있다.

또, 고강도 인터벌 트레이닝은 살이 찐 부위를 직접적으로 운동하지 않아도 지방을 연소시키는 효과가 탁월하다. 활발한 운동을 할 때는 체내에 저장된 지방이 대량으로 연소되고, 운동을 마친 후에도 장기적으로 훨씬 많은 양의 지방을 연소시킬 수 있다. 강도 높은 육체적 자극은 지방세포에서 지방을 배출하도록 자극하는 에피네프린 같은 호르몬의 분비를 촉진한다. 맥마스터대학의 운동학 교수인 마틴 기발라Martin Gibala 박사는 이렇게 말했다. "우리 몸은 힘겨운 운동에 대한 반응으로, 체내에 저장된 글리코겐을 운동 도중에 소모할 뿐만 아니라 에너지를 생산하는 세포기관인 미토콘드리아를 생성하고 지방을 분해하는 효소를 분비하여 몸 자체를 지방 분해에 더욱 적합한 상태로 만듭니다."

"헬스클럽에 다녀야 하나요?"

헬스클럽에 다닐 수는 있지만 꼭 다녀야 하는 것은 아니다. 15분 운동은 장비가 아예 필요 없거나 최소한의 장비만으로도 어디서나 진행할 수 있다. 또, 10~20만 원만 투자하면 가정을 헬스클럽처럼 꾸밀 수도 있다. 그러나 물론 헬스클럽에 등록하면 가정에서 경험하기 어려운 다양한 가능성이 열리는 것은 사실이다. 또, 헬스클럽에 가야만 더 오랫동안 더 힘들게 운동을 할 수 있는 사람들도 있고, 경쟁자들과 어울려 있을 때만 탄력을 받는 남성들도 있기 마련이다. 다른 남성들과의 경쟁심 때문이든, 팀워크 같은 동지애 때문이든, 사람들 사이에 섞여 운동을 할 때 운동의 동기를 찾는 남성들이 있다는 것은 부인할 수 없다. 영국의 최근 연구에 의하면, 혼자 운동을 할 때에 비해 다른 사람들과 함께 운동을 할 때 엔돌핀 분비량이 2배로 증가하는 것으로 나타났다.

그러나 중요한 것은 어디에서든 지금 당장이라도 운동을 시작하는 것이다. 가용한 장비를 활용하여 당장 운동을 시작하고 결과를 눈으로 확인하는 것이 중요하다. 하지만 운동 결과에 만족한다고 해도 거기에 머물지 말고 뒤 페이지에 나온, "어떤 장비가 필요한가요?" 부분을 살펴보고 필요에 따라 원하는 장비를 갖춰 보기 바란다. 이 책에서 소개하는 장비로 효과를 못 본다면, 그때는 동네 헬스클럽을 알아봐도 좋다.

"보조자가 필요한가요?"

보조자가 자주 필요한 것은 아니다. 이 책에 나온 대부분의 운동은 자신의 체중이나 가벼운 덤벨 정도를 활용하는 운동이다. 하지만 좀 더 무거운 중량을 사용하거나, 벤치 프레스 같이 머리나 가슴 위로 바벨을 들어 올리는 동작을 취할 때는 안전을 위해서 반드시 동료에게 보조자 역할을 하도록 부탁해야 한다. 운동에서는 안전이 최우선이다.

"근육을 충분히 강하게 자극하고 있는지 어떻게 알 수 있나요?"

운동을 하면서 옆 사람에게 말을 건넬 수 있는 정도라면 운동 강도가 불충분한 것일 수도 있다. 근력운동을 할 때는 32페이지의 "중량을 얼마나 들어야 하나요?" 부분에서 살펴봤던 내용을 반드시 참조하기 바란다. 동작을 마지막으로 1~2회 반복할 때는 매우 힘든 느낌이 들어야 한다. 이때는 적절한 자세를 유지하면서도 더 이상 쉽게 동작을 취할 수 없을 정도가 돼야 한다. 고강도 인터벌 트레이닝을 할 때는 힘을 쓰면서 말을 몇 마디 정도 할 수 있는지를 점검하여 운동 강도를 가늠해볼 수 있다. 연구에 의하면, 이는 심박수 점검 장치 같은 장비 없이도 운동 강도를 판단할 수 있는 아주 정확한 방법이다. 이 연구를 진행했던 연구진은 실제로 미국의 국기에 대한 맹세를 활용하여 아래와 같이 가이드라인을 정했다.

- **저강도 활동(워밍업):** 평상시 숨을 유지하면서 국기에 대한 맹세 전체를 편안하게 말할 수 있어야 한다.

- **중간 강도 유산소운동:** 이 정도 강도로 운동을 할 때는 국기에 대한 맹세에서 4~6 단어를 한 번에 쉽게 말할 수 있어야 한다. 이때 단어를 입 밖으로 내지 않기 위해서 노력할 필요는 없다. 저항운동 서킷을 진행할 때는 대부분 이 정도 강도로 운동을 진행한다.

- **고강도 활동(인터벌 트레이닝):** 이는 최대한 힘을 발휘하는 상태로, 고강도 인터벌 트레이닝에서도 가장 힘든 부분을 진행할 때 점검한다. 이 정도 강도에서는 숨을 쉬는 사이에 한두 단어만 말할 수 있어야 한다(국기에 대한 맹세 전체를 편안하게 말할 수 있을 정도이면 최대 강도의 운동으로부터 완전히 회복된 상태로 판단할 수 있다.).

15분 운동 Q&A

"점심 식사 후에 운동을 하면, 운동 후에 회복을 위해서 다른 음식을 먹어야 하나요?"

운동을 마쳤다고 해서 마치 운동을 하기 전에 점심을 거른 것처럼 음식을 곧바로 마구 먹어 댈 필요는 없다. 회복을 위해서 운동 후에 인체에 빠르게 작용하는 회복식이나 간식을 곧바로 섭취해야 한다는 개념은 2시간 이상 운동을 하는 지구력 종목 선수들에 대한 연구에서 나온 것이다. 15분 초고속 운동을 한다고 해서 체내에 저장된 글리코겐Glycogen이 고갈되는 것은 아니다. 게다가 점심을 먹었다면 공복감을 느끼지도 않을 것이다.

"운동 전에 스트레칭을 해야 하나요?"

일반적으로 생각하는 스트레칭이 반드시 필요한 것은 아니다. 스트레칭이라고 하면 사람들은 대부분 허리를 구부려 손을 발에 닿게 하는 동작 같은 정적인 스트레칭을 떠올린다. 그러나 중요한 것은 최소한 간단한 조치라도 취해서 근육의 온도를 높여 부상을 방지하고 운동 능력을 높이는 것이다. 제자리 뛰기나 점핑 잭, 마운틴 클라이머 같은 운동을 간단히 실시하면 15분 운동에 굳이 스트레칭 시간을 많이 추가하지 않더라도 스트레칭의 목적을 달성할 수 있다. 또, 활동적인 움직임을 취함과 동시에 근육을 이완시키는 다이내믹 스트레칭이나 능동적 스트레칭 역시 좋은 대안이 될 수 있다. 매사추세츠를 기반으로 프로 선수들과 올림픽 선수들을 지도하고 있는 공인 트레이너, 에릭 크레시Eric Cressey가 추천하는 방법도 좋다. 이 방법은 에릭 크레시가 마이크로웨이브Microwave라고 이름 붙인 것으로, 45초라는 짧은 시간 안에 전신을 워밍업할 수 있다. 다음과 같은 운동을 한쪽에 6회씩 반복한다.

1. **워킹 하이-니 허그**(둔근과 고관절 굴곡근 스트레칭) 발을 벌리고 서서 가슴을 향해 왼쪽 무릎을 들어 올리고, 무릎 아랫부분을 양손으로 잡는다. 이 상태에서 몸을 곧게 펴고 가슴 중심을 향해 무릎을 잡아당긴다. 무릎을 내린 다음 오프셋 런지 자세를 취한다.

2. **오프셋 런지**(사타구니와 다리 스트레칭) 왼발을 11시 방향으로 내딛고 왼쪽 허벅지가 지면과 평행해질 때까지 천천히 몸을 내린다(이때 오른쪽 무릎은 거의 지면에 닿을 정도로 내린다.). 허리를 곧게 유지한 상태에서, 몸 전체를 앞으로 기울이고 양손을 왼발 바로 안쪽 지면에 닿게 한다. 이 자세는 세 번째 다이내믹 스트레칭인 오버헤드 리치의 시작자세이다.

3. **오버헤드 리치**(등 중간 부분과 가슴 스트레칭, 코어를 활성화) 왼손을 지면에 댄 상태를 유지하고, 몸통을 위쪽으로 회전시키면서 오른손을 머리 위로 뻗어 올린다. 이때 양팔은 일직선을 이뤄야 한다. 지면을 향해 오른손을 내리면서 다시 오프셋 런지 자세로 돌아간다.

4. **힙 리프트**(햄스트링 스트레칭) 양손을 지면에 닿은 상태로 유지하고 엉덩이를 뒤로 빼면서 양쪽 다리를 곧게 편다. 오른발을 앞으로 내딛고 곧게 선다.

이제 다리나 팔을 반대로 바꾸어 전체 과정을 반복한다.

"어떤 장비가 필요한가요?"

이 책은 맨손 운동이 주류를 이루지만 간단한 운동 기구가 필요한 경우도 있다. 다음은 이 책에 나온 초고속 운동을 진행하는 데 필요한 장비들이다.

덤벨: 손에 중량을 들 수 있는 덤벨은 필수적

Chapter 2

인 운동 기구이고, 초고속 운동을 진행할 때도 덤벨을 사용하는 경우가 많다. 덤벨 운동만으로도 몸의 모든 부분을 활성화시킬 수 있으며, 공간을 많이 차지하지 않고 가격도 비교적 저렴하다. 더욱이 덤벨은 머신 종류의 운동 기구나 심지어 바벨보다도 더 넓은 관절 가동 범위에서 운동을 진행할 수 있다. 가장 좋은 성과를 얻으려면 저(어깨 운동용, 1~8킬로그램), 중(10~15킬로그램), 고(18킬로그램 이상) 3가지 중량을 세트로 구비하는 것이 좋다. 또 다른 방법은 파워블록처럼 공간을 비교적 덜 차지하고 중량 조절이 가능한 올인원 세트를 구입하는 것이다.

벤치: 기술적으로만 보면 벤치는 불필요할 수도 있다. 벤치 대신 스태빌리티 볼이나 의자, 또는 지면을 활용해도 벤치에서 할 수 있는 여러 가지 일반적인 동작들을 취할 수 있기 때문이다. 하지만 벤치가 있으면 좋은 자세를 유지하면서 더 무거운 중량을 들어 올리기가 쉽기 때문에 가정에서 운동을 한다면 벤치를 구입하는 데 비용을 투자할 가치가 있다. 벤치를 구입할 때는 인클라인과 디클라인 동작을 모두 취할 수 있도록 조절이 가능한 제품을 선택해야 한다.

바벨과 중량판: 헬스클럽에는 일반적으로 올림픽 공식 규격에 맞는 길이 2.2미터, 무게 20킬로그램짜리 바벨이 구비되어 있다. 이런 바벨은 스쿼트나 런지, 데드리프트 같이 다양한 하체 운동을 할 때 아주 좋다. 그러나 가정에서 운동을 할 때는 기호에 따라서 더 짧고 가벼운 바벨을 선택할 수도 있다.

케틀벨: 케틀벨은 공 모양의 쇳덩어리에 손잡이가 달려 있는 운동 기구로, 러시아에서 수십년 전에 고안됐으나 요즘에는 미국을 비롯한 많은 지역에서 사랑받고 있다. 케틀벨은 중량이 중심에 고정되어 있지 않기 때문에 전통적인 덤벨보다 동작을 취하기가 어렵다. 왜냐하면 케틀벨을 다룰 때는 동작을 조절할 때 몸을 안정시키는 근육들을 사용해야 하기 때문이다. 또, 케틀벨에는 손잡이가 달려 있기 때문에 폭발적인 동작과 스윙 동작을 다양하게 구사할 수 있다. 이런 운동들은 등과 다리, 어깨, 코어의 근력과 지구력을 강화하는 효과가 있다. 이 책에도 276페이지부터 케틀벨 운동이 소개되어 있다. 덤벨과 마찬가지로, 케틀벨도 다양한 중량을 구비하면 좋다. 하지만 비용이 문제라면 웨이더사에서 나온 10킬로그램 파워벨 같은 제품을 사용할 수도 있다. 이 제품은 손잡이가 2.5킬로그램이고, 중량을 조절할 수 있도록 1킬로그램짜리 중량판이 한 세트로 구성되어 있어서 케틀벨 한쪽 당 중량을 7단계로 조절할 수 있다.

메디신볼: 메디신볼을 사용하면 크런치 동작을 따로 취하지 않아도 복근과 코어를 강화할 수 있으며, 스포츠에 특화된 훈련에도 효과가 탁월하다. 메디신볼은 크기나 무게, 재질이 아주 다양하다. 하지만 본전을 톡톡히 뽑으려면 고무 재질로 된 탄력이 우수한 제품을 구입하는 것이 좋다. 이런 제품은 벽이나 지면에 튕기는 동작을 취하면서 운동을 할 때도 아주 유용하다. 메디신볼 운동은 292페이지에서 301페이지 사이에 수록되어 있다.

스태빌리티 볼: 스위스볼 또는 피지오볼이라고도 알려져 있는 스태빌리티 볼은 공기를 주입한 대형 공으로, 가정에서 운동을 할 때 매우 유용하다. 명칭이 암시하듯이, 스태빌리티 볼은 균형 감각을 훈련하기에 이상적이고, 코어

33

남성의 33%는 일 때문에 예전의 몸으로 돌아가는 데 투자할 시간이 없다고 말한다.

15분 운동 Q&A

를 강화하는 효과도 뛰어나다. 로스앤젤레스의 옥시덴탈대학 연구진은 41명을 대상으로 연구를 진행하고, 평평한 지면 대신 스태빌리티 볼 위에서 크런치 동작을 실시했을 때 상복근, 하복근, 복사근의 근육 활성도가 각각 31%, 38%, 24%까지 치솟았다는 연구 결과를 발표했다. 체스트 프레스나 앉은 자세로 진행하는 운동을 할 때도 벤치 대신 스태빌리티 볼을 사용할 수 있다.

운동용 밴드: 출장이나 여행이 잦은 분들은 운동용 밴드를 몇 개 구비하는 것이 좋다. 밴드는 가격이 저렴하고 무게가 가볍기 때문에 휴대하기도 좋다. 사실 다용도 저항 밴드만큼 효율성이 뛰어난 운동 기구도 없다. 밴드의 중간을 발로 밟고 양손으로 밴드의 끝을 잡으면 암 컬을 할 수 있고, 어깨 높이로 밴드를 잡으면 스쿼트를 할 수 있으며, 밴드를 목까지 끌어 올리면 심지어 자세를 바꾸지 않고도 여러 가지 업라이트 로우 동작을 취할 수 있다. 또, 밴드의 한쪽 끝을 고정시킨 상태로 만들면 골반, 다리, 엉덩이를 부위별로 따로 단련할 수도 있다. 운동용 밴드는 저항의 강도에 따라 두께가 다양하다. 또, 밴드용 스트랩을 활용하면 문설주나 기둥에 밴드를 고정한 상태에서 다양한 운동을 즐길 수 있다.

폼 롤러: 폼 롤러는 압축 고무나 스티로폼으로 만든 원통 모양의 운동 기구로, 셀프 마사지 효과가 뛰어나다. 폼 롤러 위에 등을 대고 몸을 굴리면 탄성이 저절로 나오기 마련이다(폼 롤러 운동은 364페이지부터 수록되어 있다.). 규격은 6×18인치나 6×36인치가 좋다.

줄넘기: 줄넘기는 아무 제품이나 사용해도 무방하다. 하지만 가장 좋은 것은 얇은 로프에 짧은 플라스틱 튜브 조각을 덧씌운 제품이다. 이런 제품은 상대적으로 무겁기 때문에 로프를 넓은 U자 형태로 잡고 추진력을 유지하기가 쉽다.

보수볼: 보수볼은 한쪽 면이 둥글고 한쪽 면이 평평한 반원 모양의 운동 기구로, 보수볼 위에 올라서서 동작을 취하면 근력과 근육의 협응 능력을 향상시키는 데 도움이 된다. 보수볼은 둥근 면을 위로 하면 크런치나 스쿼트, 플라이오메트릭 호프 같은 운동을 할 수 있다. 또, 평평한 면을 위로 하면 보수볼 위에 올라서거나 푸시업을 하면서 고난이도의 균형 훈련을 진행할 수 있다.

스텝 또는 상자: 스텝은 계단 모양의 운동기구로, 스텝업이나 엘리베이티드 푸시업, 플라이오메트릭 점프 동작을 취할 때 유용하다. 또, 비용을 좀 더 투자하면 높이 조절이 가능하고 미끄럼 방지 처리가 된 제품을 구입할 수도 있다. 이런 제품은 안정성이 뛰어나고 미끄럽지 않으며, 높이를 조절할 수 있기 때문에 스텝업이나 스플리트 스쿼트를 비롯한 다양한 상, 하체 동작과 점프 동작을 취하기에 좋다.

15
〈스포츠와 운동심리학 저널〉에 따르면, 음악에 맞춰 운동을 하면 지구력이 15%까지 높아진다.

Chapter 2

이 책의 활용 방법
절반의 시간에 더 날씬하고, 더 건강하고, 더 강인한 몸을 만드는 방법

일주일에 3가지 초고속 저항운동 선택: 먼저, 이 책에 나온 모든 15분 운동 프로그램 가운데 원하는 프로그램을 3가지 선택한다. 그 다음에는 각 프로그램 사이에 근육을 회복시킬 수 있는 날을 이틀 배치하고 근육을 완전히 휴식시킬 수 있는 날을 하루 배치한다. 아래의 표는 월, 수, 금 운동 스케줄 샘플이다. 물론 같은 프로그램을 3일 동안 실시할 수도 있고 (그러나 3주 이후에는 동작을 혼합하여 몸에 새로운 자극을 줘야 한다.), 하루씩 바꿔가며 다른 프로그램을 진행할 수도 있다. 또, 전신 운동을 선택할 수도 있고, 등 통증을 예방하거나 특별한 스포츠에 필요한 부위를 강화하는 프로그램을 선택할 수도 있다. 그리고 여름휴가나 동창회 같은 특별한 행사를 위해 빠른 성과를 얻고 싶다면 3일의 운동 시간을 모두 전신 운동에 할애하는 것이 좋다. 그러나 이런 목표를 달성한 다음에는 새로운 프로그램으로 운동을 교체할 수도 있다. 이 책을 활용하면 변화하는 운동 목적에 맞춰 이처럼 개별적인 맞춤식 운동 프로그램을 진행할 수 있다.

휴식과 회복: 운동을 실시한 다음 날은 휴식을 취하거나, 특수 부위 운동을 진행하거나, 비저항성 15분 운동 프로그램을 진행하거나, 자신만의 스트레칭 운동을 하는 데 시간을 써야 한다. 물론 짧은 조깅이나 자전거 같이 가벼운 유산소운동을 할 수도 있다. 일반적으로는 가벼운 운동을 권하지만 선택은 오롯이 여러분의 몫이다.

고강도 인터벌 트레이닝 1종 선택: 일주일에 하루는 고강도 인터벌 트레이닝 프로그램 중 하나를 선택하는 것이 좋다. 고강도 인터벌 트레이닝은 지방을 불사르고 체중을 줄일 수 있는 비밀 무기이다.

하루의 완벽한 휴식: 일주일에 하루는 완벽한 휴식을 취한다. 이날은 원하는 활동을 자유롭게 할 수 있다.

15분 운동 프로그램 일주일 샘플

월요일	화요일	수요일	목요일	금요일	토요일	일요일
바벨 없는 바벨 운동 프로그램	휴식, 경보, 가벼운 유산소운동, 특수 부위 운동 (선택)	클래식 파워리프팅 운동 프로그램	휴식, 스트레칭, 가벼운 유산소운동, 기타 비저항성 운동(선택)	샌드백 운동 프로그램	야외 고강도 인터벌 트레이닝	완전한 휴식 및 자유시간

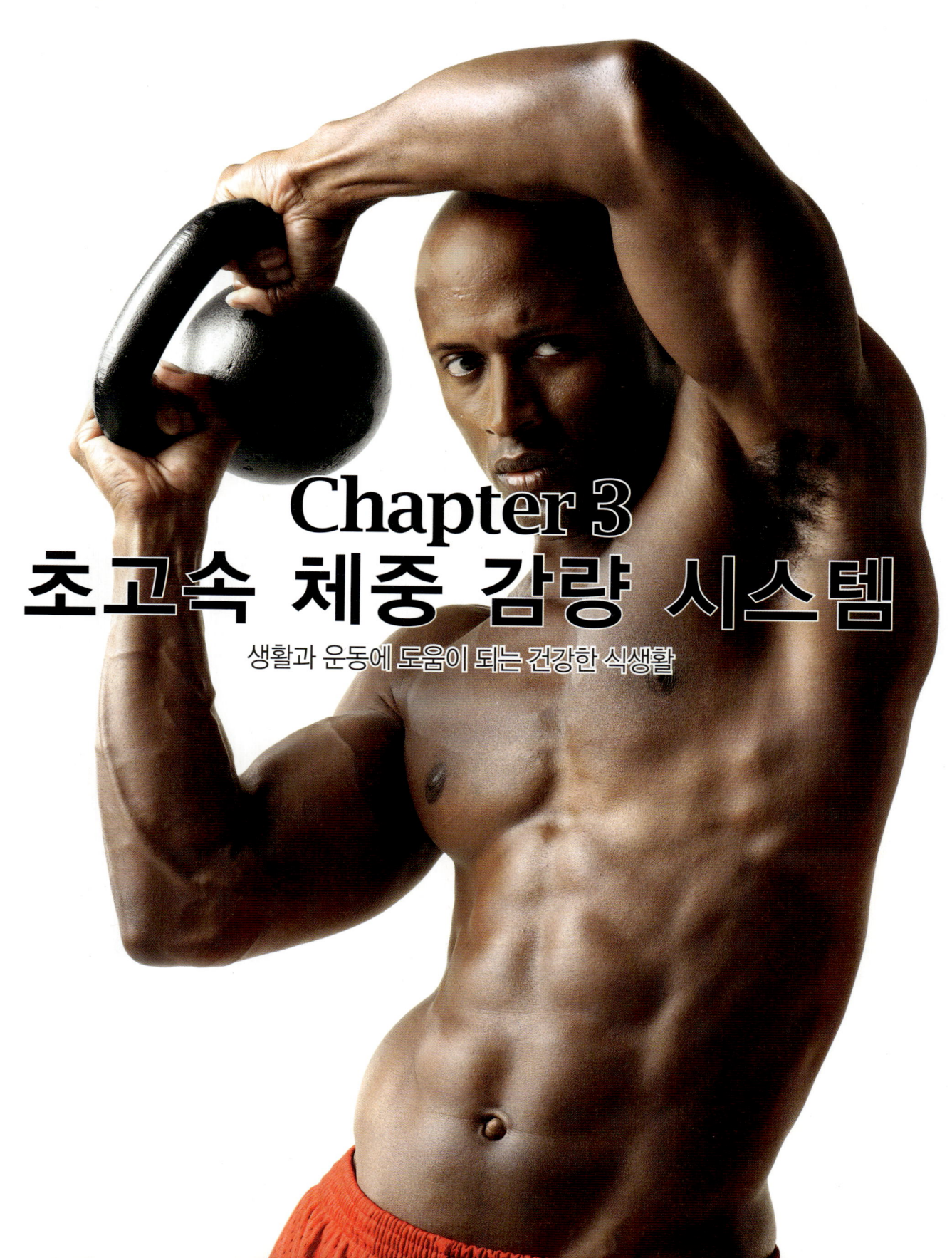

Chapter 3
초고속 체중 감량 시스템

생활과 운동에 도움이 되는 건강한 식생활

> **이 책에는 350가지가 넘는 운동이 수록되어 있다."**

그러나 건강과 체중과 강인함을 유지하는 데 식생활만큼 중요한 것은 없다. 지금 당장이라도 운동으로 땀을 빼고 싶은 분은 우선 이번 장을 건너뛰고 15분 동안 운동을 해도 좋다. 그러나 15분 뒤에는 돌아와서 이번 장을 꼭 읽어야 한다.

왜냐하면 운동만 하는 것보다는 건강한 식생활과 규칙적인 운동을 병행하는 것이 더 좋다는 사실은 변하지 않는 만고의 진리이기 때문이다.

이런 사실을 논리적으로 뒷받침하는 연구 결과는 수도 없이 많다. 펜실베니아 주립대학 연구진은 과체중인 사람들을 두 집단으로 나누어 연구를 진행한 적이 있다. 이 가운데 한 집단은 빵, 파스타, 밥 등의 형태로 요리한 통곡물만 섭취했고, 다른 집단은 통곡물을 금지하고 정제된 곡물 제품만을 섭취했다. 그리고 두 집단은 적당한 강도의 운동을 규칙적으로 실시했다.

12주 후 성과를 측정한 결과, 통곡물만 섭취한 집단은 정제된 곡물 제품만 섭취한 집단에 비해 복부 지방이 현저하게 많이 감소한 것으로 나타났다.

두 집단이 같은 수준으로 운동 프로그램을 진행했지만 보다 건강한 식생활을 했던 사람들이 더 좋은 결과를 얻은 것이다.

초고속 체중 감량 시스템

차이는 체중 감량에 국한되지 않았다. 통곡물을 섭취한 집단은 심장질환과 당뇨의 경고 신호로 볼 수 있는 C-반응 단백질 수치가 평균 38% 감소했지만 정제된 곡물 제품을 섭취한 집단은 변화가 없었던 것이다.

운동의 효과를 높이고 칼로리 소모량을 촉진하려면 생각 없이 음식을 섭취하지 말고 목적의식을 가지고 식생활을 꾸려야 한다. 초고속 체중 감량 시스템은 순수하고 건강한 근육을 형성하는 데 필요한 음식과 이 책의 운동을 보완하는 특별한 지방 연소 식품을 기반으로 한 식생활 계획으로, 체중 감량뿐만 아니라 건강한 영양 보충을 위해서도 평생 동안 활용할 수 있도록 구성되어 있다.

탄수화물 DOWN! 단백질 UP!

초고속 체중 감량 시스템은 사람들이 다이어트를 할 때 지방 대신 근육을 잃어버리는 경우가 훨씬 많다는 과학적인 사실을 기초로 구성한 프로그램이다. 그렇다면 칼로리를 연소시키는 데 더 없이 중요한 역할을 하는 근육을 잃어버리지 않고 어떻게 체중을 줄일 수 있을까? 해결책은 탄수화물 섭취량을 줄이고 단백질 섭취량을 증가시키면서 저항운동을 진행하는 것이다.

이미 여러 연구에서 밝혀진 바와 같이, 지방을 연소시키면서 순수한 근육을 만들기 위해서는 단백질 섭취가 중요하다.

〈영양대사 Nutrition Metabolism〉 학회지에는 피실험자들에게 다른 다이어트 방법을 전혀 쓰지 않고 단백질 섭취량을 30% 높이자 하루 칼로리 섭취량이 450칼로리 줄었고 12주 후에는 체중이 약 5킬로그램 감소했다는 연구 결과가 발표되기도 했다.

근력운동을 할 때는 단백질이 필요하고, 이러한 단백질은 순수한 근육으로 재창조된다. 일리노이대학 연구진은 48명을 대상으로 실험을 진행했는데, 이 실험에서는 저항운동과 고단백 식사를 병행한 집단의 경우 체중이 10킬로그램 감소했지만(근육 감소량은 0.5킬로그램에 불과), 같은 운동을 진행하면서 칼로리가 동일한 고탄수화물 식사를 병행한 집단의 경우에는 체중이 7킬로그램만 줄어든 것으로 나타났다. 또, 후자의 경우, 근육 감소량이 1킬로그램에 달하는 것으로 나타났다.

탄수화물 섭취량 감소가 체중 감량에 미치는 영향을 보여주는 연구 결과는 그 밖에도 많다. 그 중에서도 코네티컷대학 연구진의 연구 결과는 주목할 만하다. 연구진은 이 책에서 소개하는 방식과 같이 과체중인 피실험자들에게 탄수화물 섭취량을 줄인 식단을 제공하고, 일주일에 3일 동안 웨이트트레이닝을 실시하게 했다. 그 결과 피실험자들은 평균 10킬로그램을 감량했으며, 연구 기간 중 일주일에 거의 1킬로그램씩 체중이 줄어든 것으로 나타났다. 그리고 가장 놀라운 점은 줄어든 몸무게 가운데 97%에 해당하는 무게가 지방이었다는 것이다.

이 책에서 소개하는 운동들이 빠르고 효과적인 것이라면, 초고속 체중 감량 시스템도 마찬가지이다. 이 프로그램을 활용하면 성과를 빨리 얻을 수 있을 뿐만 아니라, 후속적으로 필요한 시간과 노력도 줄일 수 있다. 11장에서는 15분 이내에 만들 수 있는 맛있는 식사 레시피와 주방 개선 방법, 지방 연소에 가장 좋은 음식 목록 등에 대해 좀 더 자세히 살펴본다. 그 전에 먼저 해야 할 일이 있다. 그것은 우리가 원하는 몸을 가지지 못하도록 방해하는 식습관을 바꾸는 것이다.

37
평범한 20~49세 남성이 하루에 먹는 설탕 가운데 37%는 간식에서 온 것이다.

Chapter 3

초고속 체중 감량 시스템에 대해 알아야 할 모든 것

초고속 체중 감량 시스템에서는 음식을 덜 먹는 것이 아니라 더 먹는다. 그 대신, 우리는 인체로 하여금 체내에 축적된 지방을 연소시키게 만드는 음식을 먹는다. 그와 동시에 달걀, 치즈, 소고기, 가금류, 생선을 통해 단백질을 더 많이 섭취하고 맛좋은 천연 지방의 풍미를 즐기게 될 것이다. 연구에 의하면 이런 음식들은 혈당, 허기, 식욕 등을 조절하는 효과도 더 우수하다. 이런 음식은 결과적으로 살을 그 어느 때보다 더 빠르고 쉽게 뺄 수 있게 해줄 뿐만 아니라, 다이어트 실패의 원인인 공복감으로부터 우리를 해방시켜줄 것이다.

무엇을 먹어야 하는가

초고속 체중 감량 시스템은 놀랍도록 단순하다. 그것은 바로 고품질 단백질, 저탄수화물 채소, 천연 지방 3가지 카테고리에 포함된 식품을 조합하여 섭취하는 것이다(47페이지 표 참조). 또, 간식으로는 견과류나 씨앗류, 저칼로리 과일 등을 섭취하고, 물을 많이 마신다. 그리고 이런 식품들을 만족할 때까지 먹는다. 칼로리는 굳이 계산할 필요도 없고, 계산할 시간도 없다. 이렇게만 해도 자동적으로 지방을 태워내게 될 것이기 때문이다. 우리가 원하는 것은 신속한 운동과, 신속한 체중 감량과, 신속한 성과이다. 이미 알고 있듯이, 이 책의 화두는 스피드이다.

가이드라인

양질의 단백질을 식탁에 올려라

양질의 단백질은 매 끼니마다 먹어야 한다. 단백질은 체중 감량을 가속화하는 일등공신으로, 단백질을 먹는 것만으로도 칼로리를 소모할 수 있다. 음식에 들어 있는 단백질 칼로리의 약 25%는 소화, 흡수, 그리고 소화에 의한 체내 화학적 변화 등의 과정에서 연소된다. 즉, 다른 음식들보다 단백질이 우리 몸에 칼로리 충격을 덜 준다는 것이다. 단백질은 또한 대부분의 탄수화물보다 소화에 걸리는 시간이 길기 때문에 천연 식욕 억제제로 작용한다. 앞에서 언급한 것처럼, 지방이 연소되는 동안 단백질은 우리가 힘들게 만들어 놓은 대사 활성 근육 조직을 보호한다. 〈스포츠와 운동의 의학과 과학Medicine and Science in Sports and Exercise〉 저널에 발표된 최근 연구에 의하면, 칼로리 섭취량의 35%를 단백질에서 조달하는 체중 감량 다이어트를 실시한 운동선수들의 경우, 근육량을 유지할 수 있었지만, 칼로리 섭취량의 15%만을 단백질에서 조달하는 체중 감량 다이어트를 실시한 대조군의 경우에는 단 2주 만에 근육량이 평균 1.5킬로그램 줄어든 것으로 나타났다.

이는 특히 단백질 위주의 식단으로 하루를 시작할 때 중요하다. 퍼듀대학 연구진은 아침에 순도 높은 단백질(캐나다식 베이컨, 달걀 흰자, 저지방 요구르트 등)을 섭취하면 하루의 다른 때보다 포만감이 오래간다는 연구 결과를

빵을 고르는 가장 좋은 방법

성분 목록을 점검한다.

- 첫 번째 성분이 통곡물인가?
- 빵 한 장 당 섬유질이 2그램 이상 들어 있는가?
- 이눌린Inulin이나 폴리덱스트로스Polydextrose 같은 성분이 들어있는가?

처음 두 가지 질문에 대한 대답은 YES여야 하고, 세 번째 질문에 대한 대답은 NO여야 한다. 통곡물은 영양소가 벗겨져 나가지 않은 상태이다. 이는 인공적으로 섬유질을 생성하는 데 사용하는 이눌린이나 폴리덱스트로스 같은 첨가물을 배제한 천연 섬유질을 섭취할 수 있다는 의미이다.

초고속 체중 감량 시스템

빠른 섭취 금지

3,000명의 성인을 대상으로 진행한 일본의 한 연구에 의하면, 포만감을 느낄 때까지 음식을 빨리 먹는 사람들은 천천히 먹는 사람에 비해 비만이 될 가능성이 3배나 높다.

발표했다. 단백질은 이런 특징이 있기 때문에 아침에 단백질을 잘 섭취하면 누군가가 커피메이커 옆에 남기고 간 도넛의 유혹에 빠지지 않게 된다. 보스턴대학 임상 영양학과 부교수인 조안 살제 블레이크Joan Salge Blake 박사는 아침 식사 시 단백질을 최소한 30그램 이상 섭취하도록 노력해야 한다고 말한다. 우리는 단백질 섭취가 근육 성장을 촉진한다는 사실을 기억해야 한다. 실제로 단백질을 최소한 10~15그램 섭취할 때마다 단백질 합성 과정이 촉발된다. 이는 인체가 스스로를 복구하고 근육을 생성함과 동시에 신진대사가 활성화되면서 칼로리 연소량도 더 높아진다는 의미이다. 또, 단백질을 30그램 이상 섭취하면 단백질 합성 과정이 약 3시간 동안 지속된다. 그리고 이는 하루 종일 더 많은 근육 성장이 이루어진다는 뜻이기도 하다.

소량의 지방을 수용하라

저지방 다이어트가 유행이었던 몇 년 전에는 모든 사람들이 음식에서 지방을 덜어내려고 노력했다. 그런데 결과는 어땠을까? 오히려 살찐 사람들이 더 늘어났다. 요즘은 식용지방이 칼로리 조절과 지방 대사에 결정적인 역할을 한다는 사실을 다들 알고 있다. 〈세포대사Cell Metabolism〉 저널에 발표된 연구에 의하면, 올리브오일이 견과류, 아보카도 등에 들어 있는 불포화지방산인 올레산Oleic Acid은 허기를 잠재우는 데 도움이 된다. 이런 지방은 소화 과정에서 간접적으로 뇌에 공복감 억제 신호를 보내는 합성물질로 전환된다. 연어와 아보카도 같은 천연 지방성 식품에 들어 있는 오메가-3 지방산은 혈중 지방인 트리글리세리드Triglyceride와 체지방을 감소시키고, 건강에 도움이 되는 고밀도 콜레스테롤을 증가시킨다. 그러나 지방을 섭취할 때는 초고속 체중 감량 시스템의 다른 성분들과 균형을 맞추어 섭취량을 조절해야 한다. 섭취량을 잘 조절한다면 지방은 먹어도 해가 되지 않는다.

탄수화물 섭취량을 제한하라

미국의 경우, 1980년대 이후로 하루 음식 섭취량이 500칼로리까지 증가했고, 이 가운데 거의 80%는 탄수화물이라고 할 수 있다. 그리고 이 기간 동안 비만 인구는 80%나 증가했다. 우연의 일치일까? 그렇지 않다. 여기에서 우리는 흰 빵, 파스타, 쌀, 사탕, 구운 제품, 감자 같이 탄수화물 밀도가 높은 음식 섭취량을 줄여야 한다는 교훈을 얻을 수 있다. 탄수화물은 가면을 쓴 설탕이나 마찬가지이다. 좀 과장되게 말하자면 스파게티는 '줄 모양 설탕'이나 다름없는 셈이다. 사실 탄수화물은 설탕의 기본 성분인 포도당 덩어리가 화학적으로 결합돼 있는 물질에 불과하다. 이러한 결합은 입 안에서 타액과 접촉하는 즉시 분해되어 혈류 속으로 포도당이 급격히 밀려들게 된다. 그렇기 때문에 탄수화물은 설탕보다 혈당에 심지어 더 큰 영향을 미칠 수 있다. 탄수화물은 또한 체지방 축적을 촉진한다. 그러므로 탄수화물을 섭취할 때는 가능하면 통곡물이나 작은 고구마 같이 급격한 혈당 상승을 막을 수 있는 섬유질이 함유된 식품을 골라야 한다.

더 좋은 것은 퀴노아Quinoa이다. 퀴노아는 남아메리카 안데스산맥 고원에서 자라는 곡물로, 단백질과 섬유질 함량이 높고, 탄수화물 함량은 매우 낮다. 탄수화물을 섭취할 때는 하루에 두 접시 분량 이하로 섭취량을 제한해야 한다.

다량의 채소를 섭취하라

채소는 포만감을 느끼게 해주는 좋은 식품으로 일단 익숙해지면 지속적으로 섭취하기가 쉽고, 많은 양을 먹어도 몸에 해롭지 않다. 뉴욕

다운스테이트 의학센터 주립대학 연구진은 저탄수화물 식생활을 실천하고 있는 인구 2천 명 이상을 대상으로 조사를 진행한 결과, 체중을 가장 많이 감량한 사람들이 저탄수화물 채소를 하루 평균 최소한 4접시 이상 섭취하고 있다는 사실을 발견했다. 이는 채소에 수분과 섬유질이 많기 때문에 칼로리가 매우 낮음에도 불구하고 포만감이 장시간 지속되기 때문이다. 물론 채소에는 질병에 대항할 수 있는 필수 비타민과 미네랄도 풍부하다. 이런 영양소는 과일에도 들어있다. 하지만 과일은 섭취량을 조절해야 한다. 초고속 체중 감량 프로그램을 진행할 때는 장과류나 멜론 같이 칼로리가 낮고 영양이 풍부한 과일을 섭취하는 것이 좋다. 그러나 과당 함량이 높은 바나나나 파인애플, 오렌지, 포도, 배 같은 음식은 섭취량을 조절해야 한다.

견과류, 씨앗류, 저칼로리 과일을 간식으로 섭취하라

견과류는 매일 섭취하는 것이 좋다. 그러나 생각 없이 한 움큼씩 집어먹는 것은 곤란하다. 견과류는 하루에 2회로 섭취량을 제한해야 하며 1회 섭취량은 총 30그램이 적당하다. 이는 땅콩 약 35개, 아몬드 약 24개, 캐슈너트 약 18개에 해당하는 분량이다. 저칼로리 과일의 1회 분량은 반 컵 정도이다. 오후에 배가 출출하거나 운동을 마친 다음에는 과일을 첨가한 단백질 셰이크를 먹는 것도 좋다.

액상 칼로리를 피하라

미국인들은 총 칼로리 섭취량의 1/10을 과일 주스 같은 설탕 음료에서 충당한다. 이제부터는 생수나 무가당 차 같은 음료로 이를 대체해야 한다. 이것만 실천해도 체중을 감량하고 몸매를 유지하는 데 큰 도움이 될 것이다.

Chapter 3

지방 연소식품 베스트 15

이 식품들은 근육을 생성하고, 지방 연소를 촉진하며, 소화 과정에서부터 칼로리를 연소시키기 때문에 먹기만 해도 몸이 좋아지는 최고의 식품들이다. 오늘 당장 마트에 들러보자.

아몬드와 견과류(껍질째 섭취)
근육 생성, 포만감 유도

낙농제품(무지방 또는 저지방우유, 요구르트, 치즈)
강력한 뼈 생성, 체중 감량 촉진

달걀
근육 생성, 지방 연소

칠면조 및 기타 순살 제품
근육 생성, 면역력 강화

장과류
포만감 향상 및 공복감 방지

에노바 오일(콩류 및 카놀라유)
포만감 촉진, 지방으로 쉽게 저장되지 않음

다음 페이지에서 계속

148
콜라 350밀리리터에는 평균 148칼로리가 들어 있다.

초고속 체중 감량 시스템

땅콩버터
테스토스테론 분비 촉진, 지방 연소, 근육 생성

지방성 어류(연어, 참치, 고등어)
포만감 촉진, 지방 연소 촉진

그레이프프루트
인슐린 감소, 혈당 및 신진대사 조절, 반드시 살과 붙어 있는 백색 껍질과 함께 섭취해야 함

녹차
지방 연소 촉진

고추
신진대사 활성화

시금치와 녹색 채소
자유라디칼 생성 억제, 근육 생성을 위한 회복 촉진

통곡물(퀴노아, 현미, 통곡물 시리얼)
소량 섭취 시 지방 축적 방지

콩류
근육 생성, 지방 연소 촉진, 소화 조절

유장
근육 생성, 지방 연소

식생활 가이드라인

건강한 식생활을 유지하려면 실천하기 쉽고 효과가 빠른 방법을 써야 한다. 그렇지 않으면 다이어트를 이내 포기하고 패스트푸드점으로 달려가게 될 것이다. 그러므로 식생활을 복잡하게 만들지 않도록 주의해야 한다. 단백질과 채소로 식단을 구성하기만 해도 살이 빠지고 근육이 붙기 시작한다. 다음은 초고속 체중 감량 프로그램의 24시간 식생활 사례이다.

아침: 기본적으로 달걀을 섭취한다. 스크램블에그도 좋고 달걀 프라이도 좋다. 어떤 형태든 달걀은 완벽한 아침 식사의 일부가 될 수 있다. 여기에 치즈와 피망, 토마토, 그리고 순살 소시지나 캐나다식 베이컨 같은 육류를 곁들이면 훌륭한 한 끼 식사가 된다.

오전 간식: 오전 간식으로는 견과류 1회분, 저지방 요구르트, 단백질 셰이크, 스트링 치즈, 장과류 등이 좋다. 이런 간식을 섭취하면 오전 시간 동안 공복감을 달래는 데 큰 도움이 된다.

점심: 점심은 육류가 들어간 풍성한 샐러드를 먹는 것이 좋다. 이때는 녹색 채소에 참치, 닭고기, 소고기 등을 곁들일 수도 있다. 또, 빵을 뺀 햄버거나 달걀 샐러드, 상추나 양배추 잎에 싼 참치를 먹을 수도 있다. 아니면 전날 저녁 식사 후 남은 음식을 간단히 먹는 것도 한 가지 방법이다.

오후 간식: 졸음이 밀려오는 오후 3시 경에는 단백질 셰이크를 섭취하면 좋다. 또, 유장 단백질 스무디나 셀러리에 땅콩버터를 발라 먹는 것도 좋다.

저녁: 저녁은 준비하기가 더 쉽다. 이때는 제일 좋아하는 육류와 이 책에서 추천한 채소를 양껏 섭취한다. 일반적인 다이어트 식단에서는 닭고기와 브로콜리를 주로 권장하지만 매일 밤 이런 음식만 먹다 보면 빨리 질리게 마련이다. 마늘을 넣고 꽃배추와 방울양배추를 올리브 오일에 살짝 데쳐 사이드 메뉴로 즐기면 저녁 식사의 풍미도 깊어진다. 아스파라거스와 소고기 가슴살을 그릴에 구워 먹는 것도 좋다. 저녁 식사는 상상력을 동원하여 건강한 음식을 만들어 먹고, 살이 빠지는 과정을 관찰할 수 있는 좋은 기회이다.

11장의 레시피를 참고하면 더 좋은 아이디어를 얻을 수 있을 것이다.

무엇을 마셔야 하는가

음료수는 한 번에 5칼로리를 넘지 않아야 한다. 물이 가장 일반적이지만 맛이나 풍미 면에서는 다소 지루한 선택이 될 수 있다. 추천할 만한 음료로는 허브티나 크리스털 라이트가 있다. 또, 설탕을 넣지 않는다면 커피를 마셔도 괜찮다. 가끔은 다이어트 소다를 먹는 것도 좋지만 가능하면 건강에 더 좋은 음료를 선택하도록 노력해야 한다.

체중 감량 효과를 빨리 보려면 알코올은 입에 대지 않는 것이 좋다(알코올의 칼로리는 체내에 지방으로 축적된다.). 물론 시원한 맥주를 끊을 수 없는 분들도 있다. 그렇다면 맥주나 칵테일, 와인 한두 잔으로 섭취량을 반드시 제한해야 한다. 그리고 혼합 음료는 무슨 일이 있어도 피해야 한다. 주스, 소다, 설탕 혼합 음료는 칼로리 섭취량을 급격하게 증가시킨다.

Chapter 3

양질의 단백질	저탄수화물 채소*		식용지방
소고기	아티초크	녹색 채소	아보카도
치즈	아스파라거스	버섯	버터
달걀	청경채	양파	코코넛
생선	브로콜리	고추	크림
돼지고기	방울양배추	무	견과류와 씨앗류
가금류	당근	시금치	올리브, 올리브유, 카놀라유
콩	꽃배추	토마토	지방을 제거하지 않은 샐러드 드레싱
유장 및 카세인 단백질 파우더	셀러리	순무	
	오이	주키니	

*감자, 완두콩, 옥수수를 제외한 채소는 모두 섭취해도 무방하다.

설탕을 피하라

탄수화물과 설탕 함량이 높은 식품은 혈당을 매우 빨리 상승시키기 때문에 결국에는 문제를 일으키고, 초고속 체중 감량 프로그램에 몸이 적응하지 못하도록 가로막는 장애물로 작용한다. 다음은 이런 현상을 일으키는 주범들이다(단, 과일은 섭취량만 제한하면 된다.).

- 바나나
- 비스킷
- 사탕
- 칩류
- 쿠키
- 도넛
- 포도
- 아이스크림
- 파스타(정제 제품)
- 흰쌀
- 소다
- 가당 티
- 과일 주스
- 흰빵

문제 해결 방법

이런 방식의 식생활이 아주 낯선 분들은 처음 시작할 때 몇 가지 문제에 봉착할 수 있다. 다음은 일반적인 문제점을 해결할 수 있는 방법이다.

장 트러블

섬유질 함량이 높은 채소는 한 번에 조금씩만 섭취하여 채소를 소화시키는 데 필요한 효소를 분비할 수 있는 체내 환경을 조성한다. 만약 곡류 섭취량이 부족하여 섬유질을 충분히 섭취하지 못하고 있다는 느낌이 들면 섬유질 보충제를 먹어볼 수도 있다.

감정 장애

식생활을 바꾸면 생활 속에서 불평이 많아지거나 피로감이 높아질 수도 있다. 이는 식생활 변화에 따른 자연스러운 인체의 반응이다. 그러나 이런 현상이 2~3일 이상 지속되면 곤란하다. 만약 이런 현상이 일주일 이상 지속되면 수분을 충분히 섭취하고 있는지를 점검해봐야 한다. 또, 어떤 일이 있어도 지방은 충분히 섭취해야 한다. 초고속 체중 감량 프로그램은 지방을 더 효과적으로 연소시키도록 구성되어 있기 때문에, 오히려 지방이 과도하게 소진되지 않도록 지방을 반드시 충분히 섭취해야 한다. 지방이 인체의 중요한 연료원이라는 사실을 기억하자.

체중 정체

체중이 줄고 있지 않다면 칼로리를 신속하게 점검해봐야 한다. 칼로리 섭취량이 너무 많은 경우도 있다. 목표 체중에 12를 곱하면 하루에 섭취해야 할 대략적인 칼로리량을 계산할 수 있다. 그리고 며칠 동안 이 수치를 주시하면서 음식의 양을 조절한다. 적당한 섭취량을 감으로만 추정하기는 어려울 수도 있다.

Chapter 4

15-Minute Total-Body Workouts
15분 전신 운동

최단시간 내에 칼로리를 연소하는 근육을 생성하고
체중을 감량하는 가장 쉬운 방법

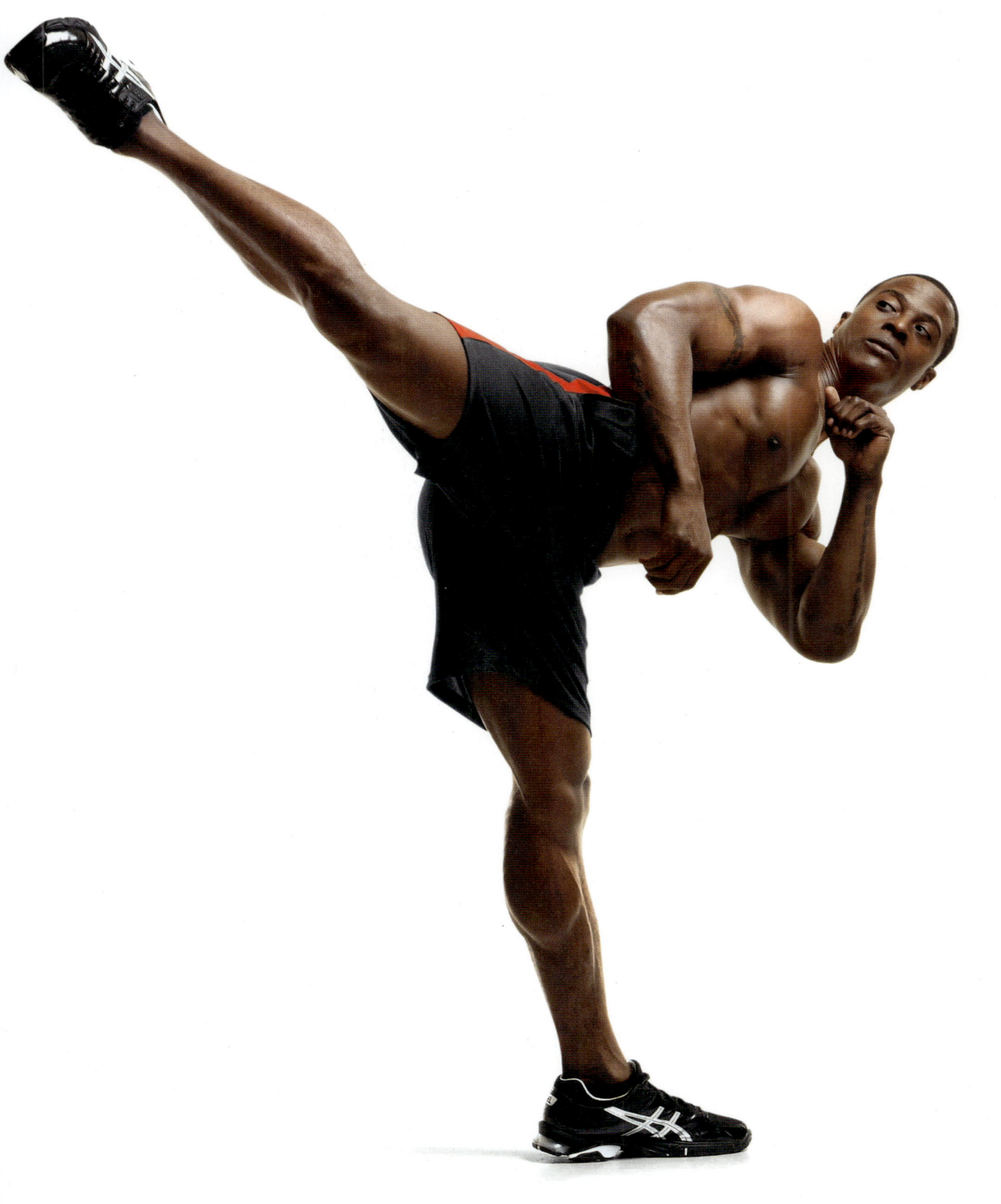

Superfast Total-Body Workouts
초고속 전신 운동

변명은 더 이상 통하지 않는다. 건강과 외모와 마음을 위해서 중요한 목표를 세우고, 그 목표를 위해서 일주일에 4일 동안 15분씩 투자할 수 없는 사람은 없다. 이제 우리는 이 책의 골자인 운동 프로그램을 시작하려 한다. 이 프로그램은 초보자부터 고급자까지 누구나 머리부터 발끝까지 전신을 단련할 수 있는 서킷 프로그램으로 이루어져 있다. 각 프로그램은 에너지 소모량이 높고, 인체의 모든 근육을 모든 각도와 속도로 자극하여 모든 근섬유를 활성화시키는 운동으로 구성되어 있다.

거기에 보너스로 '15분 스트레스 해소 운동' 같이 몸과 마음의 조화를 이룰 수 있는 프로그램도 경험하게 될 것이다. 두뇌 역시 몸의 일부이기는 마찬가지이다. 이런 프로그램은 저항운동을 완벽하게 보완할 수 있는 운동으로, 스트레스를 날려버리고 유연성을 향상시키고 싶을 때 언제 어디서나 실시할 수 있다.

맨몸으로 시작하자

운동을 다시 시작하거나 처음 시작할 때는 체중만을 이용한 맨손 운동으로 스타트를 끊는 것이 좋다. 왜 그럴까? 이런 운동은 특별한 장비가 필요 없으므로 지금 즉시 시작할 수 있기 때문이다. 이 프로그램은 몸 전체의 주요 근육군을 강화하고 스트레칭하도록 구성되어 있기 때문에, 이번 장의 뒤쪽에 수록된 고난이도 운동과 이 책의 뒤쪽에 수록되어 있는 더욱 특화된 운동들을 진행할 수 있는 몸 상태를 만드는 데 효과적이다. 하지만 초기 프로그램이 쉬운 것은 아니다. 이 프로그램은 헬스클럽도, 운동기구도 필요 없지만 가장 효과적이면서도 가장 힘든 운동이다. 이제 초급, 중급, 고급 운동을 차례로 섭렵하다 보면, 뒤에서 경험하게 될 덤벨과 파워리프팅 운동을 충분히 소화할 수 있는 근력과 유산소운동을 포함한 전체적인 체력을 갖추게 될 것이다.

Chapter 4: 15분 전신 운동

1분 가이드: 15분 전신 운동 서킷 플랜

p.52
근력 및 민첩성 운동 프로그램 / 초급
유도 푸시업
시소 런지
월 슬라이드
플랭크 리치

p.56
바벨 없는 바벨 운동 프로그램 1 / 중급
Y 스쿼트
스파이더맨 푸시업
스쿼트-점프 콤보
싱글-레그 루마니안 데드리프트
스파이더맨 런지

p.60
바벨 없는 바벨 운동 프로그램 2 / 중급
체중 스쿼트
턱드-엘보우 푸시업
5초 포워드 런지
스텝업
점프

p.64
뱃살 타도! 가정용 운동 프로그램 1 / 고급
숄더 프레스 푸시업
싱글-레그 벤치 겟 업
마운틴 클라이머
와이드-그립 푸시업
인버티드 로우

p.68
뱃살 타도! 가정용 운동 프로그램 2 / 고급
프론트-풋 엘리베이티드 스플리트 스쿼트
워킹 오프셋 푸시업
스태빌리티 볼 레그 컬
싱글-레그 힙 레이즈
친업

p.72
덤벨 폭발 운동 프로그램 1: 덤벨 1개
우드초퍼
암스-아웃 스쿼트
스탠딩 프레스아웃
타월 로우

p.76
덤벨 폭발 운동 프로그램 2: 강화
스트레이트-레그 데드리프트
트러스터스
벤트-오버 로우
스쿼트 트러스트

p.80
덤벨 폭발 운동 프로그램 3: 초고속
인클라인 벤치 프레스
원-암 스내치
시티드 카프 레이즈
체스트-서포티드 로우

p.84
근육 윤곽 운동 프로그램 1
덤벨 스탠딩 프레스
루마니안 데드리프트, 로우, 슈럭
덤벨 런지
덤벨 로테이션

p.88
근육 윤곽 운동 프로그램 2
다이아고널 리프트와 프레스
고블릿 스쿼트
덤벨 푸시 프레스
덤벨 데드리프트

p.90
클래식 파워리프팅 운동 프로그램
바벨 스쿼트
바벨 벤치 프레스
바벨 데드리프트

p.92
전신 스트레스 해소 운동 프로그램
니 트러스트
스쿼트 트러스트와 니 트러스트
스피드 점프 로프
프론트 킥
싯업과 펀치
스트레이트 펀치
사이드 킥

서킷 진행 방법

서킷은 심박수를 상승시키는 유산소운동의 장점과 근육을 생성하는 저항운동의 장점을 결합한 빠르고 효율적인 운동 방식이다. 서킷 방식으로 운동을 진행할 때는 각 운동을 1세트씩 진행한 후에 다음 서킷을 시작한다(세트 사이에는 10~30초 동안 짧게 휴식을 취한다.). 즉, 해당 프로그램의 목록에 있는 운동을 모두 1세트씩 완료한 다음 다시 처음으로 돌아가서 그 과정을 반복하는 것이다. 서킷과 서킷 사이에는 1~3분 동안 휴식을 취한다.

근력 및 민첩성 운동 프로그램 | 초급 BEGINNER

이 프로그램은 4개의 동작으로 이루어져 있으며, 이 동작들만으로도 지방을 충분히 연소하고, 대사율을 높이는 순수한 근육을 생성할 수 있다. 중요한 것은 운동의 강도와 정확한 자세이다. 1장에서 언급한 것처럼 기본적인 전신 운동만으로도 단 8주 만에 지방을 2킬로그램 줄이고 근육을 1킬로그램 증가시킬 수 있다(물론 그 보다 더 빨리 성과를 확인하는 남성들도 있다!). 이 고강도 인터벌 트레이닝 프로그램은 캘리포니아 캐니언즈대학의 근력 및 컨디셔닝 코치인 전문 트레이너, 로버트 도스 레메디오스 Robert dos Remedios가 고안한 것으로, 초보자들이 예전의 몸을 되찾는 데 큰 도움이 된다.

진행 방법

각 동작을 30초 동안 실시하고 최대 30초 동안 짧게 휴식을 취한 후에 다음 동작을 이어간다. 15분 동안 전체 서킷을 최대한 많이 반복한다.

Chapter 4: 15분 전신 운동

유도 푸시업
Judo Pushup

운동 부위 가슴, 팔, 등, 코어

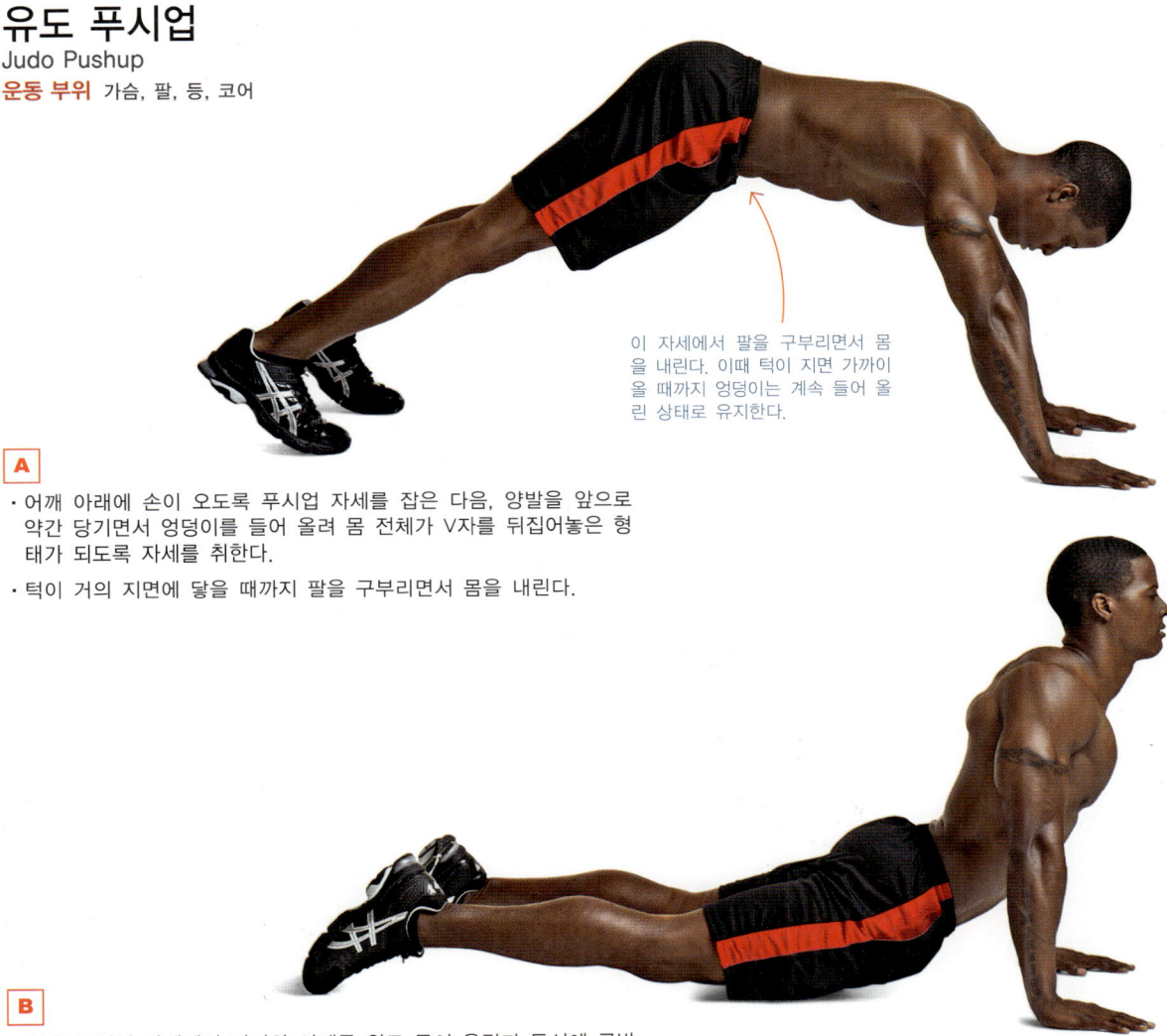

이 자세에서 팔을 구부리면서 몸을 내린다. 이때 턱이 지면 가까이 올 때까지 엉덩이는 계속 들어 올린 상태로 유지한다.

A
- 어깨 아래에 손이 오도록 푸시업 자세를 잡은 다음, 양발을 앞으로 약간 당기면서 엉덩이를 들어 올려 몸 전체가 V자를 뒤집어놓은 형태가 되도록 자세를 취한다.
- 턱이 거의 지면에 닿을 때까지 팔을 구부리면서 몸을 내린다.

B
- 낮은 푸시업 자세에서 머리와 어깨를 위로 들어 올림과 동시에 골반을 지면에 거의 닿을 정도로 내린다. 반대 방향으로 동작을 취하고 전체 동작을 반복한다.

반복: 30초 동안 최대한 많이 반복한다.

근력 및 민첩성 운동 프로그램 | 초급 BEGINNER

시소 런지
Seesaw Lunge

운동 부위 대퇴사두근, 둔근, 햄스트링, 종아리

A
- 발을 골반너비로 벌리고 서서 양손을 골반 위에 올린다.

B
- 오른쪽 다리를 앞으로 내밀고 몸을 낮추면서 런지 자세를 취한다. 이때 왼쪽 무릎은 직각으로 구부려 지면에 거의 닿을 정도로 내린다.

C
- 오른쪽 다리를 펴면서 한 번에 시작자세로 돌아간 다음, 발을 바꾸어 다시 런지 자세를 취한다.
- 이번에는 왼쪽 다리를 앞으로 내밀고 오른쪽 무릎은 직각으로 구부려 지면에 거의 닿을 정도로 내린다.
- 시소처럼 앞뒤로 런지 동작을 취한다.
- 이때는 왼쪽 다리로 동작을 계속 반복한다.

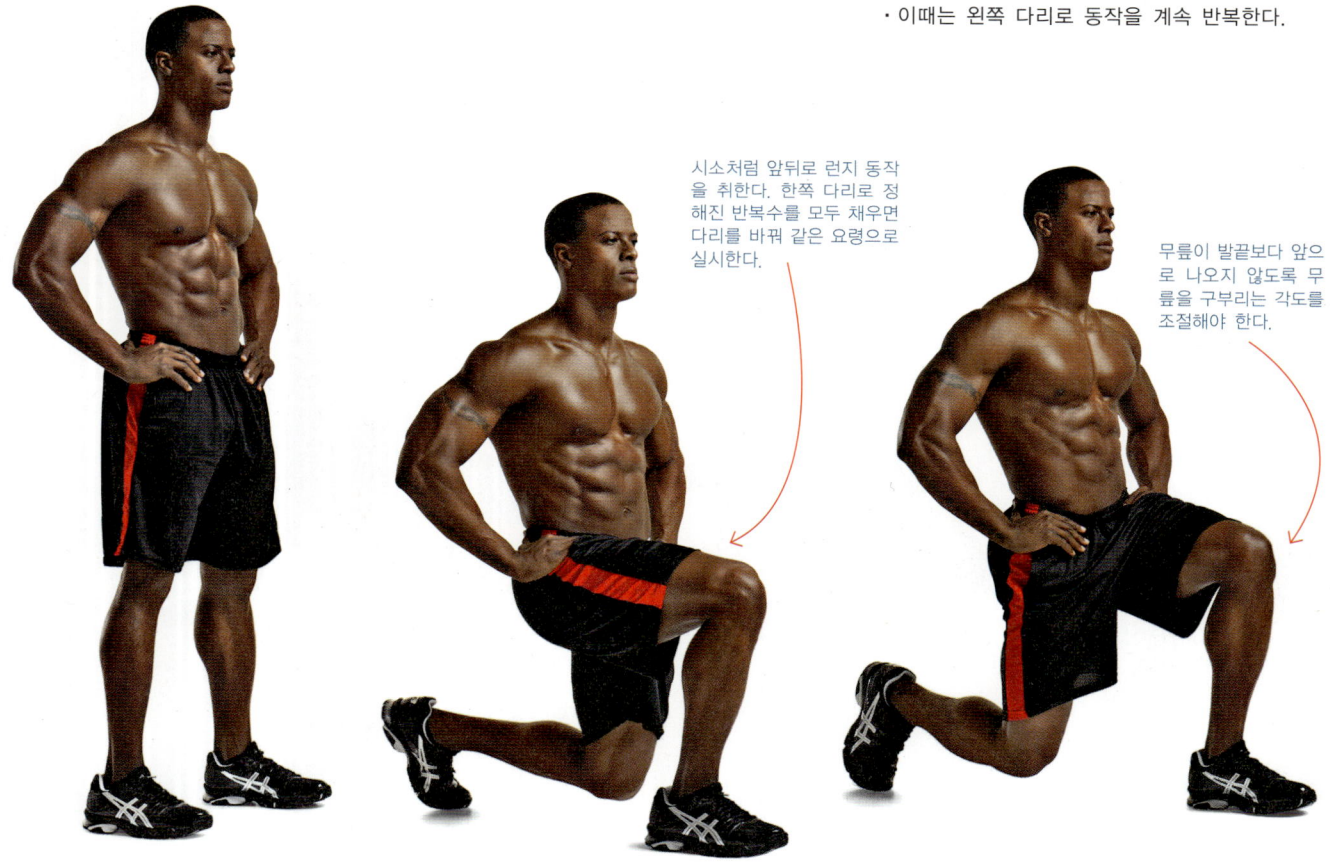

시소처럼 앞뒤로 런지 동작을 취한다. 한쪽 다리로 정해진 반복수를 모두 채우면 다리를 바꿔 같은 요령으로 실시한다.

무릎이 발끝보다 앞으로 나오지 않도록 무릎을 구부리는 각도를 조절해야 한다.

반복: 오른쪽 다리로 30초 동안 최대한 많이 반복한 다음, 왼쪽 다리도 같은 요령으로 30초 동안 반복한다.

Chapter 4: 15분 전신 운동

월 슬라이드
Wall Slide

운동 부위 광배근, 승모근, 후면 삼각근

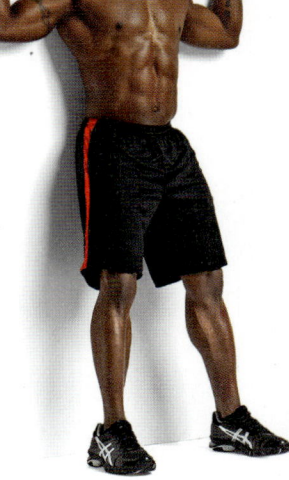

동작 중간에 팔꿈치가 몸의 측면에 올 때까지 팔을 구부리면서 내리는 데 집중해야 한다.

A
- 엉덩이, 등 상부, 머리를 벽에 붙이고 서서 양팔을 머리 위로 곧게 들어 올린다. 이때 어깨, 팔꿈치, 허리도 벽에 함께 붙이도록 주의한다.

B
- 각 부위를 벽에 계속 붙인 상태에서 팔꿈치가 몸의 측면에 올 때까지 팔을 구부리면서 내린다. 이때 양쪽 어깨와 견갑골 사이의 근육들이 벽에 계속 붙어 있는 느낌이 나야 한다.

반복: 30초 동안 최대한 많이 반복한다.

플랭크 리치
Plank Reach

운동 부위 척추를 지지하는 복근 전체

> **트레이너의 조언**
> 이 동작은 어려울 수도 있기 때문에 양팔을 앞뒤로 엇갈리게 바꿔가며 실시하는 스태거드 푸시업 Staggered Pushup 자세를 먼저 연습할 수도 있다. 이때는 한쪽 손이 반대쪽 손보다 30센티미터 정도 앞에 오게 한다.

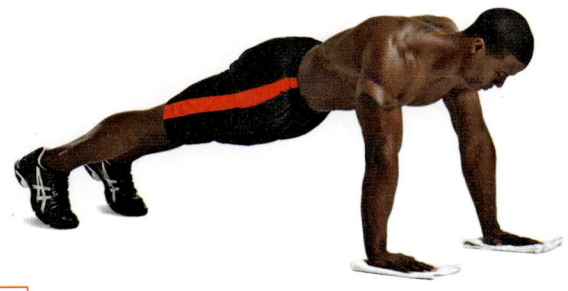

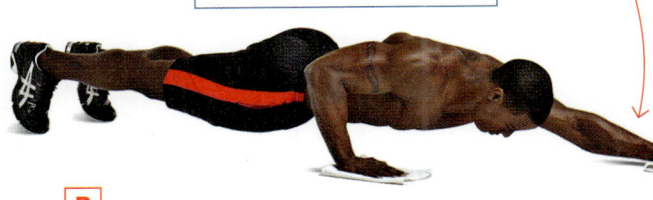

팔을 완전히 뻗기 위해 노력한다.

A
- 부드러운 바닥 위에서 푸시업 자세를 취한다. 이 상태에서 팔이 어깨와 일직선이 되도록 뻗고 양손 아래 작은 타월이나 발슬라이드, 코어 슬라이더, 종이판 등을 받친다.

B
- 왼손을 앞으로 미끄러뜨리면서 최대한 길게 뻗음과 동시에 오른쪽 팔꿈치를 구부리면서 지면을 향해 몸 전체를 최대한 낮게 내린다.

반복: 팔을 바꿔가면서 30초 동안 최대한 많이 반복한다.

바벨 없는 바벨 운동 프로그램 1 | 중급 INTERMEDIATE

이 프로그램 역시 헬스클럽이나 특별한 장비가 필요 없다. 다음 두 가지 운동은 다양한 근육을 사용하면서 심박수를 올려 지방을 연소시키고 근육을 생성하는 운동이다. 이 운동은 코어를 강화하고 고난이도 운동을 할 때 부상을 방지할 수 있는 균형 감각을 높이는 효과도 뛰어나다. 중간에 하루 휴식일을 배치하고 운동1과 운동2를 교대로 실시한다.

진행 방법

Y 스쿼트와 스파이더맨 푸시업을 교대로 각각 3세트씩 실시하고, 나머지 세 가지 운동은 휴식 없이 서킷 방식으로 진행한다. 스파이더맨 런지를 마친 뒤에는 스쿼트-점프 콤보로 돌아가서 세 가지 운동으로 이루어진 서킷을 2회 더 실시한다.

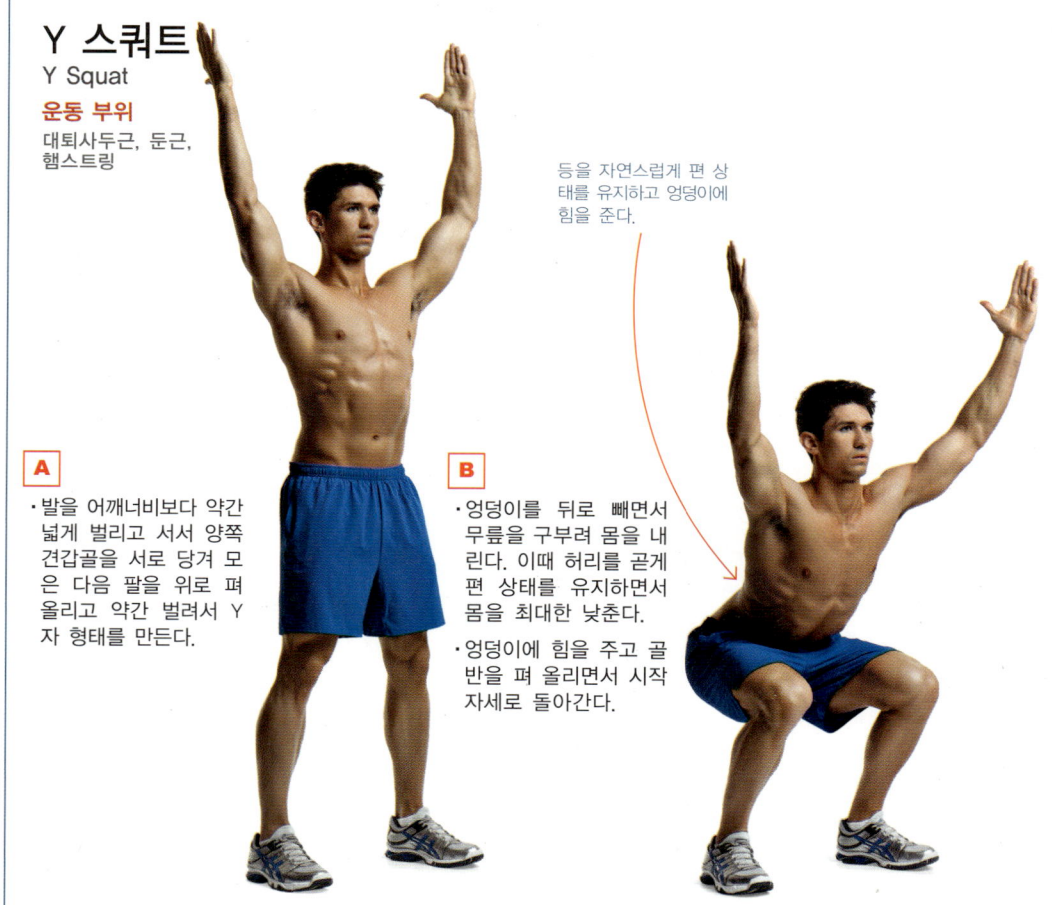

Y 스쿼트
Y Squat

운동 부위
대퇴사두근, 둔근, 햄스트링

A
- 발을 어깨너비보다 약간 넓게 벌리고 서서 양쪽 견갑골을 서로 당겨 모은 다음 팔을 위로 펴 올리고 약간 벌려서 Y자 형태를 만든다.

B
- 엉덩이를 뒤로 빼면서 무릎을 구부려 몸을 내린다. 이때 허리를 곧게 편 상태를 유지하면서 몸을 최대한 낮춘다.
- 엉덩이에 힘을 주고 골반을 펴 올리면서 시작 자세로 돌아간다.

등을 자연스럽게 편 상태를 유지하고 엉덩이에 힘을 준다.

반복: 10~12회 반복한다.

Chapter 4: 15분 전신 운동

스파이더맨 푸시업
Spider-Man Pushup

운동 부위 가슴, 팔, 코어

A
- 다리를 곧게 펴고 복근에 힘을 주면서 일반적인 푸시업 자세를 취한다.

B
- 몸을 내리면서 오른쪽 다리를 구부리고 오른쪽 무릎이 오른쪽 팔꿈치에 닿을 때까지 오른쪽 무릎을 회전시켜 올린다. 이때 발이 지면에 끌리거나 몸통이 돌아가지 않도록 주의한다.
- 팔꿈치를 펴고 다리를 내리면서 시작자세로 돌아간 다음, 다리를 바꾸어 같은 요령으로 동작을 반복한다. 여기까지가 1회 반복이다.

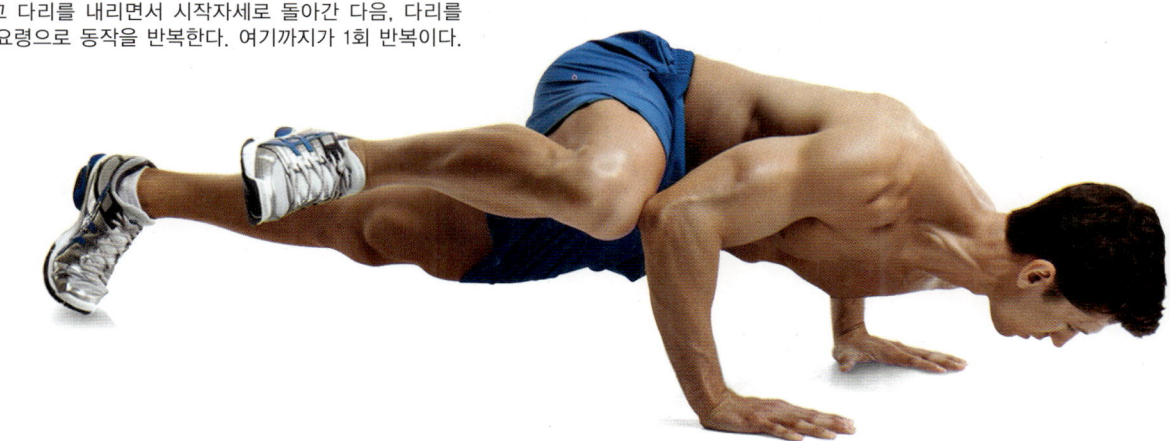

반복: 5~6회 반복한다.

바벨 없는 바벨 운동 프로그램 1 | 중급 INTERMEDIATE

스쿼트-점프 콤보
Squat and Jump Combo

운동 부위 다리의 속근섬유

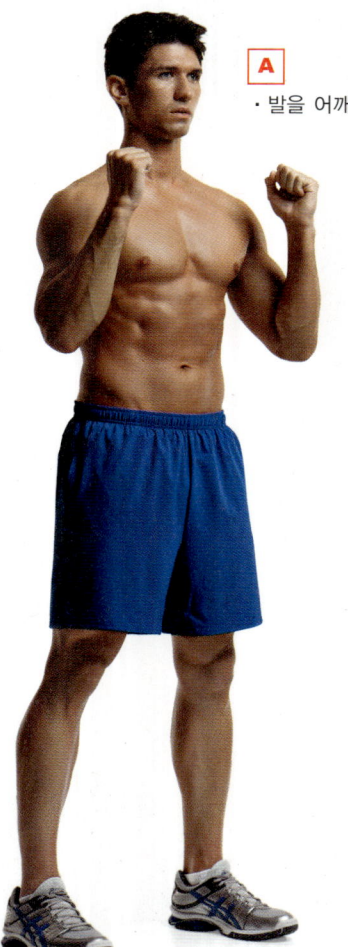

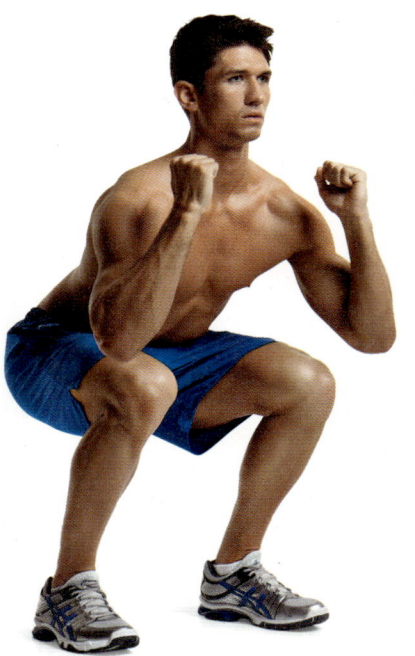

A
- 발을 어깨너비로 벌리고 선다.

B
- 무릎을 구부리로 엉덩이를 뒤로 빼면서 몸을 최대한 낮춘다.
- 최저 지점에서 잠시 멈춘 다음, 일어선다.

발 간격을 유지하면서 폭발적으로 뛰어오른다. 부드럽게 착지한 다음에는 즉시 스쿼트 자세를 취한다.

C
- 다시 스쿼트 자세를 취한다. 그러나 이번에는 일어서면서 최대한 높이 뛰어오른다. 여기까지가 1회 반복이다.
- 착지 후에는 일반적인 스쿼트 자세를 취한다. 스쿼트와 점프를 번갈아 실시한다.

반복: 8~10회 반복한다.

Chapter 4: 15분 전신 운동

싱글-레그 루마니안 데드리프트
Single-Leg Romanian Deadlift

운동 부위 허리, 코어, 둔근

A
- 왼발로 서서 오른발을 뒤로 약간 들어 올린다. 이때 팔은 몸의 앞쪽으로 드리운다.

B
- 척추를 자연스럽게 세운 상태에서 골반을 앞으로 구부리면서 손을 아래로 드리우고 지면을 향해 상체를 숙인다.
- 엉덩이에 힘을 주면서 지면을 향해 오른쪽 뒤꿈치를 당겨 바로 선 자세로 돌아간다.
- 정해진 반복수를 채운 다음, 발을 바꾸어 같은 요령으로 반복한다.

반복: 한쪽 다리 당 8~10회 반복한다.

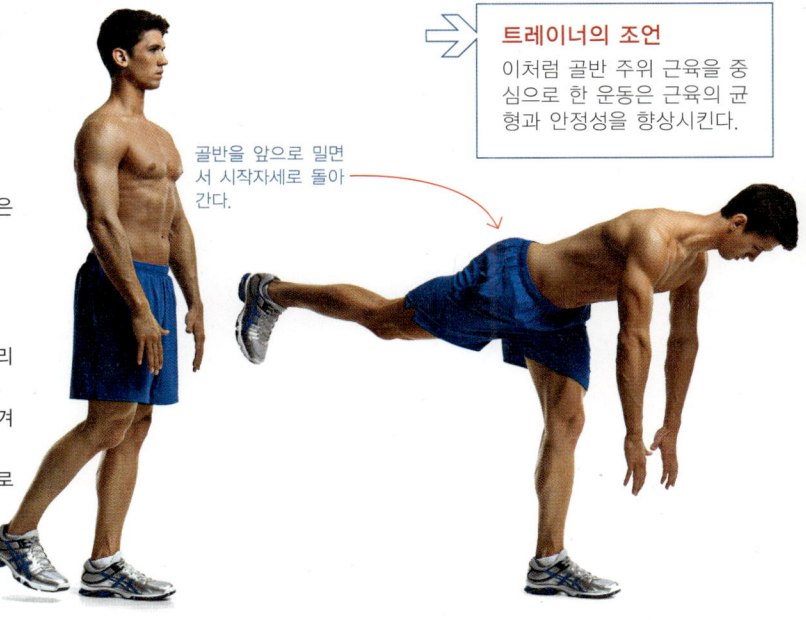

트레이너의 조언
이처럼 골반 주위 근육을 중심으로 한 운동은 근육의 균형과 안정성을 향상시킨다.

골반을 앞으로 밀면서 시작자세로 돌아간다.

스파이더맨 런지
Spider-Man Lunge

운동 부위 가슴, 코어, 다리

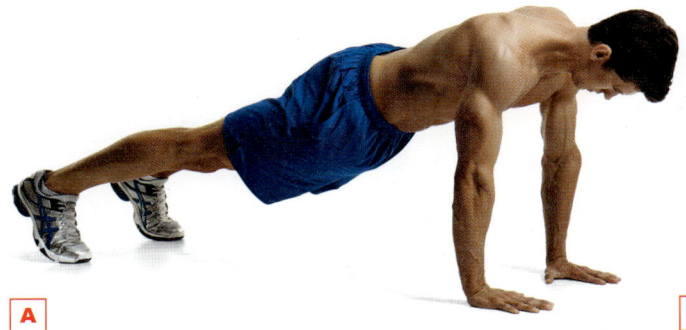
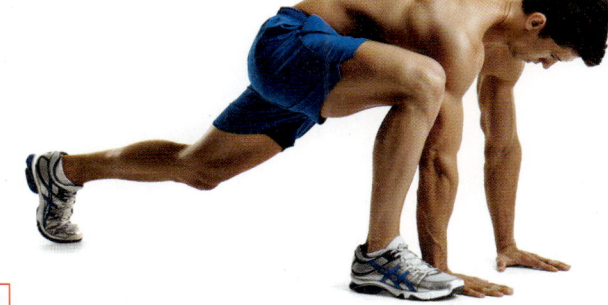

A
- 양손을 어깨 바로 아래에 위치시키고 일반적인 푸시업 자세를 취한다. 이때 다리를 곧게 펴고 복근에 힘을 준다.

B
- 무릎을 구부리면서 오른쪽 다리를 들어 올려 오른손 바깥쪽에 오른발을 위치시킨다.
- 시작자세로 돌아간 다음, 발을 바꾸어 같은 요령으로 반복한다. 여기까지가 1회 반복이다.

반복: 8~10회 반복한다.

59

바벨 없는 바벨 운동 프로그램 2 | 중급 INTERMEDIATE

진행 방법

체중 스쿼트와 턱 드-엘보우 푸시업을 교대로 각각 3세트씩 실시하고, 나머지 세 가지 운동은 휴식 없이 서킷 방식으로 연달아 진행한다. 3가지 운동으로 된 서킷을 3회 완료한다.

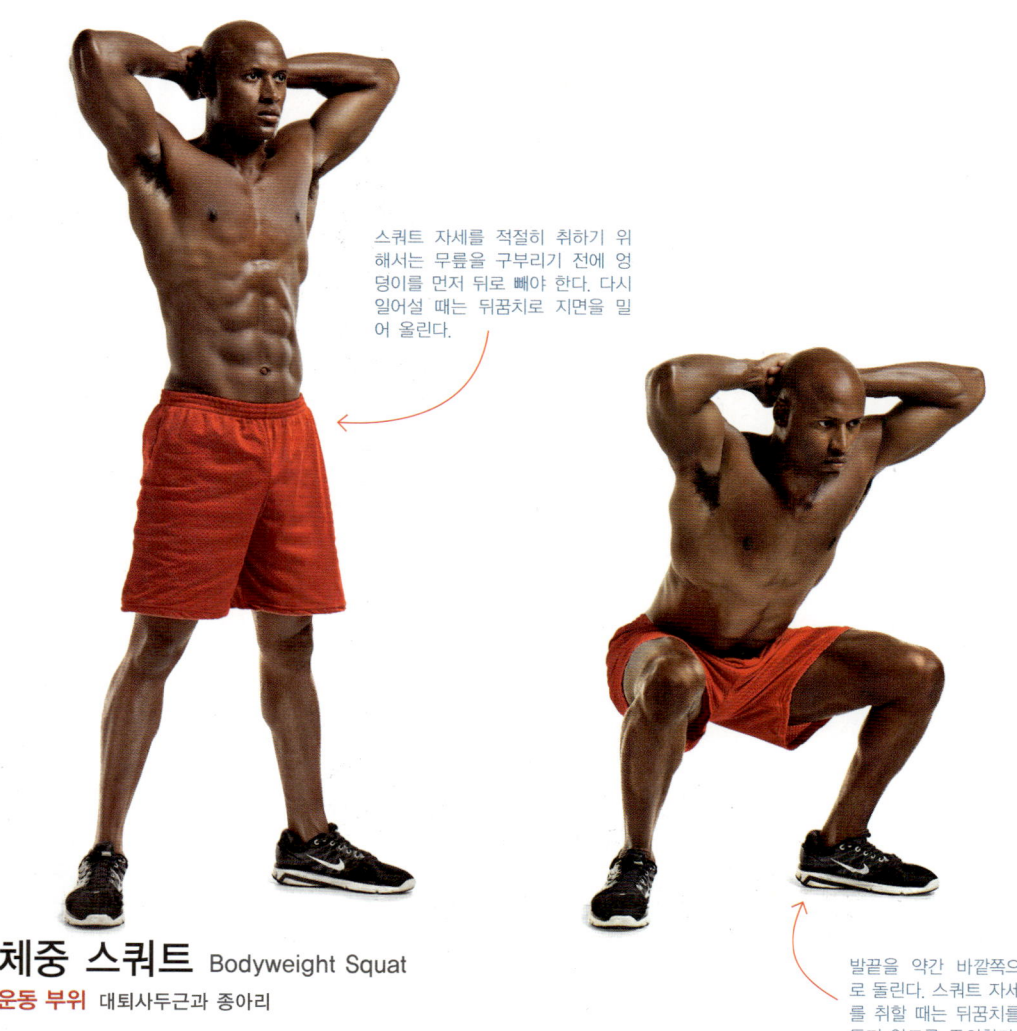

스쿼트 자세를 적절히 취하기 위해서는 무릎을 구부리기 전에 엉덩이를 먼저 뒤로 빼야 한다. 다시 일어설 때는 뒤꿈치로 지면을 밀어 올린다.

발끝을 약간 바깥쪽으로 돌린다. 스쿼트 자세를 취할 때는 뒤꿈치를 들지 않도록 주의한다.

체중 스쿼트 Bodyweight Squat
운동 부위 대퇴사두근과 종아리

A
- 머리 뒤에 손을 올리고 서서 가슴을 펴고 팔꿈치를 뒤로 젖힌다.

반복: 10~12회 반복한다.

B
- 엉덩이를 뒤로 빼면서 무릎을 구부려 몸을 최대한 낮춘다. 이때 허리는 자연스럽게 곧게 편다.
- 엉덩이에 힘을 주면서 무릎을 펴고 시작자세로 돌아간다.

Chapter 4: 15분 전신 운동

턱드-엘보우 푸시업
Tucked-Elbow Pushup

운동 부위 이두근, 삼두근, 가슴

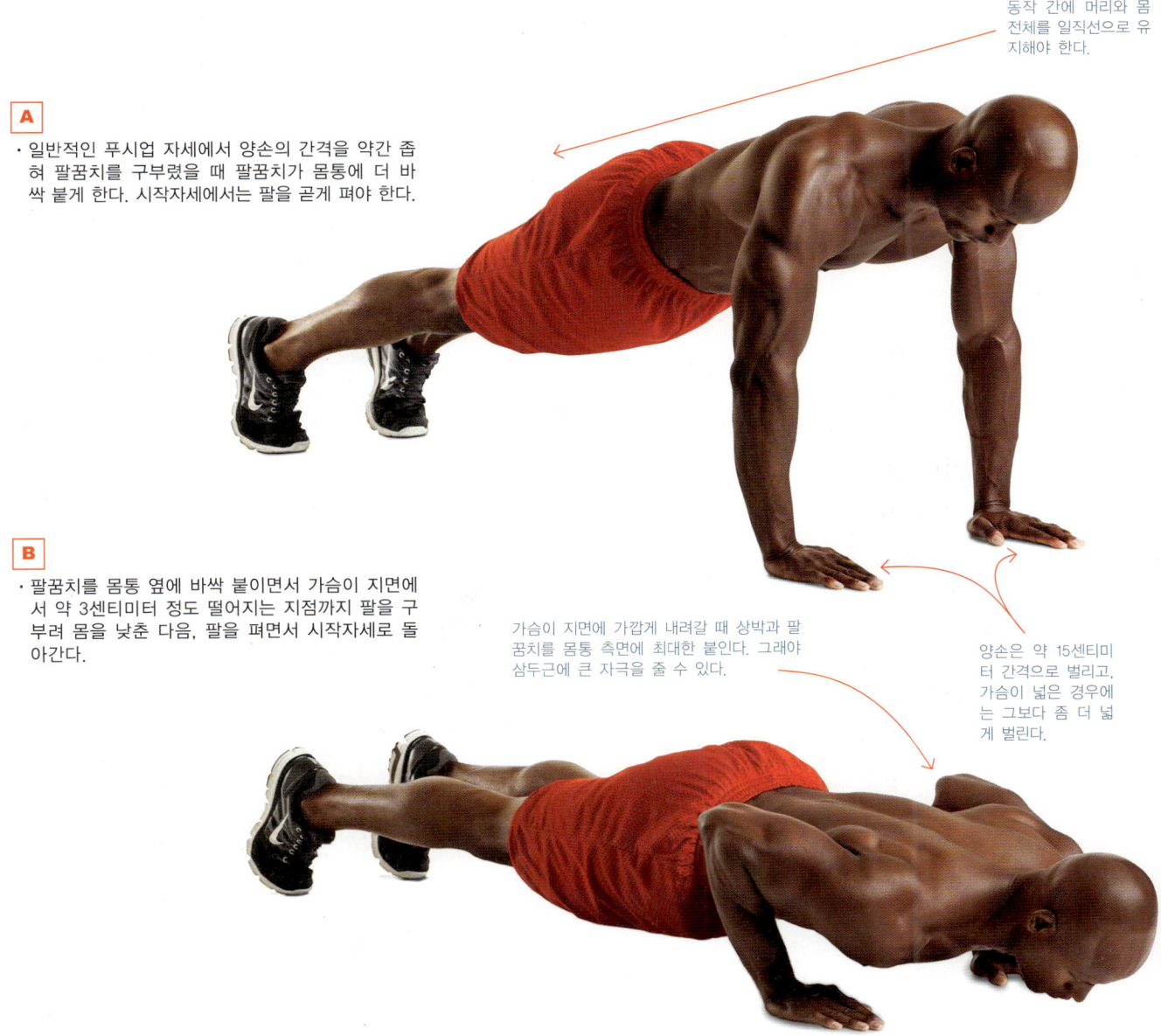

동작 간에 머리와 몸 전체를 일직선으로 유지해야 한다.

A
- 일반적인 푸시업 자세에서 양손의 간격을 약간 좁혀 팔꿈치를 구부렸을 때 팔꿈치가 몸통에 더 바싹 붙게 한다. 시작자세에서는 팔을 곧게 펴야 한다.

B
- 팔꿈치를 몸통 옆에 바싹 붙이면서 가슴이 지면에서 약 3센티미터 정도 떨어지는 지점까지 팔을 구부려 몸을 낮춘 다음, 팔을 펴면서 시작자세로 돌아간다.

가슴이 지면에 가깝게 내려갈 때 상박과 팔꿈치를 몸통 측면에 최대한 붙인다. 그래야 삼두근에 큰 자극을 줄 수 있다.

양손은 약 15센티미터 간격으로 벌리고, 가슴이 넓은 경우에는 그보다 좀 더 넓게 벌린다.

반복: 10~12회 반복한다.

바벨 없는 바벨 운동 프로그램 2 | 중급 INTERMEDIATE

5초 포워드 런지
5-Second Forward Lunge

운동 부위 대퇴사두근과 종아리

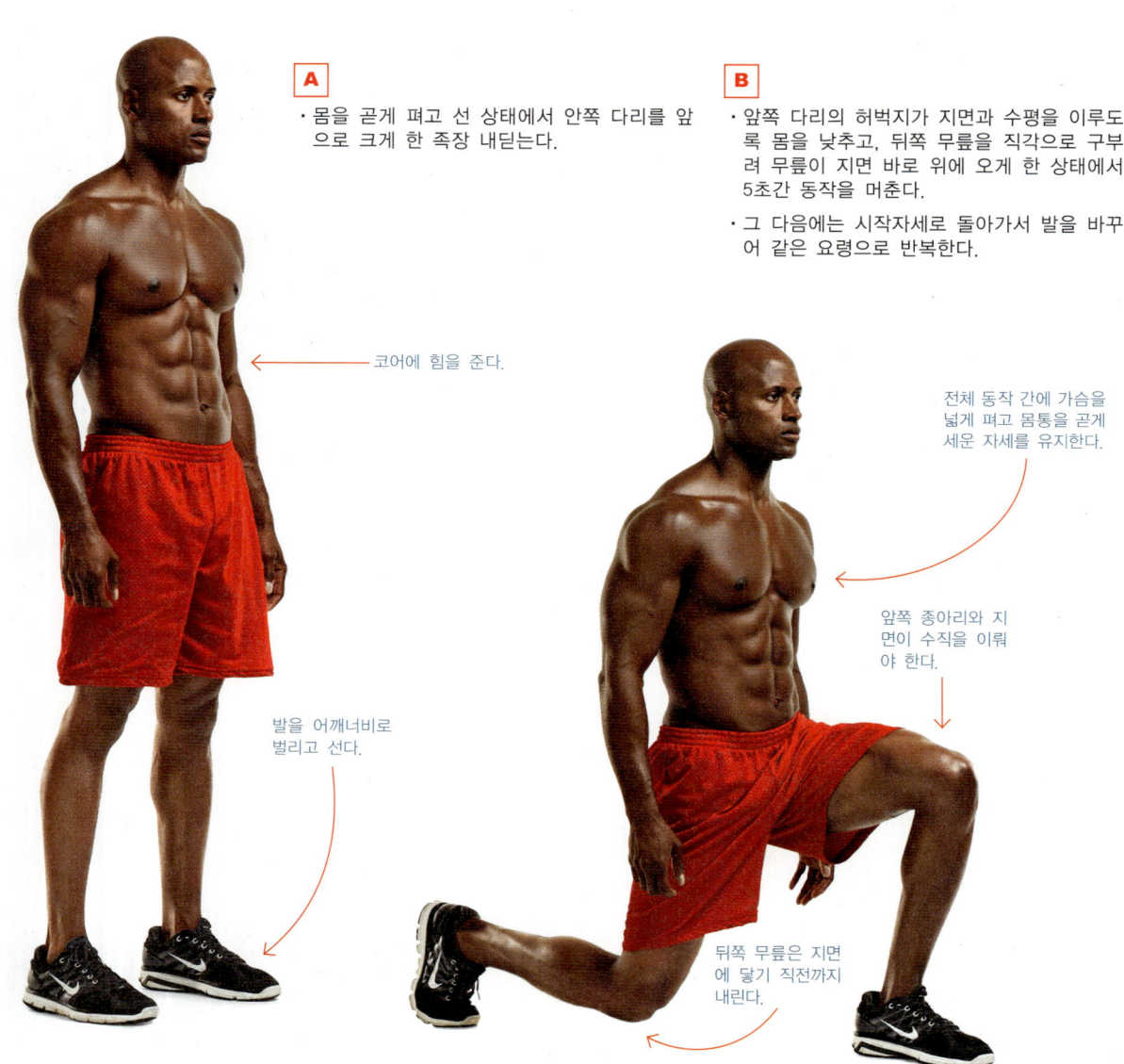

A
- 몸을 곧게 펴고 선 상태에서 안쪽 다리를 앞으로 크게 한 족장 내딛는다.

B
- 앞쪽 다리의 허벅지가 지면과 수평을 이루도록 몸을 낮추고, 뒤쪽 무릎을 직각으로 구부려 무릎이 지면 바로 위에 오게 한 상태에서 5초간 동작을 멈춘다.
- 그 다음에는 시작자세로 돌아가서 발을 바꾸어 같은 요령으로 반복한다.

코어에 힘을 준다.

발을 어깨너비로 벌리고 선다.

전체 동작 간에 가슴을 넓게 펴고 몸통을 곧게 세운 자세를 유지한다.

앞쪽 종아리와 지면이 수직을 이뤄야 한다.

뒤쪽 무릎은 지면에 닿기 직전까지 내린다.

반복: 한쪽 다리 당 6~8회 반복한다.

Chapter 4: 15분 전신 운동

스텝업
Stepup

운동 부위 둔근과 햄스트링

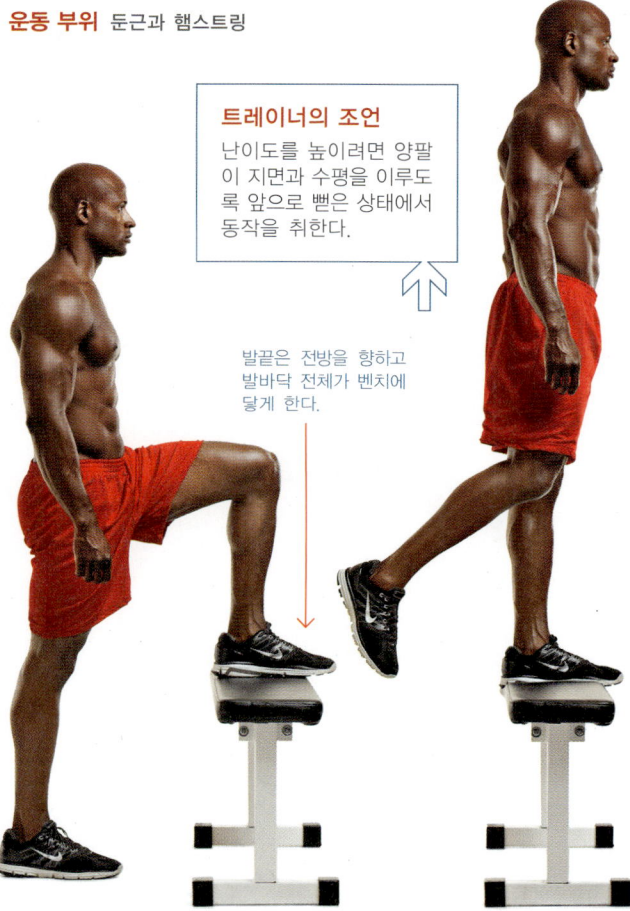

트레이너의 조언
난이도를 높이려면 양팔이 지면과 수평을 이루도록 앞으로 뻗은 상태에서 동작을 취한다.

발끝은 전방을 향하고 발바닥 전체가 벤치에 닿게 한다.

A
- 팔을 몸통 옆으로 드리우고 지면에서 약 50센티미터 높이에 있는 벤치에 한쪽 발을 올려놓는다.

B
- 뒤꿈치에 힘을 주고 무릎을 펴면서 반대쪽 다리를 한 번에 들어 올린다.
- 시작자세로 돌아간다. 한쪽 다리로 정해진 반복수를 완료한 다음, 다리를 바꾸어 같은 요령으로 동작을 반복한다.

반복: 한쪽 다리 당 8~10회 반복한다.

점프
Jump

운동 부위 다리의 속근섬유

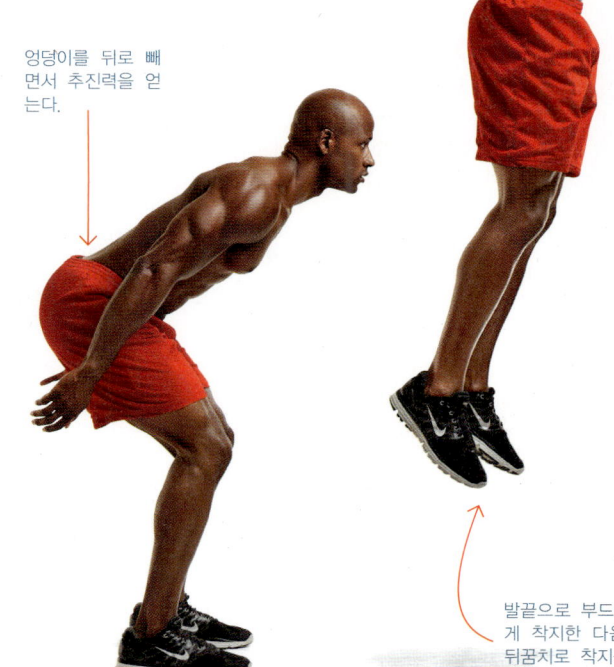

A
- 발을 어깨너비로 벌리고 선 다음, 엉덩이를 뒤로 빼고 무릎을 구부리면서 몸을 낮춘다.

B
- 몸을 쭉 펴면서 최대한 높이 점프한 다음, 부드럽게 착지하고 전체 동작을 반복한다.

엉덩이를 뒤로 빼면서 추진력을 얻는다.

발끝으로 부드럽게 착지한 다음, 뒤꿈치로 착지를 완료한다.

반복: 10회 반복한다.

뱃살 타도! 가정용 운동 프로그램 1 | 고급 ADVANCED

이 프로그램은 가정에서 손쉽게 할 수 있는 고효율 전신 운동으로, 저항운동과 유연체조를 결합한 것이다. 이 프로그램은 중간에 하루 휴식일을 배치하고 프로그램 1과 프로그램 2를 교대로 실시한다. 또, 나중에는 두 가지 가운데 한 가지 프로그램을 활용하거나 두 가지 프로그램을 혼합한 다음, 프리웨이트 운동을 곁들여 자신만의 프로그램을 만들 수도 있다.

진행 방법

숄더 프레스 푸시업과 싱글-레그 벤치 겟업을 교대로 각각 3세트씩 실시한 다음, 나머지 세 가지 운동은 휴식 없이 서킷 방식으로 3서킷을 진행한다.

숄더 프레스 푸시업
Shoulder Press Pushup

운동 부위 삼각근, 가슴, 삼두근

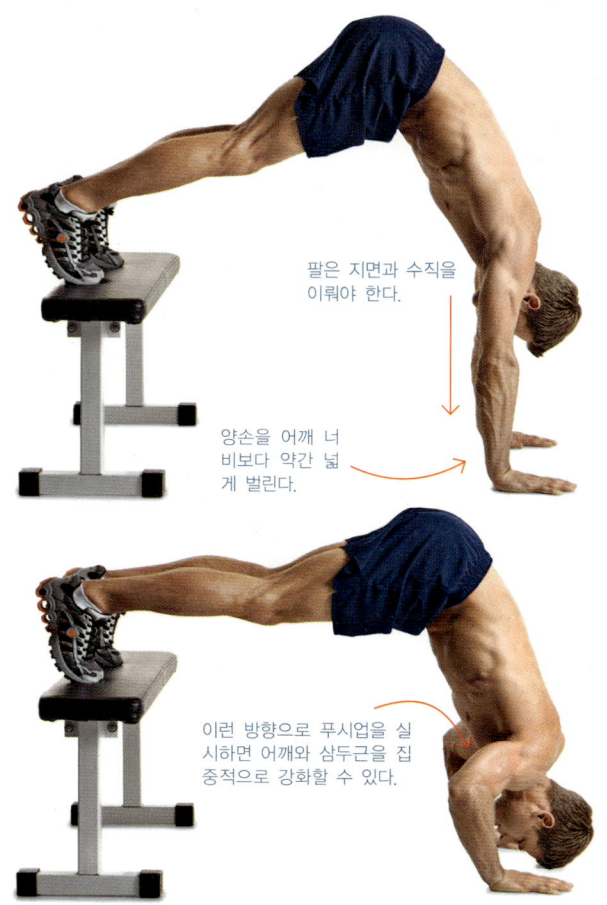

팔은 지면과 수직을 이뤄야 한다.

양손을 어깨 너비보다 약간 넓게 벌린다.

이런 방향으로 푸시업을 실시하면 어깨와 삼두근을 집중적으로 강화할 수 있다.

A
- 벤치 위에 양발을 올리고 양손을 벤치에서 약 50센티미터 이상 떨어진 지면에 위치시킨 다음, 양손을 어깨 너비보다 약간 넓게 벌린다.
- 상체가 지면과 최대한 수직을 이루도록 천정을 향해 엉덩이를 들어 올린다.

B
- 팔꿈치를 천천히 구부리면서 지면을 향해 머리를 내린다.
- 최저 지점에서 잠시 멈춘 다음, 어깨와 삼두근에 힘을 주면서 팔꿈치를 펴 시작자세로 돌아간다.

반복: 10회 반복한다.

Chapter 4: 15분 전신 운동

싱글-레그 벤치 겟 업
Single-Leg Bench Get Up

운동 부위 대퇴사두근과 종아리

A
- 등을 곧게 펴고 벤치에 앉아 양팔이 지면과 평행해지도록 어깨 높이로 올려 앞으로 편다.
- 오른발을 앞으로 뻗어 올린다.

B
- 몸이 앞으로 기울지 않도록 주의하면서, 뒤꿈치에 힘을 주고 무릎을 펴면서 일어선다(이 동작이 너무 어렵다면, 시작자세에서 발을 뒤로 약간 빼고 동작을 시작한다.).
- 시작자세로 돌아가서 전체 동작을 반복한다.

34

14년 이상, 하루의 여가시간 중 6시간을 앉아서 보낸 사람은 사망률이 34% 높다.

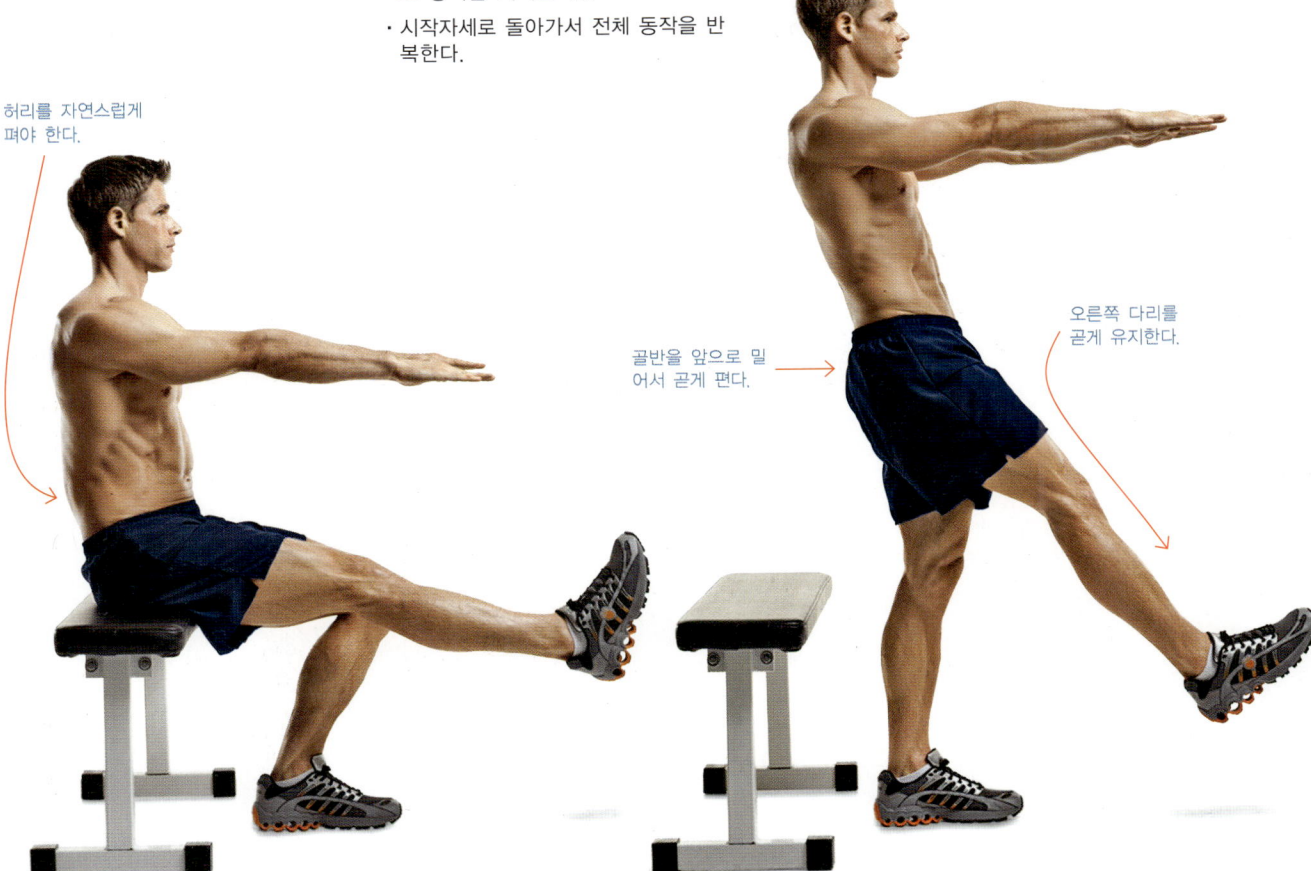

허리를 자연스럽게 펴야 한다.

골반을 앞으로 밀어서 곧게 편다.

오른쪽 다리를 곧게 유지한다.

반복: 한쪽 다리 당 4~6회 반복한다.

65

뱃살 타도! 가정용 운동 프로그램 1 | 고급 ADVANCED

마운틴 클라이머
Mountain Climber

운동 부위 다리와 폐

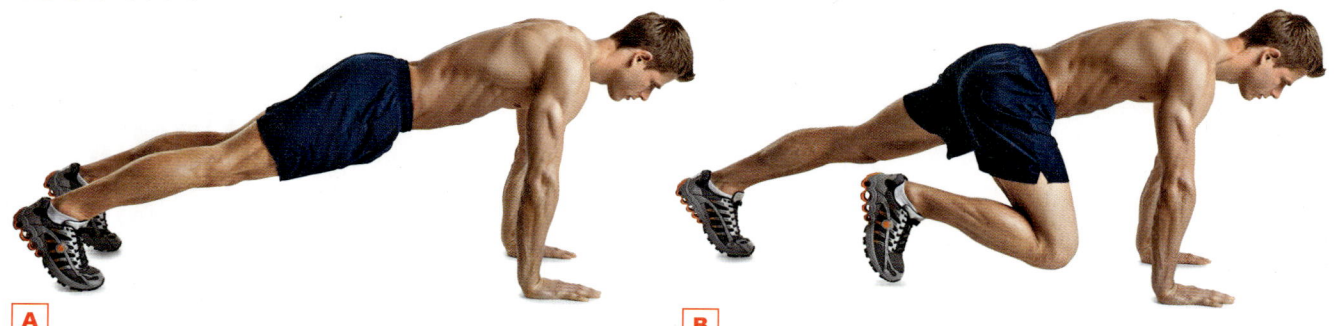

A
- 양손을 어깨 바로 아래에 위치시키고 다리를 곧게 펴면서 일반적인 푸시업 자세를 취한다. 이 자세가 시작자세이다.

B
- 한쪽 발을 지면에서 떼면서 가슴을 향해 무릎을 들어 올린다.
- 들어 올렸던 다리를 다시 펴고, 반대쪽 무릎을 가슴으로 들어 올렸다가 다시 내리면서 시작자세로 돌아간다.
- 좋은 자세를 유지하면서 오른쪽과 왼쪽 동작을 최대한 빨리 교대로 실시한다.

반복: 한쪽 다리 당 10회 반복한다.

와이드-그립 푸시업
Wide-Grip Pushup

운동 부위 가슴과 팔

> **트레이너의 조언**
> 손 사이의 거리가 멀수록 가슴과 어깨에 더 큰 힘이 들어간다.

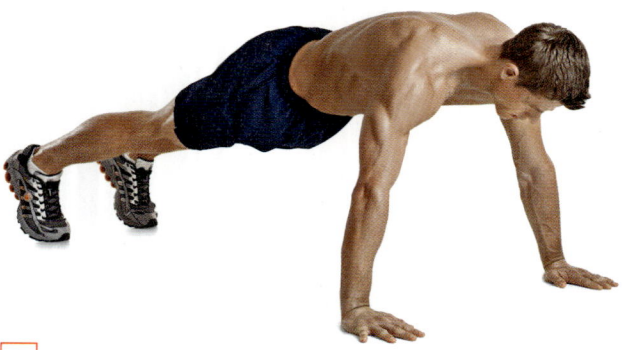

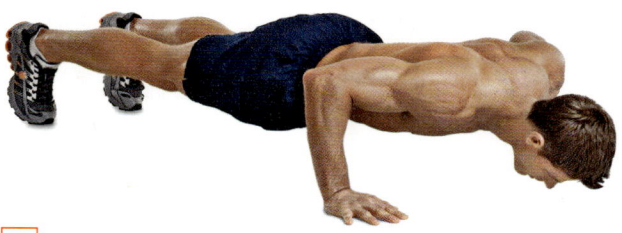

A
- 다리를 곧게 펴고 복근에 힘을 주면서 푸시업 자세를 취한다.
- 양손을 어깨 바로 아래에 위치시키는 대신 어깨너비보다 넓게 벌린다.

B
- 상완이 지면과 수평을 이룰 때까지 팔꿈치를 구부리면서 지면을 향해 가슴을 내린다.
- 팔꿈치를 펴면서 시작자세로 돌아간다.

반복: 20회 반복한다.

Chapter 4: 15분 전신 운동

인버티드 로우
Inverted Row

운동 부위 승모근, 후면 삼각근, 능형근

A
- 친업 바 등의 바를 골반 높이에 설치한다.
- 바 아래 누워서 뒤꿈치를 지면에 댄 상태로, 팔을 어깨너비보다 약 5센티미터 정도 더 넓게 벌리고 오버핸드 그립으로 바를 잡는다.

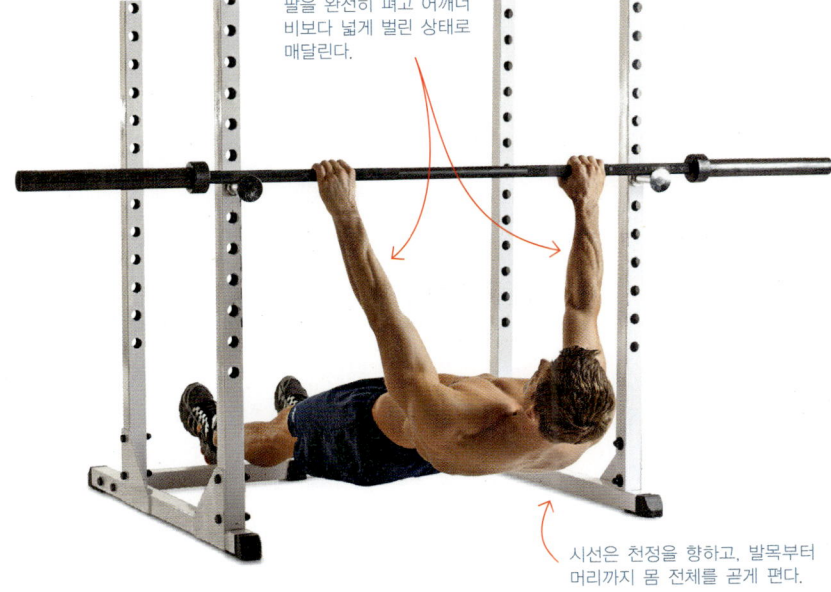

팔을 완전히 펴고 어깨너비보다 넓게 벌린 상태로 매달린다.

시선은 천정을 향하고, 발목부터 머리까지 몸 전체를 곧게 편다.

B
- 몸 전체를 일직선으로 유지하면서 등 근육을 사용하여 바를 향해 가슴을 끌어당긴다.
- 팔이 완전히 펴질 때까지 천천히 몸을 내린다.

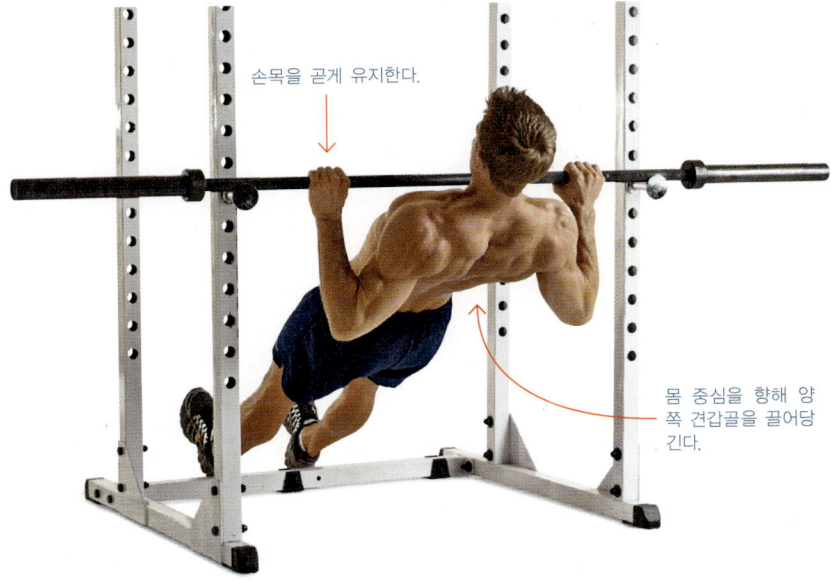

손목을 곧게 유지한다.

몸 중심을 향해 양쪽 견갑골을 끌어당긴다.

반복: 12회 반복한다.

67

뱃살 타도! 가정용 운동 프로그램 2 | 고급 ADVANCED

진행 방법

프론트-풋 엘리베이티드 스플리트 스쿼트와 워킹 오프셋 푸시업을 교대로 각각 3세트씩 실시한 다음, 나머지 세 가지 운동을 서킷 방식으로 3서킷을 진행한다. 이때 각 서킷 사이에는 잠깐 휴식을 취한다.

프론트-풋 엘리베이티드 스플리트 스쿼트
Front-Foot Elevated Split Squat

운동 부위 대퇴사두근과 종아리

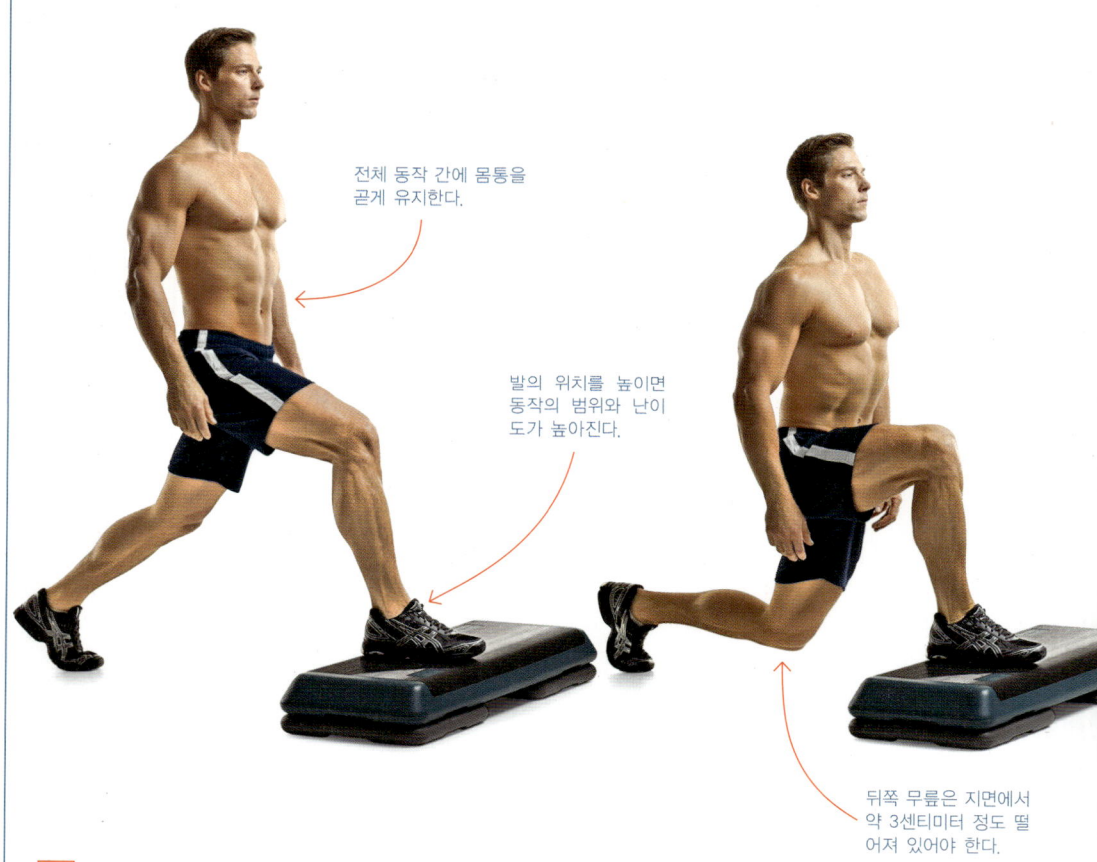

전체 동작 간에 몸통을 곧게 유지한다.

발의 위치를 높이면 동작의 범위와 난이도가 높아진다.

뒤쪽 무릎은 지면에서 약 3센티미터 정도 떨어져 있어야 한다.

A
- 양발을 앞뒤로 50센티미터에서 1미터 정도 벌리고 서서, 앞쪽 다리를 약 15센티미터 높이의 계단이나 발판 위에 올린다.

B
- 상체를 곧게 유지하면서 앞쪽 허벅지가 지면과 평행이 될 때까지 몸을 내린다.
- 최저 지점에서 잠시 멈춘 다음, 시작자세로 돌아간다.

반복: 한쪽 다리 당 12회 반복한다.

Chapter 4: 15분 전신 운동

워킹 오프셋 푸시업
Walking Offset Pushup

운동 부위 가슴과 코어

A
- 팔을 어깨너비보다 약간 더 넓게 벌리고 푸시업 자세를 취한다.
- 한쪽 손을 어깨 앞으로 뻗고, 반대쪽 손은 어깨보다 약간 뒤로 보낸다.

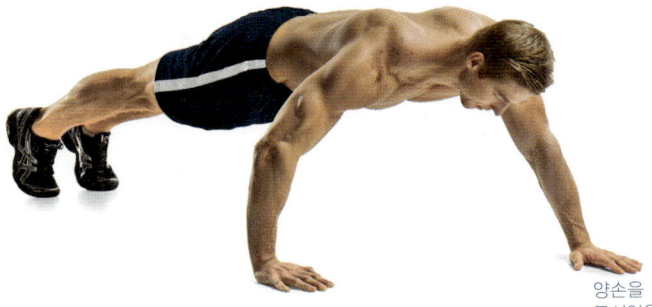

양손을 대각선 위치에 놓으면 푸시업을 실시할 때 코어와 어깨에 더 큰 힘이 들어간다.

B
- 이렇게 손의 위치를 대각선으로 놓은 상태에서 가슴이 지면에서 약 3센티미터 높이에 올 때까지 팔꿈치를 구부려 몸을 낮춘다.
- 가슴, 어깨, 삼두근에 힘을 주어 팔을 펴면서 시작 자세로 돌아간다.

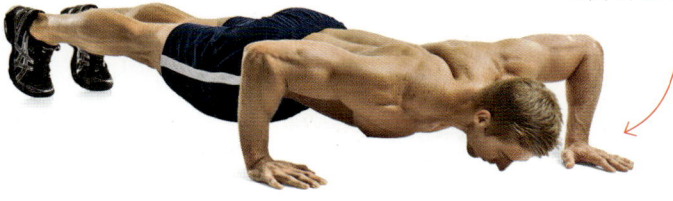

매번 2회 반복 후에는 손의 위치를 바꾼다.

C **D**
- 2회 반복 후에는 손과 발을 앞으로 한 발짝 내딛으면서 손의 위치를 바꾼다.
- 전체 동작을 반복한다.

몸 전체를 계속 일직선으로 유지한다.

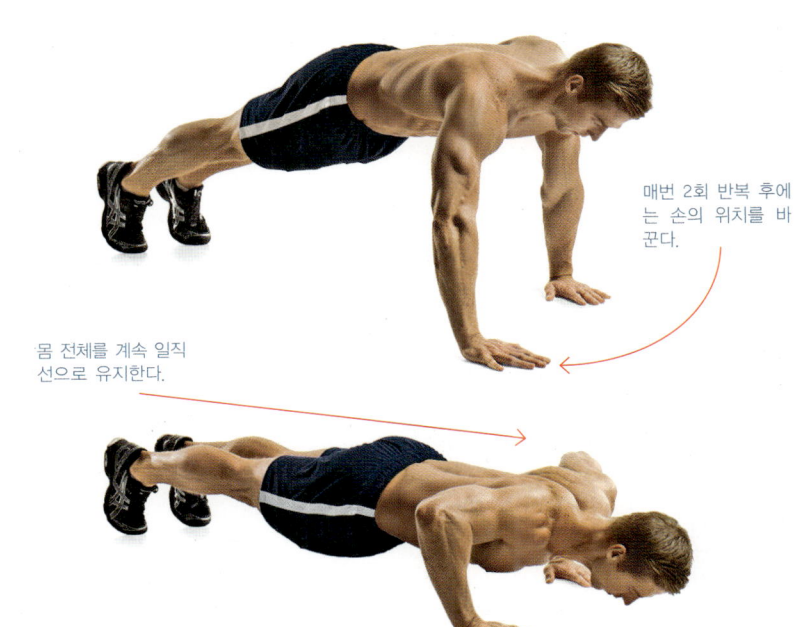

반복: 한쪽 당 8회 반복한다.

뱃살 타도! 가정용 운동 프로그램 2 | 고급 ADVANCED

스태빌리티 볼 레그 컬
Stability Ball Leg Curl

운동 부위 가슴, 팔, 등, 코어

A
- 스태빌리티 볼 위에 종아리를 얹고 지면에 누워서 팔을 몸통 옆에 내려놓는다. 이때 손바닥은 지면을 향한다.
- 엉덩이에 힘을 주면서 지면에서 골반을 들어 올리고 발목부터 어깨까지 몸 전체를 일직선으로 만든다.

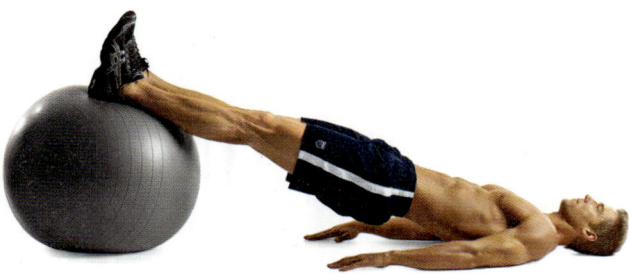

B
- 최고 지점에서 잠시 멈춘 다음, 양쪽 무릎을 구부리면서 엉덩이를 향해 볼을 굴린다.
- 다리를 펴면서 볼을 다시 원위치로 굴리고, 시작자세로 돌아간다. 여기까지가 1회 반복이다.

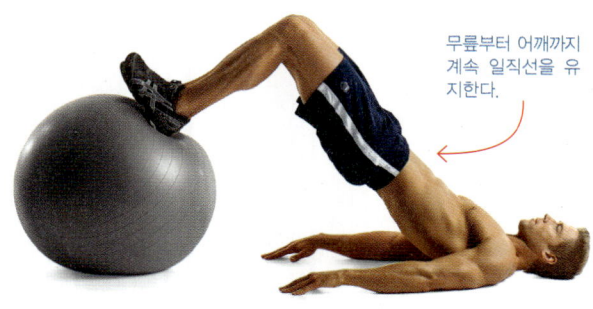

무릎부터 어깨까지 계속 일직선을 유지한다.

반복: 12회 반복한다.

싱글-레그 힙 레이즈
Single-Leg Hip Raise

운동 부위 둔근과 햄스트링

A
- 등을 대고 누워서 무릎을 구부리고 발바닥을 지면에 붙인다.
- 오른쪽 다리를 곧게 펴면서 들어 올린다. 이때 오른쪽 다리는 전체적으로 왼쪽 허벅지와 일직선을 이뤄야 하고, 복근에 계속 힘을 준 상태를 유지해야 한다.

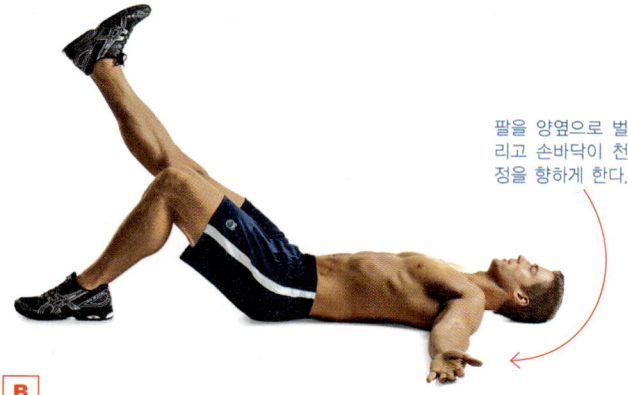

팔을 양옆으로 벌리고 손바닥이 천정을 향하게 한다.

B
- 어깨부터 무릎까지 전체적으로 일직선을 이루도록 엉덩이를 들어 올린다.
- 엉덩이가 지면에서 약 3센티미터 정도 높이에 올 때까지 엉덩이를 천천히 내린다.
- 한쪽 다리로 정해진 반복수를 채운 다음, 다리를 바꾸어 같은 요령으로 반복한다.

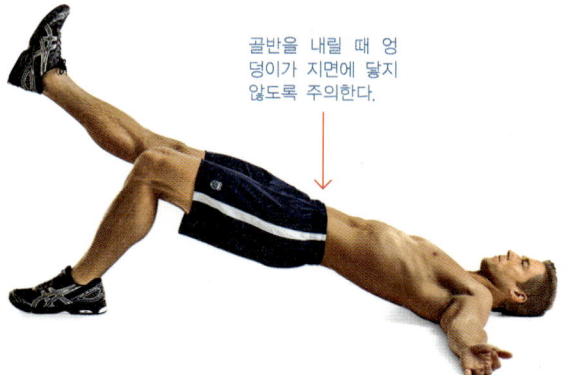

골반을 내릴 때 엉덩이가 지면에 닿지 않도록 주의한다.

반복: 한쪽 다리 당 15회 반복한다.

Chapter 4: 15분 전신 운동

친업
Chinup

운동 부위 광배근, 이두근, 코어

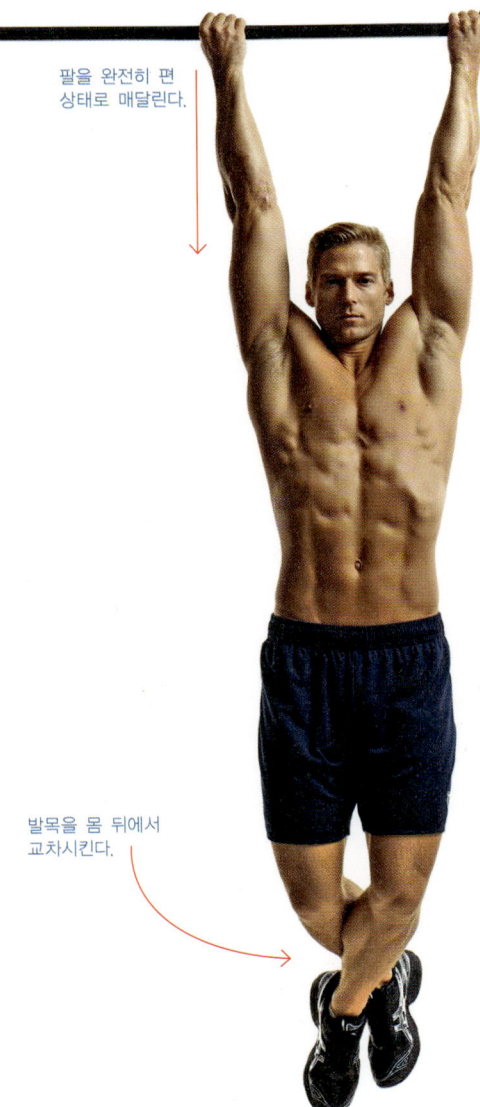

팔을 완전히 편 상태로 매달린다.

상완을 강하게 잡아 내린다.

발목을 몸 뒤에서 교차시킨다.

트레이너의 조언
친업이 너무 어려우면 네거티브 친업을 실시할 수도 있다. 이때는 팔꿈치를 구부리는 동작을 취할 때 보조자가 다리를 잡아주고, 최고 지점에서는 보조자 없이 1초 동안 동작을 멈춘 다음, 다시 보조자 없이 5초에 걸쳐 천천히 팔을 펴면서 시작자세로 돌아간다.

A
- 팔을 어깨너비로 벌리고 언더핸드 그립으로 친업 바를 잡는다.
- 팔을 펴고 매달린다.

B
- 턱이 바에 닿을 때까지 팔꿈치를 구부리면서 몸을 밀어 올린다.
- 팔꿈치를 펴면서 시작자세로 돌아간다.

반복: 5회 반복한다.

덤벨 폭발 운동 프로그램 1 | 덤벨 1개

덤벨은 순수한 천재와 같다. 덤벨 만큼 단순하면서도 효과적으로 잘 설계된 운동 기구는 없기 때문이다. 덤벨은 원하는 부위를 집중적으로 공략할 수 있는 궁극의 프리웨이트 기구이다. 인체는 오른손잡이나 왼손잡이 여부에 따라서 우세한 쪽이 있기 때문에 어느 한쪽이 다른 쪽보다 더 강한 경향이 있다. 그러므로 직선 모양의 바를 들어 올리면 부상으로 이어질 수 있는 근육 불균형을 초래할 수 있다. 그러나 덤벨은 더 약한 근육에서 발생하는 보상작용을 억제한다. 몸의 양쪽은 동일하게 힘을 발휘하여 힘의 균형을 이루고 근육을 대칭적으로 발달시켜야 한다. 이제부터는 독립된 각 근육을 강화하는 3가지 15분 전신 덤벨 운동 프로그램에 대해 알아본다. 이 3가지 프로그램을 혼합하여 차례로 실시하기 바란다.

Chapter 4: 15분 전신 운동

진행 방법

덤벨을 하나만 사용하여 빠르게 진행한다. 이 프로그램은 서킷 방식으로 진행하며, 각 운동을 45초 동안 실시한 후 다음 운동으로 넘어간다. 서킷을 1회 완료하면 1분 동안 휴식을 취한 다음, 전체 서킷을 1~2회 반복한다. 처음에는 약 7킬로그램짜리 덤벨로 시작하고, 동작이 쉬워지면 중량을 높인다.

우드초퍼
Woodchopper

운동 부위 팔, 어깨, 코어

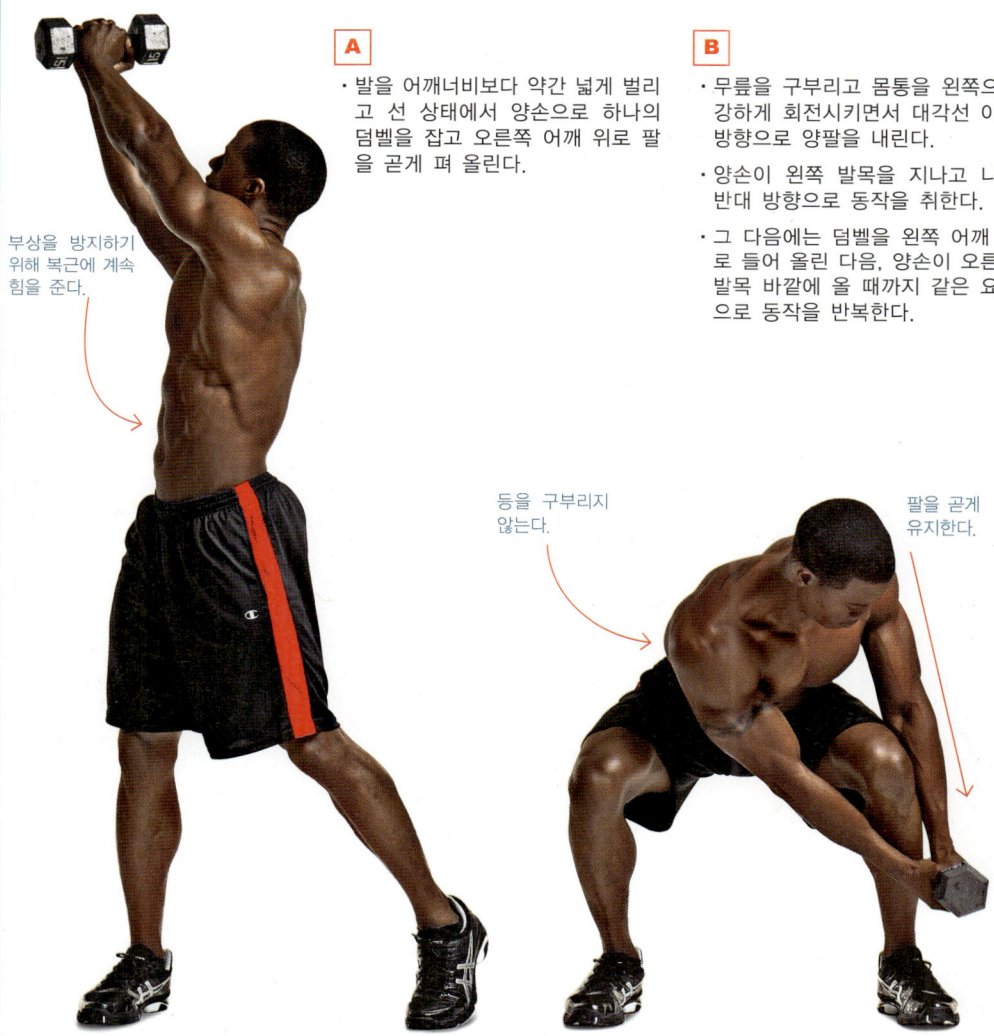

A
- 발을 어깨너비보다 약간 넓게 벌리고 선 상태에서 양손으로 하나의 덤벨을 잡고 오른쪽 어깨 위로 팔을 곧게 펴 올린다.

부상을 방지하기 위해 복근에 계속 힘을 준다.

B
- 무릎을 구부리고 몸통을 왼쪽으로 강하게 회전시키면서 대각선 아래 방향으로 양팔을 내린다.
- 양손이 왼쪽 발목을 지나고 나면 반대 방향으로 동작을 취한다.
- 그 다음에는 덤벨을 왼쪽 어깨 위로 들어 올린 다음, 양손이 오른쪽 발목 바깥으로 올 때까지 같은 요령으로 동작을 반복한다.

등을 구부리지 않는다.

팔을 곧게 유지한다.

반복: 양쪽 방향으로 번갈아가면서 45초 동안 최대한 빠르게 많은 동작을 반복한다.

덤벨 폭발 운동 프로그램 1 | 덤벨 1개

암스-아웃 스쿼트
Arms-Out Squat

운동 부위 대퇴사두근, 햄스트링, 어깨, 등

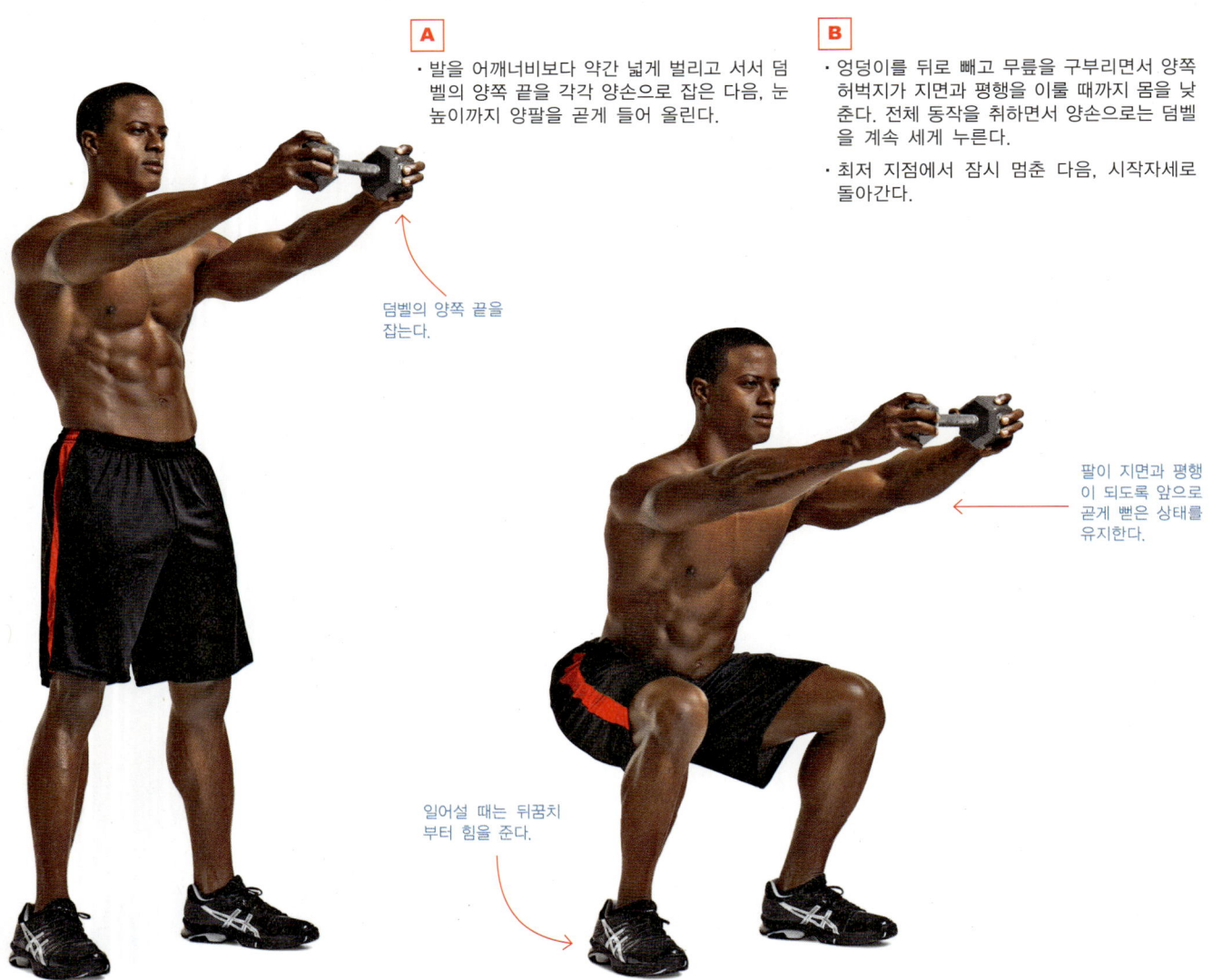

A
- 발을 어깨너비보다 약간 넓게 벌리고 서서 덤벨의 양쪽 끝을 각각 양손으로 잡은 다음, 눈높이까지 양팔을 곧게 들어 올린다.

덤벨의 양쪽 끝을 잡는다.

B
- 엉덩이를 뒤로 빼고 무릎을 구부리면서 양쪽 허벅지가 지면과 평행을 이룰 때까지 몸을 낮춘다. 전체 동작을 취하면서 양손으로는 덤벨을 계속 세게 누른다.
- 최저 지점에서 잠시 멈춘 다음, 시작자세로 돌아간다.

팔이 지면과 평행이 되도록 앞으로 곧게 뻗은 상태를 유지한다.

일어설 때는 뒤꿈치부터 힘을 준다.

반복: 45초 동안 최대한 많이 반복한다.

Chapter 4: 15분 전신 운동

스탠딩 프레스아웃
Standing Pressout

운동 부위 어깨와 등

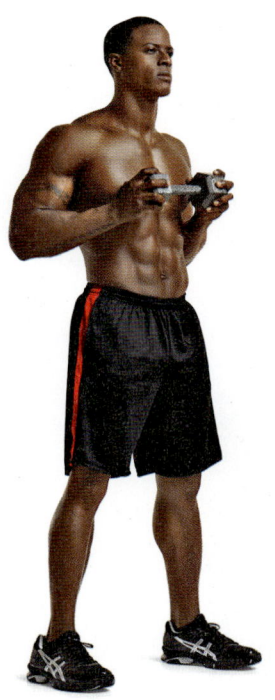
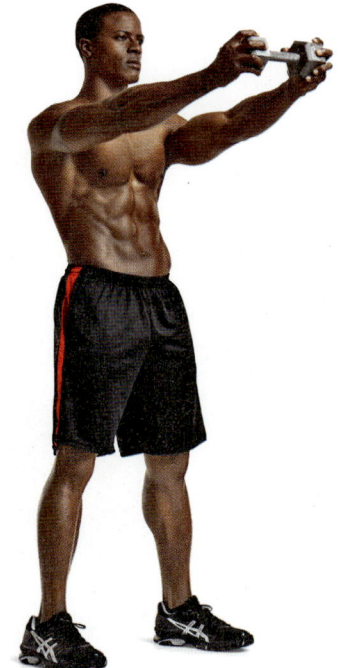

A
- 발을 어깨너비로 벌리고 서서 양손으로 덤벨을 잡고 가슴을 향해 끌어당긴다.

B
- 팔을 완전히 펴면서 눈높이까지 덤벨을 들어 올린다. 이때 양손으로는 덤벨을 계속 세게 누른다.
- 끝 동작에서 잠시 멈춘 다음, 몸 중심을 향해 양쪽 견갑골을 끌어 모으면서 시작자세로 돌아간다.

반복: 45초 동안 최대한 많이 반복한다.

타월 로우
Towel Row

운동 부위 등 중간, 등 상부, 어깨

 트레이너의 조언
손으로 타월을 잡으면 등을 움직일 때 전완에 더 큰 힘이 들어간다.

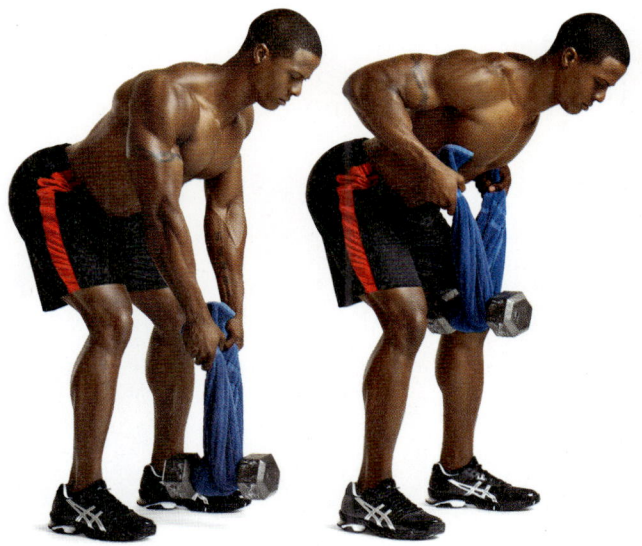

A
- 덤벨의 중심봉을 타월로 단단히 감싸고, 타월의 양쪽 끝을 양손으로 각각 잡은 상태에서 발을 어깨너비로 벌리고 무릎을 약간 구부린 상태로 선다.
- 등을 곧게 유지하면서 골반을 구부리고, 상체가 지면과 거의 수평이 될 때까지 몸을 낮춘다.

B
- 복부 양쪽을 향해 타월을 당겨 올린다.
- 최고 지점에서 잠시 멈춘 다음, 선 자세로 돌아가지 않고 몸을 유지한 상태로 동작을 반복한다.

반복: 45초 동안 최대한 많이 반복한다.

덤벨 폭발 운동 프로그램 2 | 강화

진행 방법

서킷 방식으로 3서킷을 진행하고, 각 서킷마다 덤벨의 중량을 약간씩 높인다. 첫 번째 서킷은 12회 반복으로 시작하고, 후속 서킷에서는 반복수를 각각 2회씩 낮춘다. 휴식은 서킷 사이에만 취한다. 초보자는 9~13 킬로그램짜리 덤벨을 사용하고, 서킷 사이에 60~90초 동안 휴식을 취한다. 중급자는 13~18킬로그램짜리 덤벨을 사용하고, 서킷 사이에 45~60초 동안 휴식을 취한다. 고급자는 18~22킬로그램짜리 덤벨을 사용하고, 서킷 사이에 30~45초 동안 휴식을 취한다.

스트레이트-레그 데드리프트
Straight-Leg Deadlift

운동 부위 둔근과 햄스트링

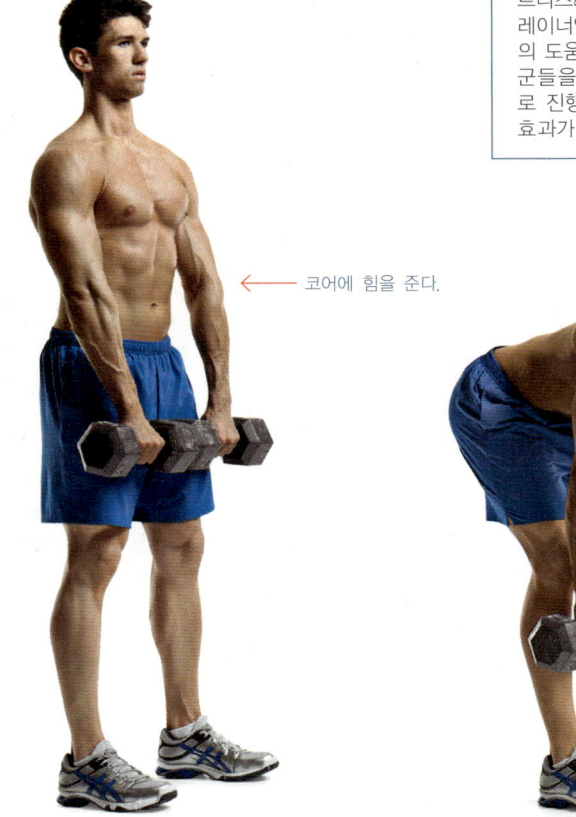

트레이너의 조언

이 운동은 신시내티에 위치한 〈포스 피트니스&퍼포먼스〉의 소유주이자 전문 트레이너인 패트릭 스트라이어트 Patirck Striet 의 도움을 받아 구성한 것으로, 큰 근육군들을 활성화시키는 복합 운동 방식으로 진행하며 지방을 신속하게 분해하는 효과가 있다.

← 코어에 힘을 준다.

← 덤벨을 내릴 때 중량을 몸에 가깝게 유지한다.

A
- 오버핸드 그립으로 덤벨을 잡고 허벅지 앞쪽에 덤벨을 위치시킨다.
- 발을 골반너비로 벌리고 서서 무릎을 살짝 구부린다.

B
- 골반을 구부리면서 몸통이 지면과 거의 평행을 이룰 때까지 몸을 낮춘다.
- 최저 지점에서 잠시 멈춘 다음, 시작자세로 돌아간다.

반복: 서킷을 3회 진행하면서 각각 12, 10, 8회씩 반복한다.

Chapter 4: 15분 전신 운동

트러스터스
Thrusters

운동 부위 전신, 특히 대퇴사두근과 어깨 강화

A
- 발을 어깨너비로 벌리고 서서 양손에 덤벨을 잡고 어깨 높이까지 올린다.

B
- 허벅지가 지면과 평행을 이룰 때까지 엉덩이를 뒤로 빼면서 스쿼트 자세를 취한다.

C
- 일어서면서 머리 위로 덤벨을 들어 올린다.
- 그 다음에는 어깨 높이까지 덤벨을 다시 내린다. 여기까지가 1회 반복이다.

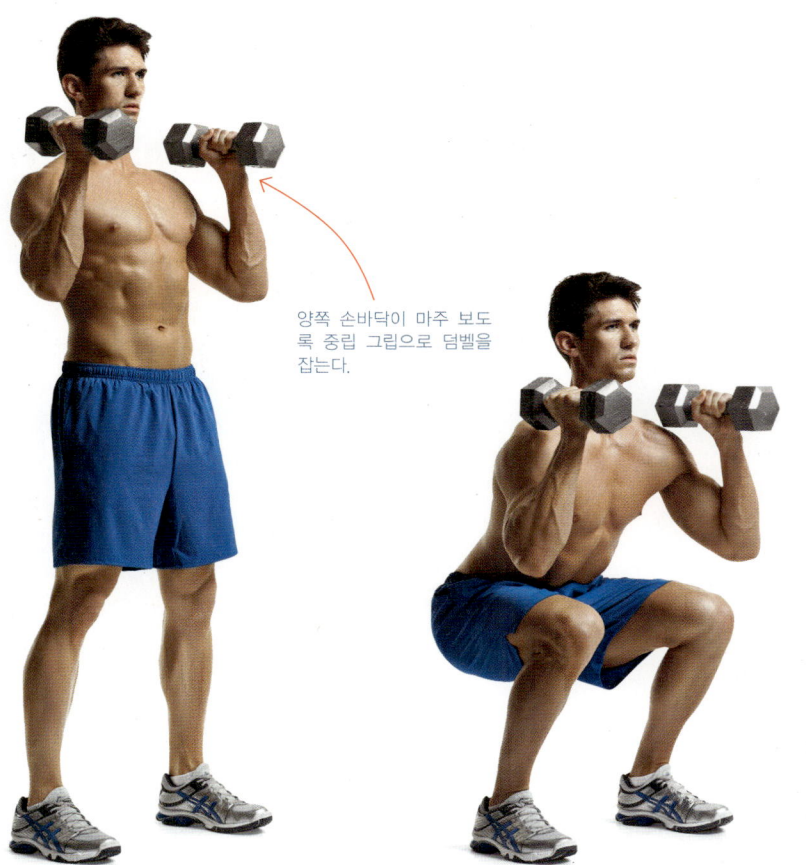

양쪽 손바닥이 마주 보도록 중립 그립으로 덤벨을 잡는다.

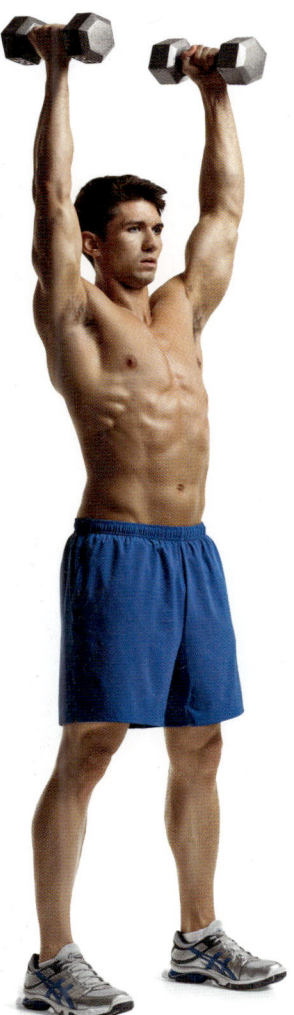

반복: 서킷을 3회 진행하면서 각각 12, 10, 8회씩 반복한다.

77

덤벨 폭발 운동 프로그램 2 | 강화

벤트-오버 로우
Bent-Over Row

운동 부위 등 상부

A
- 양손에 덤벨을 잡고 발을 골반너비로 벌리고 서서 허벅지 앞쪽에 덤벨을 위치시킨다. 이 상태에서 골반과 무릎을 구부리면서 몸통이 지면과 거의 평행을 이룰 때까지 몸을 낮춘다. 이때 손바닥은 몸쪽을 향하고 양팔은 지면을 향해 곧게 내린다.

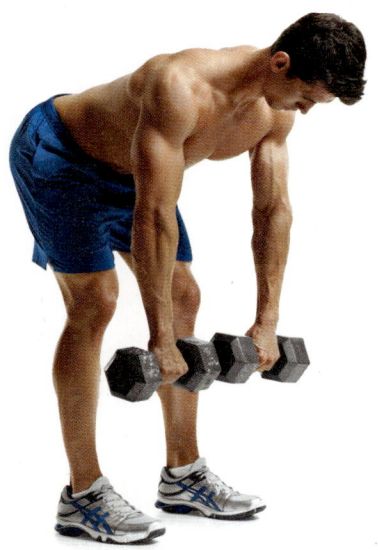

B
- 팔꿈치를 구부리면서 몸통 측면을 향해 덤벨을 들어 올린다.
- 잠시 멈춘 다음, 덤벨을 천천히 내린다.

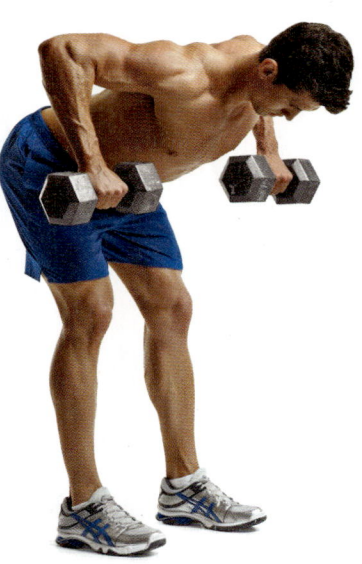

반복: 서킷을 3회 진행하면서 각각 12, 10, 8회씩 반복한다.

스쿼트 트러스트 Squat Thrust

운동 부위 전신, 특히 대퇴사두근, 종아리, 가슴 강화

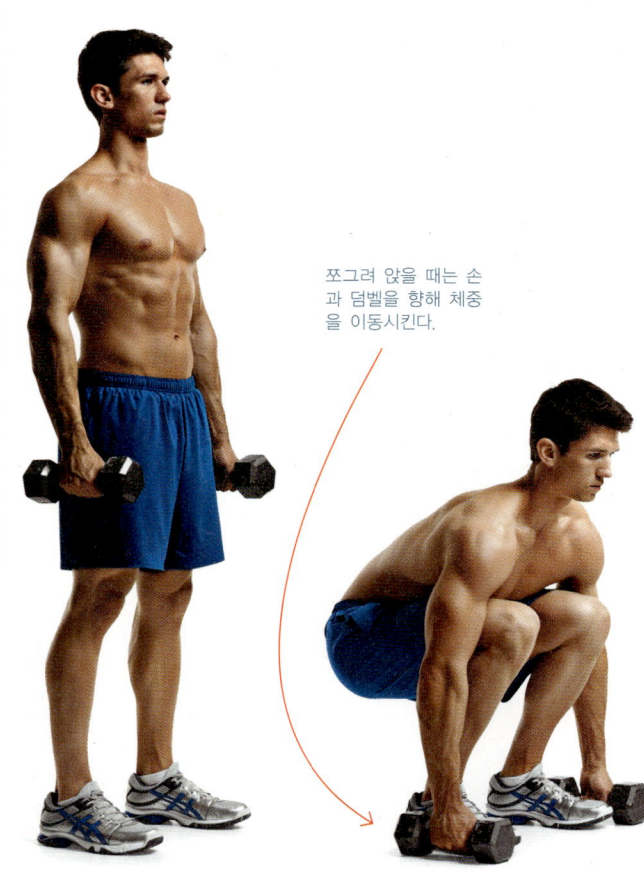

쪼그려 앉을 때는 손과 덤벨을 향해 체중을 이동시킨다.

A
- 양손에 덤벨을 잡고 서서 몸통 측면으로 팔을 내린다.

B
- 덤벨이 발의 바깥쪽 지면에 닿을 때까지 쪼그려 앉는다. 이때 팔은 곧게 유지한다.

반복: 서킷을 3회 진행하면서 각각 12, 10, 8회씩 반복한다.

Chapter 4: 15분 전신 운동

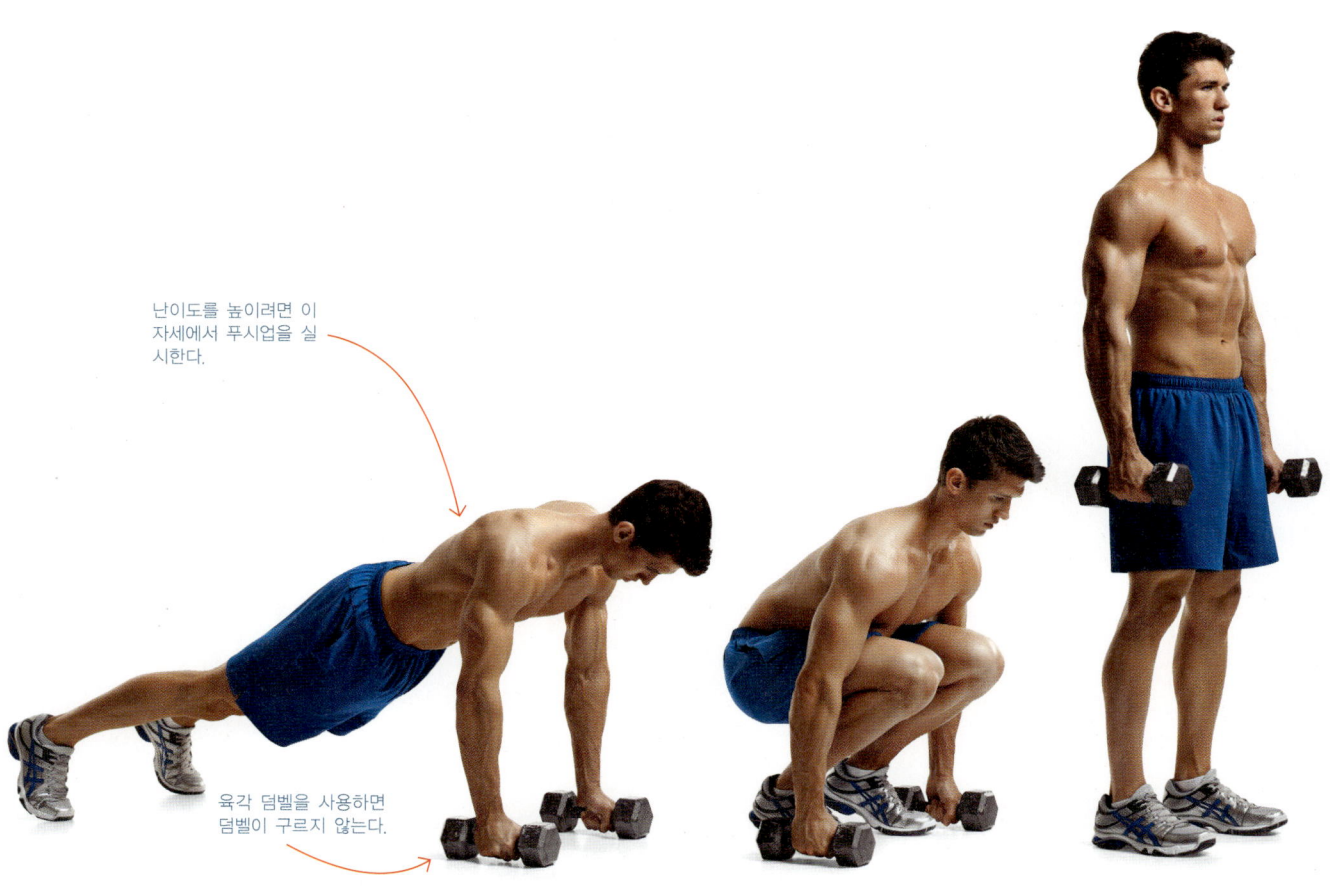

난이도를 높이려면 이 자세에서 푸시업을 실시한다.

육각 덤벨을 사용하면 덤벨이 구르지 않는다.

C
· 다리를 뒤로 뻗으면서 푸시업 자세를 취한다.

D
· 쪼그려 앉은 자세로 신속히 돌아간다.

E
· 다리를 강하게 펴면서 시작자세로 돌아간다. 여기까지가 1회 반복이다.
· 전체 동작을 반복한다.

79

덤벨 폭발 운동 프로그램 3 | 초고속

진행 방법

이 프로그램은 강도 높은 전통적인 덤벨 운동을 통해 근육을 생성하고 지방을 연소시킨다. 4가지 운동을 서킷 방식으로 진행하며 각 동작 사이에는 휴식 시간이 없고, 서킷과 서킷 사이에만 90초 동안 휴식을 취한다. 전체적으로 3서킷을 실시한다.

인클라인 벤치 프레스
Incline Bench Press

운동 부위 가슴 상단, 삼각근, 삼두근

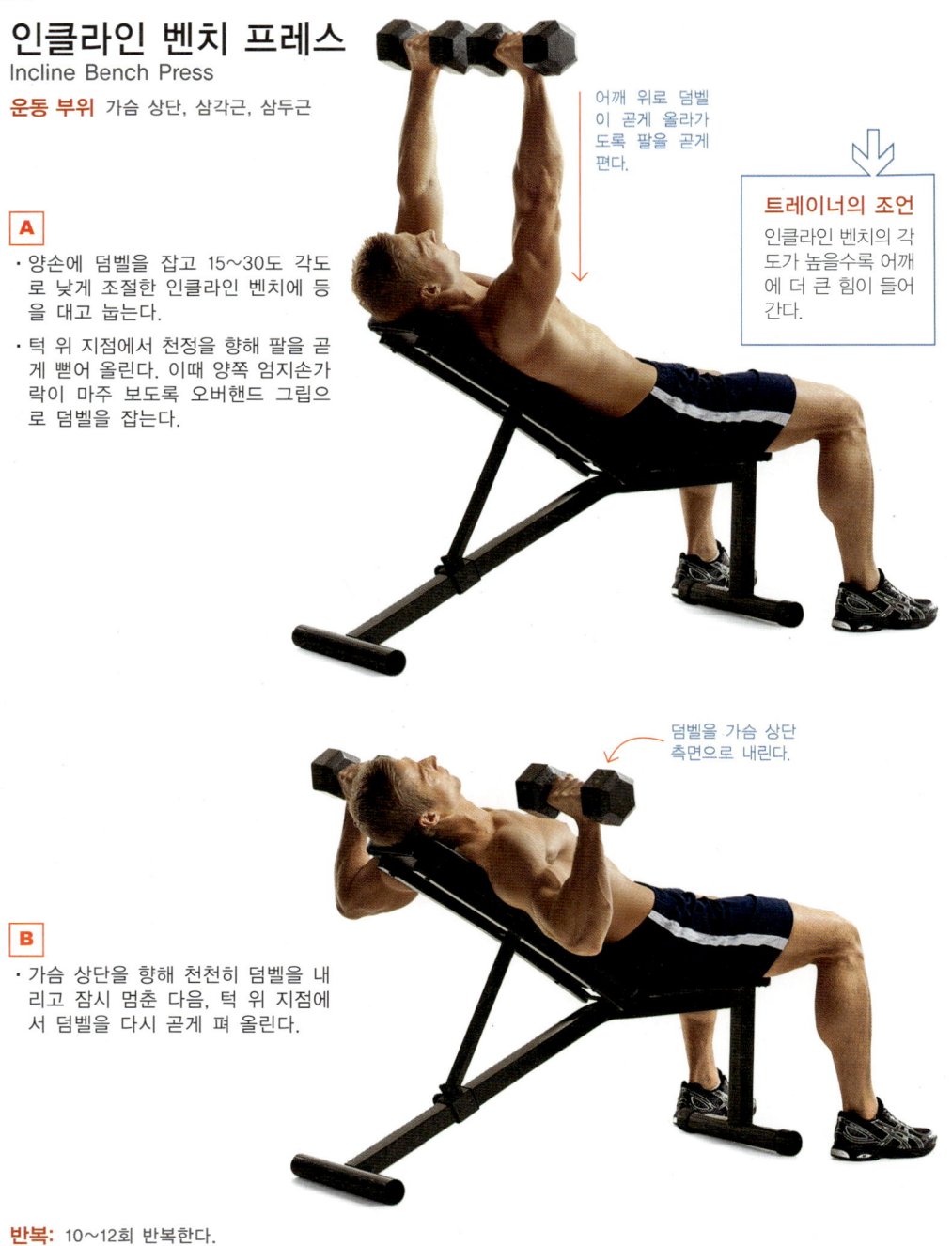

A
- 양손에 덤벨을 잡고 15~30도 각도로 낮게 조절한 인클라인 벤치에 등을 대고 눕는다.
- 턱 위 지점에서 천정을 향해 팔을 곧게 뻗어 올린다. 이때 양쪽 엄지손가락이 마주 보도록 오버핸드 그립으로 덤벨을 잡는다.

어깨 위로 덤벨이 곧게 올라가도록 팔을 곧게 편다.

트레이너의 조언
인클라인 벤치의 각도가 높을수록 어깨에 더 큰 힘이 들어간다.

덤벨을 가슴 상단 측면으로 내린다.

B
- 가슴 상단을 향해 천천히 덤벨을 내리고 잠시 멈춘 다음, 턱 위 지점에서 덤벨을 다시 곧게 펴 올린다.

반복: 10~12회 반복한다.

Chapter 4: 15분 전신 운동

원-암 스내치
One-Arm Snatch

운동 부위 전신, 특히 다리, 골반, 등, 어깨 강화

트레이너의 조언
무거운 덤벨을 사용할 때는 내리는 동작을 취할 때 양 손으로 덤벨을 잡는다.

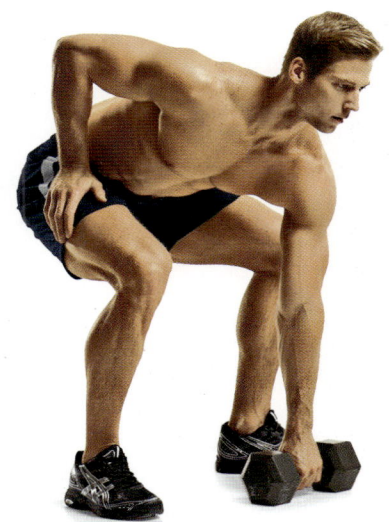
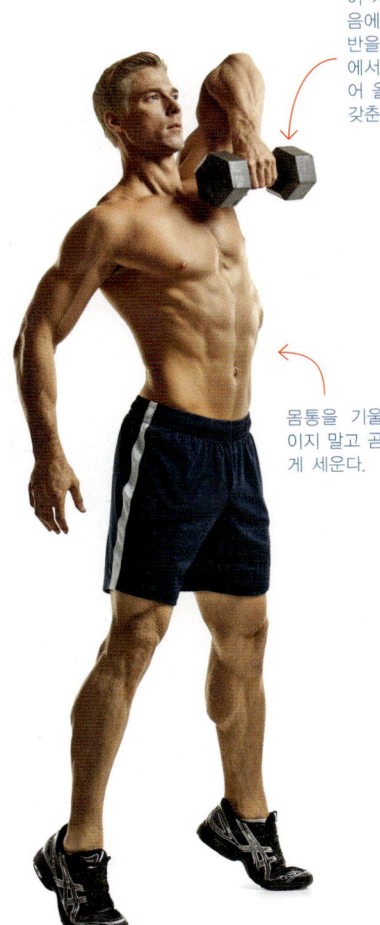
이 지점에 도달한 다음에는 팔꿈치와 골반을 내리면서 아래에서 위로 덤벨을 들어 올릴 준비 자세를 갖춘다.

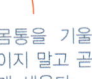
몸통을 기울이지 말고 곧게 세운다.

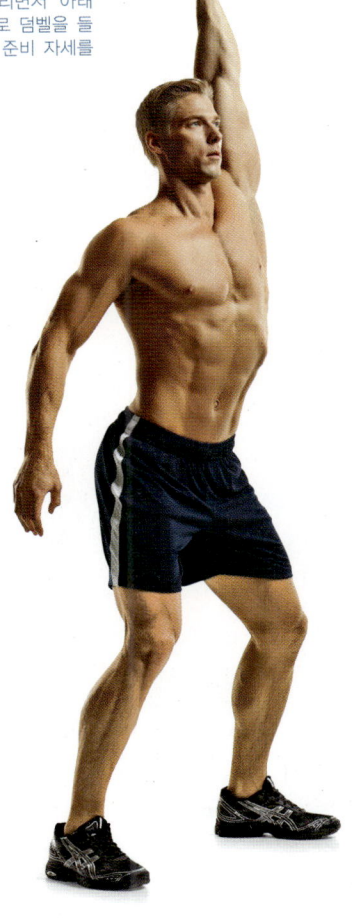

A
- 오버핸드 그립으로 왼손에 덤벨을 잡는다.
- 발을 어깨너비로 벌린 상태에서 무릎을 구부리고 덤벨을 지면에 내려놓는다.

B
- 한 번의 폭발적인 동작으로 다리와 골반을 곧게 펴면서 팔꿈치를 구부려 덤벨을 위로 끌어 올린다.
- 덤벨이 최고 지점에 도달하면, 엉덩이를 뒤로 빼고 손목으로 덤벨을 받치듯이 손목을 회전시켜 덤벨을 들어 올린다.

C
- 팔을 재빨리 곧게 펴서 덤벨이 어깨 위로 곧게 올라가도록 한다. 시작자세로 돌아가서 전체 동작을 반복한다.
- 정해진 반복수를 완료하면 팔을 바꾸어 오른쪽도 같은 요령으로 반복한다.

반복: 한쪽 팔 당 10회 반복한다.

덤벨 폭발 운동 프로그램 3 | 초고속

시티드 카프 레이즈
Seated Calf Raise

운동 부위 종아리

A
- 벤치 앞에 스텝을 놓은 상태에서 양손에 각각 덤벨을 잡고 벤치에 앉는다.
- 양쪽 발의 볼 부분을 스텝에 올리고 각 무릎 위에 덤벨을 수직으로 올려놓는다.
- 양쪽 뒤꿈치를 최대한 아래로 내린다. 이때 뒤꿈치가 지면에 닿지 않도록 주의한다.

B
- 발의 볼 부분에 힘을 주면서 뒤꿈치를 최대한 들어 올린다.
- 최고 지점에서 잠시 멈춘 다음, 동작을 반복한다.

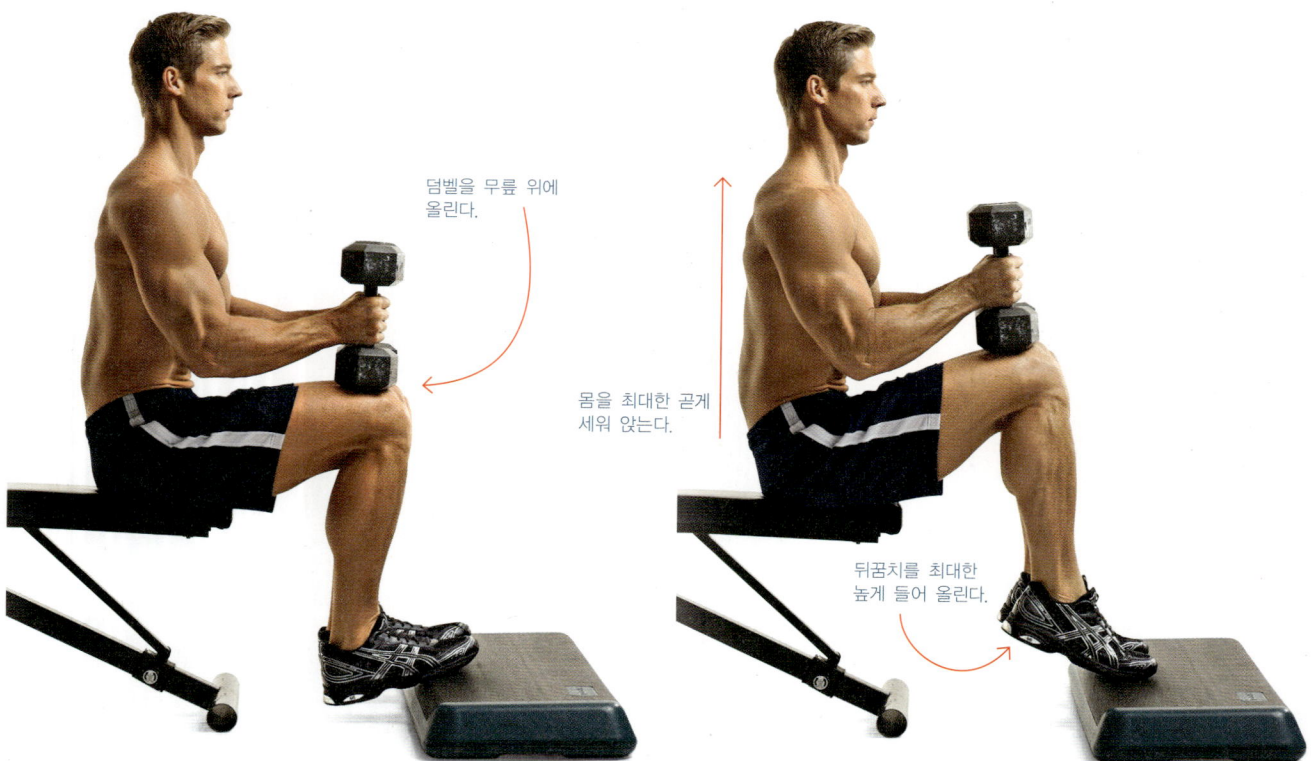

덤벨을 무릎 위에 올린다.

몸을 최대한 곧게 세워 앉는다.

뒤꿈치를 최대한 높게 들어 올린다.

반복: 10~12회 반복한다.

Chapter 4: 15분 전신 운동

체스트-서포티드 로우
Chest-Supported Row

운동 부위 등 상부와 어깨

A
- 양손에 덤벨을 잡고 낮게 조절한 인클라인 벤치에 엎드린다.
- 어깨 아래로 팔을 곧게 뻗어 내린다. 이때 양쪽 손바닥이 마주 보게 한다.

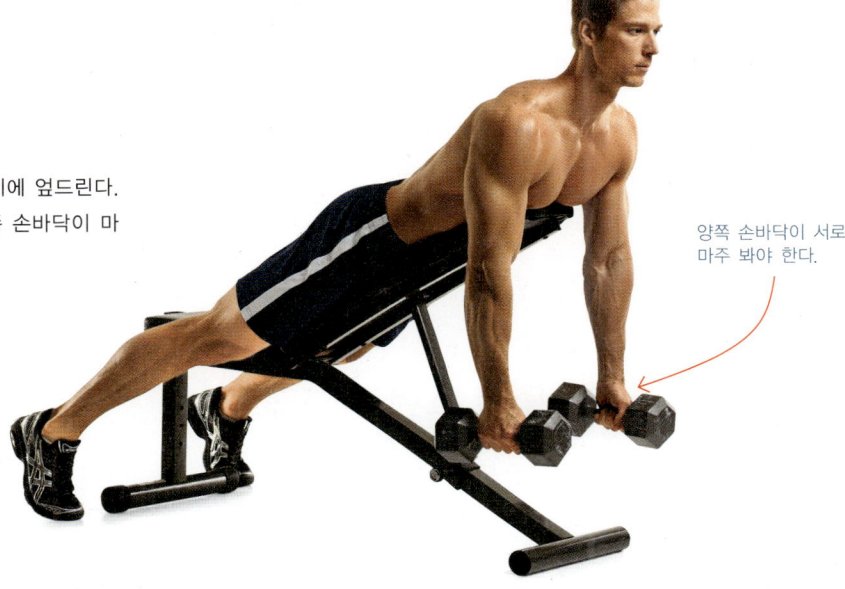

양쪽 손바닥이 서로 마주 봐야 한다.

B
- 몸통을 움직이지 않도록 주의하면서 몸통 측면을 향해 덤벨을 끌어올린다.
- 최고 지점에서 잠시 멈춘 다음, 팔을 내리고 전체 동작을 반복한다.

허리는 자연스럽게 곧게 세운다.

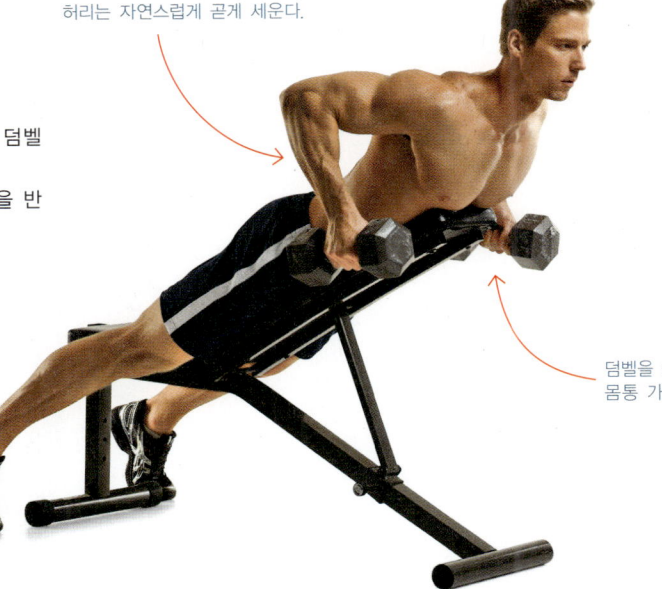

덤벨을 올릴 때 팔을 몸통 가까이 유지한다.

반복: 10~12회 반복한다.

근육 윤곽 운동 프로그램 1

윤곽이 뚜렷한 근육을 만들고자 할 때 가장 좋은 방법은 무거운 중량으로 고강도 운동을 실시하는 것이다. 근육 윤곽 운동 프로그램은 근육의 크기와 근력 모두 상승시킬 수 있는 큰 잠재력을 가진 속근섬유를 활성화시키는 강력한 운동이다.

진행 방법

서킷 방식으로 3서킷을 진행하면서 점차 중량을 높인다. 각 동작은 빠르게 진행하고, 이때 자세를 잘 조절하도록 주의한다. 각 서킷 사이에는 60초 동안 휴식을 취한다.

덤벨 스탠딩 프레스
Dumbbell Standing Press

운동 부위 어깨

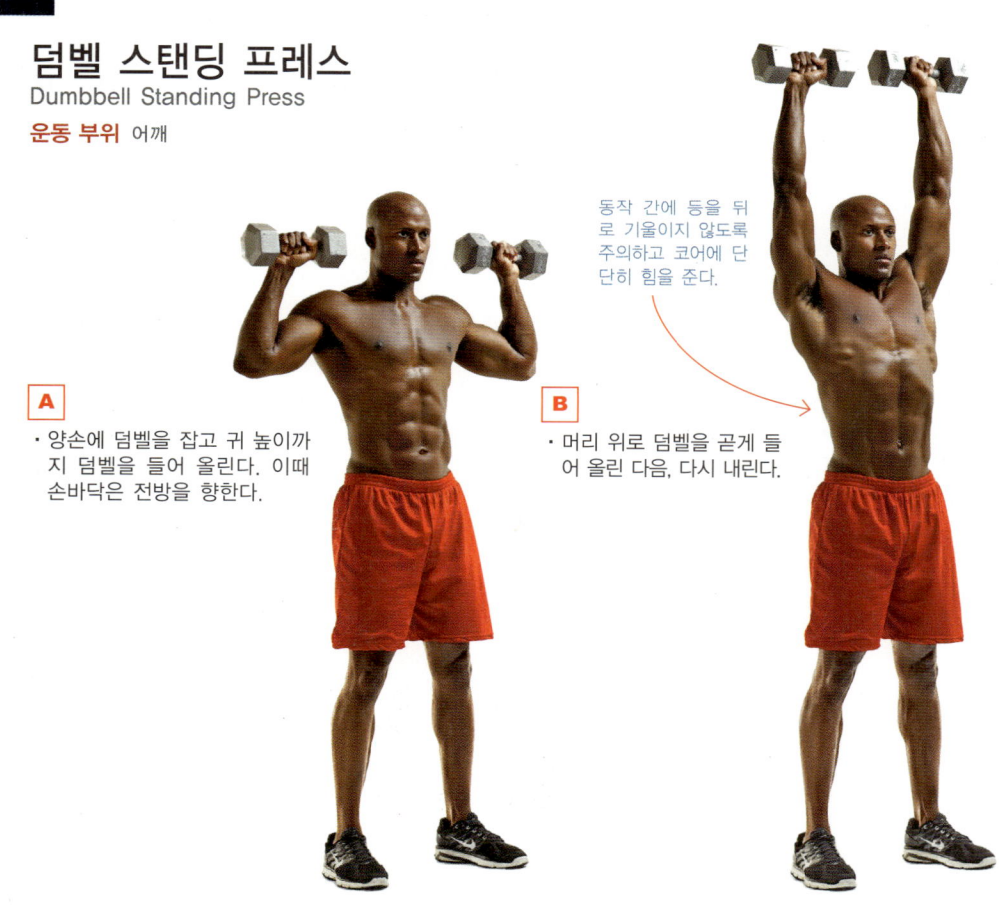

A
- 양손에 덤벨을 잡고 귀 높이까지 덤벨을 들어 올린다. 이때 손바닥은 전방을 향한다.

B
- 머리 위로 덤벨을 곧게 들어 올린 다음, 다시 내린다.

동작 간에 등을 뒤로 기울이지 않도록 주의하고 코어에 단단히 힘을 준다.

반복: 8회 반복한다.

Chapter 4: 15분 전신 운동

루마니안 데드리프트, 로우, 슈러그
Romanian Deadlift, Row, Shrug

운동 부위 등, 어깨, 삼두근, 다리

> **트레이너의 조언**
> 이 운동은 복합 리프팅 운동으로, 칼로리를 연소시키고 근육을 생성하는 효과가 탁월하다. 로잉과 슈러그 동작이 들어가기 때문에 일반적인 데드리프트 동작을 취할 때보다 가벼운 중량을 사용해야 한다.

중량을 내릴 때는 등을 곧게 유지하면서 양쪽 어깨를 뒤로 빼고 가슴을 넓게 펴도록 주의한다.

몸 중심을 향해 양쪽 견갑골을 모은다.

귀를 향해 어깨 윗부분을 들어 올린다.

팔을 어깨로부터 아래로 곧게 내려야 한다.

바벨을 들어 올릴 때 몸통을 움직이지 않는다.

A
- 발을 어깨너비로 벌리고 선다.
- 어깨너비로 팔을 벌려 오버핸드 그립으로 바벨을 잡고, 허벅지 앞에 바벨을 위치시킨다.

B
- 엉덩이를 뒤로 빼면서 바벨을 무릎 아래로 내린다.
- 골반을 구부린다.

C
- 등이 지면과 평편하게 수평을 이루는 지점에서 가슴 중심을 향해 바벨을 끌어당겼다가 다시 아래로 내린다.

D
- 바벨을 몸 가까이 유지하면서 일어선다.
- 귀를 향해 어깨를 들어 올리는 슈러그 동작을 취한다. 여기까지가 1회 반복이다.

반복: 5회 반복한다.

85

근육 윤곽 운동 프로그램 1

덤벨 런지
Dumbbell Lunge

운동 부위 대퇴사두근과 종아리

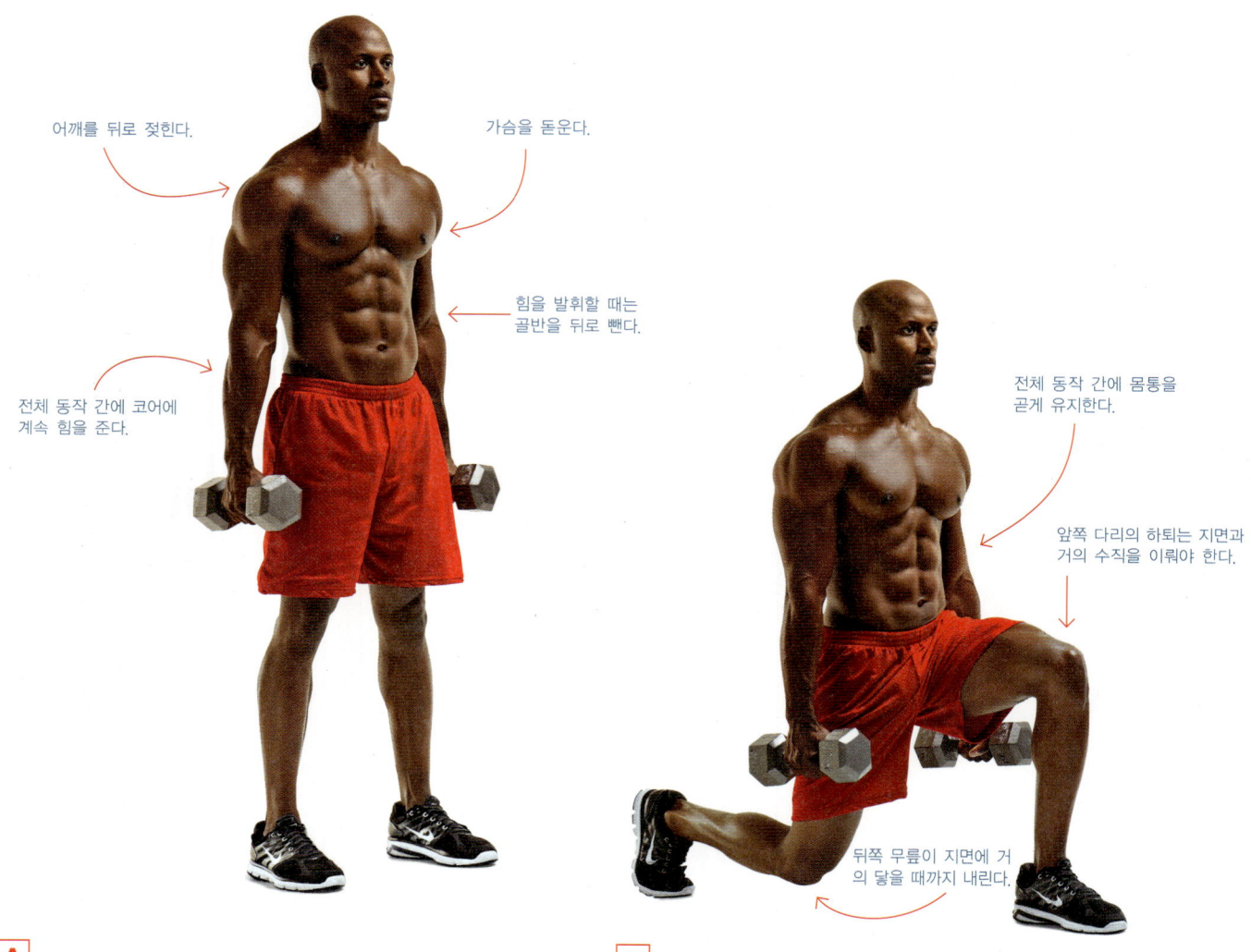

A
- 몸통 옆에 덤벨을 들고 똑바로 선다. 이때 손바닥은 몸통을 향한다.

반복: 10회 반복한다.

B
- 왼발을 앞으로 내딛고, 양쪽 무릎이 각각 직각을 이루고 뒤쪽 무릎이 지면과 약 3센티미터 간격이 될 때까지 몸을 낮춘다.
- 최저 지점에서 잠시 멈춘 다음, 발을 바꾸어 동작을 반복한다.
- 여기까지가 1회 반복이다.

Chapter 4: 15분 전신 운동

덤벨 로테이션
Dumbbell Rotation

운동 부위 코어

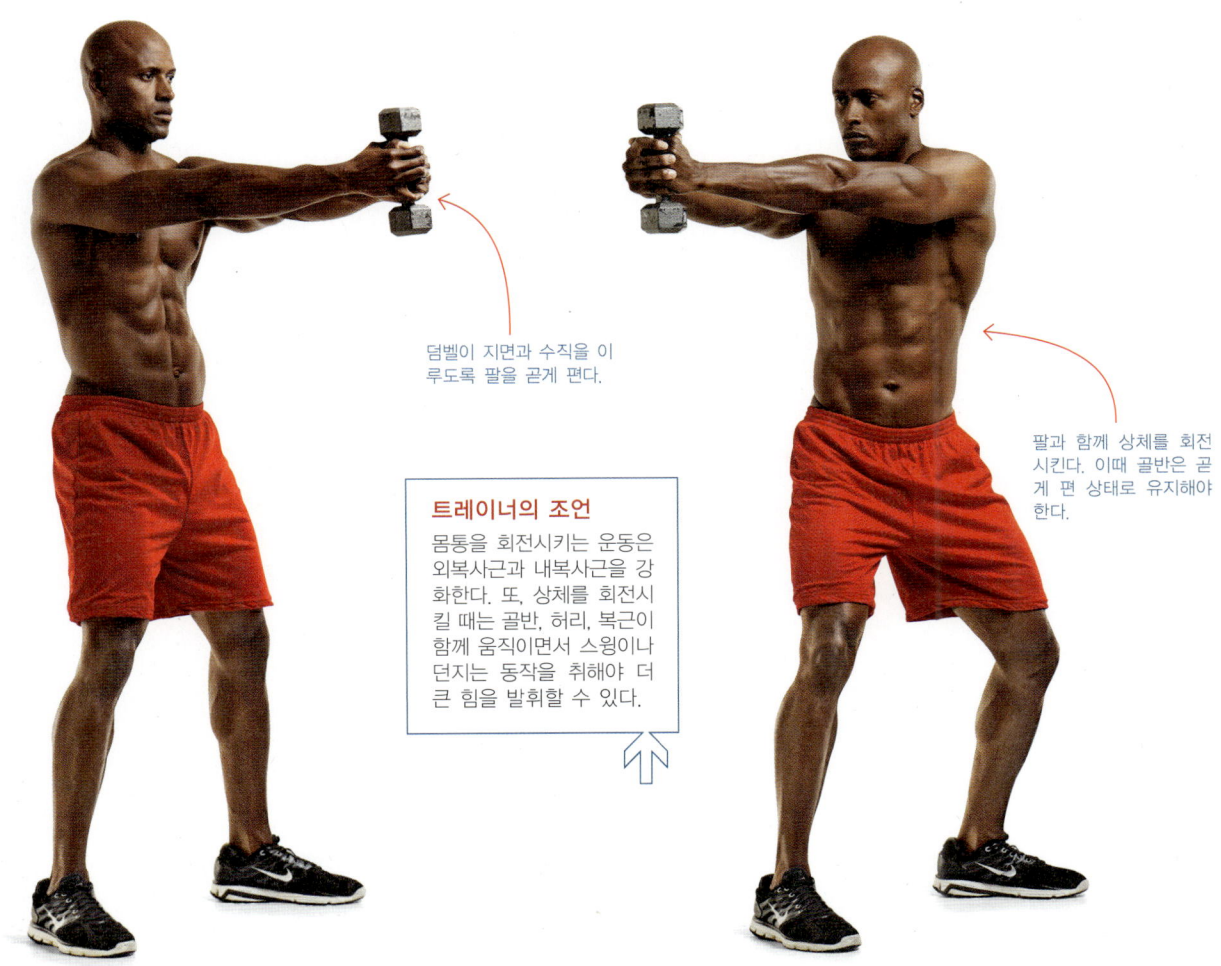

덤벨이 지면과 수직을 이루도록 팔을 곧게 편다.

팔과 함께 상체를 회전시킨다. 이때 골반은 곧게 편 상태로 유지해야 한다.

트레이너의 조언
몸통을 회전시키는 운동은 외복사근과 내복사근을 강화한다. 또, 상체를 회전시킬 때는 골반, 허리, 복근이 함께 움직이면서 스윙이나 던지는 동작을 취해야 더 큰 힘을 발휘할 수 있다.

A
- 양손으로 하나의 덤벨을 잡는다.
- 양팔이 지면과 수평을 이룰 때까지 팔을 들어 올린다.

B
- 하체를 움직이지 않도록 주의하면서 덤벨이 한쪽 어깨를 지날 때까지 몸통을 회전시킨다. 시작자세로 돌아가서 전체 동작을 반복한다.

반복: 한쪽 당 15회 반복한다.

근육 윤곽 운동 프로그램 2

진행 방법

서킷 방식으로 3서킷을 진행하면서 점차 중량을 높인다. 각 서킷 사이에는 60초 동안 휴식을 취한다.

다이아고널 리프트와 프레스
Diagonal Lift and Press

운동 부위 대퇴사두근, 어깨, 코어

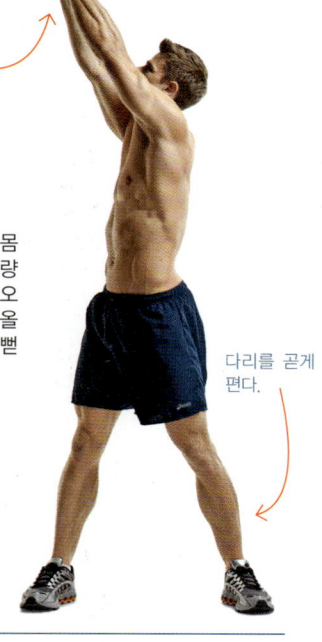

A
- 중량판을 잡고 허벅지 앞쪽에 위치시킨다.
- 발을 어깨너비로 벌리고 쪼그려 앉은 다음, 중량판과 함께 왼쪽으로 몸통을 회전시킨다.

B
- 일어서서 오른쪽으로 몸통을 회전시키면서 중량판이 가슴을 가로질러 오른쪽 어깨 위로 높이 올라갈 때까지 팔을 쭉 뻗어 올린다.
- 중량판을 내린다.

어깨 위로 중량판을 들어 올린다.

다리를 곧게 편다.

반복: 10~12회 반복한다

고블릿 스쿼트
Goblet Squat

운동 부위 대퇴사두근과 종아리

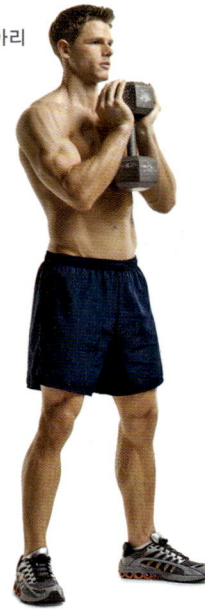
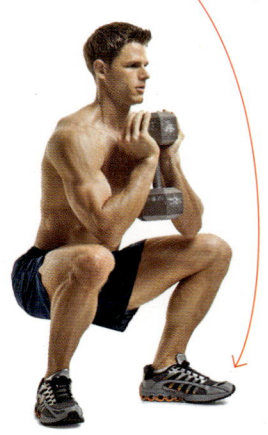

A
- 발을 어깨너비보다 약간 넓게 벌리고 선다.
- 양손으로 덤벨의 한쪽 끝을 감싸 쥐고 가슴 앞에 위치시킨다.

B
- 등을 자연스럽게 편 상태로 유지하면서, 골반을 뒤로 빼고 무릎을 구부려 허벅지가 지면과 거의 수평을 이룰 때까지 몸을 낮춘다.
- 최저 지점에서 잠시 멈춘 다음, 시작자세로 돌아간다. 이 동작이 너무 힘들면 덤벨 없이 맨손으로 스쿼트 동작을 취한다.

발의 앞부분이 아닌 뒤꿈치에 힘을 주면서 일어선다.

반복: 8~10회 반복한다.

Chapter 4: 15분 전신 운동

덤벨 푸시 프레스
Dumbbell Push Press

운동 부위 대퇴사두근과 어깨

A
- 양손에 덤벨을 잡고 어깨 바로 바깥 지점에 덤벨을 위치시킨다. 이때 팔꿈치는 구부리고 손바닥이 서로 마주 보게 한다.
- 발을 어깨너비로 벌리고 무릎을 살짝 구부린다.

B
- 덤벨을 어깨 높이에 유지한 상태에서 무릎을 구부린다.

C
- 팔과 다리를 강하게 펴면서 어깨 위로 덤벨을 들어 올린다.
- 시작자세로 덤벨을 내리고 전체 동작을 반복한다.

덤벨을 머리 위로 들어 올릴 때 더 큰 힘을 발휘할 수 있도록 무릎을 구부린다.

반복: 8~10회 반복한다.

덤벨 데드리프트 Dumbbell Deadlift

운동 부위 둔근, 햄스트링, 코어

A
- 지면에 무거운 덤벨 한 쌍을 놓고, 덤벨 사이에 어깨너비로 발을 벌리고 선다.
- 골반과 무릎을 구부리고 오버핸드 그립으로 덤벨을 잡는다.

팔을 곧게 펴고, 허리를 뒤로 곧게 젖힌다.

B
- 허리를 구부리지 않도록 주의하면서 덤벨을 들고 일어선다.
- 지면을 향해 덤벨을 내린다.

가슴을 편 자세를 유지한다.

일어설 때는 가슴과 몸통을 곧게 편다.

일어설 때는 골반을 앞으로 내민다.

반복: 8~10회 반복한다.

클래식 파워리프팅 운동 프로그램

파워를 높이기 위해서 여러 가지 운동을 다 섭렵할 필요는 없다. 사실 딱 세 가지 운동이면 충분하다. 클래식 파워리프팅 운동 프로그램은 바벨 스쿼트, 벤치 프레스, 데드리프트에 초점을 맞춘다. 이 운동들은 올바르게만 실시하면 모든 주요 근육을 강화할 수 있고, 한 번 운동을 할 때 수천 킬로그램의 중량을 들어 올리게 된다. 이 프로그램의 핵심은 무거운 중량을 사용하여 매번 중량을 들어 올릴 때마다 강한 자극을 주는 것이다.

진행 방법

비교적 가벼운 중량으로 바벨 스쿼트를 2세트 실시하고, 각 세트 사이에 90초 동안 휴식을 취한다. 그 다음에는 좋은 자세를 유지하면서 6회 반복할 수 있는 중량으로 높인 상태에서, 정확한 자세로 5회를 반복한다. 이렇게 총 3세트를 실시한 다음에는 2분 동안 휴식을 취하고 나머지 두 가지 운동도 같은 요령으로 진행한다.

바벨 스쿼트 Barbell Squat

운동 부위 대퇴사두근과 종아리

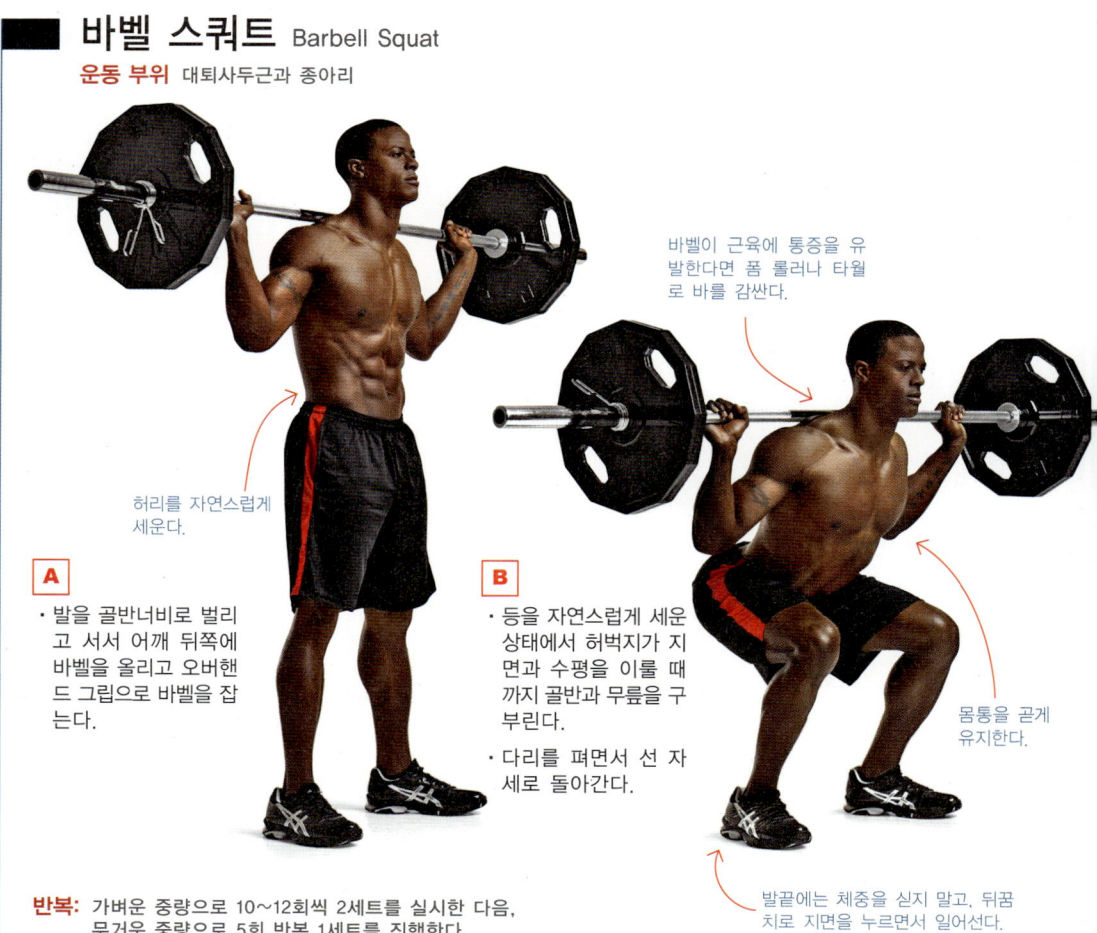

A
- 발을 골반너비로 벌리고 서서 어깨 뒤쪽에 바벨을 올리고 오버핸드 그립으로 바벨을 잡는다.

허리를 자연스럽게 세운다.

B
- 등을 자연스럽게 세운 상태에서 허벅지가 지면과 수평을 이룰 때까지 골반과 무릎을 구부린다.
- 다리를 펴면서 선 자세로 돌아간다.

바벨이 근육에 통증을 유발한다면 폼 롤러나 타월로 바를 감싼다.

몸통을 곧게 유지한다.

발끝에는 체중을 싣지 말고, 뒤꿈치로 지면을 누르면서 일어선다.

반복: 가벼운 중량으로 10~12회씩 2세트를 실시한 다음, 무거운 중량으로 5회 반복 1세트를 진행한다.

Chapter 4: 15분 전신 운동

바벨 벤치 프레스 Barbell Bench Press

운동 부위 가슴, 전면 삼각근, 삼두근

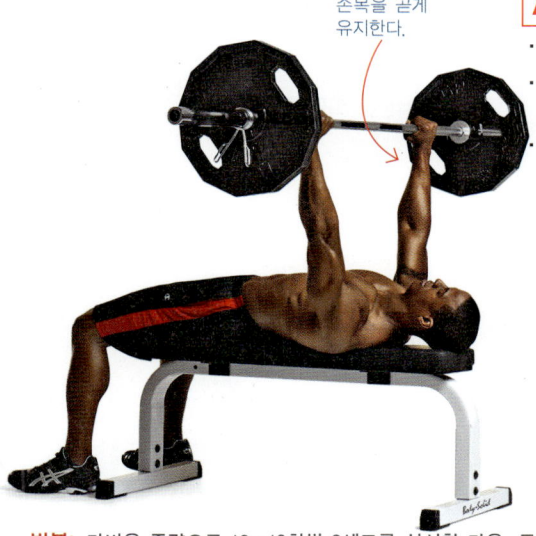

A
- 발바닥을 지면에 붙이고 벤치에 눕는다.
- 어깨너비보다 넓게 바벨을 잡은 다음, 가슴 위쪽에 바벨을 위치시킨다.
- 몸 중심을 향해 양쪽 견갑골을 모은다.

손목을 곧게 유지한다.

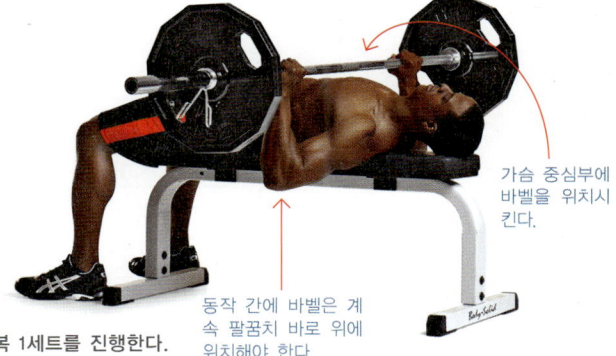

B
- 가슴을 향해 바벨을 내리면서 몸통 측면을 향해 팔꿈치를 모은다.
- 최저 지점에서 잠시 멈춘 다음, 머리와 상체를 벤치에 붙인 상태로 바벨을 다시 들어 올린다.

가슴 중심부에 바벨을 위치시킨다.

동작 간에 바벨은 계속 팔꿈치 바로 위에 위치해야 한다.

반복: 가벼운 중량으로 10~12회씩 2세트를 실시한 다음, 무거운 중량으로 5회 반복 1세트를 진행한다.

바벨 데드리프트 Barbell Deadlift

운동 부위 둔근, 햄스트링, 코어, 어깨, 골반, 등

A
- 바가 정강이 앞에 오도록 바벨을 놓고 선다.
- 엉덩이를 뒤로 빼고 오버핸드 그립으로 바벨을 잡는다. 이때 양손은 종아리 바로 바깥쪽에 위치한다.

B
- 등과 가슴을 곧게 편 상태로 유지하면서 뒤꿈치에 힘을 주고 골반을 앞으로 내밀면서 바벨을 들고 일어선다.
- 바벨을 다시 지면에 내려놓는다.

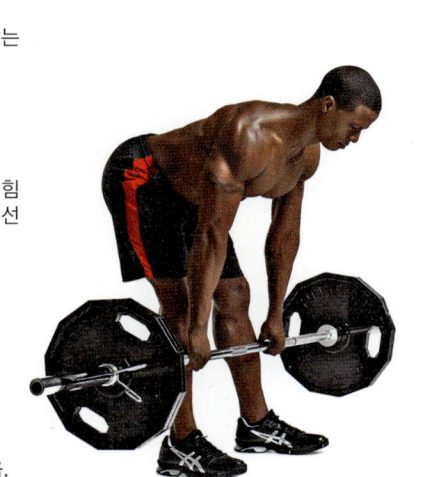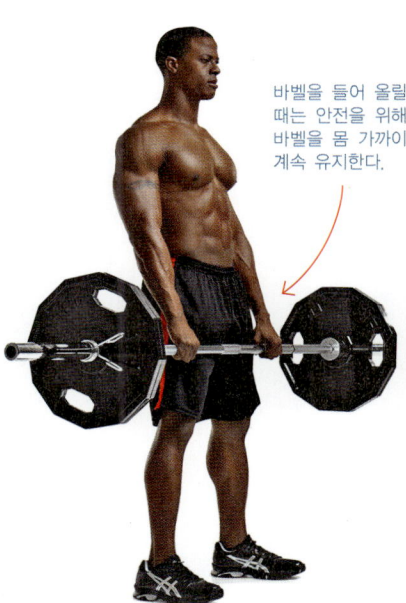

바벨을 들어 올릴 때는 안전을 위해 바벨을 몸 가까이 계속 유지한다.

반복: 가벼운 중량으로 10~12회씩 2세트를 실시한 다음, 무거운 중량으로 5회 반복 1세트를 진행한다.

전신 스트레스 해소 운동 프로그램

전신 스트레스 해소 운동 프로그램은 격투기 동작을 통해 폭발적인 힘을 발휘하면서 스트레스를 날려버릴 수 있는 프로그램이다. 이 프로그램은 에너지를 한 번에 발휘하면서 인체의 지방 연소 시스템을 최대한 활성화시키고, 머리부터 발끝까지 모든 근육을 빠르게 움직이게 만들어줄 것이다.

진행 방법

60초 동안 동작을 최대한 많이 반복한 후에 다음 동작으로 넘어가는 방식으로 진행한다. 7가지 동작을 모두 완료한 다음에는 60초 동안 휴식을 취하고 전체 서킷을 다시 반복한다.

니 트러스트
Knee Thrust

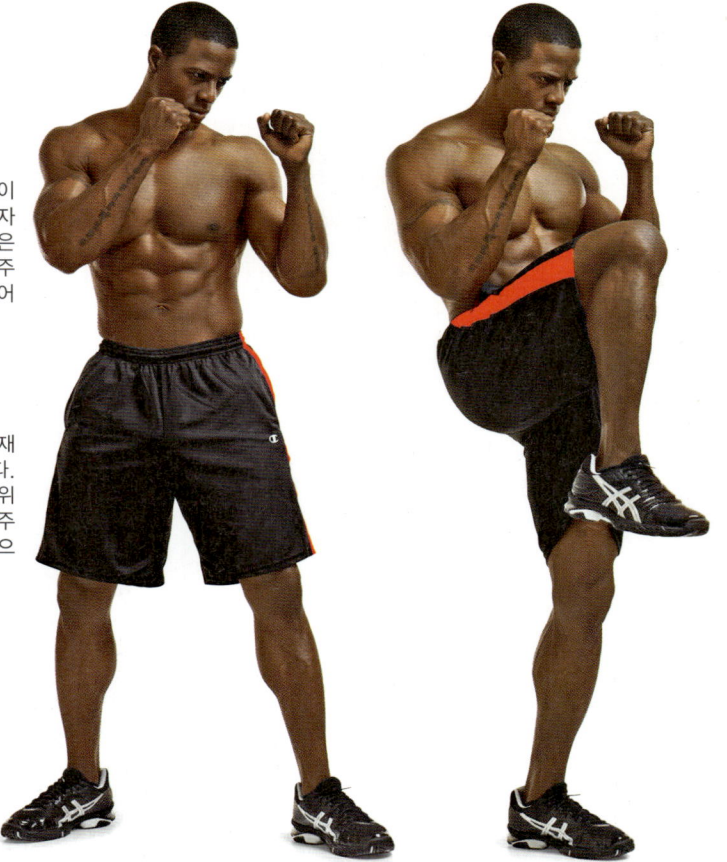

A
- 왼발을 앞으로 내딛고(왼손잡이는 오른발을 내딛는다.) 복싱 자세를 취한다. 이때 양쪽 무릎은 살짝 구부리고 두 주먹은 마주 본 상태에서 턱 높이까지 들어 올린다.

B
- 가슴을 향해 오른쪽 무릎을 재빨리 올린 후에 다시 내린다. 이때 왼발이 리드하는 발의 위치와 간격이 변하지 않도록 주의한다. 반대쪽도 같은 요령으로 실시한다.
- 여기까지가 1회 반복이다.

반복: 60초 동안 최대한 많이 반복한다.

Chapter 4: 15분 전신 운동

스쿼트 트러스트와 니 트러스트
Squat Thrust with Knee Thrust

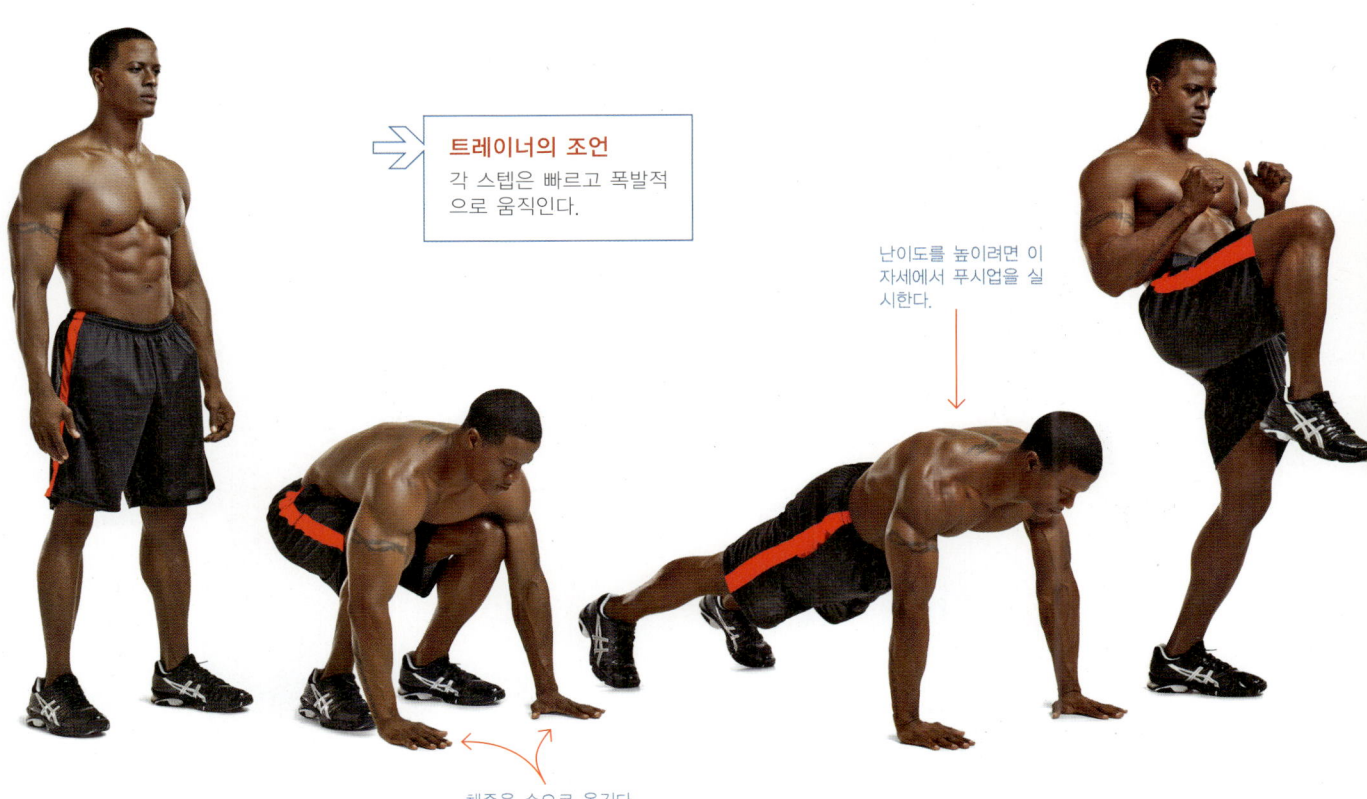

트레이너의 조언
각 스텝은 빠르고 폭발적으로 움직인다.

난이도를 높이려면 이 자세에서 푸시업을 실시한다.

체중을 손으로 옮긴다.

A
- 발을 골반너비로 벌리고 서서 팔을 몸통 측면으로 내린다.

B
- 무릎을 구부리고 지면에 양손을 붙인다.

C
- 양발을 뒤로 차면서 푸시업 자세를 취한다.
- 등을 곧게 유지하고 코어에 힘을 준다.

D
- 다시 손을 향해 양발을 차서 앞으로 보내면서 재빨리 일어선 다음, 가슴을 향해 오른쪽 무릎을 차올린다.
- 시작자세로 돌아가서 반대쪽도 같은 요령으로 실시한다.
- 여기까지가 1회 반복이다.

반복: 60초 동안 최대한 많이 반복한다.

전신 스트레스 해소 운동 프로그램

스피드 점프 로프
Speed Jump Rope

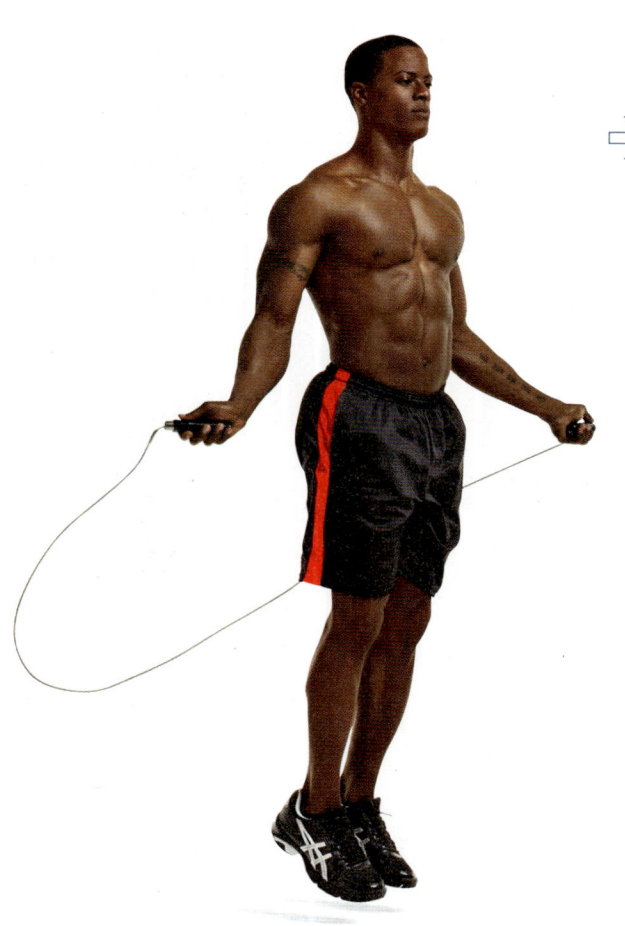

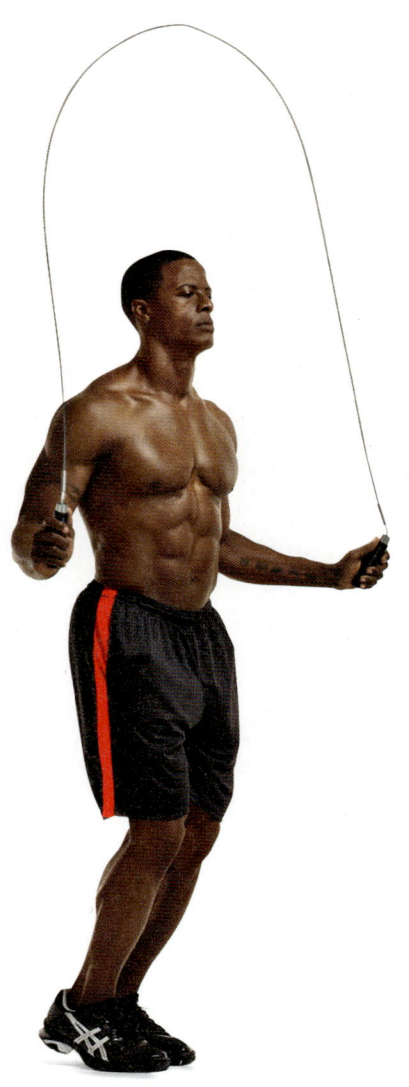

> **트레이너의 조언**
> 난이도를 높이려면 점프를 한 번 할 때 줄을 두 번 돌린다. 그렇다고 점프를 더 높게 하는 것은 아니다. 이때는 점프 높이를 그대로 유지하면서 손목만 빨리 돌린다.

A
- 발을 골반너비로 벌리고 서서 무릎을 살짝 구부린다. 이 상태에서 양손에 각각 줄넘기의 한쪽 끝을 잡는다.
- 발의 볼 부분으로 지면을 밀어 올리면서 손목을 돌려 작은 원을 그린다. 이때 발끝은 지면을 향한다.

반복: 60초 동안 최대한 많이 반복한다.

B
- 발끝으로 부드럽게 착지한 다음, 곧바로 다시 뛰어 오른다.
- 줄넘기를 최대한 빨리 뛰어넘는 데 집중한다.

Chapter 4: 15분 전신 운동

프론트 킥
Front Kick

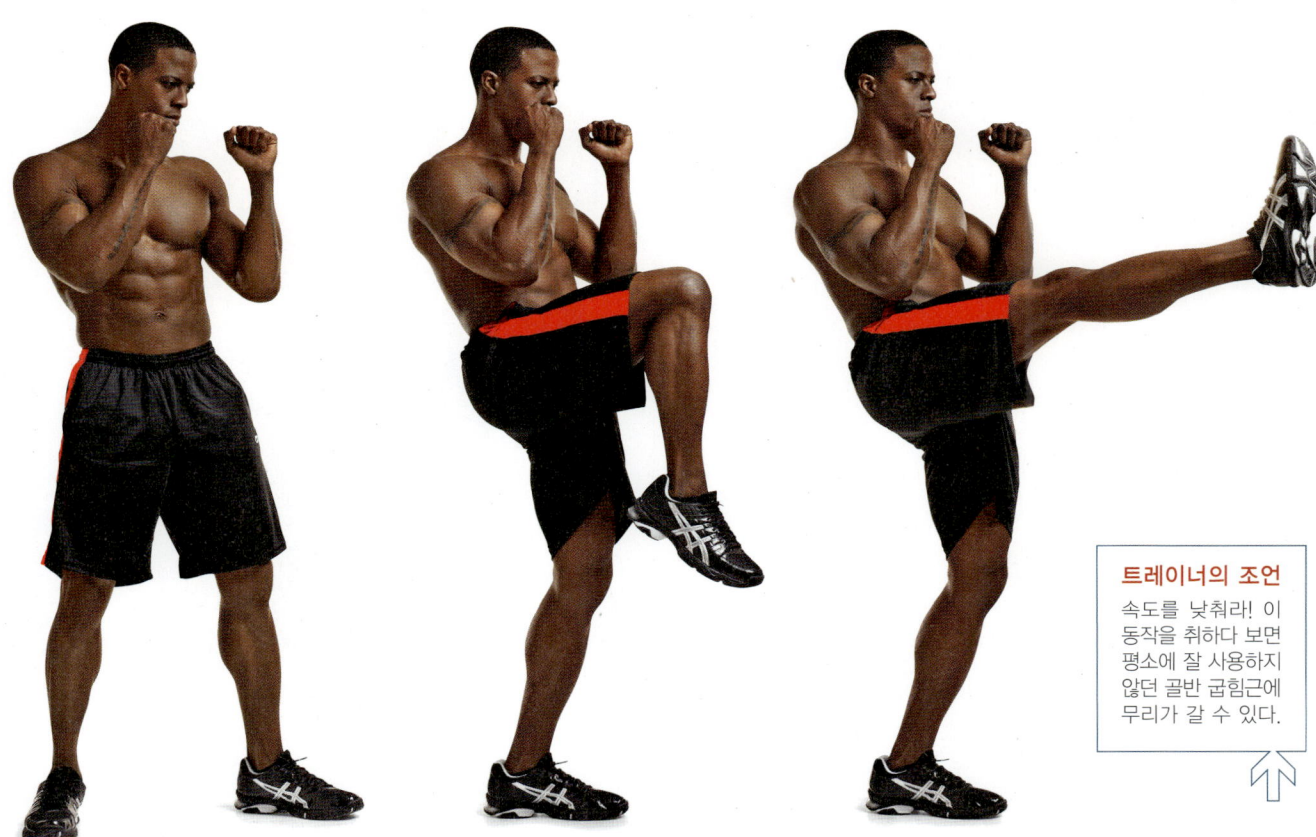

트레이너의 조언
속도를 낮춰라! 이 동작을 취하다 보면 평소에 잘 사용하지 않던 골반 굽힘근에 무리가 갈 수 있다.

A
- 왼발을 앞으로 내딛고 복싱 자세를 취하고 두 주먹을 턱 높이까지 올린다.

B
- 가슴을 향해 오른쪽 무릎을 끌어 올린다.

C
- 뒤꿈치로 문을 세게 닫는 느낌으로 발을 앞으로 뻗어 찬다.
- 재빨리 다리를 원위치시켜 시작자세로 돌아간다.
- 왼발도 같은 요령으로 반복한다. 여기까지가 1회 반복이다. 그 다음에는 교대로 계속 반복한다.

반복: 60초 동안 최대한 많이 반복한다.

전신 스트레스 해소 운동 프로그램

싯업과 펀치
Situp with Punch

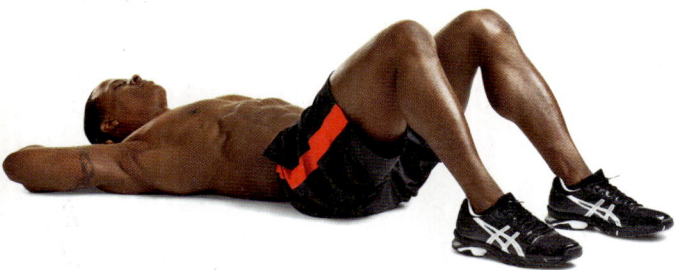

A
- 지면에 누워 무릎을 구부리고 발바닥을 지면에 붙인 다음, 머리 뒤에 손을 위치시킨다.

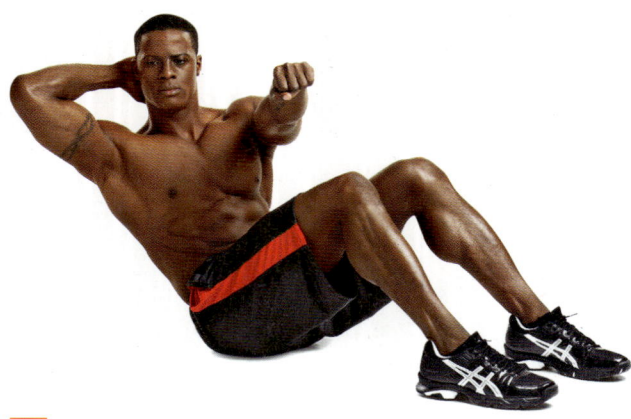

B
- 복근에 힘을 주면서 상체를 세워 올리고 몸통을 회전시키면서 펀치를 날리듯이 6회에 걸쳐 왼팔로 몸통을 가로지른다.
- 시작자세로 돌아간 다음, 팔을 바꾸어 같은 요령으로 동작을 반복한다.
- 여기까지가 1회 반복이다.

반복: 60초 동안 최대한 많이 반복한다.

스트레이트 펀치
Straight Punch

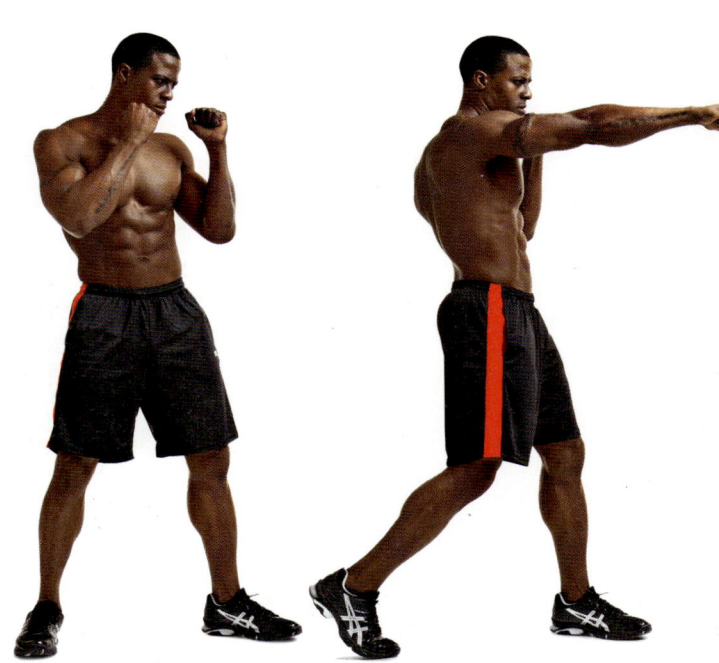

A
- 왼발을 앞으로 내딛고 복싱 자세를 취한다. 이때 두 주먹은 마주 본 상태에서 턱 높이까지 올린다.

 트레이너의 조언
호흡을 펀치에 맞추고, 매번 펀치를 낼 때마다 호흡을 내쉰다. 호흡이 빠르고 얕더라도 이런 호흡을 유지한다.

B
- 골반을 왼쪽으로 회전시키고 팔을 앞으로 뻗으면서 손톱이 지면을 향하도록 전완을 회전시킨다. 이때 팔은 어깨와 일직선을 이뤄야 한다.
- 시작자세로 돌아간 다음, 반대편도 같은 요령으로 실시한다.
- 여기까지가 1회 반복이다.

반복: 60초 동안 최대한 많이 반복한다.

Chapter 4: 15분 전신 운동

사이드 킥
Side Kick

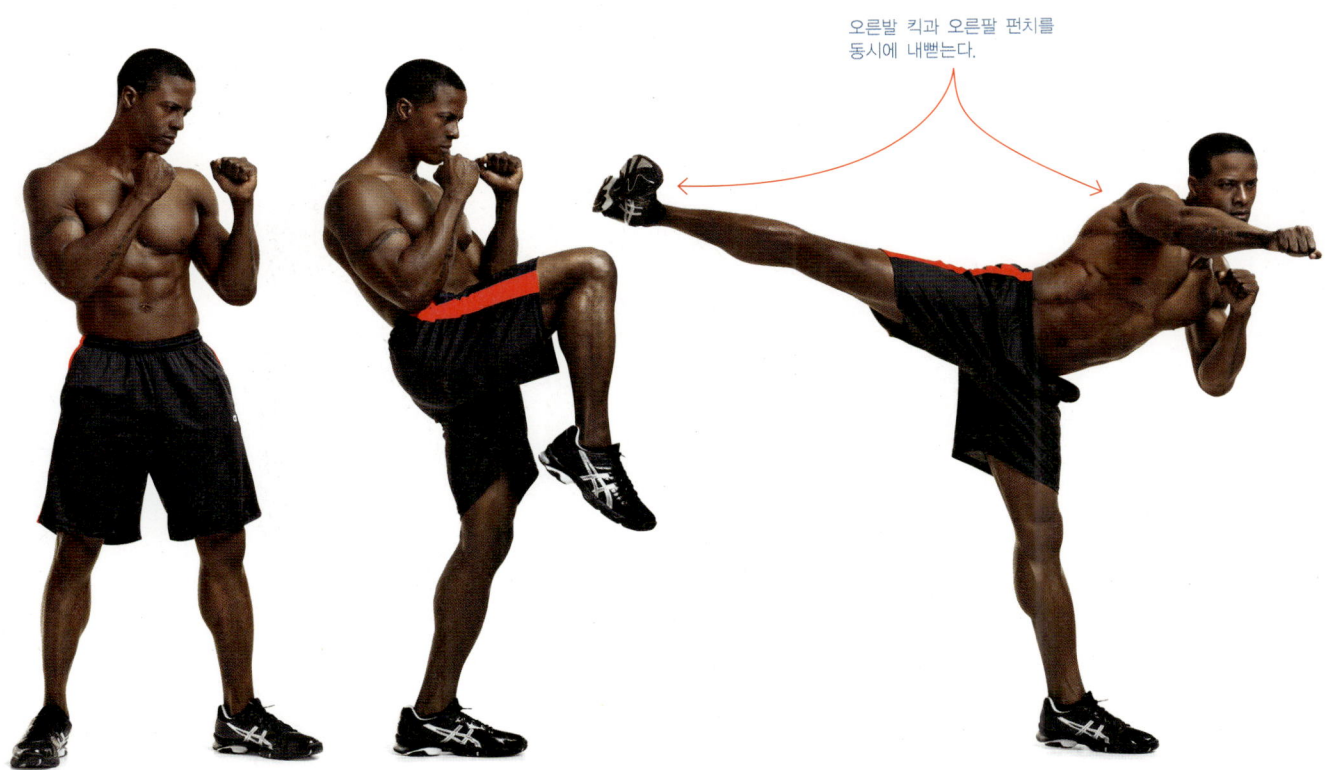

오른발 킥과 오른팔 펀치를 동시에 내뻗는다.

A
- 왼발을 앞으로 내딛고 복싱 자세를 취한다. 이때 두 주먹은 마주 본 상태에서 턱 높이까지 올린다.

B
- 가슴을 향해 오른쪽 무릎을 끌어 올린다.

C
- 골반과 왼발을 회전시키면서 오른발로 측면을 찬다. 이때 발끝이 아닌 뒤꿈치로 다리를 차올리면서 오른팔은 펀치를 날리듯이 앞으로 내뻗는다.
- 오른쪽 다리를 재빨리 내리고 왼발 앞에 위치시킨다. 오른팔도 원위치로 돌아온다.
- 왼발과 왼팔도 같은 요령으로 동작을 반복한다.
- 여기까지가 1회 반복이다.

반복: 60초 동안 최대한 많이 반복한다.

Chapter 5

15-Minute Fat-Burning Workouts
15분 지방 연소 운동

지방을 태우고 신진대사를 활성화시키는
초고속 유산소운동 프로그램

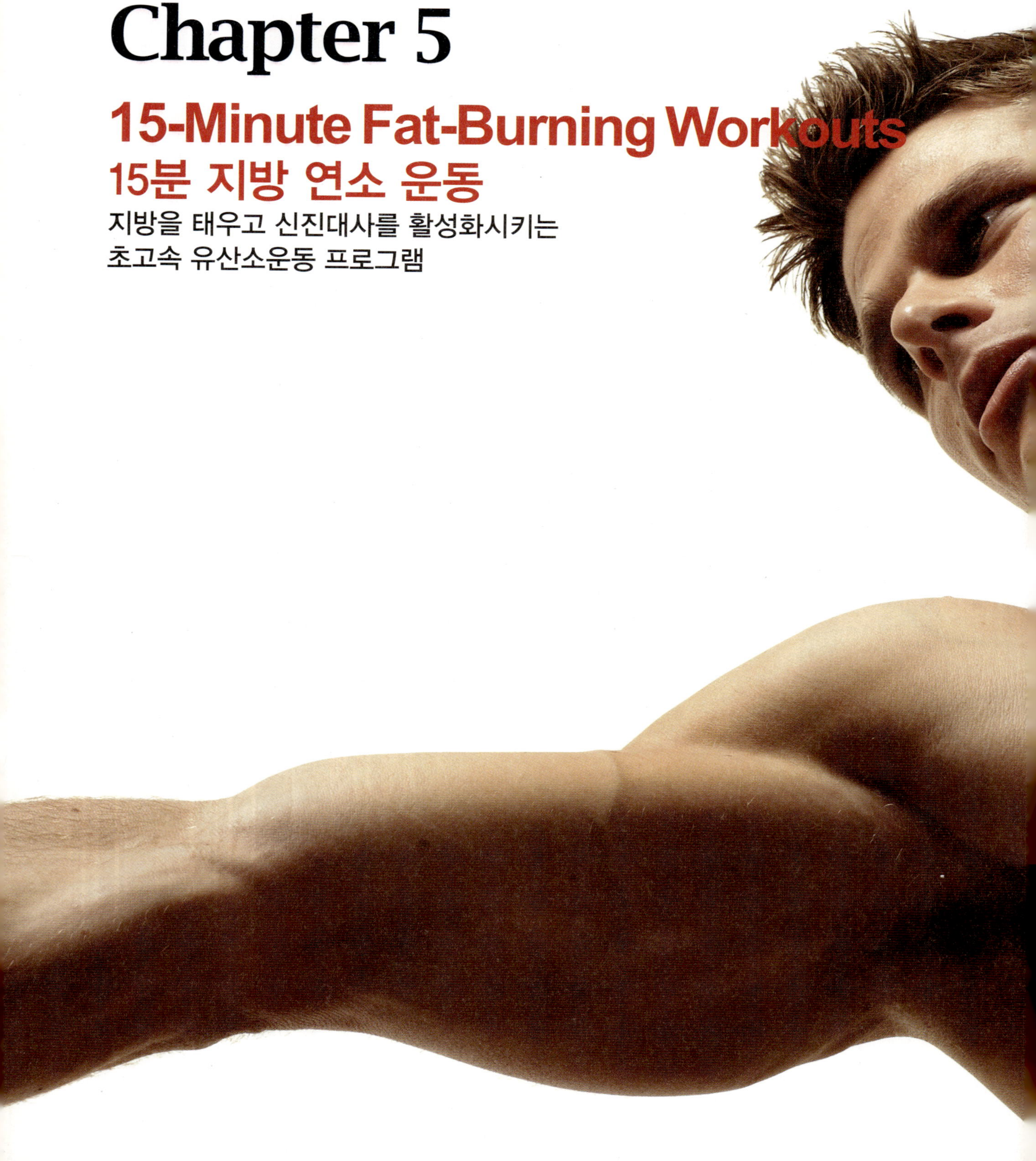

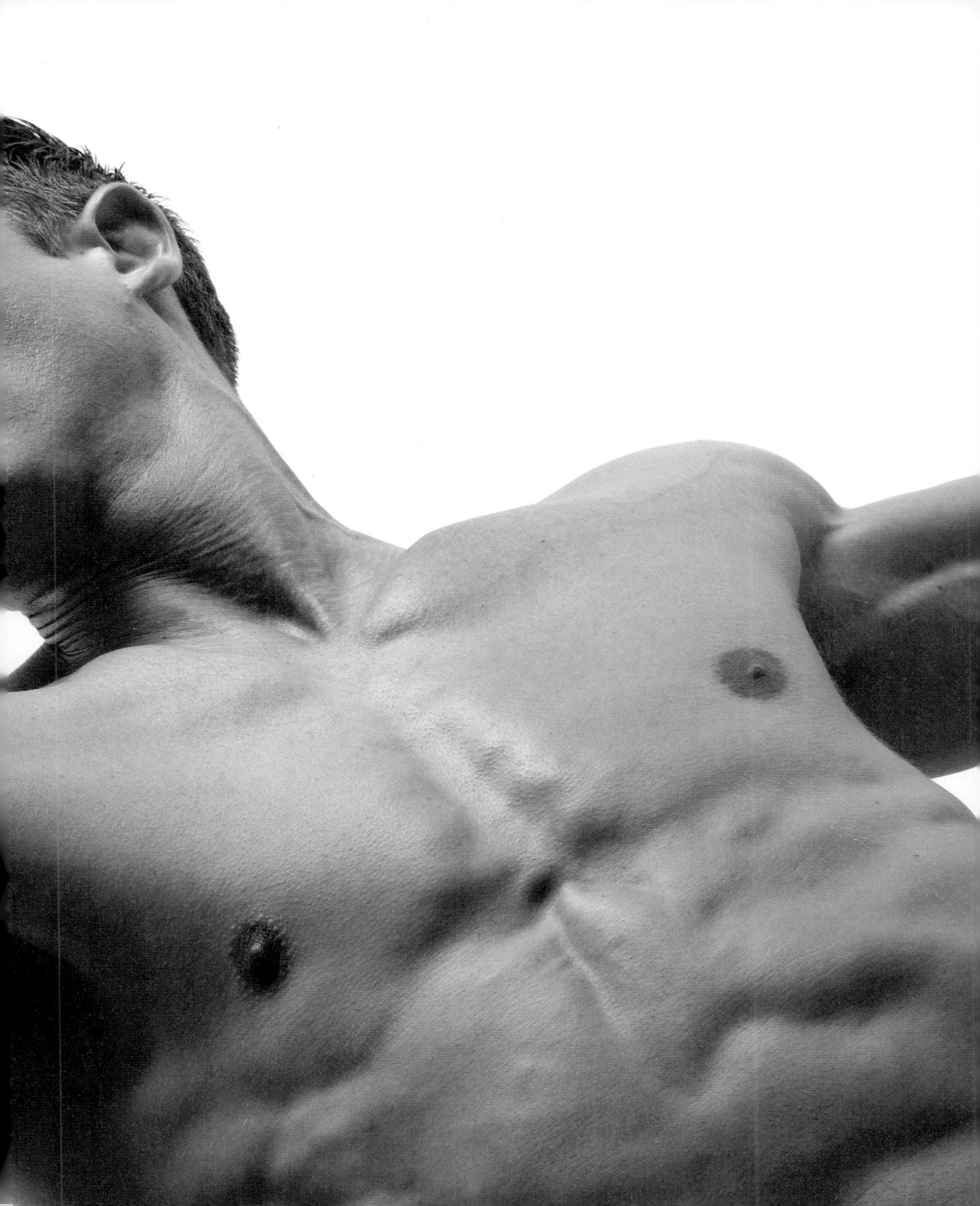

Superfast Metabolic Workouts
초고속 신진대사 운동

이 프로그램은 심박수를 높일 뿐만 아니라, 운동을 하고 있을 때와 운동을 마친 후 48시간까지도 신진대사를 활성화시킴으로써 지속적으로 칼로리를 연소시켜 빼기 힘든 살을 없앨 수 있는 고강도 근력운동으로 구성되어 있다. 이 프로그램은 마지막 반복 동작을 할 때쯤이면 코뿐만 아니라 귀로도 숨을 쉬고 싶은 생각이 들 정도로 강도가 높다. 이 프로그램은 지방을 연소시키는 다섯 가지 신진대사 운동으로 구성되어 있으며, 칼로리를 소모할 뿐만 아니라 정력과 근력을 향상시키는 효과도 뛰어나다.

최고의 성과를 위해...

신진대사 운동 프로그램의 효과를 가장 잘 살리려면 자신에게 가장 잘 맞는 목표를 설정해야 한다. 물론 이번 프로그램 중 하나를 골라 이 책의 다른 프로그램과 병행할 수도 있다. 이번 장에서는 마지막 세트의 마지막 반복 동작을 취할 때 온 힘을 짜낼 수 있을 정도로 충분히 무거운 중량을 선택하여 정해진 세트와 반복수를 채우는 것이 중요하다. 물론 마지막까지 완벽한 동작을 취할 수 있어야 한다. 성과는 2주 후부터 눈으로 확인할 수 있겠지만, 그 느낌은 처음부터 당장 느낄 수 있다.

Chapter 5: 15분 지방 연소 운동

1분 가이드:
15분 지방 연소 프로그램

p.102
지방 연소 운동 프로그램: 프로그램A
바벨 롤아웃
크로스오버 덤벨 스텝업
엘리베이티드-피트 인버티드 로우
바벨 프론트 스쿼트
푸시업

p.108
지방 연소 운동 프로그램: 프로그램B
케이블 코어 프레스
오프셋 리버스 덤벨 런지
친업
제르셔 굿모닝
덤벨 얼터네이팅 숄더 프레스와 트위스트

p.112
근력, 정력, 스피드&땀 운동 프로그램
인-플레이스 하이든
덤벨 고블릿 스쿼트와 펄스
스파이더맨 푸시업
바디소우

p.116
수퍼히어로 운동 프로그램
스파이더맨 풀업
헐크 수퍼 리프
수퍼맨 백 익스텐션
토르의 해머

p.120
수퍼스웨트 수퍼세트 운동 프로그램
플라이오메트릭 푸시업
덤벨 벤치 프레스
익스플로시브 스텝업
얼터네이팅 덤벨 스텝업
V-업
웨이티드 스태빌리티 볼 싯업

2분 뱃살 제거술

아침 7시
기상 직후 2분 동안 점핑 잭, 하이-니 스킵, 그리고 푸시업을 실시한다.

정오
한낮에 생수 500밀리리터를 마시면 한 시간 동안 칼로리를 24 퍼센트 더 빨리 연소시킬 수 있다.

오후 3시
사무실 주위를 빠른 걸음으로 걷는다. 최근 메이오 클리닉 병원은 마른 사람들이 과체중인 사람들보다 하루 평균 5킬로미터를 더 걷는다는 연구 결과를 발표했다. 게다가 사무실에서 종종걸음으로 움직이면 바쁜 것처럼 보일 수도 있다!

지방 연소 운동 프로그램 | 프로그램A와 프로그램B

이제부터 살펴 볼 두 가지 운동 프로그램은 몸에 쌓인 불필요한 지방을 벗겨내는 효과가 뛰어난 전신 운동 프로그램이다. 이 프로그램은 캘리포니아 산타 클라리타에 있는 리절트 피트니스의 전문 트레이너인 크레이그 라스뮤센Craig Rasmussen이 고안한 것으로, 단순하면서도 우아한 동작을 통해 신진대사를 활성화시키는 효과가 크다. 이 프로그램은 프로그램A와 프로그램B를 번갈아 실시하고 각 운동일 사이에 휴식일을 하루 배치하는 방식으로 진행한다(일주일을 구성하는 세 번째 운동 프로그램은 다른 15분 운동 프로그램들 가운데 선택할 수 있다.).

운동 상태 점검

운동을 하다 보면 운동 강도가 낮아지기 쉽다. 이때는 심박수 측정기를 사용하거나 직접 계산을 통해 목표 심박수(THR)의 범위를 찾고 현재의 운동 수준을 점검해보면 운동의 강도가 충분한지를 확인할 수 있다. 아래의 공식을 활용해보자. 운동을 할 때는 최저 목표 심박수와 최대 목표 심박수 사이의 수준을 유지하도록 노력하고, 가장 힘든 고강도 인터벌 트레이닝을 진행할 때는 최대 심박수에 가깝게 운동 강도를 높이도록 노력한다.

1단계 최대 심박수 계산(MHR)	220 - ____ (나이) = ____ (MHR)
2단계 안정 시 심박수 계산(RHR)	____ (10초 당 심박수) x 6 = ____ (RHR)
3단계 여유 심박수 계산(HRR)	____ (MHR) - ____ (RHR) = ____ (HRR)
4단계 운동 중 최소 목표 심박수 설정	(____ [HRR] x 0.65) + ____ (RHR) = ____ (MIN THR)
5단계 운동 중 최대 목표 심박수 설정	(____ [HRR] x 0.85) + ____ (RHR) = ____ (MAX THR)

Chapter 5: 15분 지방 연소 운동

진행 방법

운동1은 10회 반복으로 2세트를 실시하고 세트 사이에는 60초간 휴식을 취한다. 그 다음에는 운동2a와 운동2b, 두 개의 운동을 하나로 보고 쌍으로 엮어서 2세트를 실시하고 각 세트 사이에 60초 동안 휴식을 취한다. 운동3a와 운동3b 역시 반복, 세트, 휴식을 모두 동일한 방식으로 진행한다.

운동1
바벨 롤아웃
Barbell Rollout

엉덩이와 코어에 힘을 주어 허리를 단단히 고정시킨다.

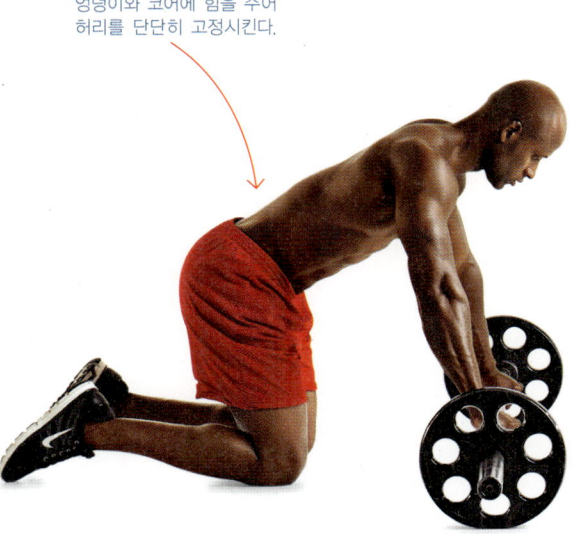

트레이너의 조언
목과 척추를 계속 일직선으로 유지하여 몸을 정렬한다.

A
- 바벨에 5킬로그램짜리 중량판을 고정시킨다.
- 지면에 무릎을 꿇고 앉아 팔을 어깨너비로 벌리고 오버핸드 그립으로 바벨을 잡는다.
- 어깨가 바벨 바로 위에 오도록 자세를 잡고 허리를 자연스러운 상태로 곧게 유지한다.

B
- 골반이 힘없이 아래로 처지지 않도록 주의하고, 몸을 최대한 뻗으면서 바벨을 앞으로 천천히 굴린다.
- 최대 지점에서 2초 동안 멈춘 다음, 반대 동작을 통해 시작자세로 돌아간다.

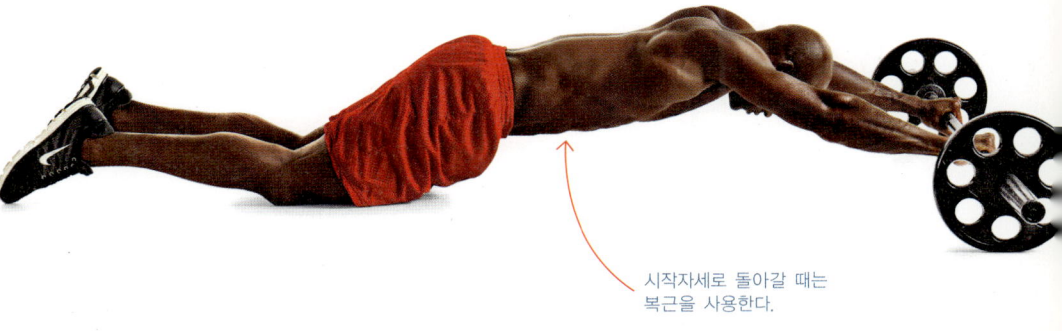

시작자세로 돌아갈 때는 복근을 사용한다.

반복: 10회 반복한다.

지방 연소 운동 프로그램 | 프로그램A

운동2a
크로스오버 덤벨 스텝업
Crossover Dumbbell Stepup

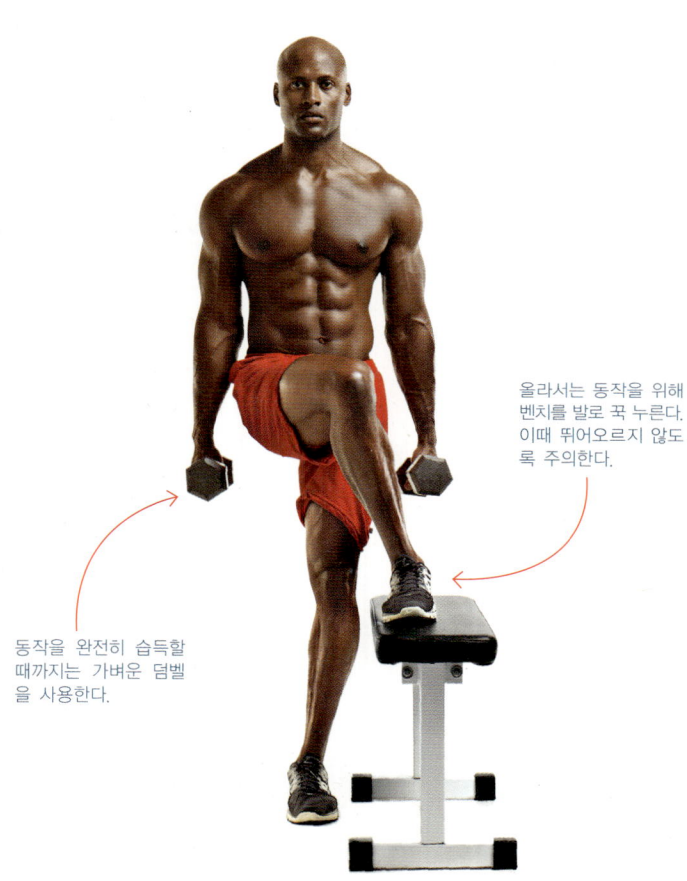

동작을 완전히 습득할 때까지는 가벼운 덤벨을 사용한다.

올라서는 동작을 위해 벤치를 발로 꾹 누른다. 이때 뛰어오르지 않도록 주의한다.

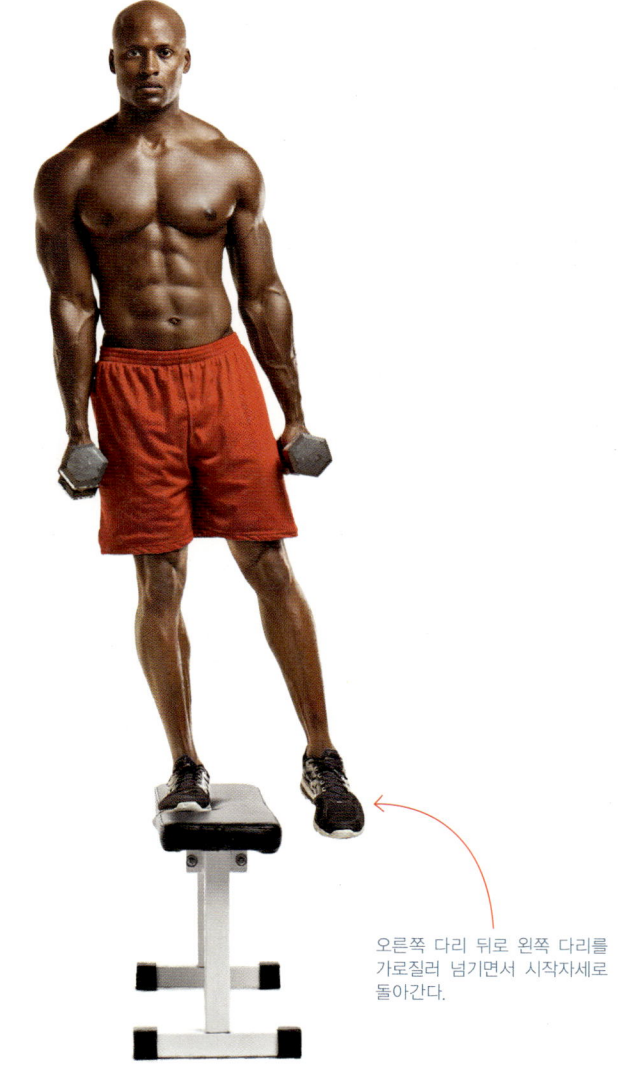

오른쪽 다리 뒤로 왼쪽 다리를 가로질러 넘기면서 시작자세로 돌아간다.

A
- 양손에 덤벨을 잡고 벤치의 오른쪽 옆에 선다.
- 오른쪽 다리로 왼쪽 다리를 가로질러 벤치 위에 오른발을 올려놓는다.

반복: 한쪽 다리 당 12회 반복한다.

B
- 오른발로 벤치를 누르면서 벤치 위에 올라선다. 벤치 위에 올라선 상태에서는 양쪽 다리가 모두 펴져 있어야 한다(왼쪽 다리는 자연스럽게 벤치를 가로질러 넘어가게 된다.)
- 오른쪽 다리 뒤로 왼쪽 다리를 가로질러 넘기고, 오른쪽 다리를 구부리면서 시작자세로 돌아간다. 정해진 반복수를 채우고 나면 다리를 바꿔서 같은 요령으로 반복한다.

Chapter 5: 15분 지방 연소 운동

운동2b
엘리베이티드-피트 인버티드 로우
Elevated-Feet Inverted Row

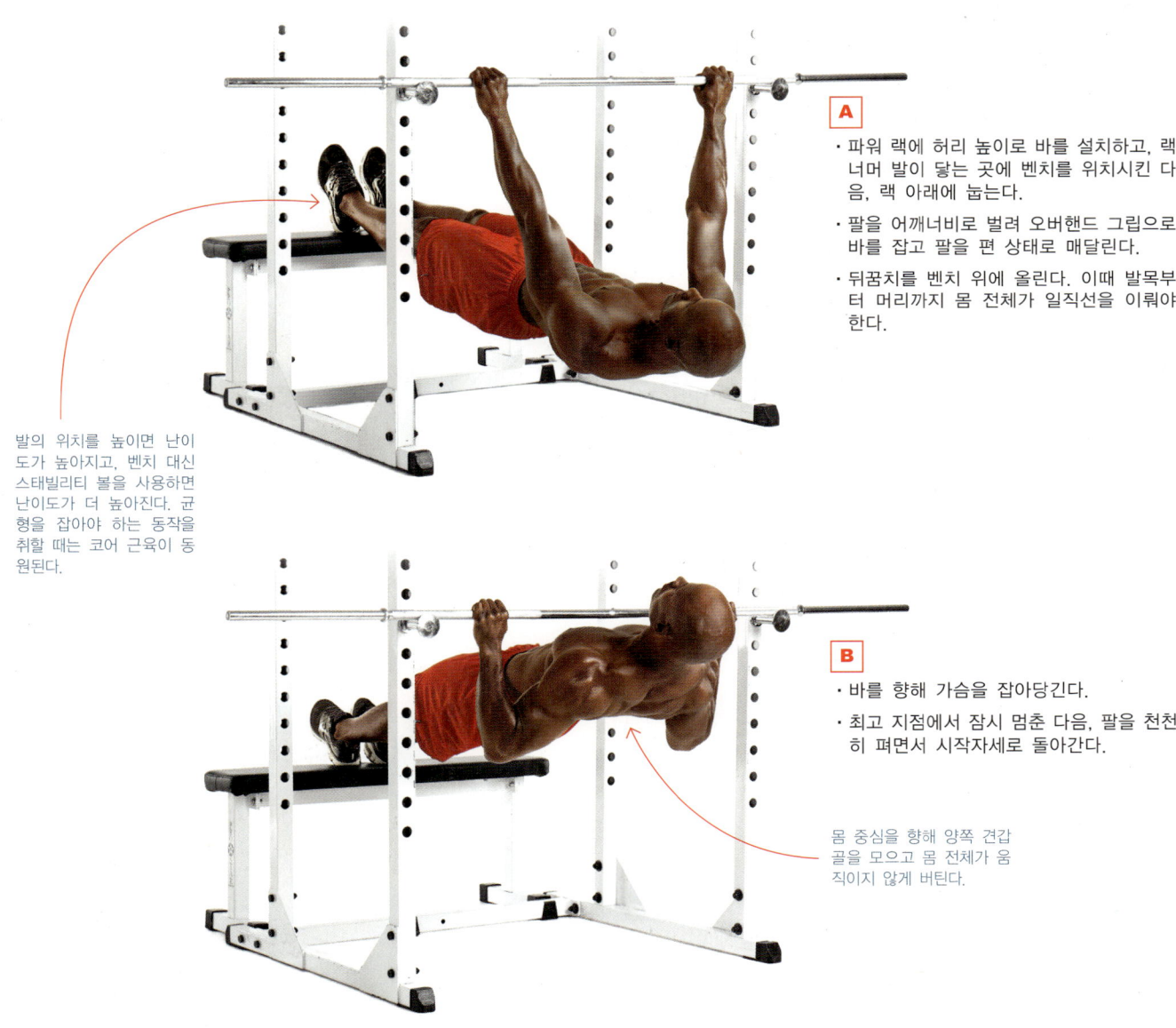

A
- 파워 랙에 허리 높이로 바를 설치하고, 랙 너머 발이 닿는 곳에 벤치를 위치시킨 다음, 랙 아래에 눕는다.
- 팔을 어깨너비로 벌려 오버핸드 그립으로 바를 잡고 팔을 편 상태로 매달린다.
- 뒤꿈치를 벤치 위에 올린다. 이때 발목부터 머리까지 몸 전체가 일직선을 이뤄야 한다.

발의 위치를 높이면 난이도가 높아지고, 벤치 대신 스태빌리티 볼을 사용하면 난이도가 더 높아진다. 균형을 잡아야 하는 동작을 취할 때는 코어 근육이 동원된다.

B
- 바를 향해 가슴을 잡아당긴다.
- 최고 지점에서 잠시 멈춘 다음, 팔을 천천히 펴면서 시작자세로 돌아간다.

몸 중심을 향해 양쪽 견갑골을 모으고 몸 전체가 움직이지 않게 버틴다.

반복: 12회 반복한다.

지방 연소 운동 프로그램 | 프로그램A

운동3a
바벨 프론트 스쿼트 Barbell Front Squat

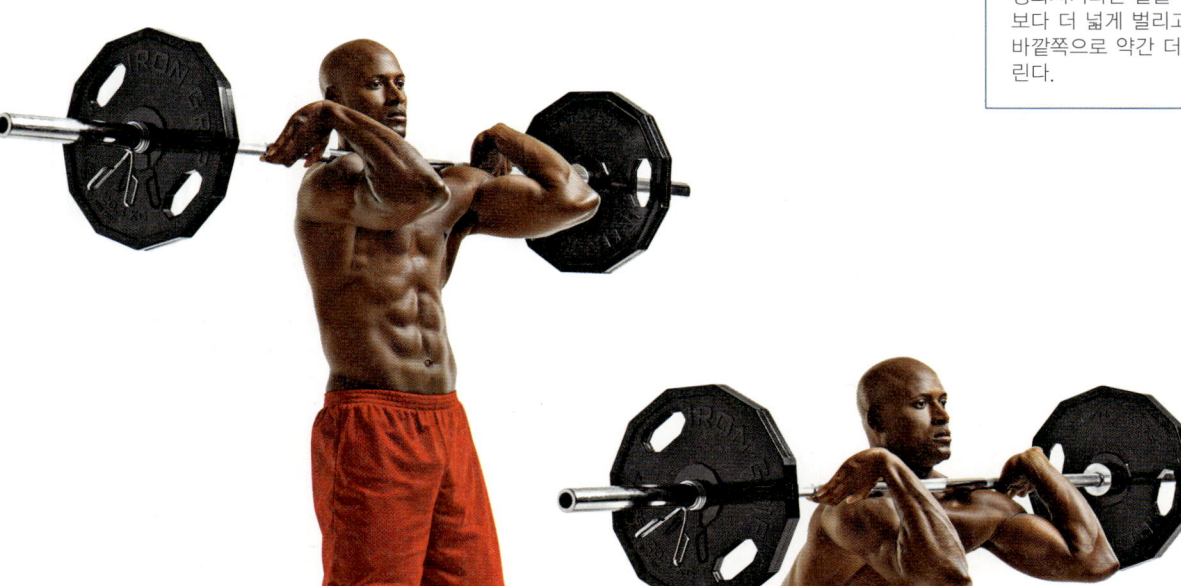

> **트레이너의 조언**
> 골반 모음근을 더 강하게 활성화시키려면 발을 어깨너비보다 더 넓게 벌리고 발끝도 바깥쪽으로 약간 더 넓게 벌린다.

발을 어깨너비로 벌린다.

상완이 계속 지면과 수평이 되도록 유지한다. 이 자세를 유지하면 상체의 자세를 곧게 유지할 수 있고 바벨이 앞으로 굴러가지 않는다.

A
- 팔을 어깨너비로 벌리고 오버핸드 그립으로 바벨을 잡은 상태에서 가슴 상단에 바벨을 올린다.
- 상완이 지면과 평행이 될 때까지 상완을 들어 올리면서, 어깨 전면 위에 바벨이 올라가도록 바벨을 뒤로 굴린다.
- 코어에 힘을 주고 허리를 자연스럽게 뒤로 편다.

B
- 엉덩이를 뒤로 빼고 무릎을 구부리면서, 허벅지가 지면과 수평이 될 때까지 몸을 낮춘다.
- 최저 지점에서 잠시 멈춘 다음, 뒤꿈치로 지면을 밀고 일어서면서 시작자세로 돌아간다.

반복: 12회 반복한다.

Chapter 5: 15분 지방 연소 운동

운동3b
푸시업 Pushup

동작을 취할 때는 배에 펀치를 맞는 듯한 느낌으로 복근에 힘을 준다. 복근에 힘을 주면 골반이 아래로 처지지 않고 몸 전체를 곧게 유지할 수 있다.

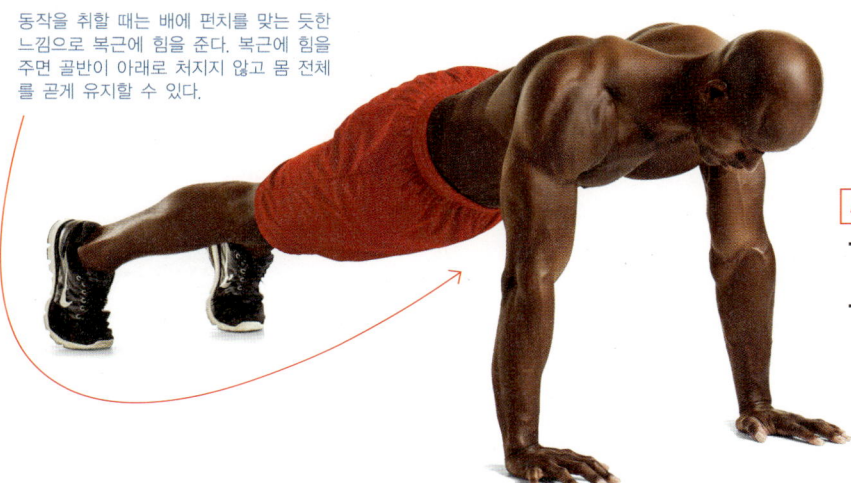

A
- 팔을 어깨너비보다 약간 넓게 벌리고 팔꿈치를 편 상태로 푸시업 자세를 취한다.
- 발목부터 머리까지 몸 전체가 일직선을 이뤄야 한다.

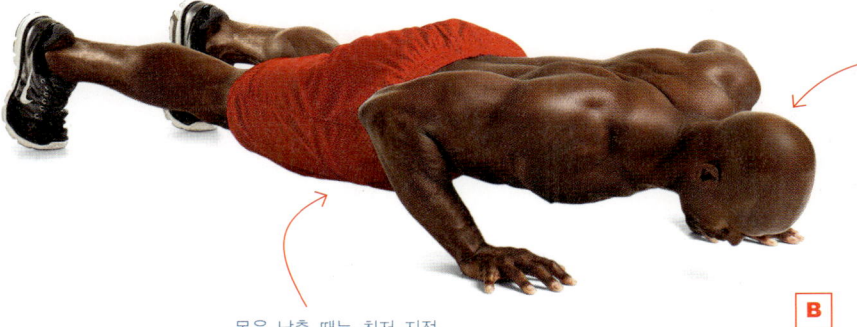

머리는 처음부터 끝까지 같은 자세로 유지해야 한다.

몸을 낮출 때는 최저 지점에서 몸과 팔꿈치가 45도 각도를 이루도록 팔꿈치를 몸 가까이 붙인다.

B
- 가슴이 지면에 거의 닿을 때까지 팔꿈치를 구부리면서 몸을 낮춘다.
- 최저 지점에서 잠시 멈춘 다음, 팔꿈치를 펴면서 시작자세로 돌아간다. 이 동작을 반복한다.

반복: 12회 반복한다.

지방 연소 운동 프로그램 | 프로그램B

진행 방법

운동1을 2세트 실시하고 세트 사이에는 60초간 휴식을 취한 다음, 운동2a와 운동2b를 한 쌍으로 엮어 2세트 실시하고 세트 사이에는 60초 동안 휴식을 취한다. 운동3a와 운동3b도 같은 요령으로 진행한다.

운동1
케이블 코어 프레스
Cable Core Press

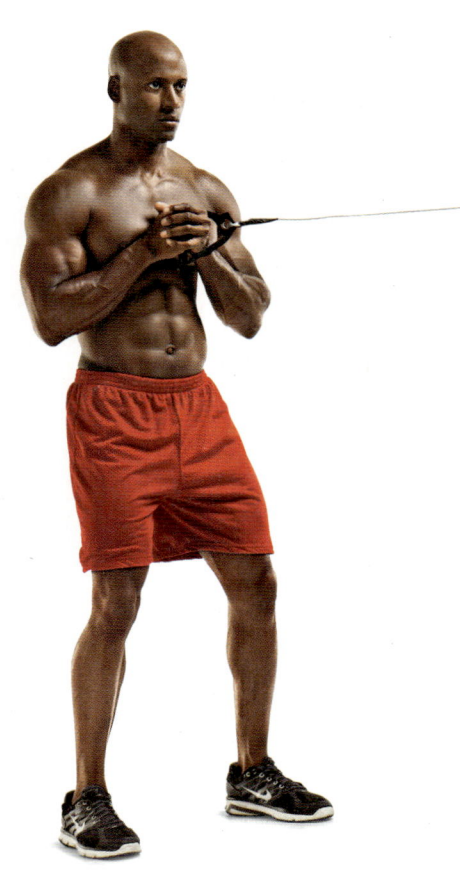

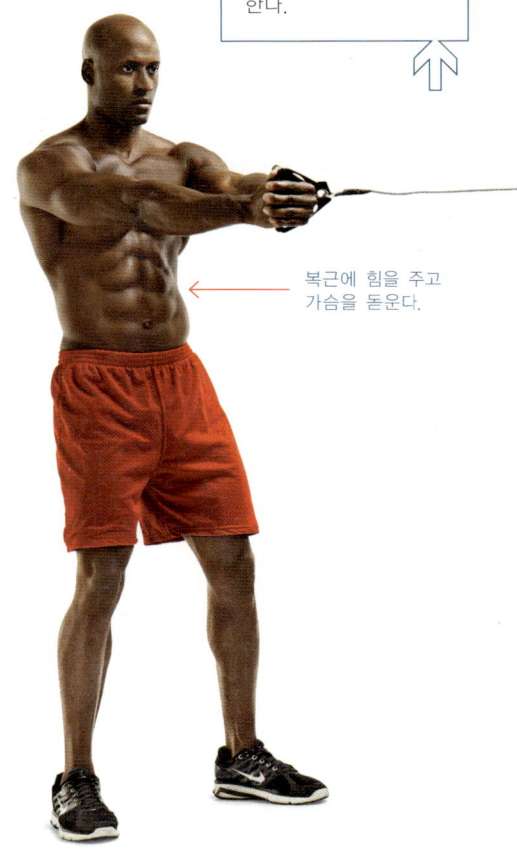

> **트레이너의 조언**
> 이 운동은 골반이나 어깨를 회전시키지 않는 것이 중요하다. 골반이나 어깨가 돌아갈 때는 더 가벼운 중량을 사용한다.

복근에 힘을 주고 가슴을 돌운다.

A
- 케이블 스테이션의 중간 높이 도르래에 손잡이를 설치한다.
- 몸의 왼쪽 측면이 중량 거치대를 향하도록 선다.
- 케이블이 팽팽해질 때까지 뒤로 물러선 상태에서 가슴을 향해 손잡이를 당긴다.

반복: 한쪽 당 10회 반복한다.

B
- 팔이 완전히 펴질 때까지 팔꿈치를 천천히 앞으로 편다.
- 팔을 편 상태에서 5초 동안 멈춘 다음, 반대 동작을 취한다.
- 모든 반복 동작은 천천히 진행한다. 정해진 반복수를 완료한 다음, 방향을 바꾸어 반대편도 같은 요령으로 반복한다.

Chapter 5: 15분 지방 연소 운동

운동2a
오프셋 리버스 덤벨 런지
Offset Reverse Dumbbell Lunge

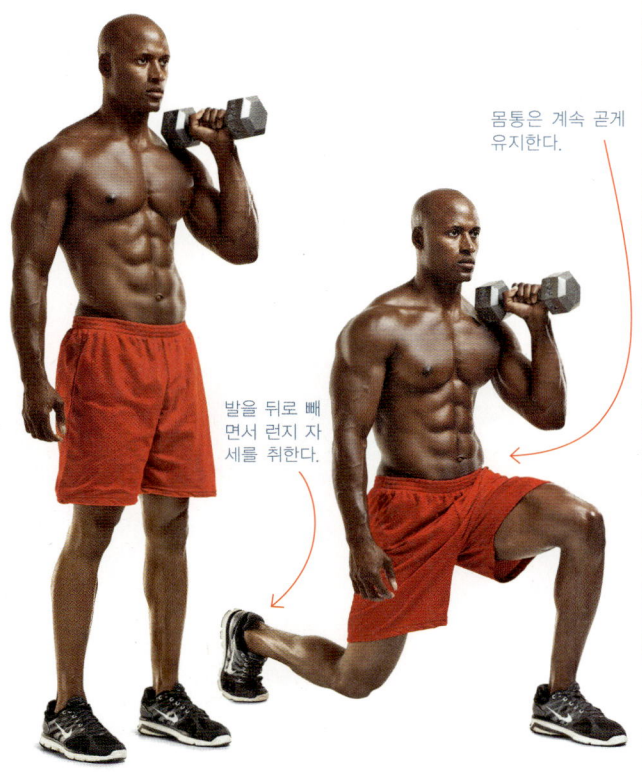

몸통은 계속 곧게 유지한다.

발을 뒤로 빼면서 런지 자세를 취한다.

A
- 왼손에 덤벨을 들고 서서 덤벨을 어깨 옆에 위치시킨다.
- 몸통을 구부리지 말고 곧게 세운다.

B
- 오른발을 뒤로 빼면서 리버스 런지 동작을 취한다. 이때 뒤쪽 무릎이 지면에 거의 닿을 때까지 몸을 낮춘다.
- 다리를 펴면서 시작자세로 돌아간다. 전체 동작을 반복한다.
- 정해진 반복수를 완료한 다음에는 덤벨을 오른손에 들고 왼발을 뒤로 빼면서 같은 요령으로 전체 동작을 반복한다.

반복: 한쪽 다리 당 12회 반복한다.

운동2a
친업
Chinup

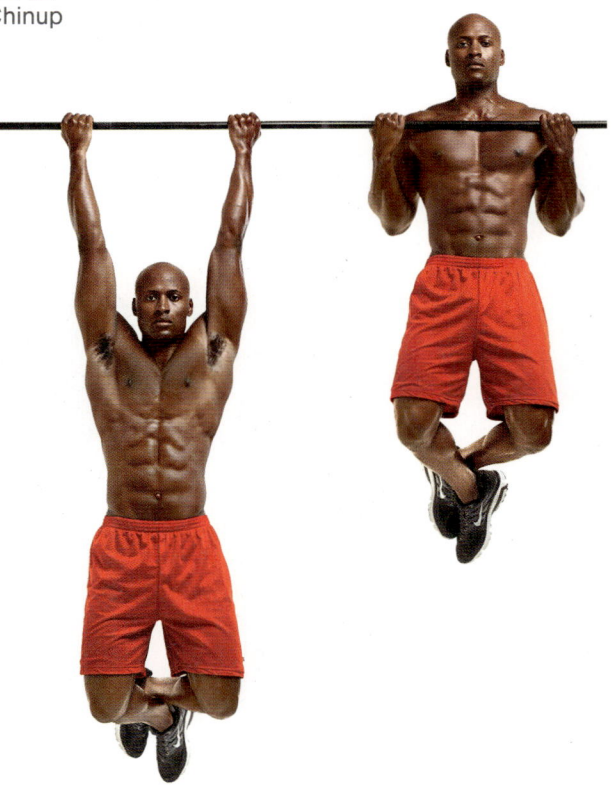

A
- 팔을 어깨너비로 벌리고 언더핸드 그립으로 친업 바를 잡은 상태에서 팔을 곧게 편다.

B
- 양쪽 견갑골을 아래로 모으고 팔꿈치를 구부리면서 가슴 상단이 친업 바에 닿을 정도로 바를 강하게 잡아당긴다.
- 최고 지점에서 잠시 멈춘 다음, 팔꿈치를 천천히 펴면서 시작자세로 돌아간다. 전체 동작을 반복한다.

반복: 12회 이내에서 최대한 많이 반복한다.

지방 연소 운동 프로그램 | 프로그램B

운동3a
제르셔 굿모닝
Zercher Good Morning

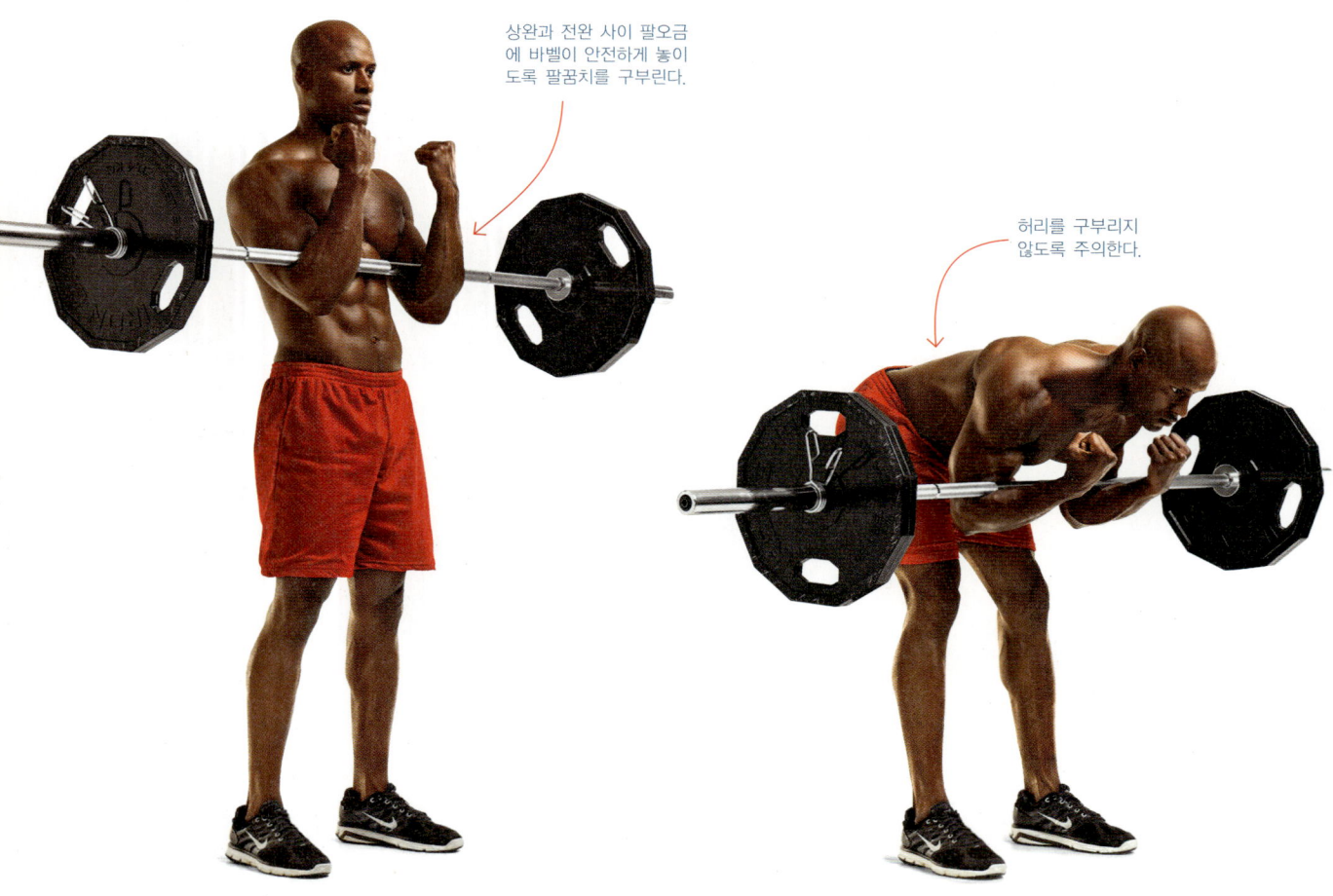

상완과 전완 사이 팔오금에 바벨이 안전하게 놓이도록 팔꿈치를 구부린다.

허리를 구부리지 않도록 주의한다.

A
- 발을 골반너비로 벌리고 곧게 선 상태에서, 팔꿈치를 구부리고 팔오금에 바벨을 얹어놓는다(타월이나 패드로 바벨을 감싸서 쿠션으로 활용할 수도 있다.).

B
- 허리를 곧게 유지한 상태에서 편안한 느낌이 나는 한도 내에서 골반을 최대한 앞으로 구부린다.
- 최저 지점에서 잠시 멈춘 다음, 몸통을 세우면서 시작자세로 돌아간다.

반복: 12회 반복한다.

Chapter 5: 15분 지방 연소 운동

운동3b
덤벨 얼터네이팅 숄더 프레스와 트위스트
Dumbbell Alternating Shoulder Press and Twist

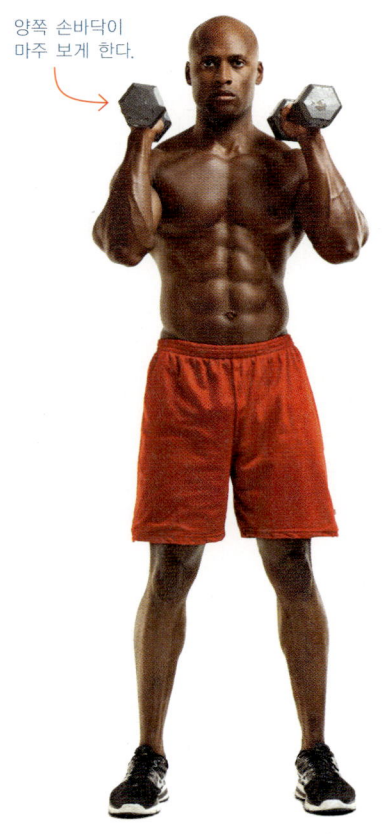

양쪽 손바닥이 마주 보게 한다.

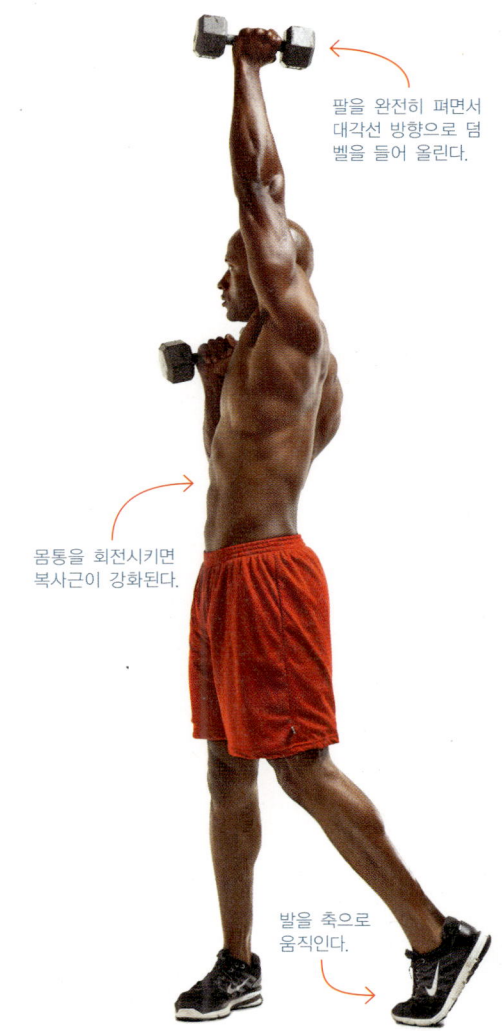

팔을 완전히 펴면서 대각선 방향으로 덤벨을 들어 올린다.

몸통을 회전시키면 복사근이 강화된다.

발을 축으로 움직인다.

A
- 양손에 덤벨을 들고 서서 팔꿈치를 구부려 덤벨을 어깨 바로 옆에 위치시킨다.
- 발을 어깨너비로 벌리고 서서 무릎을 약간 구부린다.

B
- 오른쪽 어깨 위쪽 방향을 향해 왼손을 약간 대각선으로 올리면서 덤벨을 밀어 올림과 동시에, 왼발의 볼 부분을 축으로 해서 오른쪽으로 몸통을 회전시킨다.
- 반대 동작을 통해 시작자세로 돌아간 다음, 왼쪽으로 몸통을 회전시키면서 오른손의 덤벨을 밀어 올린다. 여기까지가 1회 반복이다.

반복: 12회 반복한다.

근력, 정력, 스피드 & 땀 운동 프로그램

현대인들은 가정이나 일터 할 것 없이 의자에 앉아서 시간을 보내는 경우가 많다. 그러니 운동을 할 때만이라도 앉아 있지 말고 일어서서 지방을 조금이라도 더 많이 연소시켜야 한다. 최소한 이번 프로그램에서만은 벤치나 머신에 앉아 있을 틈이 없다. 이번 프로그램은 끊임없이 움직이며 다양한 방향에서 근육을 자극하고, 지방 연소를 가속시켜줄 것이다.

진행 방법

4가지 운동을 서킷 방식으로 진행하고, 각 서킷 사이에는 60~90초 동안 휴식을 취한다. 15분 동안 최대한 많은 서킷을 진행한다.

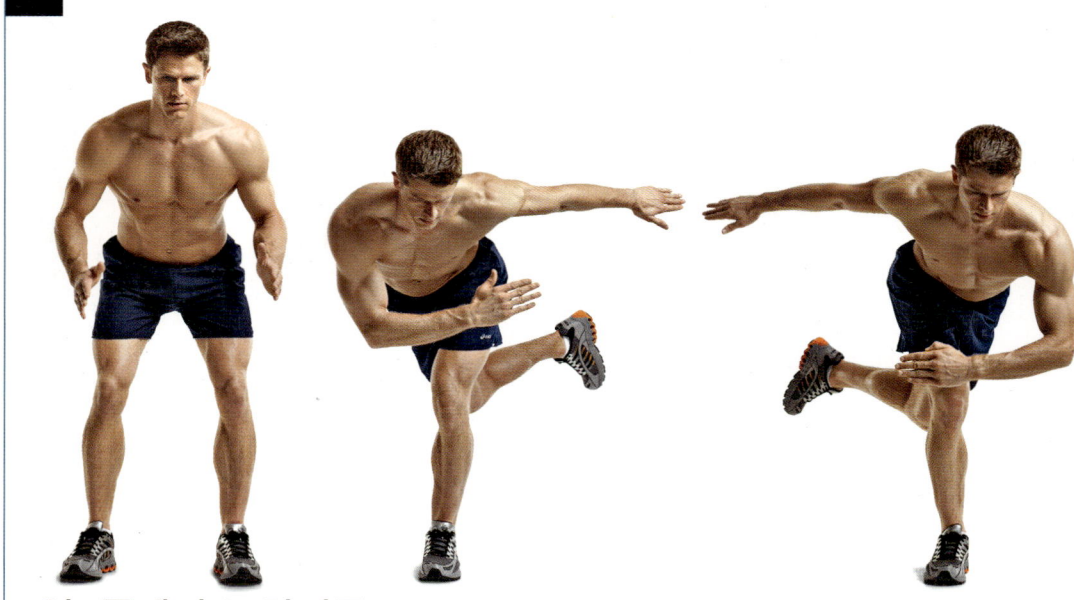

인-플레이스 하이든
In-Place Heidens

A
- 발을 골반너비보다 약간 더 넓게 벌리고 서서 엉덩이를 뒤로 빼고 무릎을 살짝 구부린다.

B
- 양팔을 왼쪽으로 흔들면서 왼쪽 다리 뒤편을 향해 오른쪽 다리를 폭발적으로 차올린다.
- 왼발은 지면에 붙인 상태로 유지하고 마지막 동작에서 잠시 멈춘다.

C
- 이번에는 발을 바꾸어 같은 요령으로 반대쪽을 향해 동작을 반복한다. 이때 왼발로 지면을 스치지 않도록 주의한다. 동작 간에 몸 앞뒤로 탄력을 준다.

반복: 30초 동안 최대한 많이 반복한다.

Chapter 5: 15분 지방 연소 운동

덤벨 고블릿 스쿼트와 펄스
Dumbbell Goblet Squat with Pulse

5

미국 성인의 5%만이 정해진 날에
강도 높은 운동을 완료한다.

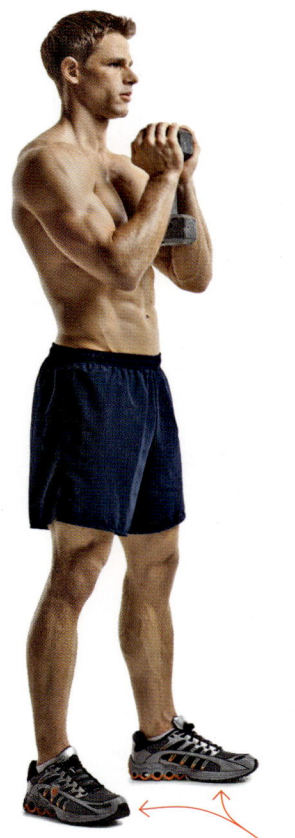

발끝을 바깥으로
약간 벌린다.

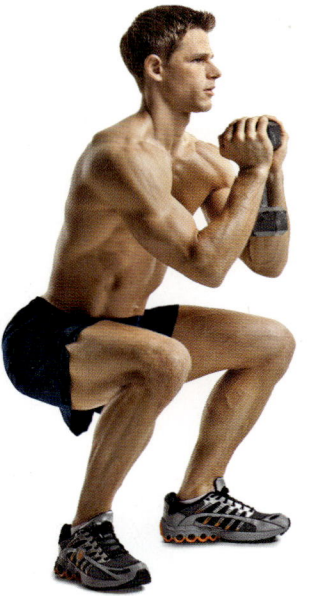

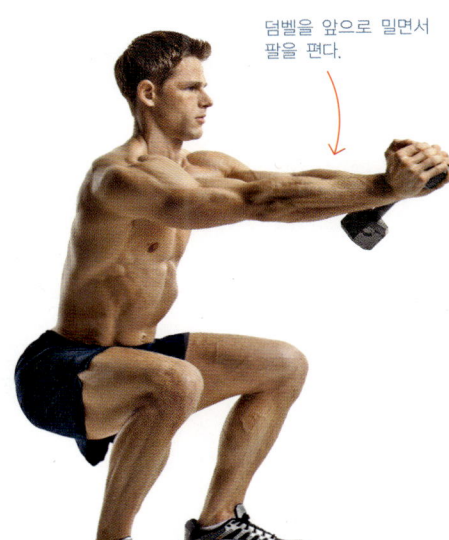

덤벨을 앞으로 밀면서
팔을 편다.

A
- 양손으로 덤벨의 한쪽 끝을 감싸서 세워 쥐고 가슴 높이로 올린다. 이때 발은 어깨너비로 벌린다.

B
- 복근에 힘을 준 상태에서 엉덩이를 뒤로 빼면서 허벅지가 지면과 수평을 이룰 때까지 몸을 낮춘다.

C
- 최저 지점에서 잠시 멈춘 다음, 팔이 지면과 평행을 이루면서 완전히 펴질 때까지 덤벨을 앞으로 내민다.
- 가슴을 향해 덤벨을 잡아당기고 일어선다. 여기까지가 1회 반복이다.

반복: 8~10회 반복한다.

근력, 정력, 스피드 & 땀 운동 프로그램

스파이더맨 푸시업
Spider-Man Pushup

A
- 발목부터 머리까지 몸을 일직선으로 만들면서 기본 푸시업 자세를 취한다.

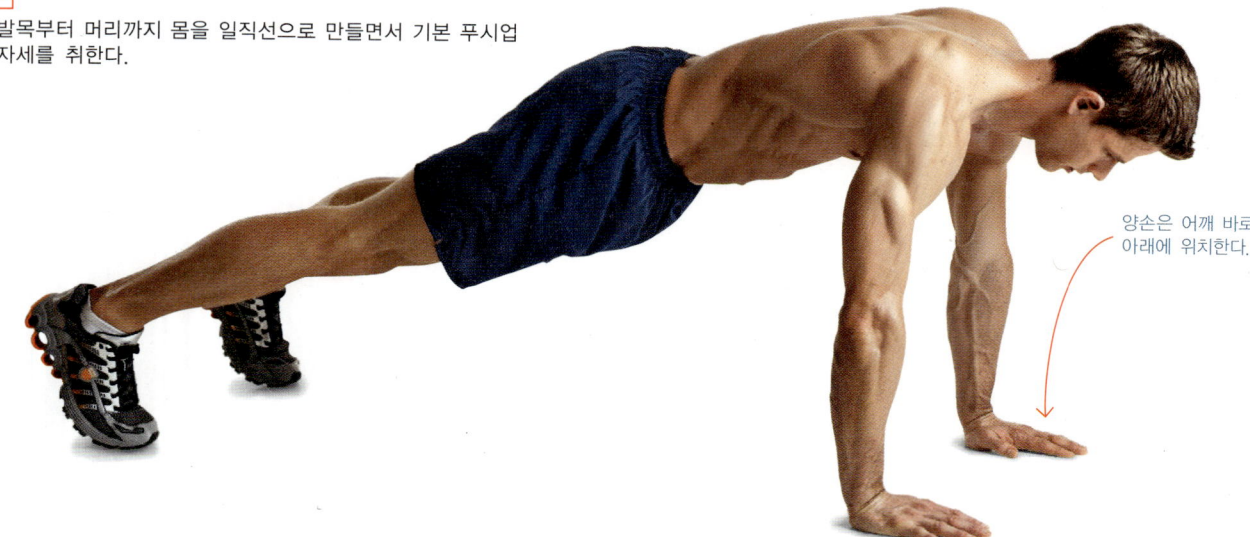

양손은 어깨 바로 아래에 위치한다.

B
- 지면을 향해 몸을 내리면서 오른쪽 무릎이 오른쪽 팔꿈치에 닿을 때까지 오른쪽 몸통 측면을 향해 오른발을 들어 올린다. 시작자세로 돌아간 다음, 왼쪽도 같은 요령으로 반복한다.

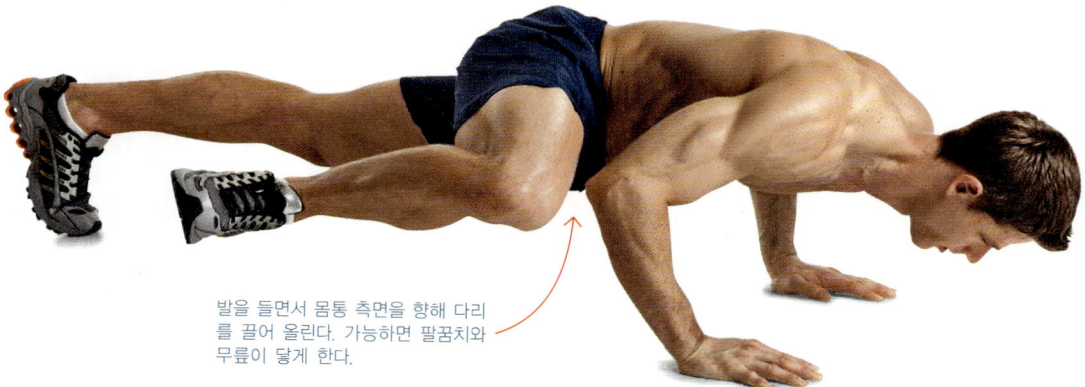

발을 들면서 몸통 측면을 향해 다리를 끌어 올린다. 가능하면 팔꿈치와 무릎이 닿게 한다.

반복: 한쪽 다리 당 5~6회 반복한다.

Chapter 5: 15분 지방 연소 운동

바디소우
Bodysaw

A
- 지면에 타월을 놓고 타월 위에 발을 올린 상태에서 플랭크 자세를 취한다. 이때 전완이 지면에 닿게 하고 팔꿈치는 어깨 바로 아래에 위치시킨다.

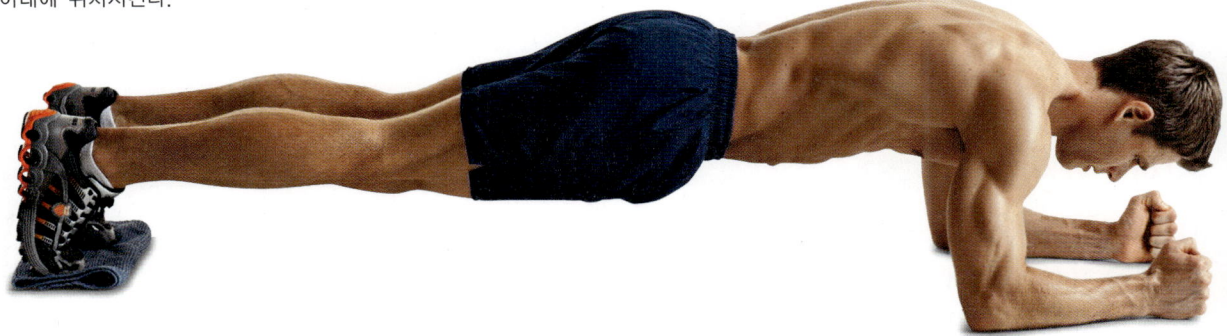

B
- 복근과 엉덩이에 힘을 준 다음, 타월에 올린 발이 뒤로 밀리도록 팔로부터 몸 전체를 뒤로 밀어낸다.
- 코어에 완전히 힘이 들어가는 느낌이 나면 몸을 앞으로 당겨 올리며 시작자세로 돌아간다. 여기까지가 1회 반복이다.

 트레이너의 조언
골반이 아래로 처진다면 발을 과도하게 밀어낸 것이다.

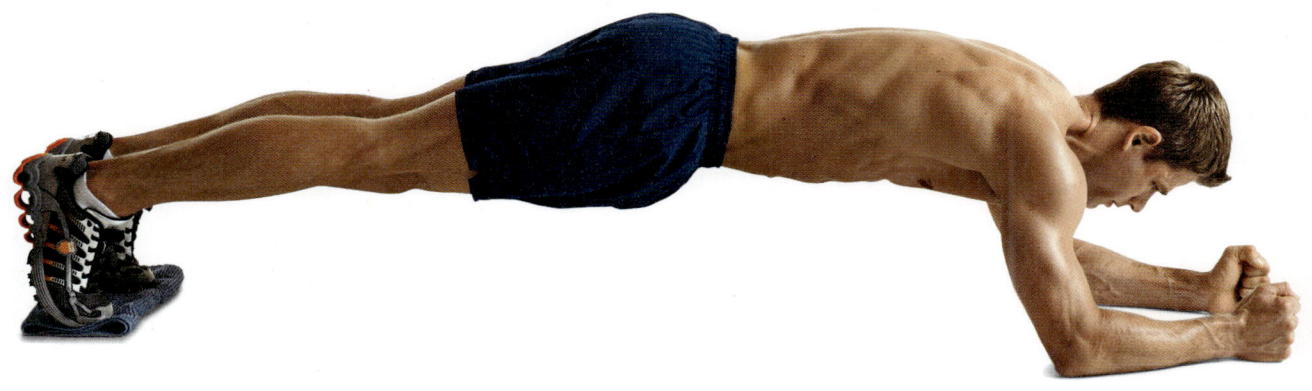

반복: 8~10회 반복한다.

115

수퍼히어로 운동 프로그램

높은 건물 위까지 한 번에 뛰어 오를 수 있는 사람은 없다. 하지만 남자라면 누구나 마음속으로 수퍼맨이 되는 상상을 수없이 해봤을 것이다. 이번 프로그램은 영화 속 수퍼히어로 같이 강철 같은 근육을 만들 수 있는 프로그램이다. 이 프로그램대로 운동을 하다 보면 땀이 물 흐르듯이 날 수도 있다. 그러니 운동을 시작하기 전에 망토는 벗어놓기로 하자.

진행 방법

4가지 운동을 한 세트로 묶어서 2~3세트 실시하고, 각 세트 사이에는 30~60초 동안 휴식을 취한다.

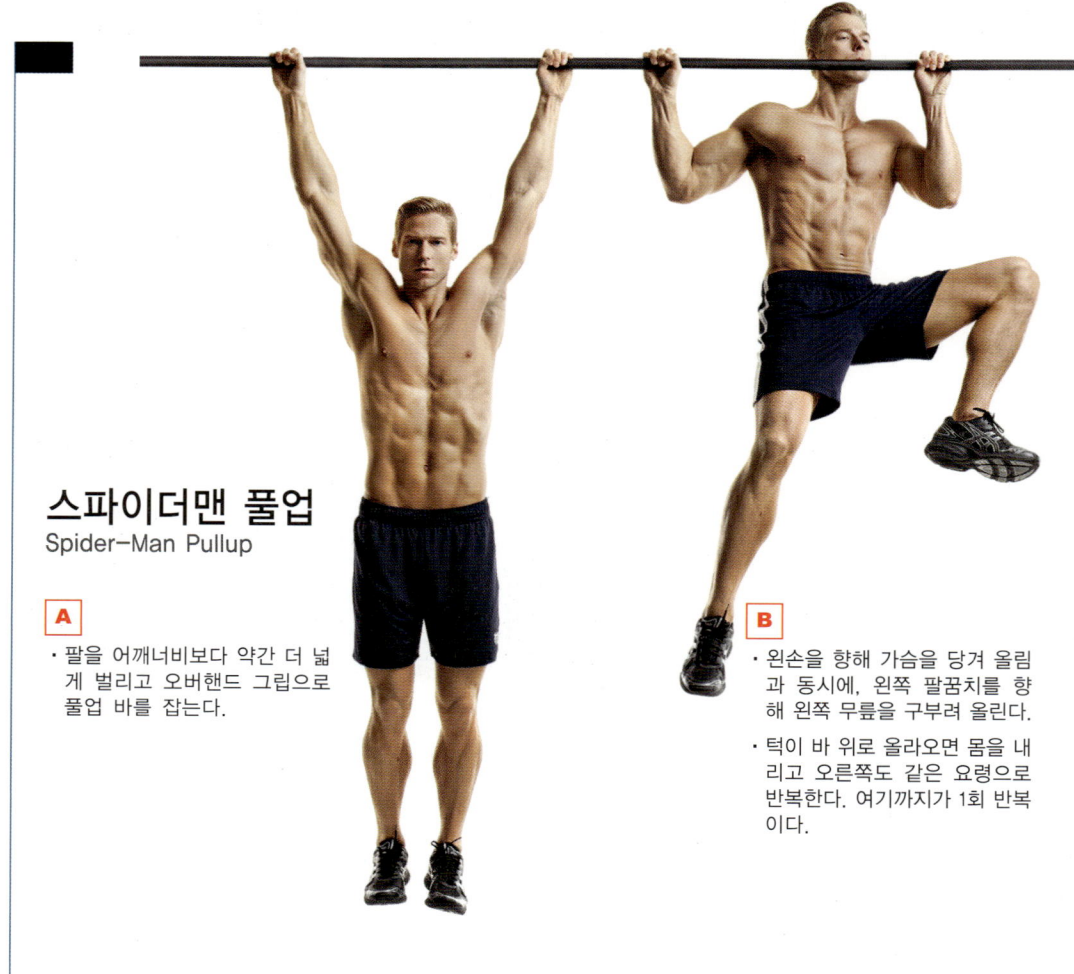

스파이더맨 풀업
Spider-Man Pullup

A
- 팔을 어깨너비보다 약간 더 넓게 벌리고 오버핸드 그립으로 풀업 바를 잡는다.

B
- 왼손을 향해 가슴을 당겨 올림과 동시에, 왼쪽 팔꿈치를 향해 왼쪽 무릎을 구부려 올린다.
- 턱이 바 위로 올라오면 몸을 내리고 오른쪽도 같은 요령으로 반복한다. 여기까지가 1회 반복이다.

반복: 8~10회 반복한다.

Chapter 5: 15분 지방 연소 운동

헐크 수퍼 리프
Hulk Super Leap

A
- 두꺼운 운동 매트 위에 서서 발을 어깨너비보다 넓게 벌린다.
- 골반과 무릎을 신속하게 구부리면서 스쿼트 자세의 중간 지점까지 몸을 낮춘다.

B
- 팔을 머리 위로 번쩍 들어 올리면서 최대한 높이 뛰어 오른다.
- 최대한 부드럽게 착지한 다음, 스쿼트 중간 자세까지 즉시 몸을 낮춘다. 이 동작을 반복한다.

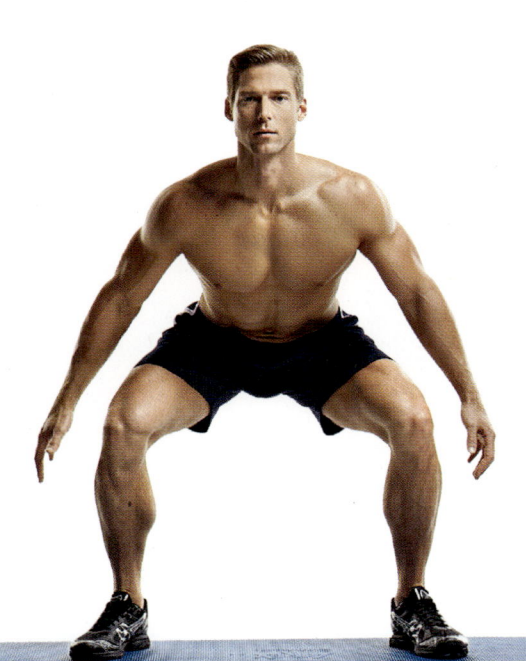
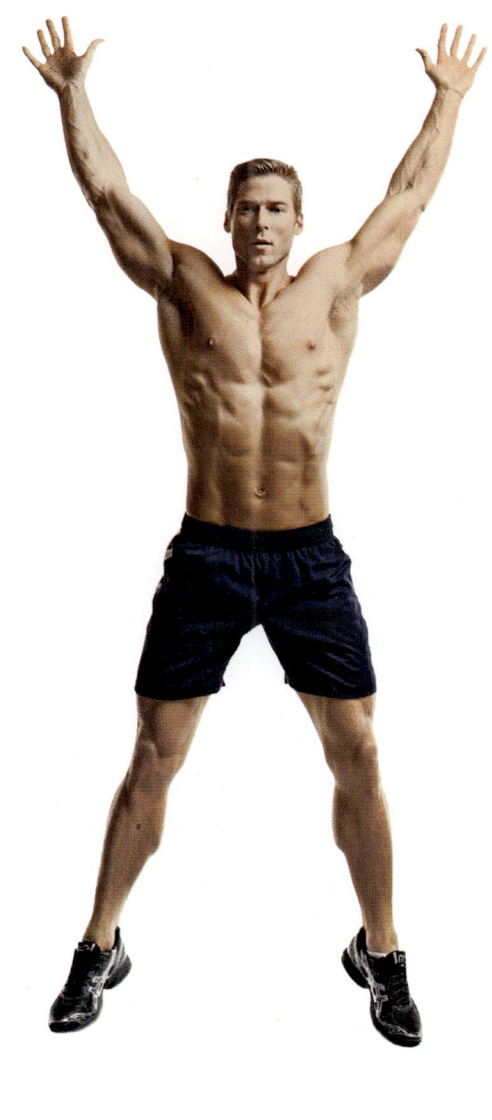

반복: 8~10회 반복한다.

수퍼히어로 운동 프로그램

수퍼맨 백 익스텐션
Superman Back Extension

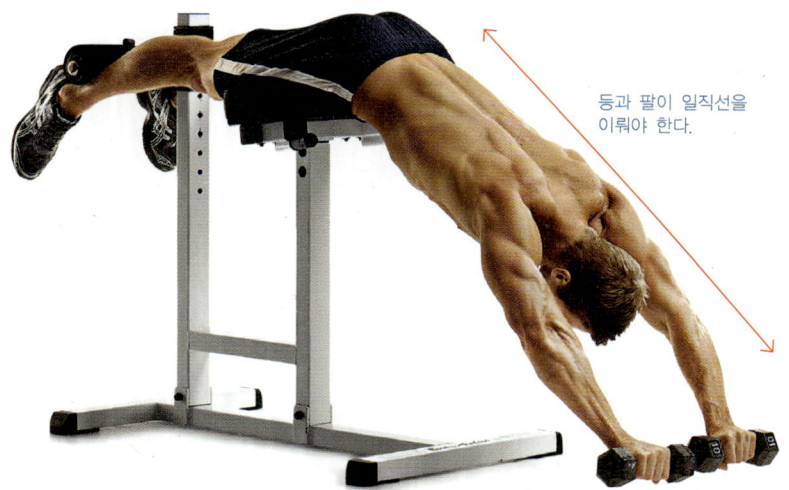

등과 팔이 일직선을 이뤄야 한다.

A
- 백-익스텐션 스테이션에 발을 고정시키고 엎드린다.
- 양손에 덤벨을 잡고 팔을 앞으로 뻗는다.
- 허리를 구부리면서 지면을 향해 상체를 내린다.

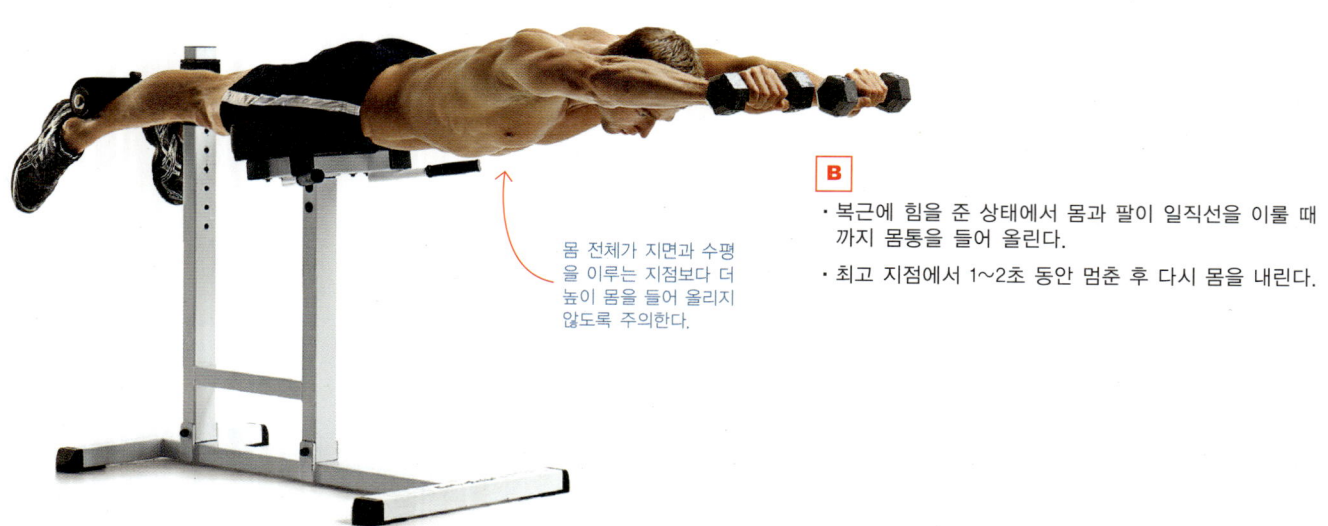

몸 전체가 지면과 수평을 이루는 지점보다 더 높이 몸을 들어 올리지 않도록 주의한다.

B
- 복근에 힘을 준 상태에서 몸과 팔이 일직선을 이룰 때까지 몸통을 들어 올린다.
- 최고 지점에서 1~2초 동안 멈춘 후 다시 몸을 내린다.

반복: 10회 반복한다.

Chapter 5: 15분 지방 연소 운동

토르의 해머
Thor's Hammer

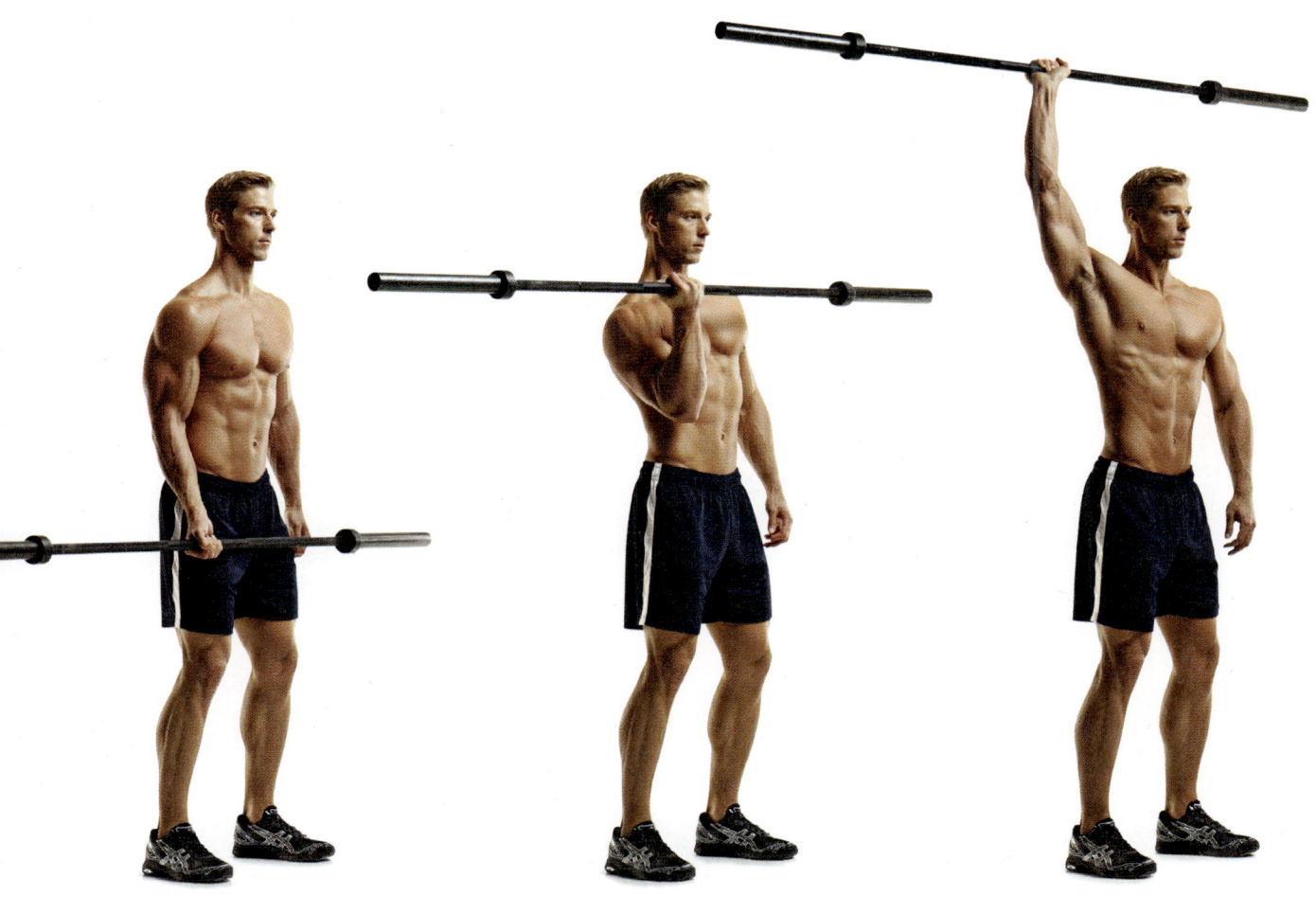

A
- 오른손을 이용해 언더핸드 그립으로 바의 중앙을 잡고 허벅지 앞에 바를 위치시킨다.

B
- 컬 동작으로 어깨를 향해 바를 들어 올린다.

C
- 머리 위로 바를 밀어 올린 다음, 최고 지점에서 손바닥이 앞을 향하도록 손목을 회전시킨다.
- 팔을 최대한 곧게 뻗어 올린다.
- 바를 내리고 팔을 바꾸어 같은 요령으로 반복한다.

반복: 한쪽 팔 당 6~10회 반복한다.

수퍼스웨트 수퍼세트 운동 프로그램

 '수퍼세트' 란 중간 휴식 없이 두 가지 운동을 연달아 실시하는 운동 방법을 뜻한다. 수퍼세트는 보통 인체에서 서로 반대작용을 하는 길항근을 대상으로 진행하며, 수퍼세트 방식으로 운동을 할 때는 한쪽 근육이 운동을 할 때 반대쪽 근육은 휴식을 취할 수 있다. 그러나 이번 프로그램에서는 같은 근육에 두 가지 운동을 수퍼세트 방식으로 적용하여 진행하기 때문에 운동 강도와 칼로리 소모량이 매우 높다.

진행 방법

각 수퍼세트에 포함된 2가지 운동을 휴식 없이 각각 6회 반복한다. 수퍼세트를 한 번 완료한 다음에는 2분 동안 휴식을 취하고 다음 수퍼세트를 시작한다.

수퍼세트1
플라이오메트릭 푸시업
Plyometric Pushup

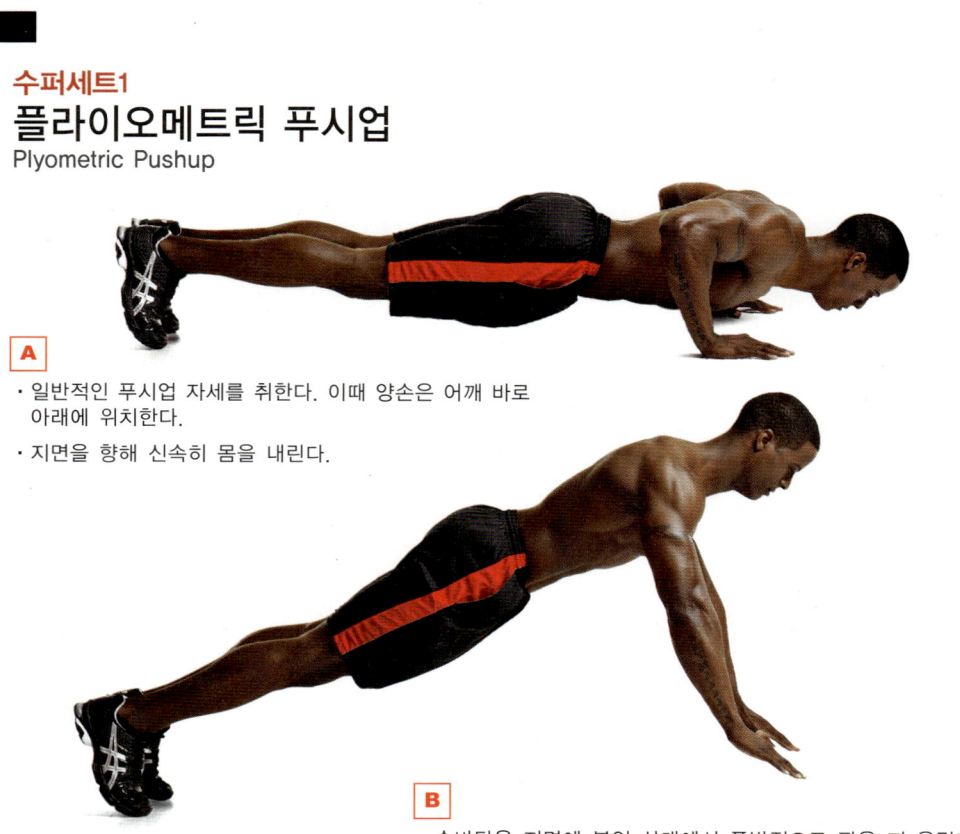

A
- 일반적인 푸시업 자세를 취한다. 이때 양손은 어깨 바로 아래에 위치한다.
- 지면을 향해 신속히 몸을 내린다.

B
- 손바닥을 지면에 붙인 상태에서 폭발적으로 팔을 펴 올린다.
- 곧바로 다시 팔을 구부리면서 몸을 내린다. 이 동작을 반복한다.

반복: 6회 반복한다.

Chapter 5: 15분 지방 연소 운동

덤벨 벤치 프레스
Dumbbell Bench Press

A
- 양손에 무거운 덤벨을 들고 벤치에 누워 가슴 위로 팔을 뻗어 올린다. 이때 손바닥은 발쪽을 향한다.

발은 지면에 붙인 상태로 유지한다. 지면에서 발을 떼면 상체에 들어갈 힘이 다른 곳으로 분산되기 때문에 운동 효과가 낮아진다.

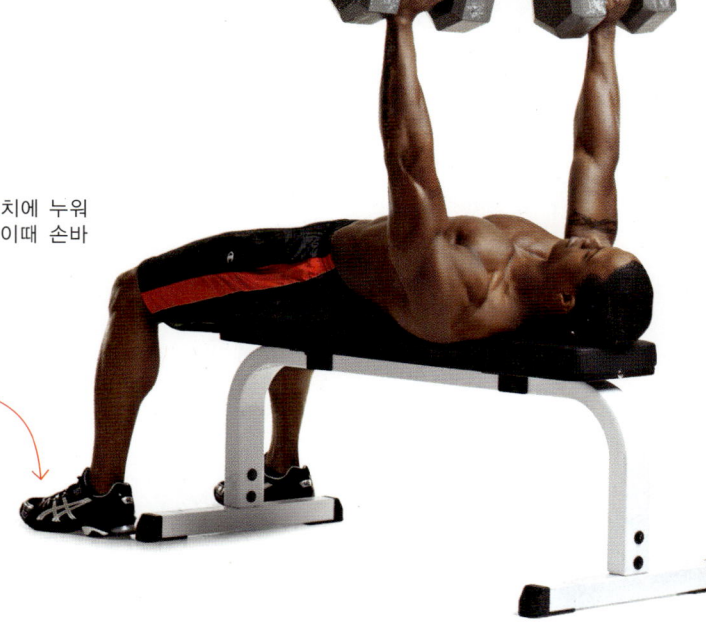

B
- 가슴 바깥쪽을 향해 덤벨을 천천히 내린다.
- 최저 지점에서 잠시 멈춘 다음, 덤벨을 밀어 올리면서 시작자세로 돌아간다.

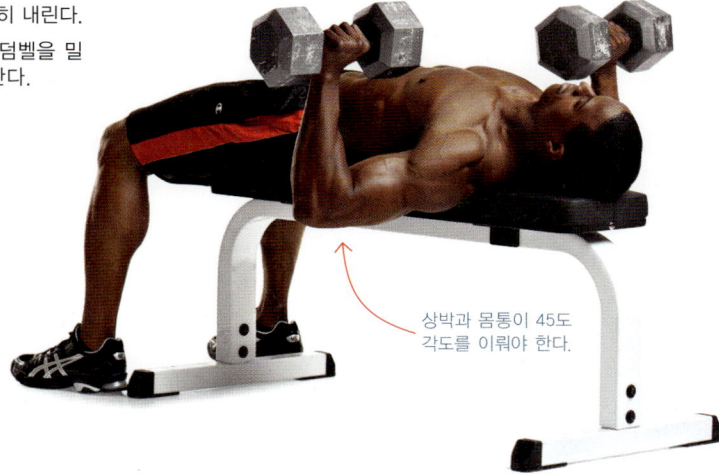

상박과 몸통이 45도 각도를 이뤄야 한다.

반복: 6회 반복한다.

벤치가 좋은 이유

벤치에 누워 바벨이나 덤벨로 프레스 동작을 취할 때는 팔을 내리는 구간에서 몸 중심을 향해 양쪽 견갑골을 모으게 된다. 이런 동작은 상체에 힘을 모아 더 큰 힘으로 중량을 밀어 올릴 수 있는 원동력이 된다. 그러나 벤치 없이 지면에 누워서는 이런 동작을 취할 수 없다. 벤치에서는 중량을 내리는 구간에서 어깨가 뒤로 밀리고 가슴이 펴지면서 상체가 압축된 스프링 같은 상태가 된다. 이런 상태에서 바벨이나 덤벨을 밀어 올리면 더 큰 힘을 발휘할 수 있게 되는 것이다.

수퍼스웨트 수퍼세트 운동 프로그램

수퍼세트2
익스플로시브 스텝업
Explosive Stepup

얼터네이팅 덤벨 스텝업
Alternating Dumbbell Stepup

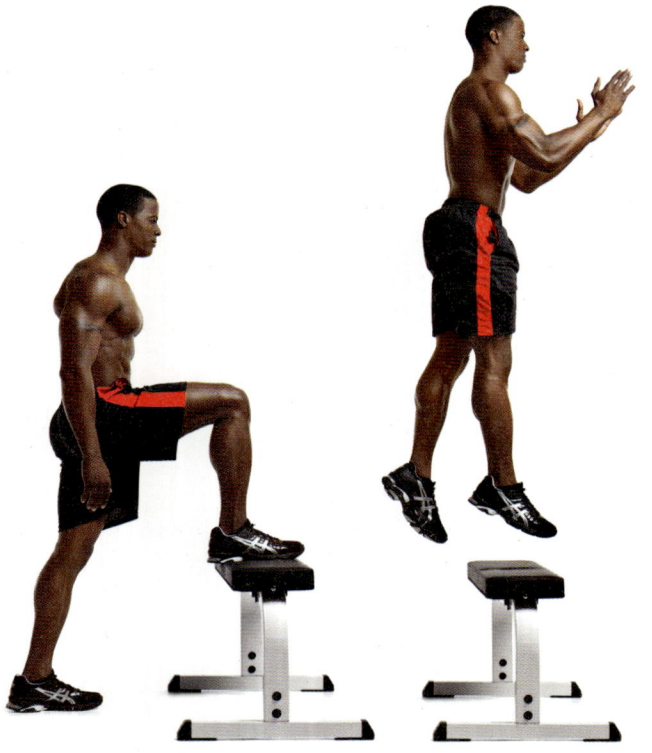

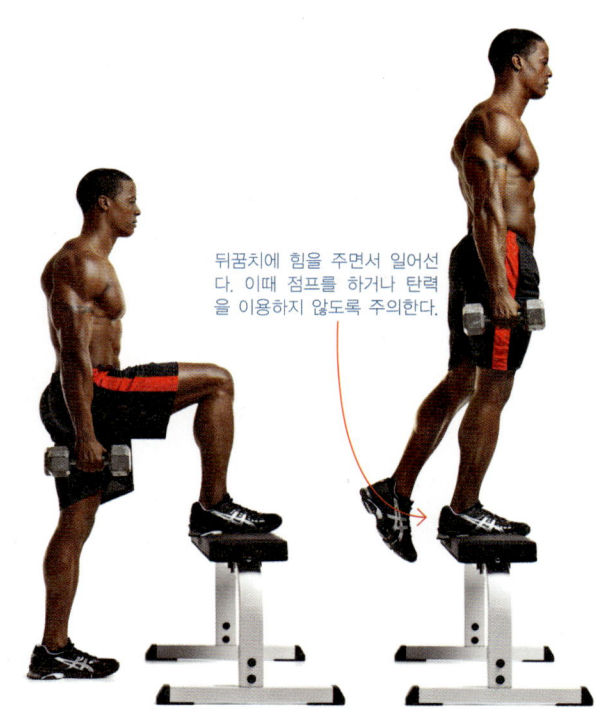

뒤꿈치에 힘을 주면서 일어선다. 이때 점프를 하거나 탄력을 이용하지 않도록 주의한다.

A
- 벤치 위에 오른발을 올리고 왼발은 지면에 밀착시킨다.

B
- 몸통을 곧게 유지하고, 오른발로 벤치를 밀어 올리면서 공중으로 튀어 오른다.
- 공중 동작 이후에는 벤치 위에 왼발로 부드럽게 착지하면서 오른발은 지면을 향해 착지 동작을 취한다.

A
- 양쪽 손바닥이 마주 보는 방향으로 양손에 덤벨을 잡고 벤치 앞에 선다.
- 오른발을 벤치에 올린다.

B
- 오른발로 벤치 위에 서면서 왼발을 벤치 뒤쪽으로 드리운다.
- 발을 바꾸어 똑같이 반복한다. 여기까지가 1회 반복이다.

반복: 발을 교대하면서 6회 반복한다.

반복: 6회 반복한다.

Chapter 5: 15분 지방 연소 운동

수퍼세트3
V-업 V-Up

A
- 다리를 곧게 펴고 팔을 머리 위로 올린 상태로 지면에 눕는다.

B
- 복근에 힘을 주면서 팔과 몸통을 지면에서 들어 올림과 동시에, 몸통을 향해 다리를 곧게 들어 올린다.
- 최고 지점에서는 가능하면 손이 발 끝에 닿게 한 다음, 시작자세로 돌아간다.

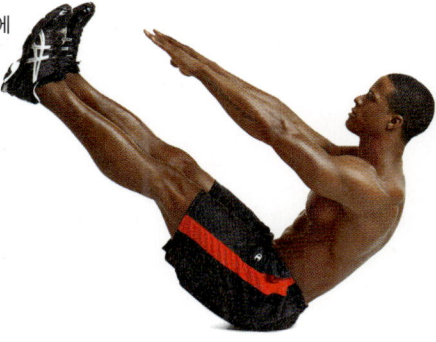

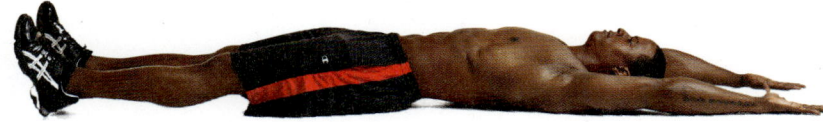

반복: 6회 반복한다.

웨이티드 스태빌리티 볼 싯업 Weighted Stability Ball Situp

A
- 양손으로 덤벨 하나를 잡고 가슴에 댄 상태에서 스태빌리티 볼 위에 눕는다.

골반부터 견갑골까지의 부위를 볼 위에 댄다.

B
- 골반을 구부리면서 상체를 절반 정도 들어 올린 다음, 골반을 천천히 펴면서 시작자세로 돌아간다.

복근에 힘을 주면서 동작을 취하되, 반동을 이용하지 않도록 주의한다.

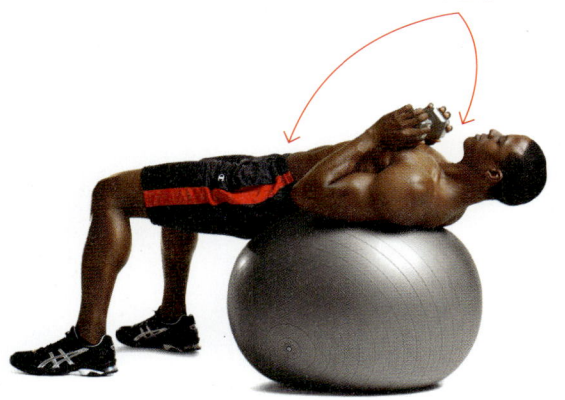

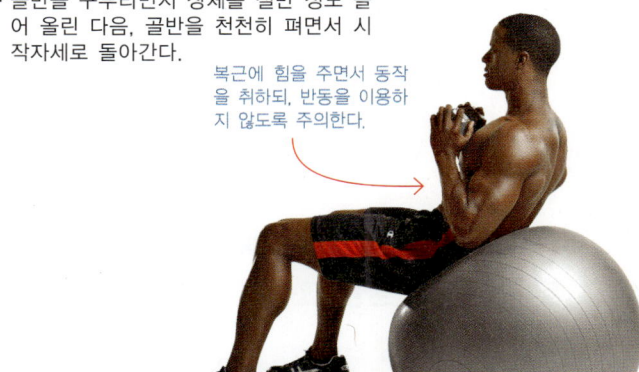

발을 지면에 붙인 상태로 유지한다.

반복: 6회 반복한다.

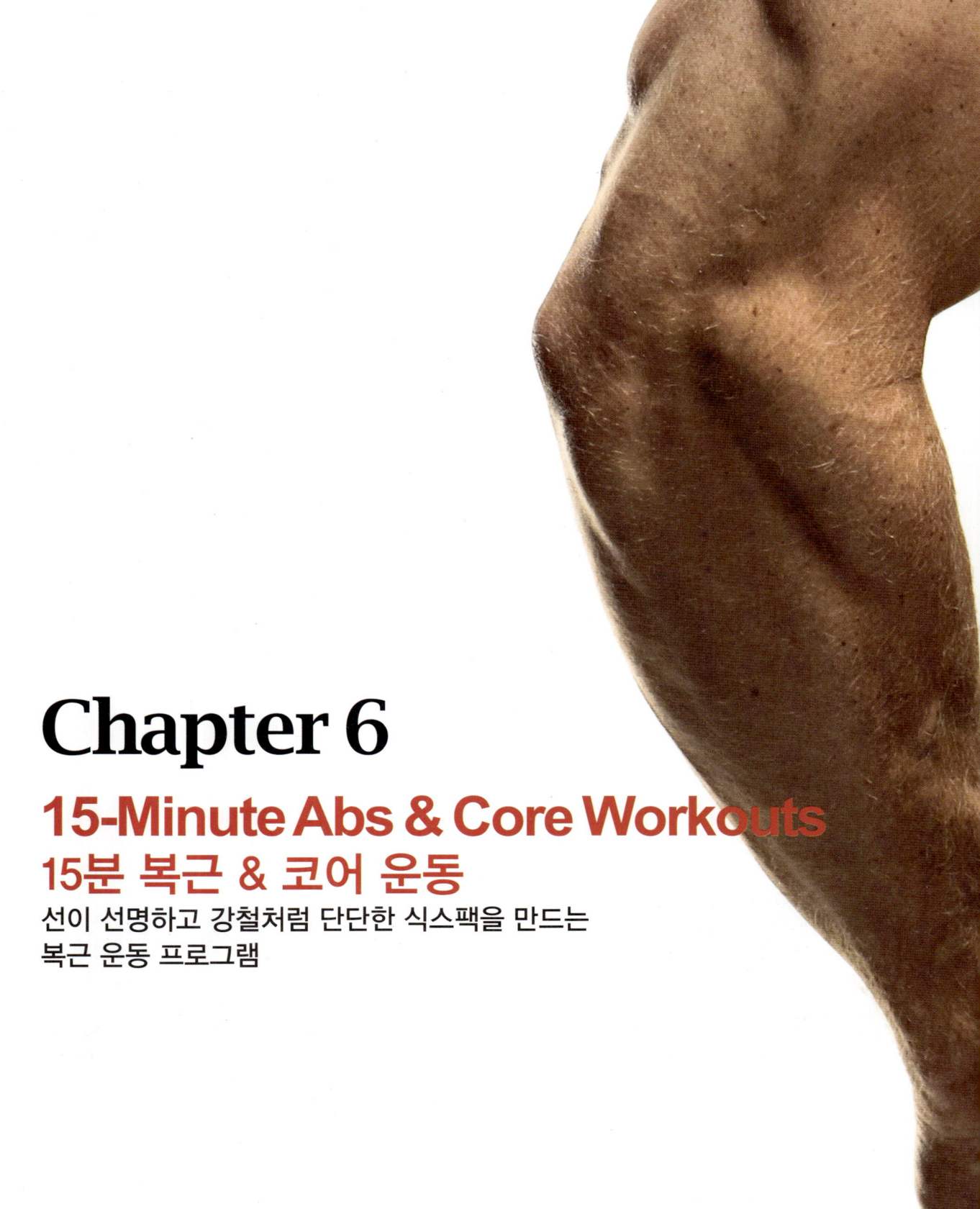

Chapter 6

15-Minute Abs & Core Workouts
15분 복근 & 코어 운동

선이 선명하고 강철처럼 단단한 식스팩을 만드는
복근 운동 프로그램

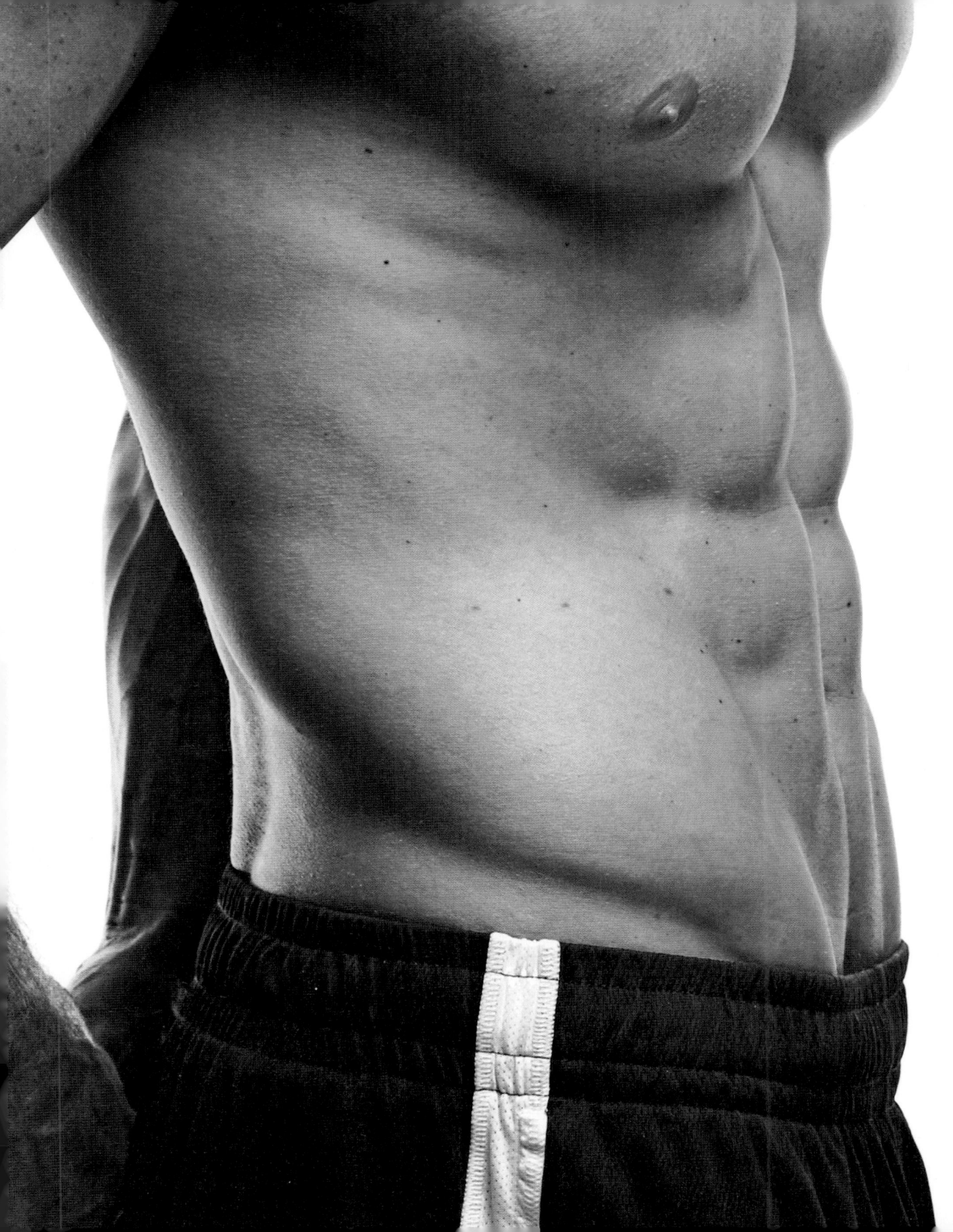

Superfast Exercises for Your Abs
초고속 복근 운동

출렁거리거나 허리띠 위로 삐져나오는 뱃살을 원하는 사람은 없다. 누구나 탄탄한 복근을 원한다. 날씬하고 단단한 허리는 당신이 식생활과 건강에 신경을 쓰고 있다는 증표이다. 이런 통제력과 책임감과 건강은 여성들이 남성을 선택할 때 고려하는 사항들이기도 하다. 하지만 외형적인 매력을 가꾸거나 외모에 대한 허영심을 충족하는 것 이외에도 복근을 강화해야 할 이유는 많다. 자전거바퀴의 중심축처럼, 인체의 중심인 코어는 몸 전체의 근력과 안정성에 중추적인 역할을 한다. 다시 말해, 코어가 약한 만큼 우리도 약한 것이다. 「코어 퍼포먼스Core Performance」라는 책으로 잘 알려진 전문 트레이너, 마크 베르스테겐Mark Verstegen은 척추를 지탱하는 복근, 복사근, 그리고 허리의 근육을 강화한다는 것은 전신을 새단장하는 것과 같다고 말했다. 코어를 강화하면 더 젊고, 더 강하고, 더 똑똑해진 느낌이 들 것이다.

- 코어가 강할수록 키가 더 크고 더 늘씬해 보인다. 이는 코어가 복부를 잡아주어 전체 골격을 길게 정렬하는 효과가 있기 때문이다.
- 척추를 따라 길게 늘어서서 척추를 지탱하는 척추 주위의 근육들과 복부의 깊은 근육들은 척추를 보호하는 코르셋 같은 역할을 하기 때문에 이 근육들을 강화하면 등과 허리의 부상을 예방할 수 있다.
- 코어를 잘 단련하면 신체적인 반응 속도뿐만 아니라 정신적인 기능도 향상된다. 척추는 몸과 두뇌 사이의 정보 통로이기 때문에 척추가 안정적으로 잘 정돈되면 두뇌가 더 효율적으로 정보를 받아들일 수 있다.

코어를 강화해야 할 이유는 그 밖에도 많다. 이런 근거들을 감안하면 이번 장의 내용이 이 책에서 가장 중요하다고 할 수 있을 것이다. 코어는 그만큼 노력을 집중할 가치가 있다. 15분만으로 멋진 코어를 가질 수 있다면 그보다 더 좋은 일은 없을 것이다.

Chapter 6: 15분 복근 & 코어 운동

1분 가이드:
15분 복근 & 코어 운동 서킷

p.128
노-크런치 코어 운동 프로그램
리버스 우드 촙
싱글-암 런지
리버스 플랭크와 레그 레이즈
싱글-암 벤트-오버 로우
하프-시티드 레그 서클
락앤롤 코어
해머 토스

p.134
식스팩 운동 프로그램 1
롱-암 웨이티드 크런치
시티드 복근 크런치
메디신볼 레그 드롭
웨이티드 원-사이드 크런치
닐링 케이블 크런치
크런치/사이드-벤드 콤보

p.138
식스팩 운동 프로그램 2
스태빌리티 볼 파이크
리버스 크런치
스태빌리티 볼 레그 컬
프론 코브라
행잉 레그 레이즈

p.142
복사근 운동 프로그램
오블리크 V-업
색슨 사이드 벤드
스피드 로테이션
메디신볼 토르소 로테이션
투-핸드 우드 촙
사이드 잭나이프

p.146
자율 15분 코어 운동 프로그램
사이드 브리지
플랭크와 다이아고널 암 리프트
싱글-레그 로어링 드릴
스태빌리티 볼 니 턱
글루트 브리지 마치
프론 오블리크 롤
워크 더 플랭크와 로테이트
카누
얼터네이팅 덤벨 로우
사이드 플랭크와 리치-언더 로테이션
복근 초퍼
더 매트릭스
T-스태빌라이저
더블-레그 스트레칭
백 익스텐션 레그 레이즈
스태빌리티 볼 플랭크 로커
스태빌리티 볼 니-업
암 풀 오버 스트레이트-레그 크런치
더 스프린터

복근 해부학

코어란 척추를 지탱하는 여러 개의 근육들을 통칭하는 용어로, 코어는 20개가 넘는 근육으로 이루어져 있다. 이 가운데 주요 근육들은 다음과 같다.

복직근: 복부의 전면에서 이른바, 식스팩을 형성하는 근육으로 크런치 동작을 취할 때 활성화된다.

복횡근: 복직근 아래 위치한 근육으로 복벽을 안으로 끌어당기는 역할을 한다.

복사근: 몸통 측면에 위치한 근육으로 몸통을 옆으로 구부리고 회전시키는 동작에 관여한다.

골반 굽힘근: 코어 강화에 필수적인 걷기와 뛰기 동작을 취할 때 골반 관절을 구부리거나 대퇴를 들어 올리는 역할을 한다.

허리: 허리 주위에는 허리를 뒤로 젖힐 때 척추를 잡아주는 많은 근육들이 있다. 이 근육들은 코어의 작동 기전에 매우 중요한 역할을 한다.

노-크런치 코어 운동 프로그램

과식에 대한 벌을 받는 것처럼 크런치에 집착하는 사람들도 있다. 그러나 보통 사람들은 대부분 훌륭한 복근을 만드는 일에 관심이 없다. 사실 크런치는 복근 중에서도 일부분만을 강화하는 운동이다. 그러나 이번 프로그램은 코어 전체와 허리, 엉덩이까지 강화할 수 있도록 구성되어 있다. 왜냐하면 엉덩이 근육이 약하고 어깨가 구부정하면 배가 더 나올 수 있기 때문이다.

진행 방법

모든 운동을 중간 휴식 없이 연달아 서킷 방식으로 진행하고, 하나의 서킷을 완료하면 잠시 휴식을 취한 후에 서킷을 1회 더 진행한다.

리버스 우드 촙
Rever Wood Chop

A
- 양손으로 메디신볼을 잡고 왼쪽 골반 옆에 메디신볼을 위치시킨 다음, 무릎을 살짝 구부린다.

B
- 팔을 곧게 편 상태로 유지하면서, 몸 전체가 곧게 펴질 때까지 오른쪽 어깨 위쪽을 향해 대각선으로 팔을 들어 올린다. 팔을 내리면서 시작자세로 돌아간다. 여기까지가 1회 반복이다.

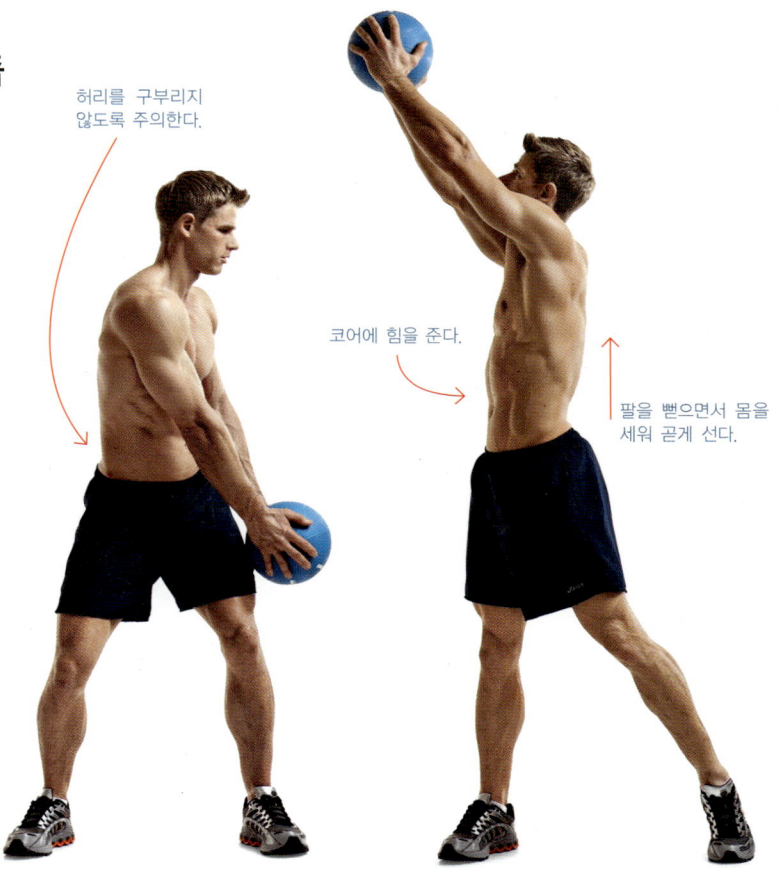

허리를 구부리지 않도록 주의한다.

코어에 힘을 준다.

팔을 뻗으면서 몸을 세워 곧게 선다.

반복: 10회 반복 후, 오른쪽 골반 옆에 메디신볼을 놓고 같은 요령으로 10회 반복한다.

Chapter 6: 15분 복근 & 코어 운동

싱글-암 런지
Single-Arm Lunge

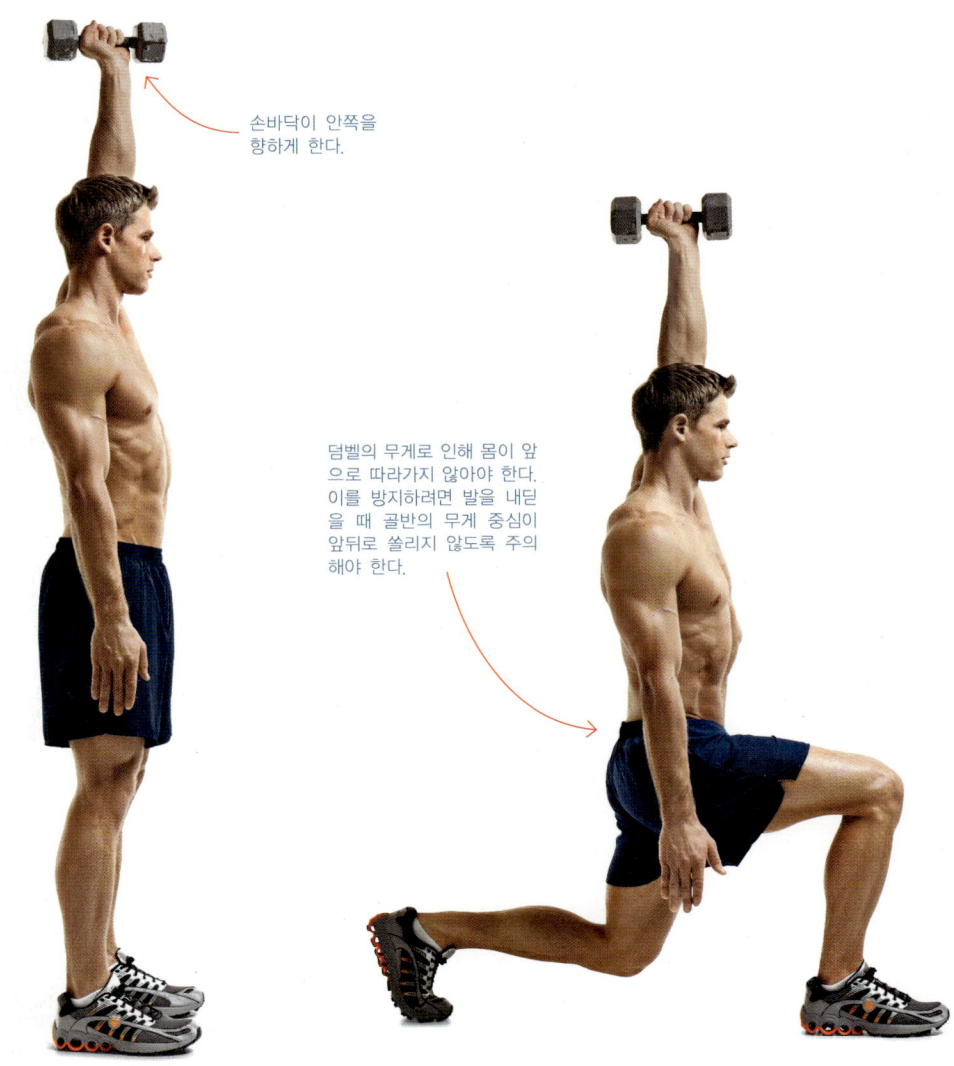

손바닥이 안쪽을 향하게 한다.

덤벨의 무게로 인해 몸이 앞으로 따라가지 않아야 한다. 이를 방지하려면 발을 내딛을 때 골반의 무게 중심이 앞뒤로 쏠리지 않도록 주의해야 한다.

A
- 왼손에 덤벨을 들고 왼팔을 머리 위로 들어 올린다. 동작 간에 팔꿈치는 귀 옆에 가까이 붙인다.

B
- 오른발을 앞으로 내딛으면서 허벅지가 지면과 평행을 이룰 때까지 몸을 낮춘다. 오른발로 지면을 밀면서 선 자세로 돌아간다. 여기까지가 1회 반복이다.

반복: 8~10회 반복 후, 오른손에 덤벨을 들고 왼쪽 다리로 런지 동작을 취하면서 같은 요령으로 반복한다.

노-크런치 코어 운동 프로그램

리버스 플랭크와 레그 레이즈
Reverse Plank with Leg Raise

A
- 다리를 쭉 뻗은 상태로 지면에 앉아서 손가락이 전방을 향하도록 양손을 엉덩이 뒤로 뻗는다. 팔로 지면을 밀면서 골반을 들어 올려 뒤꿈치부터 머리까지 몸 전체가 일직선이 되게 한다. 이 자세가 리버스 플랭크 자세이다.

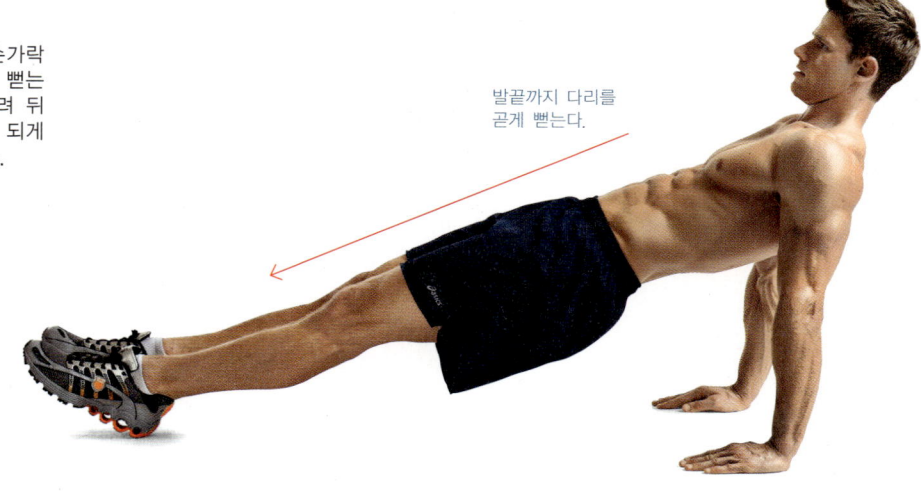

발끝까지 다리를 곧게 뻗는다.

B
- 골반이 아래로 처지지 않게 주의하면서, 오른쪽 다리를 45도 이상 들어 올린다. 최고 지점에서 3초 동안 멈춘 다음, 다리를 내리는 동작을 반복한다.

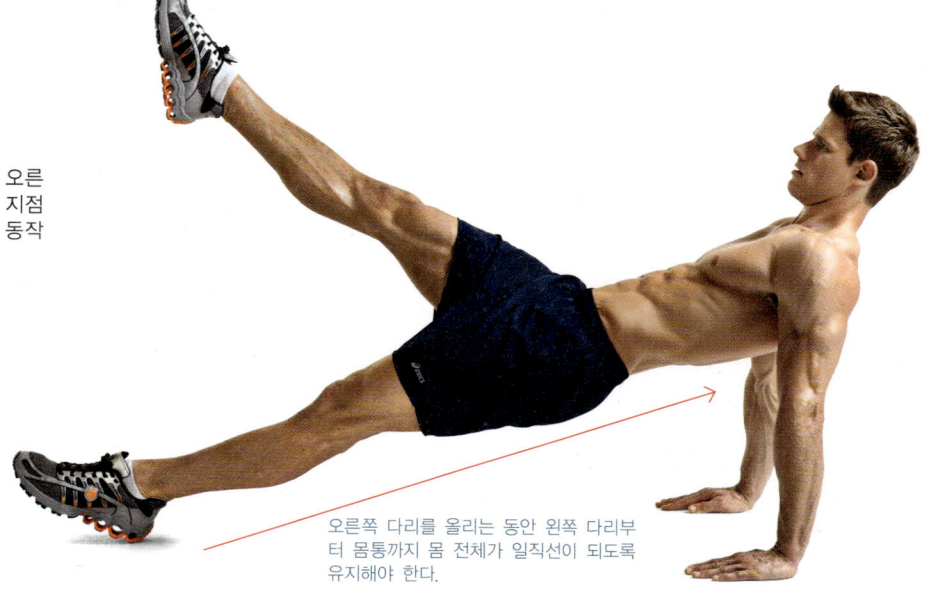

오른쪽 다리를 올리는 동안 왼쪽 다리부터 몸통까지 몸 전체가 일직선이 되도록 유지해야 한다.

반복: 한쪽 다리 당 10회 반복한다.

Chapter 6: 15분 복근 & 코어 운동

싱글-암 벤트-오버 로우 Single-Arm Bent-Over Row

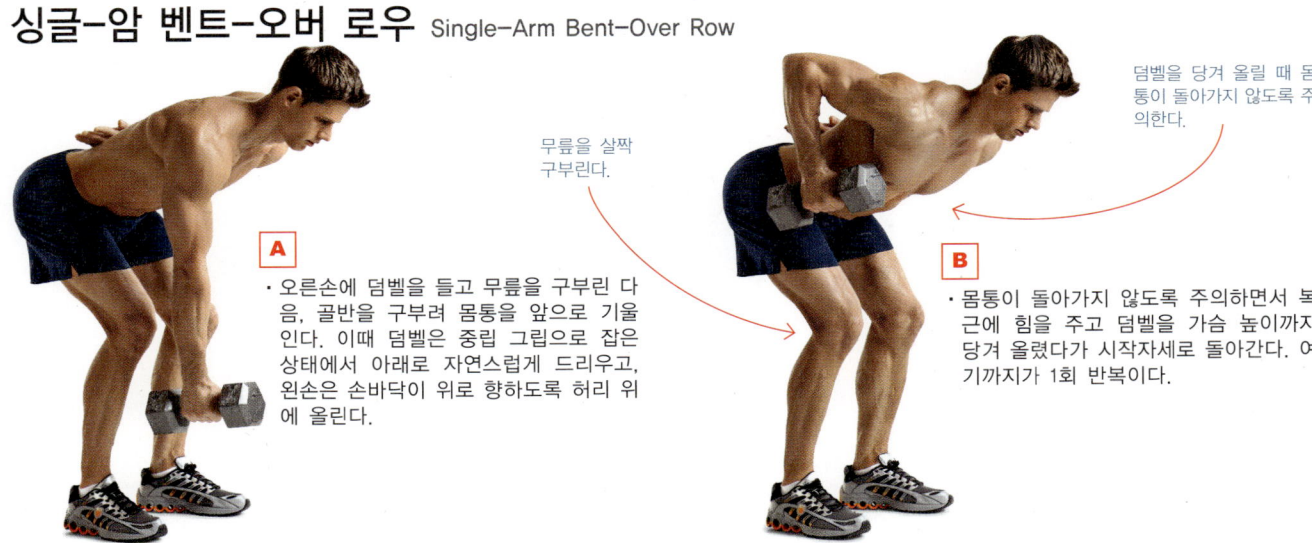

A
- 오른손에 덤벨을 들고 무릎을 구부린 다음, 골반을 구부려 몸통을 앞으로 기울인다. 이때 덤벨은 중립 그립으로 잡은 상태에서 아래로 자연스럽게 드리우고, 왼손은 손바닥이 위로 향하도록 허리 위에 올린다.

무릎을 살짝 구부린다.

B
- 몸통이 돌아가지 않도록 주의하면서 복근에 힘을 주고 덤벨을 가슴 높이까지 당겨 올렸다가 시작자세로 돌아간다. 여기까지가 1회 반복이다.

덤벨을 당겨 올릴 때 몸통이 돌아가지 않도록 주의한다.

반복: 10~12회 반복 후, 왼손에 덤벨을 들고 같은 요령으로 반복한다.

하프-시티드 레그 서클 Half-Seated Leg Circle

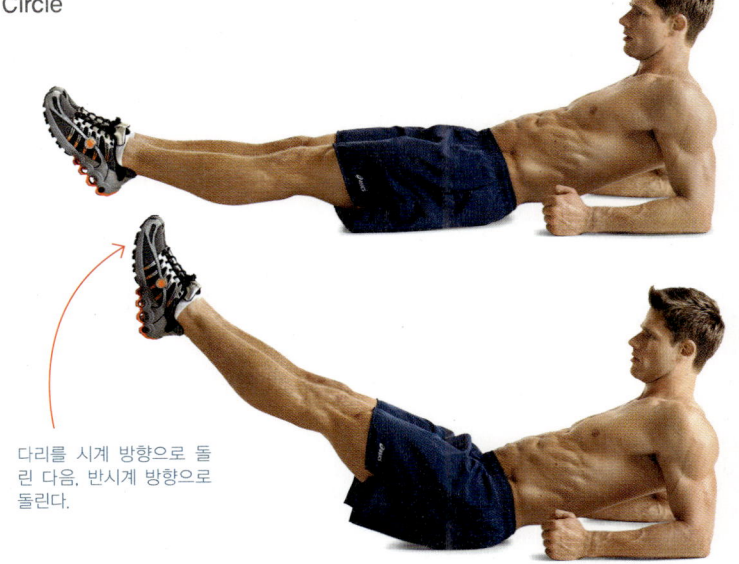

A
- 다리를 완전히 편 채로 지면에 앉아서, 지면으로부터 몇 인치 위로 발을 들어 올린다.
- 팔꿈치를 지면에 대고 몸을 뒤로 기울인다. 이때 손가락은 골반 측면 가까이 위치한다.

B
- 허리로 지면을 누른 상태를 유지하면서 복근에 힘을 주고 다리를 약 45도 각도로 들어 올린다. 이때 발끝은 앞으로 향하고, 양쪽 허벅지를 서로 모은 상태에서 다리 전체를 시계 방향으로 크게 돌린 다음, 반시계 방향으로 다시 돌린다.

다리를 시계 방향으로 돌린 다음, 반시계 방향으로 돌린다.

반복: 각 방향으로 12회 반복한다.

노-크런치 코어 운동 프로그램

락앤롤 코어
Rock 'n' Roll Core

A
- 전완 전체와 발끝으로 지면을 짚고 몸 전체를 곧게 유지하면서 플랭크 자세를 취한다.

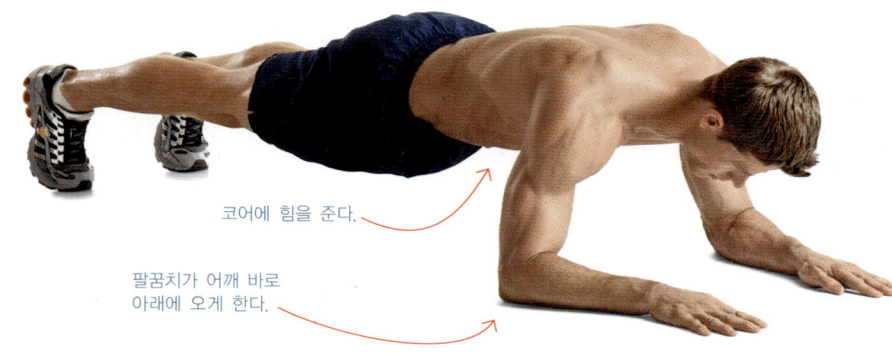

코어에 힘을 준다.

팔꿈치가 어깨 바로 아래에 오게 한다.

B
- 손의 위치를 유지하면서 발을 축으로 몸 전체를 왼쪽으로 최대한 뒤튼다. 이때 균형을 잃지 않도록 주의한다.

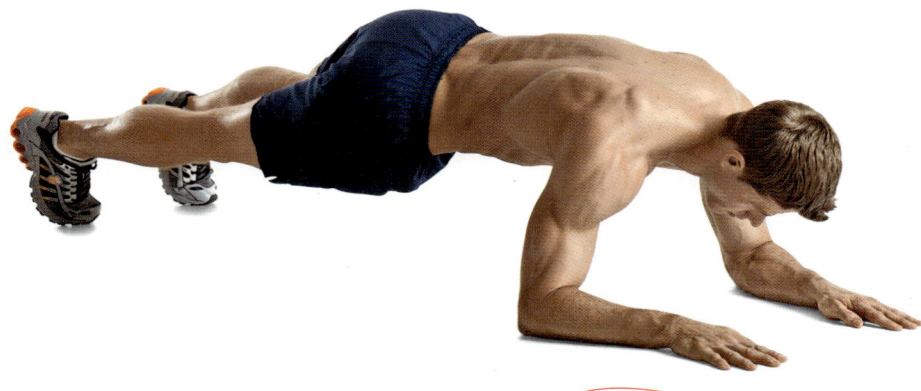

동작 간에 허리의 자세가 흐트러지지 않도록 주의한다.

C
- 오른쪽으로 몸을 뒤튼다. 양쪽 방향으로 동일하게 한 번씩 뒤트는 데까지가 1회 반복이다.

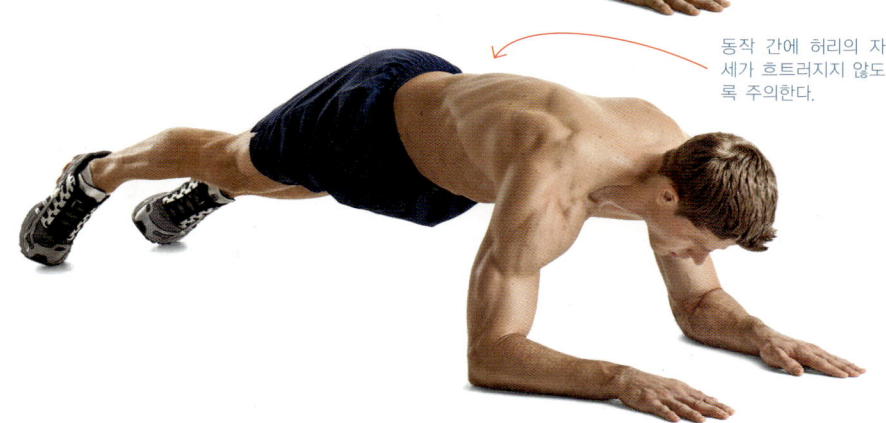

반복: 8~10회 반복한다. 총 3세트를 실시하고 세트 사이에는 30초 동안 휴식을 취한다.

Chapter 6: 15분 복근 & 코어 운동

해머 토스
Hammer Toss

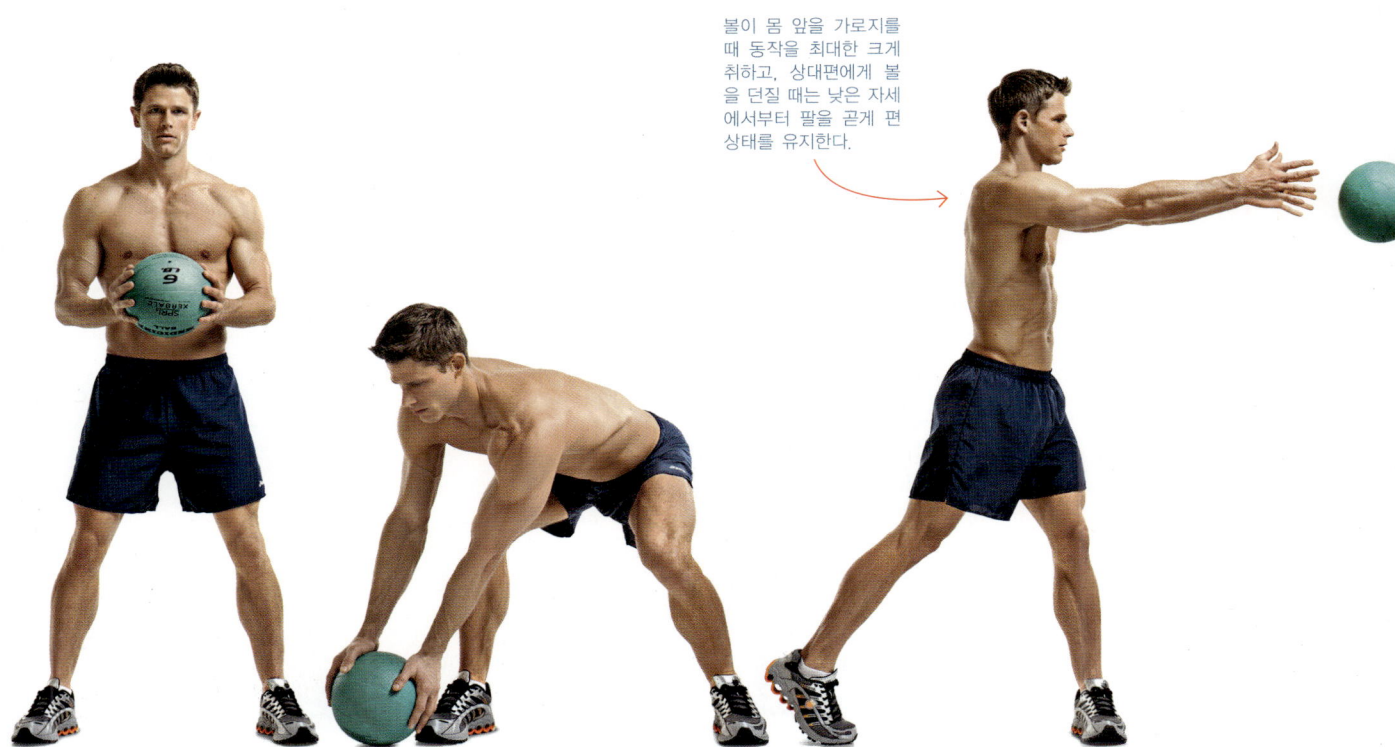

볼이 몸 앞을 가로지를 때 동작을 최대한 크게 취하고, 상대편에게 볼을 던질 때는 낮은 자세에서부터 팔을 곧게 편 상태를 유지한다.

A
- 2.5킬로그램짜리 메디신볼을 들고 발을 어깨너비로 벌린 상태에서 무릎을 살짝 구부린다.
- 메디신볼을 양손으로 들고 가슴 앞에 위치시킨다.

B
- 골반을 구부려 몸을 낮추면서 오른발 바깥쪽 지면에 볼을 닿게 한다.

C
- 신속히 일어서면서 몸 앞쪽으로 볼을 교차시켜 어깨 높이에서 상대편에게 볼을 토스한다.
- 상대편이 토스한 볼을 받는다. 여기까지가 1회 반복이다.

반복: 10회 반복 후 반대편도 같은 요령으로 반복한다.

식스팩 운동 프로그램 1

이 프로그램은 복근이 타들어가는 듯한 느낌을 즐기는 마초들이 좋아할만한 프로그램이다. 이 두 가지 식스팩 운동 프로그램은 몸통을 구부리는 동작을 통해 복직근과 외복사근, 내복사근을 집중적으로 강화하도록 구성되어 있다. 빨래판 같은 식스팩을 원하는 분들이나 운동을 할 때 복근에 전해지는 뻐근한 통증을 즐기는 분들이라면 이 프로그램의 즐거움을 놓치기 싫을 것이다.

진행 방법

중간 휴식 없이 6가지 운동을 연달아 서킷 방식으로 진행하고, 서킷을 1회 완료한 후에는 1분 동안 휴식을 취한 후에 다음 서킷을 진행한다.

롱-암 웨이티드 크런치
Long-Arm Weighted Crunch

A
- 지면에 누워 무릎을 구부리고 발바닥을 지면에 밀착시킨다.
- 가벼운 덤벨을 양손에 하나씩 들고 머리 뒤로 팔을 곧게 뻗어 올린다.

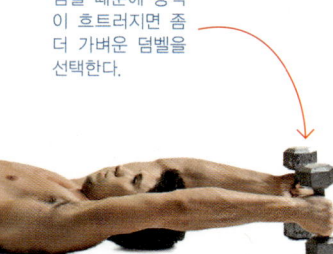
덤벨 때문에 동작이 흐트러지면 좀 더 가벼운 덤벨을 선택한다.

B
- 팔을 이용해 추진력을 얻지 않도록 주의한다.

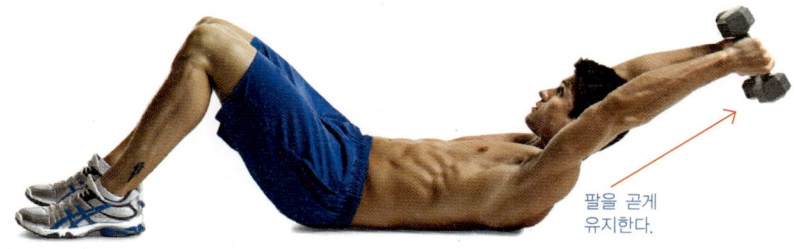
팔을 곧게 유지한다.

반복: 12~15회 반복한다.

Chapter 6: 15분 복근 & 코어 운동

시티드 복근 크런치
Seated Abs Crunch

A
- 벤치에 앉아 양손으로 벤치의 한쪽 모서리를 잡고 몸을 뒤로 약간 기울인다. 이때 다리를 아래쪽으로 뻗되, 뒤꿈치가 지면에 닿지 않도록 주의한다.

B
- 무릎을 구부리면서 가슴을 향해 다리를 천천히 들어 올린다. 이와 동시에, 허벅지를 향해 가슴을 가져가면서 상체를 앞으로 기울인다.
- 시작자세로 돌아간다.

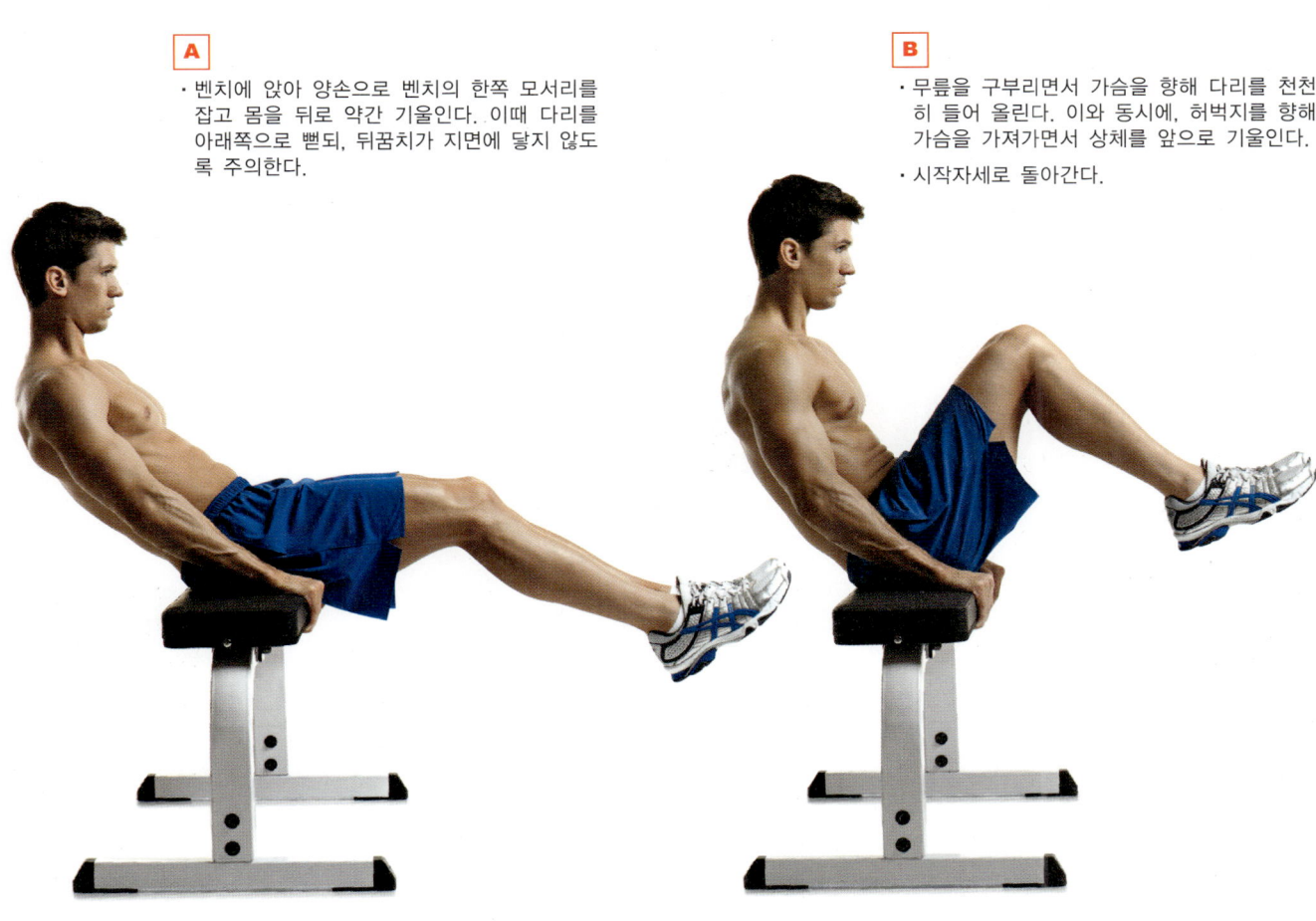

반복: 12~15회 반복한다.

식스팩 운동 프로그램 1

메디신볼 레그 드롭
Medicine Ball Leg Drops

A
- 지면에 누워서 양쪽 발목 사이에 가벼운 메디신볼을 끼운다.
- 무릎을 살짝만 구부리고 다리를 거의 곧게 유지한 상태에서 골반에서 수직으로 들어 올린다.

처음부터 끝까지 살짝 구부린 무릎 각도를 유지한다.

메디신볼이 너무 무거우면 농구공을 사용할 수도 있다.

코어에 힘을 준다.

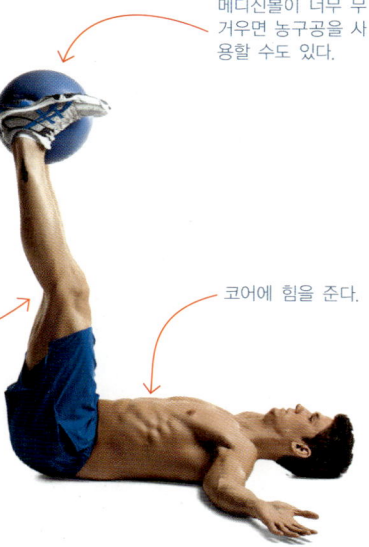

B
- 다리를 곧게 유지한 상태로 최대한 낮게 내리되, 지면에 닿지 않도록 주의한다.
- 반대 동작을 통해 다리를 들어 올리면서 시작자세로 돌아간다. 여기까지가 1회 반복이다.

이 지점에서 브레이크를 거는 느낌이 나야 한다.

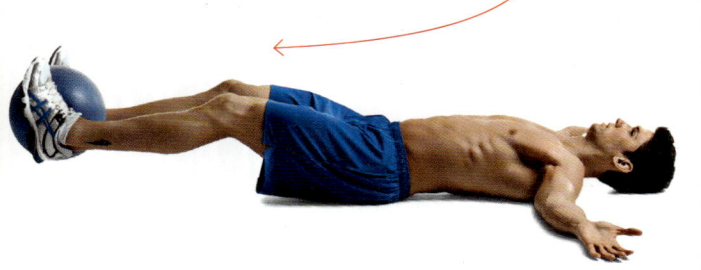

반복: 10~12회 반복한다.

웨이티드 원-사이드 크런치
Weighted One-Sided Crunch

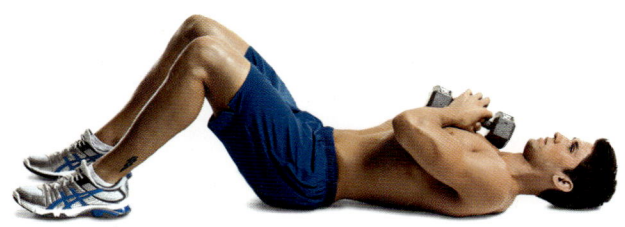

A
- 지면에 누워서 무릎을 구부리고 발바닥을 지면에 밀착시킨 다음, 양손으로 하나의 덤벨을 잡고 오른쪽 어깨 옆에 덤벨을 위치시킨다.

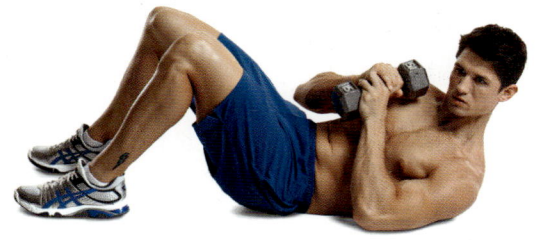

B
- 왼쪽으로 몸을 틀면서 상체를 들어 올린다.
- 몸을 다시 내린다. 한쪽으로 정해진 세트를 완료한 다음, 방향을 바꾸어 같은 요령으로 반복한다. 방향을 바꿀 때는 덤벨을 왼쪽 어깨 옆에 위치시킨다.

반복: 한쪽 당 8~10회 반복한다.

Chapter 6: 15분 복근 & 코어 운동

닐링 케이블 크런치
Kneeling Cable Crunch

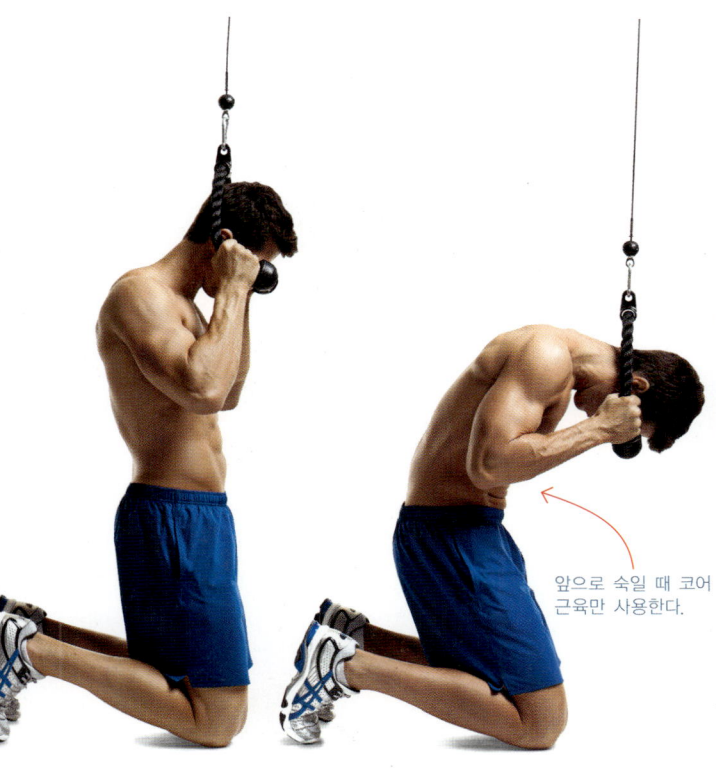

앞으로 숙일 때 코어 근육만 사용한다.

A
- 케이블 머신의 높은 도르래에 로프를 장착한 상태에서 도르래를 마주 보는 방향으로 무릎을 꿇고 앉는다. 얼굴 양옆에 로프를 잡는다.

B
- 골반을 향해 가슴을 당기는 느낌으로 전방을 향해 크런치 동작을 취한다.
- 시작자세로 돌아간 다음, 같은 요령으로 동작을 반복한다. 그러나 이번에는 왼쪽 무릎을 향해 가슴을 당기는 느낌으로 동작을 취한다.
- 시작자세로 돌아간 다음, 오른쪽 무릎을 향해 동작을 취한다. 여기까지가 1회 반복이다.

반복: 8~10회 반복한다.

크런치/사이드-벤드 콤보
Crunch/Side-Bend Combo

A
- 지면에 누워 무릎을 구부리고 발바닥을 지면에 밀착시킨 다음, 양손을 귀 뒤에 댄다.
- 양쪽 견갑골이 지면에서 떨어지도록 컬 동작을 취한다.

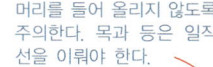

머리를 들어 올리지 않도록 주의한다. 목과 등은 일직선을 이뤄야 한다.

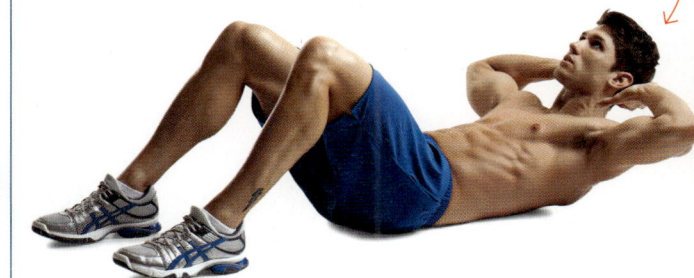

B
- 왼쪽 골반을 향해 왼쪽 겨드랑이를 당기는 느낌으로 허리를 왼쪽으로 구부린다.
- 허리를 편 다음, 오른쪽을 향해 같은 요령으로 동작을 취한다. 여기까지가 1회 반복이다.
- 상체를 내리면서 시작자세로 돌아간 다음, 동작을 반복한다.

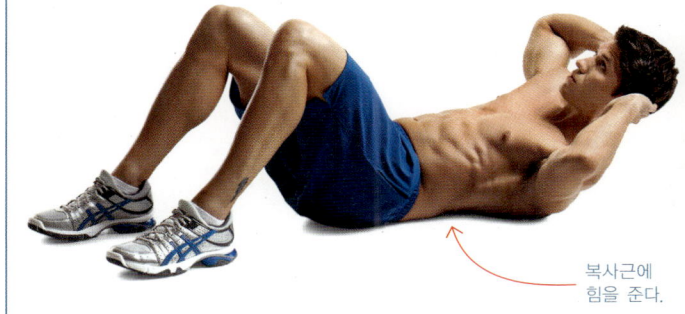

복사근에 힘을 준다.

반복: 8~10회 반복한다.

식스팩 운동 프로그램 2

진행 방법

중간 휴식 없이 5가지 운동을 서킷 방식으로 진행한다. 서킷을 1회 완료한 다음에는 1분 동안 휴식을 취한 후에 서킷을 1회 더 진행한다.

스태빌리티 볼 파이크 Stability Ball Pike

A
- 팔을 어깨 바로 아래로 완전히 곧게 펴고 푸시업 자세를 취한다.
- 스태빌리티 볼 위에 정강이를 올리고 발목부터 머리까지 몸 전체가 일직선을 이루게 한다.

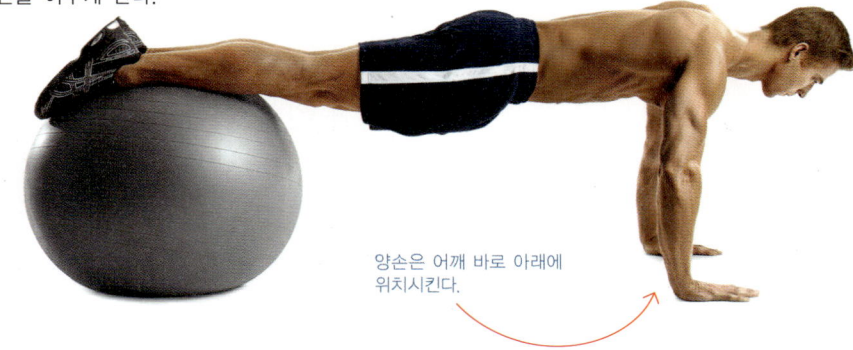

양손은 어깨 바로 아래에 위치시킨다.

B
- 무릎을 구부리지 않도록 주의하면서 골반을 최대한 높이 들어 올리면서 몸을 향해 스태빌리티 볼을 굴린다.
- 최종 동작에서 잠시 멈춘 다음, 골반을 내리고 볼을 다시 뒤로 굴리면서 시작자세로 돌아간다.

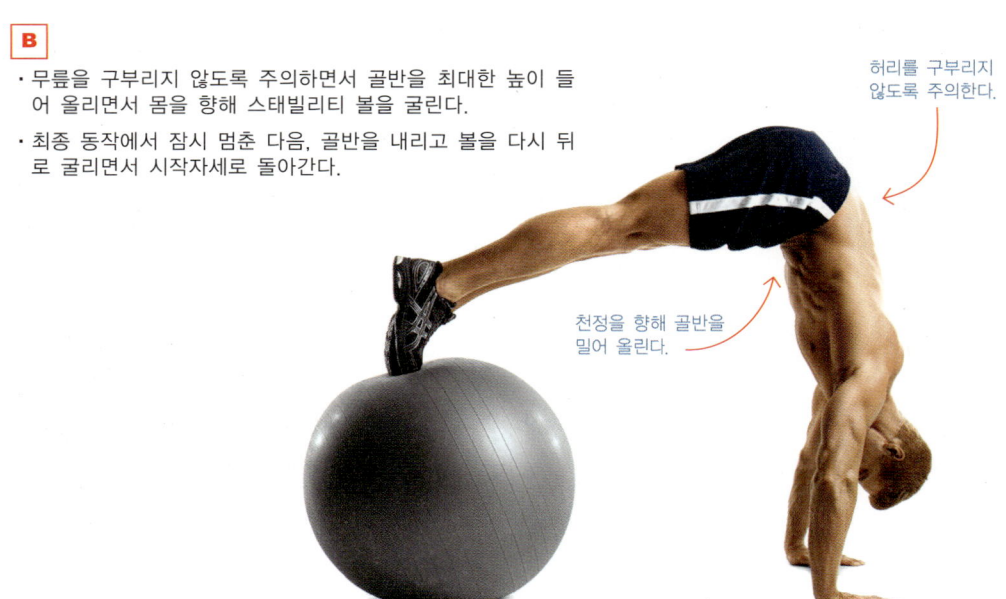

허리를 구부리지 않도록 주의한다.

천정을 향해 골반을 밀어 올린다.

반복: 8~10회 반복한다.

Chapter 6: 15분 복근 & 코어 운동

리버스 크런치
Reverse Crunch

A
- 인클라인 싯업 벤치에 눕는다.
- 종아리와 허벅지 사이에 폼 롤러를 끼워 다리를 적당한 자세로 유지한다.
- 양손을 머리 뒤로 올려 벤치의 한쪽 모서리를 잡고 지렛대로 활용한다.

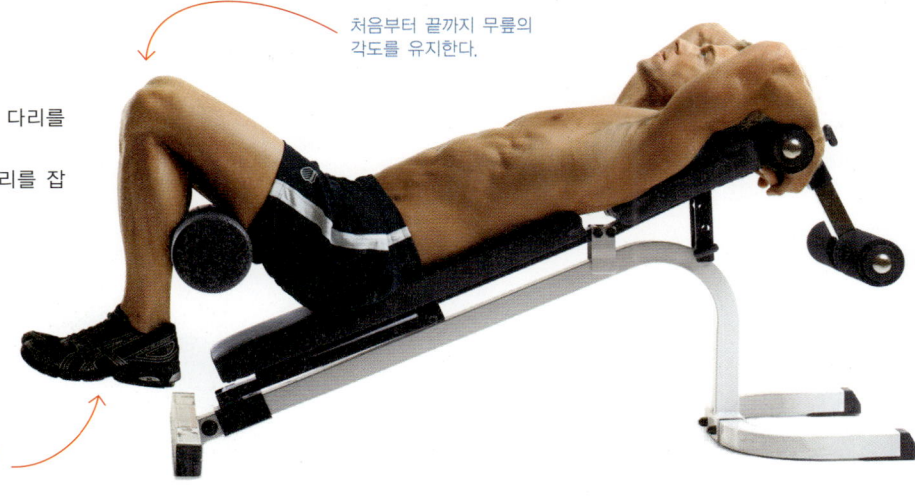

처음부터 끝까지 무릎의 각도를 유지한다.

발이 지면에 닿지 않도록 주의한다.

B
- 골반을 벤치에서 들어 올려 가슴을 향해 크런치 동작을 취한다. 최고 지점에서 1초 동안 멈춘다.
- 뒤꿈치가 지면에 거의 닿을 때까지 다리를 천천히 내린다.

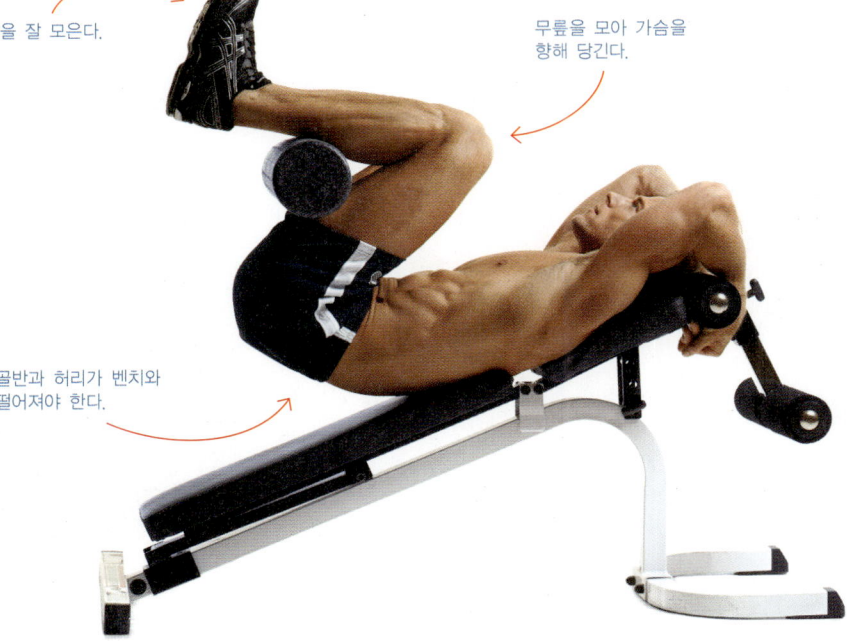

양발을 잘 모은다.

무릎을 모아 가슴을 향해 당긴다.

골반과 허리가 벤치와 떨어져야 한다.

반복: 12~15회 반복한다.

식스팩 운동 프로그램 2

스태빌리티 볼 레그 컬
Stability Ball Leg Curl

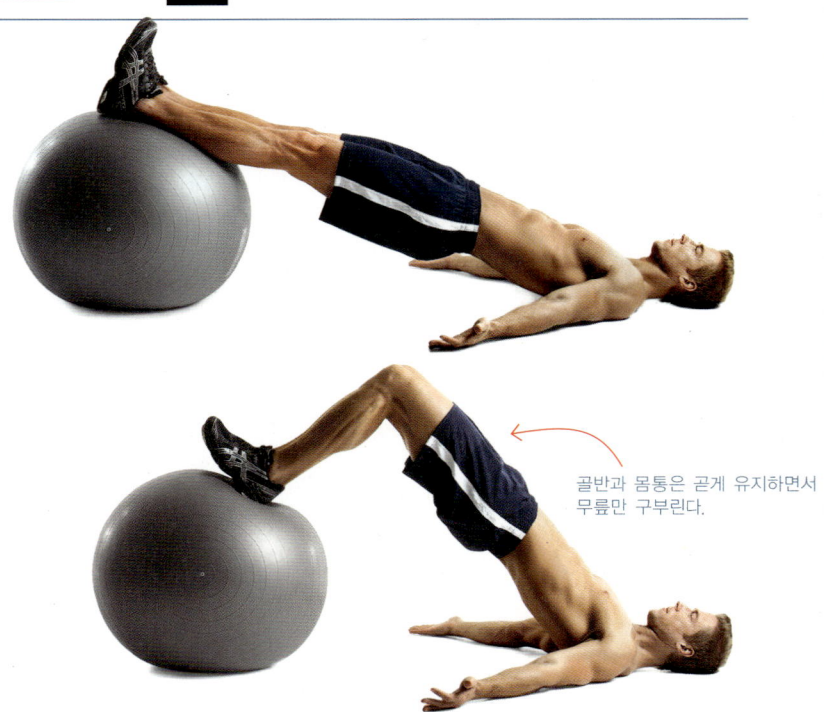

A
- 양팔을 가볍게 벌리고 지면에 누워 스태빌리티 볼 위에 종아리를 올린다.
- 엉덩이에 힘을 주면서 골반을 들어 올려 발목부터 어깨까지 몸 전체가 일직선을 이루게 한다.

B
- 잠시 멈춘 다음, 무릎을 구부리면서 엉덩이를 향해 볼을 굴린다.
- 다리를 펴면서 시작 위치로 다시 볼을 굴린 다음, 몸을 지면에 눕힌다. 여기까지가 1회 반복이다.

골반과 몸통은 곧게 유지하면서 무릎만 구부린다.

반복: 10~12회 반복한다.

프론 코브라
Prone Cobra

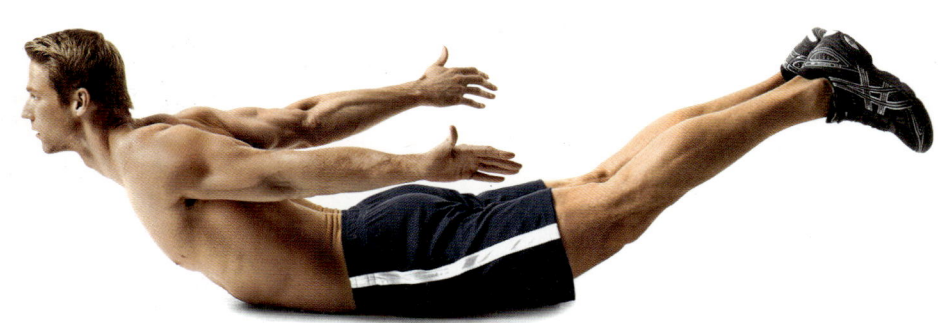

A
- 다리를 곧게 펴고 손바닥이 아래를 향하도록 몸통 옆에 팔을 놓은 상태로 지면에 엎드린다.
- 엉덩이와 허리에 힘을 주면서 머리, 가슴, 팔, 다리를 지면에서 들어 올린다.
- 이와 동시에 엄지손가락이 천정을 향하도록 팔을 회전시킨다.
- 이 지점에서 지면에는 골반만 닿아 있어야 한다.

반복: 최종 자세를 60초 동안 유지한다.

Chapter 6: 15분 복근 & 코어 운동

행잉 레그 레이즈
Hanging Leg Raise

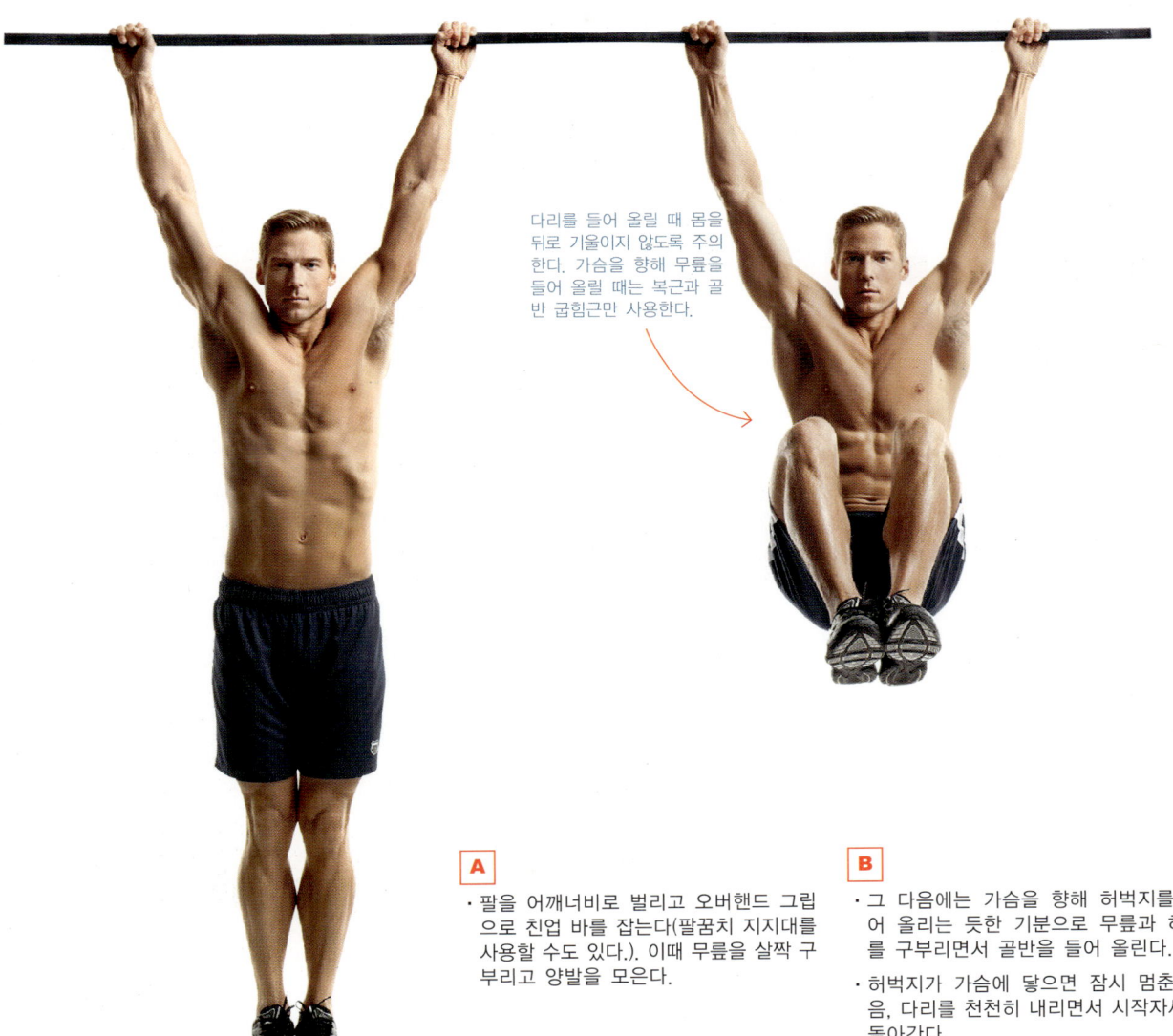

다리를 들어 올릴 때 몸을 뒤로 기울이지 않도록 주의한다. 가슴을 향해 무릎을 들어 올릴 때는 복근과 골반 굽힘근만 사용한다.

A
- 팔을 어깨너비로 벌리고 오버핸드 그립으로 친업 바를 잡는다(팔꿈치 지지대를 사용할 수도 있다.). 이때 무릎을 살짝 구부리고 양발을 모은다.

B
- 그 다음에는 가슴을 향해 허벅지를 들어 올리는 듯한 기분으로 무릎과 허리를 구부리면서 골반을 들어 올린다.
- 허벅지가 가슴에 닿으면 잠시 멈춘 다음, 다리를 천천히 내리면서 시작자세로 돌아간다.

반복: 8~10회 반복한다.

복사근 운동 프로그램

뱃살은 영어로 러브 핸들Love Handle이라고 한다. 하지만 귀여운 이름과 달리, 밀가루 반죽처럼 허옇게 늘어진 뱃살은 힘차고 아름다운 남성의 바디 라인을 형편없이 무너뜨리는 주범이다. 이번 프로그램은 몸통 측면에 위치하면서 몸통을 굽히고 회전시키는 동작을 주도하는 복사근을 강화하고 단련하는 프로그램이다. 복사근을 단련하면 몸통의 중심부가 전체적으로 강하고 아름다워진다.

진행 방법

중간 휴식 없이 6가지 운동을 서킷 방식으로 진행한다. 서킷을 1회 완료한 다음에는 1분 동안 휴식을 취한 후, 서킷을 1회 더 진행한다.

오블리크 V-업
Oblique V-Up

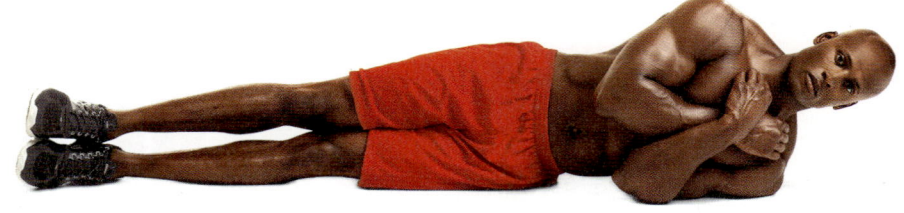

A
- 몸의 측면으로 지면에 누워 몸 전체를 일직선으로 만든다.
- 양손을 가슴 앞에서 교차시킨다.

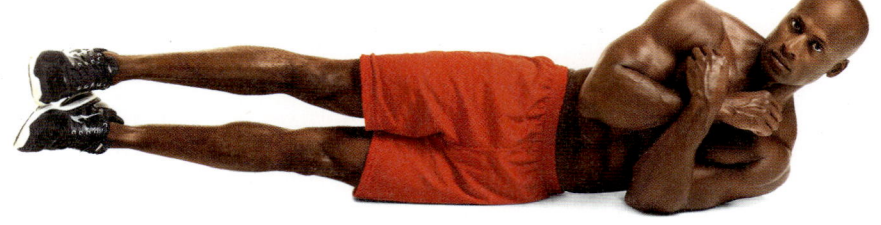

B
- 다리를 모은 상태로 유지하면서 골반을 향해 위쪽 팔꿈치를 들어 올리면서 상체를 지면에서 띄운다.
- 동작은 작지만 복사근이 강하게 수축하는 느낌이 나야 한다.

반복: 한쪽 당 10회 반복한다.

Chapter 6: 15분 복근 & 코어 운동

색슨 사이드 벤드
Saxon Side Bend

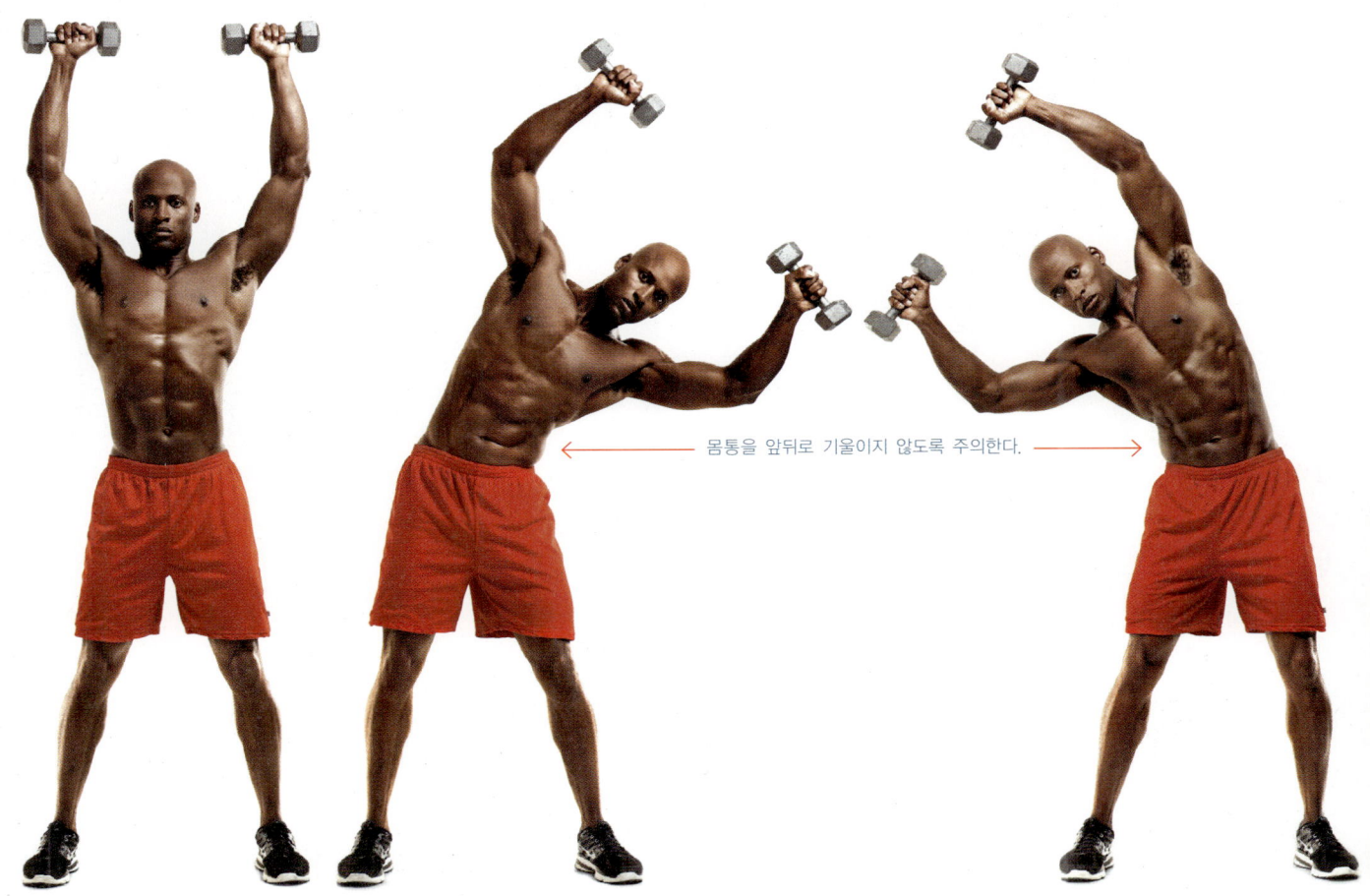

몸통을 앞뒤로 기울이지 않도록 주의한다.

A
- 양손에 가벼운 덤벨을 들고 머리 위로 팔을 들어 올린다. 이때 팔꿈치는 살짝 구부리고 덤벨은 어깨로부터 수직으로 상방향에 위치한다.

B
- 등을 곧게 유지하고 상체를 뒤틀지 않도록 주의하면서 천천히 왼쪽으로 몸통을 최대한 구부린다.

C
- 잠시 멈춘 다음, 시작자세로 돌아가서 이번에는 오른쪽으로 최대한 몸통을 구부린다.

반복: 한쪽 당 10회 반복한다.

복사근 운동 프로그램

스피드 로테이션
Speed Rotation

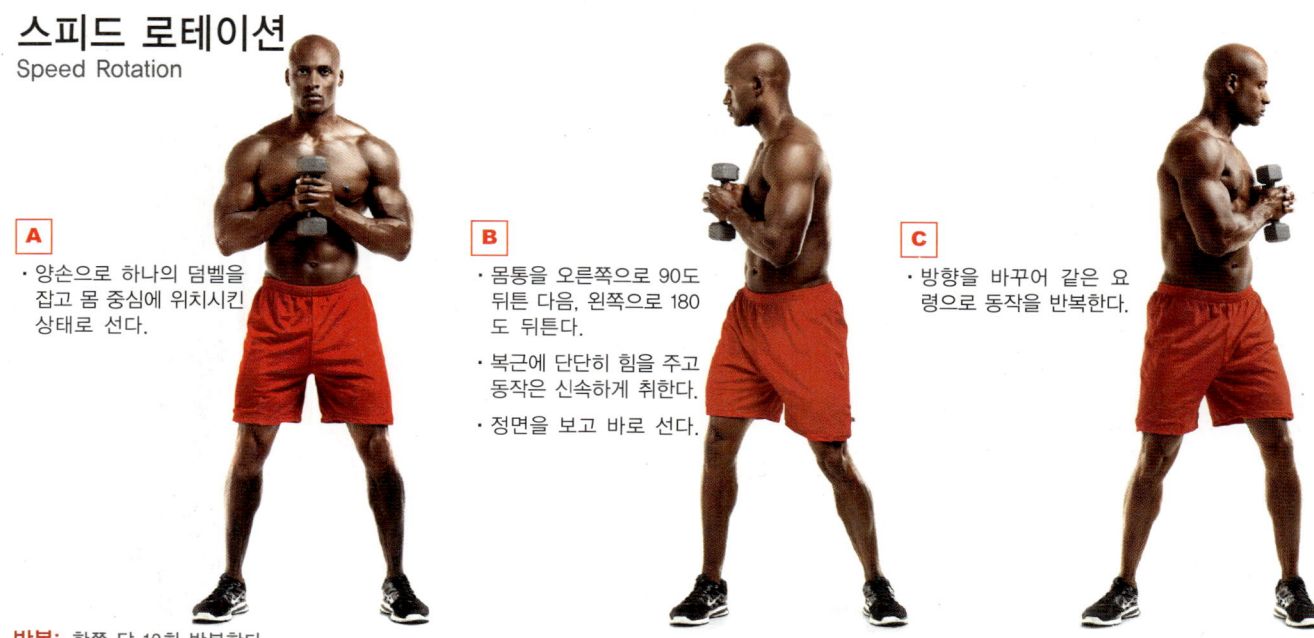

A
- 양손으로 하나의 덤벨을 잡고 몸 중심에 위치시킨 상태로 선다.

B
- 몸통을 오른쪽으로 90도 뒤튼 다음, 왼쪽으로 180도 뒤튼다.
- 복근에 단단히 힘을 주고 동작은 신속하게 취한다.
- 정면을 보고 바로 선다.

C
- 방향을 바꾸어 같은 요령으로 동작을 반복한다.

반복: 한쪽 당 10회 반복한다.

메디신볼 토르소 로테이션 Medicine Ball Torso Rotation

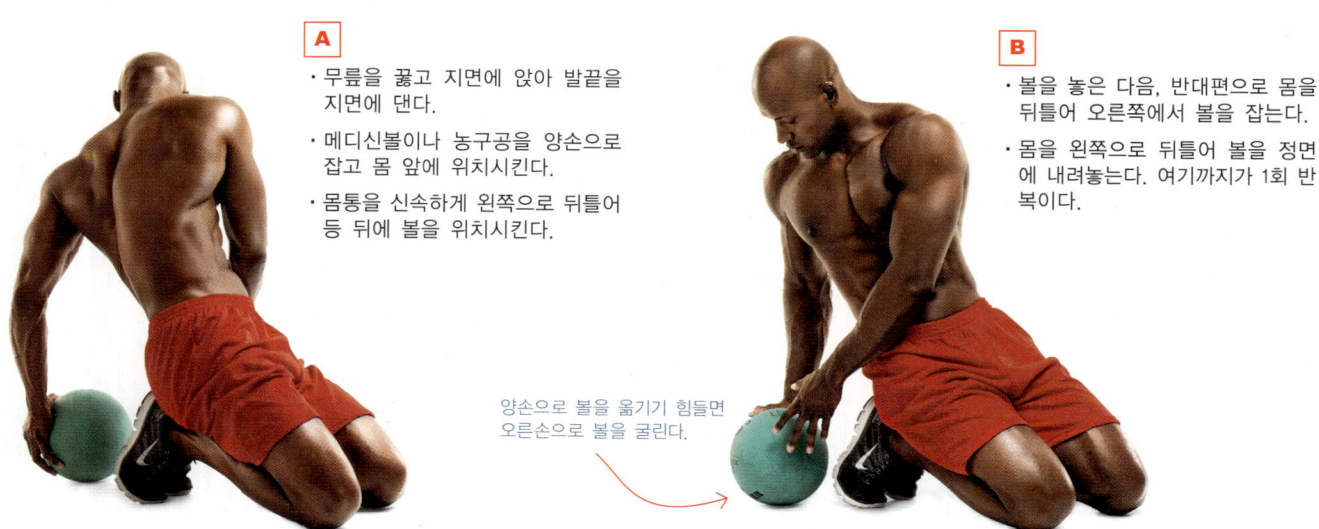

A
- 무릎을 꿇고 지면에 앉아 발끝을 지면에 댄다.
- 메디신볼이나 농구공을 양손으로 잡고 몸 앞에 위치시킨다.
- 몸통을 신속하게 왼쪽으로 뒤틀어 등 뒤에 볼을 위치시킨다.

B
- 볼을 놓은 다음, 반대편으로 몸을 뒤틀어 오른쪽에서 볼을 잡는다.
- 몸을 왼쪽으로 뒤틀어 볼을 정면에 내려놓는다. 여기까지가 1회 반복이다.

양손으로 볼을 옮기기 힘들면 오른손으로 볼을 굴린다.

반복: 한쪽 당 10회 반복한다.

Chapter 6: 15분 복근 & 코어 운동

투-핸드 우드 촙
Two-Handed Wood Chop

A
- 양손으로 하나의 덤벨을 잡고 오른쪽 어깨 위로 팔을 올린다.
- 몸통을 오른쪽으로 회전시킨다. 이때 왼발을 축으로 사용할 수도 있다.

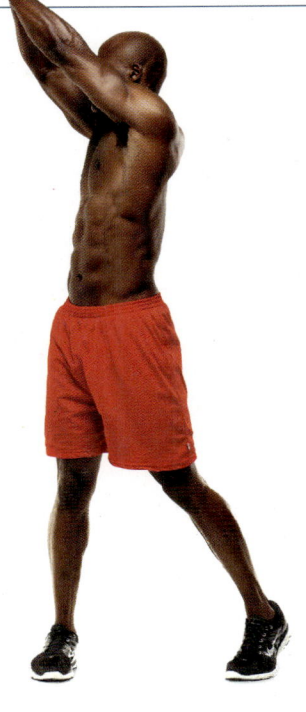

B
- 복근을 구부리면서 골반을 대각선으로 기울여 왼쪽 허벅지 바깥쪽을 향해 스윙을 하듯이 덤벨을 내린다.
- 반대 동작을 통해 시작자세로 돌아간다. 세트를 완료하면 반대쪽도 같은 요령으로 반복한다.

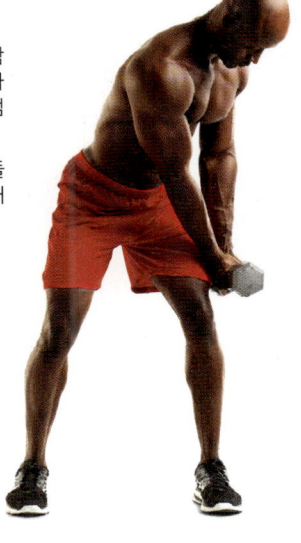

반복: 한쪽 당 10회 반복한다.

사이드 잭나이프
Side Jackknife

A
- 발을 포개고 몸의 왼쪽 측면으로 지면에 누운 다음, 오른손을 뒤통수에 댄다.
- 어깨 밑에서 왼쪽 팔꿈치와 전완으로 상체를 받치고 몸통을 들어 올린다.

B
- 몸통을 그대로 유지한 상태에서 몸통을 향해 측면으로 다리를 들어 올린다.
- 허리의 오른쪽 측면이 수축하는 느낌이 나는 상태에서 동작을 잠시 멈춘다.
- 다리를 천천히 내리고 동작을 반복한다.

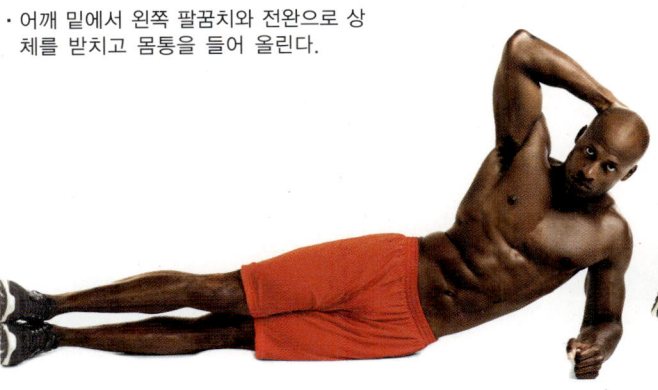
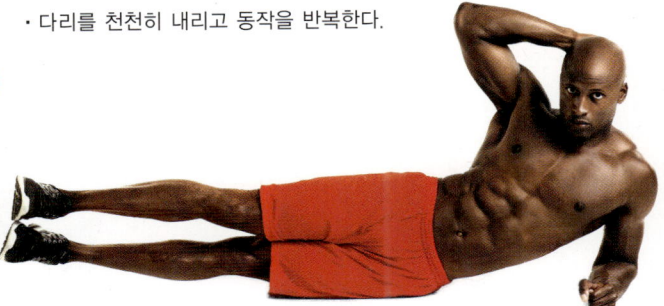

반복: 한쪽 당 10회 반복한다.

자율 15분 코어 운동 프로그램

뭔가를 스스로 만들어가는 느낌을 우리는 잘 알고 있다. 물론 정해진 대로 생각 없이 운동 프로그램을 진행하는 것이 편할 때도 있을 것이다. 하지만 때로는 자신이 주도적으로 프로그램을 만들어보고 싶을 때도 있다. 이 프로그램은 바로 그런 용도로 쓸 수 있도록 구성되어 있다. 이 프로그램은 뱃살을 태우고 코어 근육을 강화할 수 있는 19가지 운동으로 구성되어 있다. 원하는 대로 운동을 선택하여 자신만의 코어 서킷 프로그램을 만들어보자.

진행 방법

5가지 운동을 선택하여 중간 휴식 없이 서킷 방식으로 진행한다. 서킷을 1회 완료한 다음에는 1분 동안 휴식을 취한 후 서킷을 2회 더 진행한다.

사이드 브리지
Side Bridge

A
- 측면으로 누워 어깨 아래에서 전완으로 상체를 받친다.
- 발을 포개 모은다.

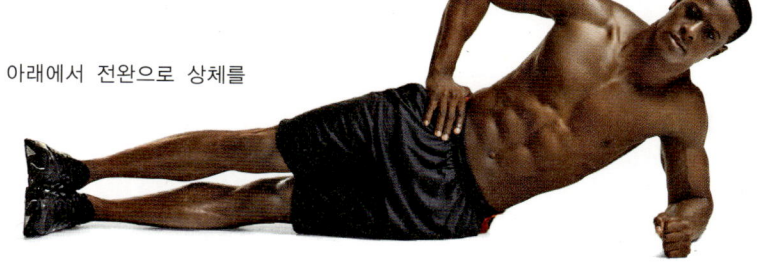

B
- 전완으로 체중을 받치고 코어 근육을 수축시키면서 발목부터 어깨까지 몸 전체가 일직선이 될 때까지 지면으로부터 골반을 들어 올린다.

몸 전체를 일직선으로 유지하기 위해서는 복근과 둔근을 강하게 수축시켜야 한다.

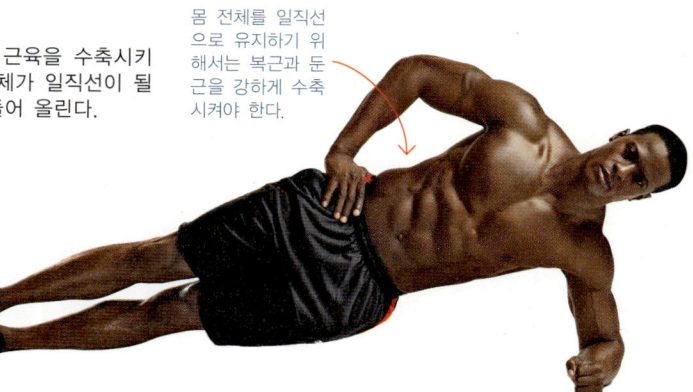

반복: 15~45초 동안 자세를 유지한 다음, 반대편도 같은 요령으로 반복한다.

Chapter 6: 15분 복근 & 코어 운동

플랭크와 다이아고널 암 리프트
Plank with Diagonal Arm Lift

A
- 발을 어깨너비로 벌리고 전완으로 체중을 지탱한 상태로 변형된 푸시업 자세를 취한다.

B
- 몸통의 자세를 유지하면서 2시 방향으로 오른팔을 들어 올린다.
- 2초 동안 멈춘 다음, 오른팔을 내리고 왼팔을 10시 방향으로 들어 올린다. 여기까지가 1회 반복이다.

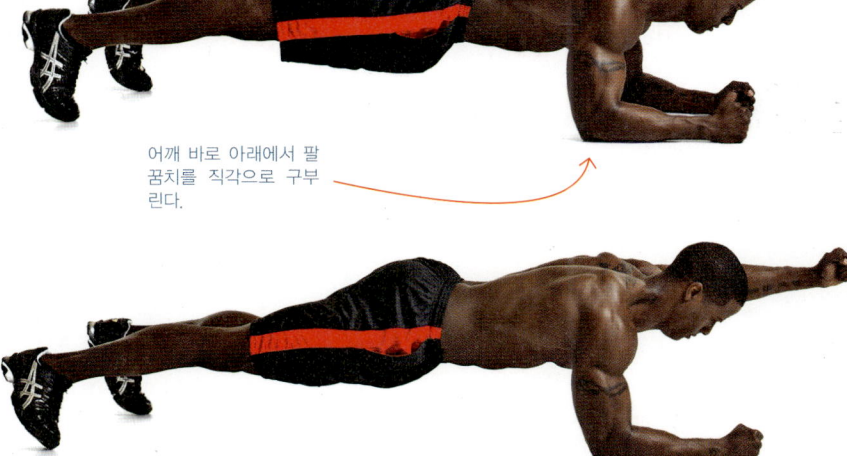

어깨 바로 아래에서 팔꿈치를 직각으로 구부린다.

반복: 6~8회 반복한다.

싱글-레그 로어링 드릴
Single-Leg Lowering Drill

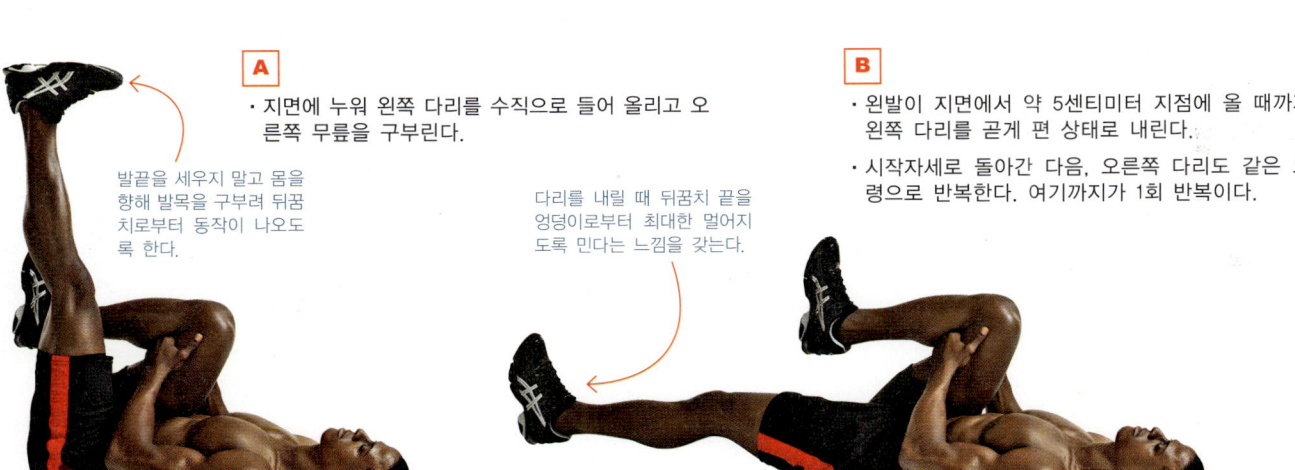

A
- 지면에 누워 왼쪽 다리를 수직으로 들어 올리고 오른쪽 무릎을 구부린다.

발끝을 세우지 말고 몸을 향해 발목을 구부려 뒤꿈치로부터 동작이 나오도록 한다.

다리를 내릴 때 뒤꿈치 끝을 엉덩이로부터 최대한 멀어지도록 민다는 느낌을 갖는다.

B
- 왼발이 지면에서 약 5센티미터 지점에 올 때까지 왼쪽 다리를 곧게 편 상태로 내린다.
- 시작자세로 돌아간 다음, 오른쪽 다리도 같은 요령으로 반복한다. 여기까지가 1회 반복이다.

반복: 8~12회 반복한다.

147

자율 15분 코어 운동 프로그램

스태빌리티 볼 니 턱
Stability Ball Knee Tuck

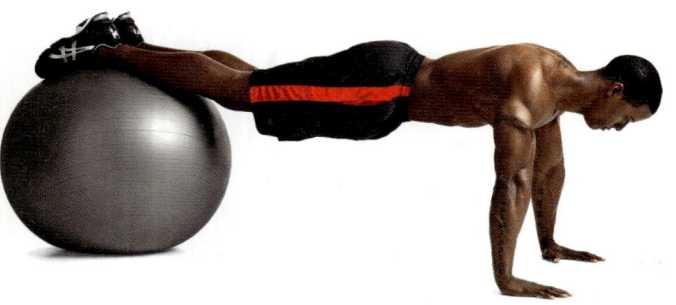

A
- 팔을 어깨너비보다 약간 넓게 벌린 상태에서 스태빌리티 볼 위에 정강이를 올리고 푸시업 자세를 취한다.

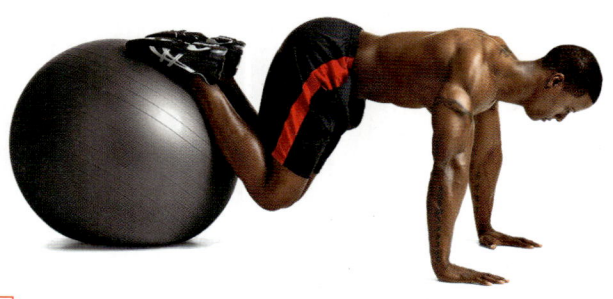

B
- 복근에 힘을 준 상태를 유지하면서 발끝이 볼의 맨 윗부분에 올 때까지 가슴을 향해 무릎을 끌어당긴다.
- 다리를 천천히 펴면서 볼을 시작 위치로 굴린다.

반복: 8~12회 반복한다.

글루트 브리지 마치
Glute Bridge March

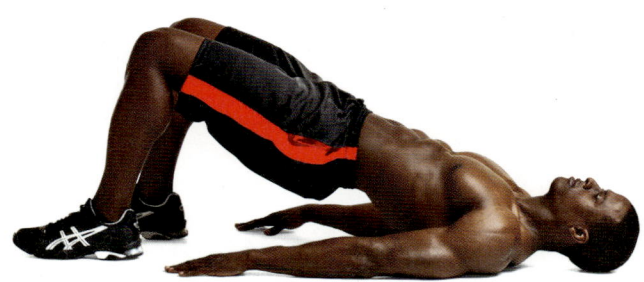

A
- 지면에 누워 무릎을 구부리고 팔과 뒤꿈치를 지면에 붙인다.
- 엉덩이에 힘을 주면서 뒤꿈치로 지면을 밀어 올려 무릎부터 어깨까지가 일직선이 되게 한다.

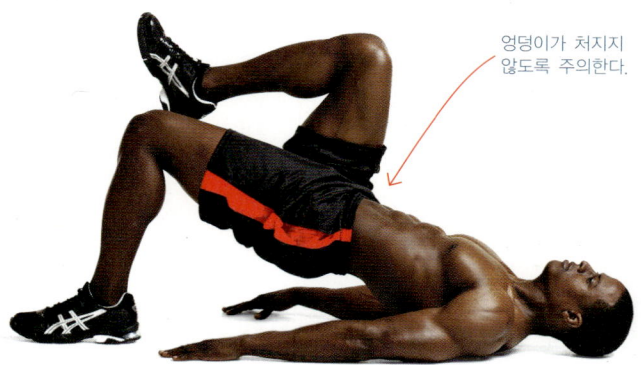

엉덩이가 처지지 않도록 주의한다.

B
- 그 다음에는 가슴을 향해 오른쪽 무릎을 들어 올린다.
- 반대 동작으로 시작자세로 돌아간 다음, 왼쪽 다리도 같은 요령으로 반복한다. 여기까지가 1회 반복이다.

반복: 8~10회 반복한다.

Chapter 6: 15분 복근 & 코어 운동

프론 오블리크 롤
Prone Oblique Roll

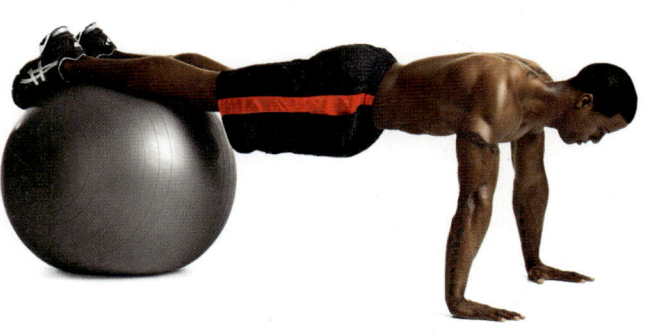

A
- 팔을 어깨너비로 벌리고 스태빌리티 볼 위에 정강이를 올린 다음, 다리를 골반너비로 벌리고 플랭크 자세를 취한다.

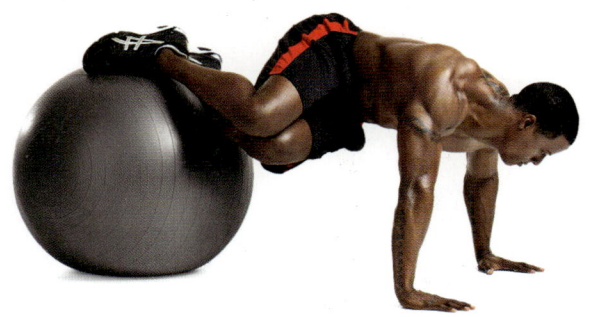

B
- 볼 위에 발을 올린 상태를 유지하면서 오른쪽 어깨를 향해 오른쪽 무릎을 당겨 올린다(이때 왼발은 따라오는 동작을 취한다.).
- 시작자세로 돌아간 다음, 왼쪽 어깨를 향해 왼쪽 무릎을 당겨 올린다. 여기까지가 1회 반복이다.

반복: 12~15회 반복한다.

워크 더 플랭크와 로테이트
Walk the Plank and Rotate

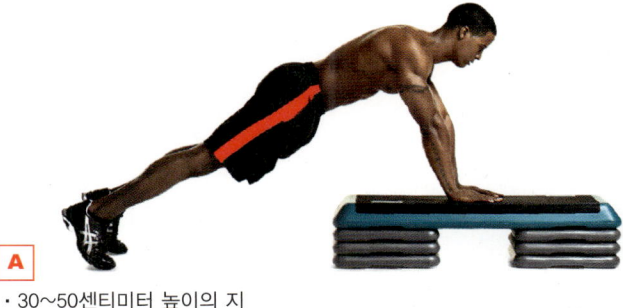

A
- 30~50센티미터 높이의 지지대에 손을 올리고 플랭크 자세를 취한다.

B
- 왼팔로 체중을 지탱한 상태에서 몸통을 회전시키면서 천정을 향해 오른팔을 들어 올린다.

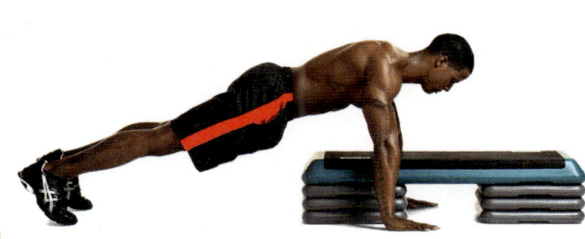

C
- 시작자세로 돌아가서 오른팔을 지지대의 오른편에 내려놓은 다음, 왼팔을 지지대의 왼편에 내려놓는다.
- 다시 시작자세로 돌아가서 천정을 향해 왼팔을 들어 올리는 동작을 취한다. 여기까지가 1회 반복이다.

반복: 한쪽 당 8~10회 반복한다.

자율 15분 코어 운동 프로그램

카누
Canoe

> **트레이너의 조언**
> 한손으로 덤벨 손잡이를 잡고 그 위에 다른 손을 포갠다. 운동의 효과를 극대화하려면 물의 저항을 헤치고 나아가는 기분으로 천천히 패들 동작을 취한다.

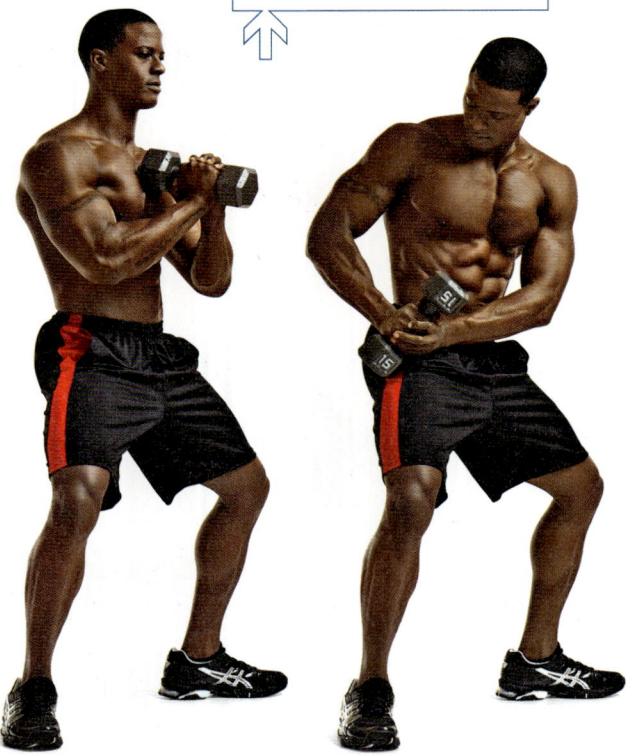

A
- 발을 약 1미터 간격으로 넓게 벌리고 서서 무릎을 살짝 구부린다.

B
- 양손으로 하나의 덤벨을 잡고 가슴 앞에 위치시킨다.

반복: 10회 반복한다.

얼터네이팅 덤벨 로우
Alternating Dumbbell Row

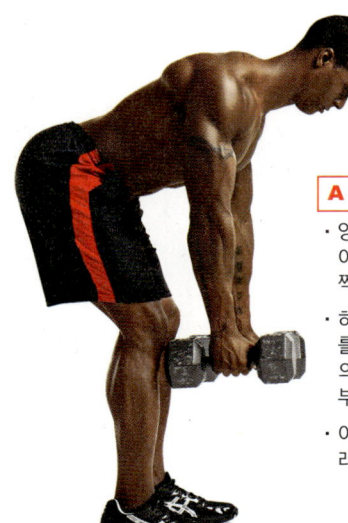

A
- 양손에 덤벨을 하나씩 들고 발을 어깨너비로 벌리고 서서 무릎을 살짝 구부린다.
- 허리를 자연스럽게 곧게 편 상태를 유지하면서 몸통이 지면과 거의 평행을 이룰 때까지 골반을 구부린다.
- 어깨 아래로 팔을 뻗어 덤벨을 아래로 드리운다.

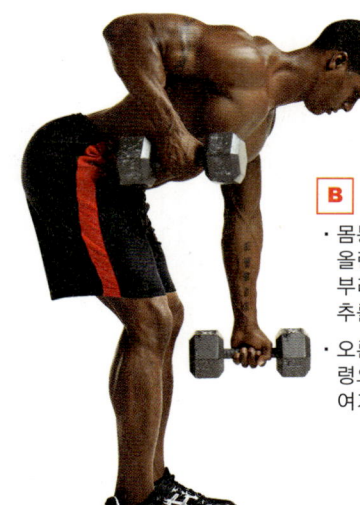

B
- 몸통을 향해 오른쪽 덤벨을 들어올린다. 이때 오른쪽 팔꿈치를 구부리고 상완을 들어 올리면서 척추를 향해 견갑골을 모은다.
- 오른쪽 덤벨을 내리면서 같은 요령으로 왼쪽 덤벨을 들어 올린다. 여기까지가 1회 반복이다.

반복: 8~10회 반복한다.

Chapter 6: 15분 복근 & 코어 운동

사이드 플랭크와 리치-언더 로테이션
Side Plank with Reach-Under Rotation

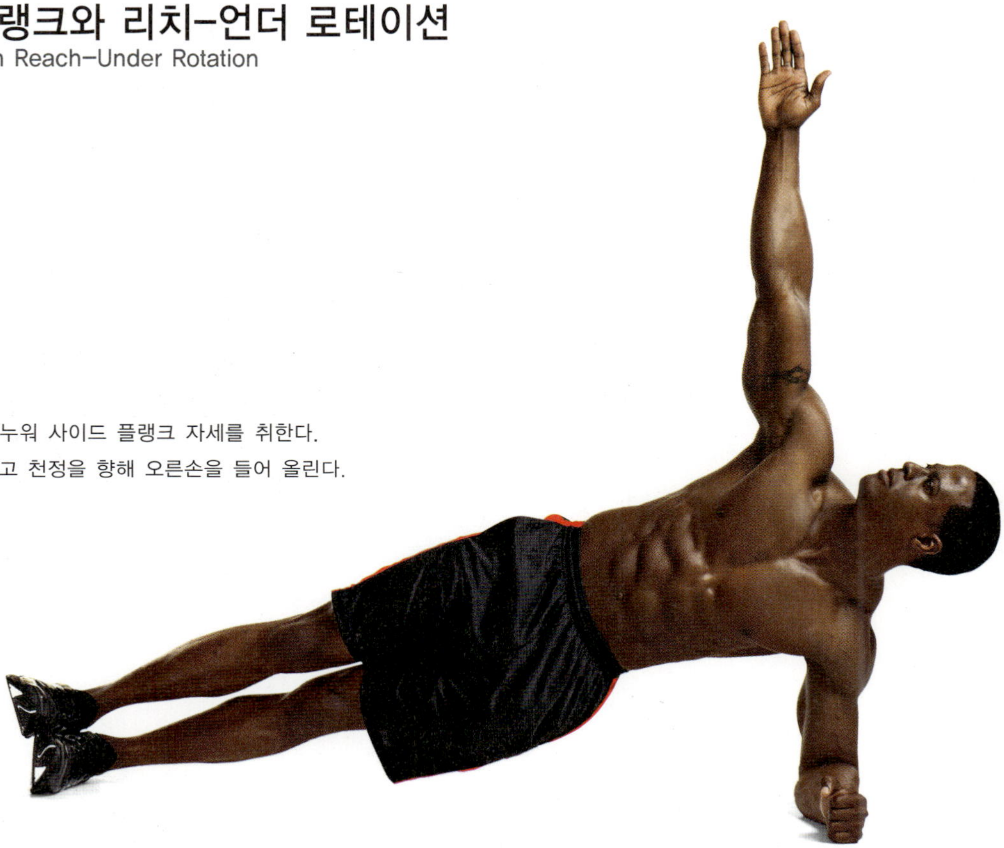

A
- 왼쪽 측면으로 누워 사이드 플랭크 자세를 취한다.
- 복근에 힘을 주고 천정을 향해 오른손을 들어 올린다.

B
- 복근에 힘을 준 상태를 유지하면서 왼쪽을 향해 몸통을 회전시키고 몸 아래를 통과해 뒤쪽으로 오른팔을 뻗는다.
- 사이드 플랭크 시작자세로 돌아간다. 여기까지가 1회 반복이다.

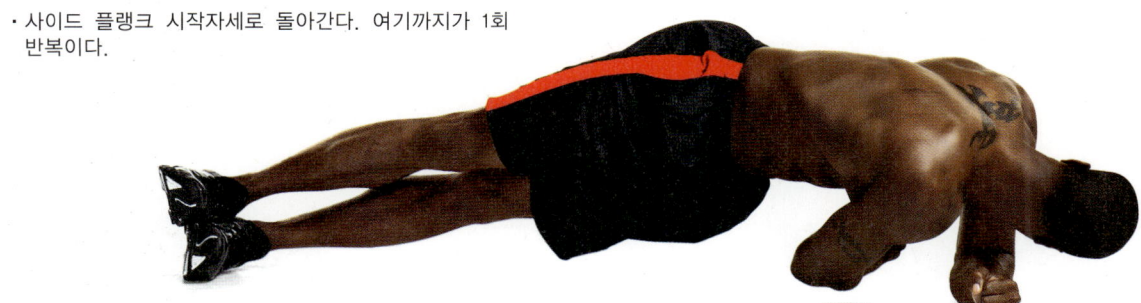

반복: 한쪽 당 5~10회 반복한다.

자율 15분 코어 운동 프로그램

복근 초퍼
Abs Chopper

A
- 지면에 누워 팔을 머리 위로 올리고 손바닥을 모은다.

B
- 복근에 힘을 주고 상체를 들어 올리면서 오른쪽 허벅지 바깥쪽을 향해 팔을 내린다.
- 시작자세로 돌아간 다음, 왼쪽도 같은 요령으로 반복한다. 여기까지가 1회 반복이다.

트레이너의 조언
복근이 강해지면 양손으로 1~3킬로그램짜리 덤벨 하나를 잡고 1세트 당 12회를 반복한다.

반복: 30회 반복한다.

더 매트릭스
The Matrix

A
- 2~5킬로그램짜리 메디신볼을 양손으로 잡고 무릎을 골반너비로 벌린 상태에서 무릎을 꿇고 지면에 앉는다.
- 척추를 곧게 펴고 볼을 가슴 앞에 위치시킨다.

B
- 무릎이 지면에 닿은 상태를 유지하면서 천천히 몸을 뒤로 최대한 많이 기울인다.
- 최대 지점에서 3초 동안 멈춘 다음, 코어 근육을 수축시키면서 천천히 시작자세로 돌아간다.

반복: 12~15회 반복한다.

Chapter 6: 15분 복근 & 코어 운동

T-스태빌라이저 T-Stabilizer

A
- 푸시업 자세를 취한다.

B
- 왼팔로 체중을 지지하고 몸통을 오른쪽으로 회전시키면서 오른팔을 들어 올려 몸과 팔이 T자 형태를 이루게 한다.
- 최고 지점에서 1~2초 동안 멈춘 다음, 시작자세로 돌아간다. 여기까지가 1회 반복이다.

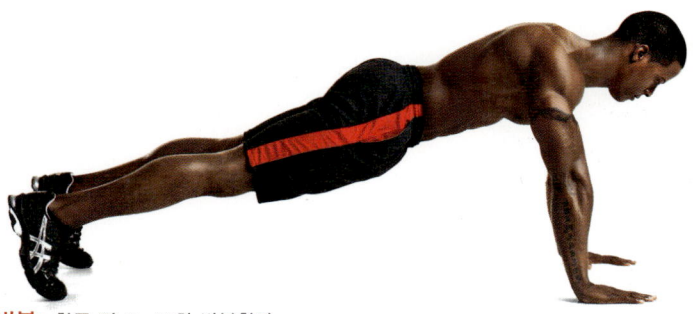

반복: 한쪽 당 8~10회 반복한다.

더블-레그 스트레칭
Double-Leg Stretch

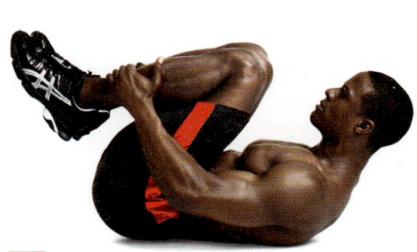
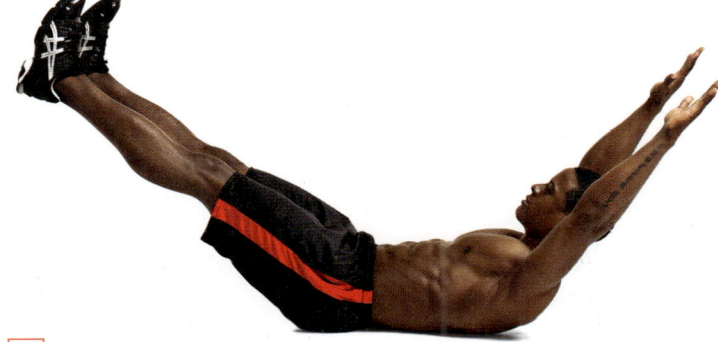

A
- 지면에 누워 무릎을 구부리고 양손으로 정강이를 잡은 다음, 컬 동작을 통해 지면에서 어깨를 들어 올린다.

B
- 골반과 허리를 지면에 붙인 상태를 유지하면서, 다리가 지면과 45도 각도를 이루도록 들어 올림과 동시에 팔을 함께 들어 올려 몸 전체가 U자 형태를 이루게 한다. 이때 최고 지점에서는 상완이 귀 옆에 위치한다.
- 최고 지점에서 잠시 멈춘 다음, 지면을 향해 흉곽을 내린다.
- 복근에 힘을 준 상태로 팔과 다리를 내리면서 시작자세로 돌아간다.

반복: 5~10회 반복한다.

자율 15분 코어 운동 프로그램

백 익스텐션 레그 레이즈
Back Extension Leg Raise

A
- 스태빌리티 볼 위에 골반과 배를 대고 엎드린다.
- 다리를 쭉 펴고 발끝을 골반너비로 벌려 지면에 댄다.
- 팔과 어깨가 일직선을 이루도록 팔을 곧게 편다.

B
- 팔을 최대한 멀리 뻗으면서 오른발을 지면에서 약 15센티미터 띄워 올린다. 여기까지가 1회 반복이다.

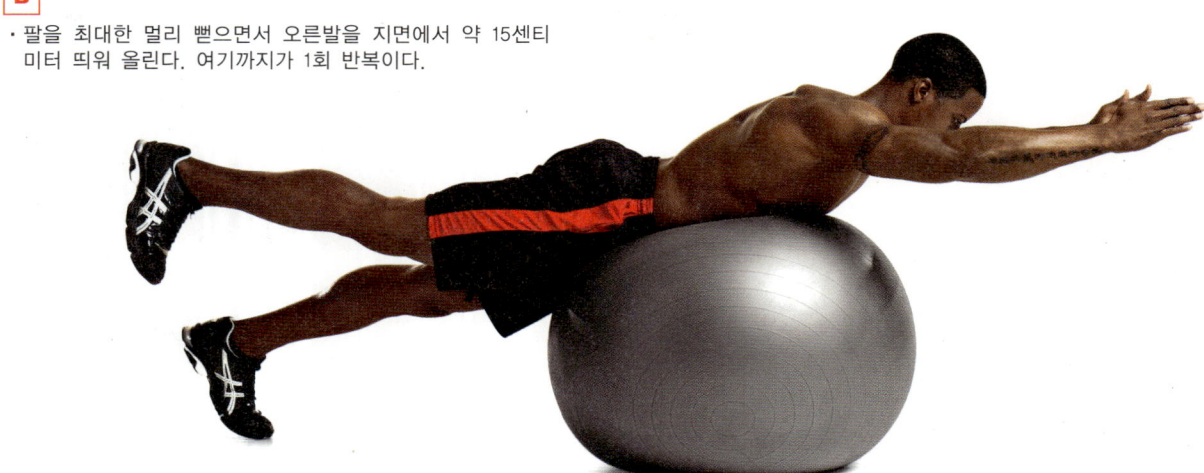

반복: 12~15회 반복한다.

Chapter 6: 15분 복근 & 코어 운동

스태빌리티 볼 플랭크 로커
Stability Ball Plank Rocker

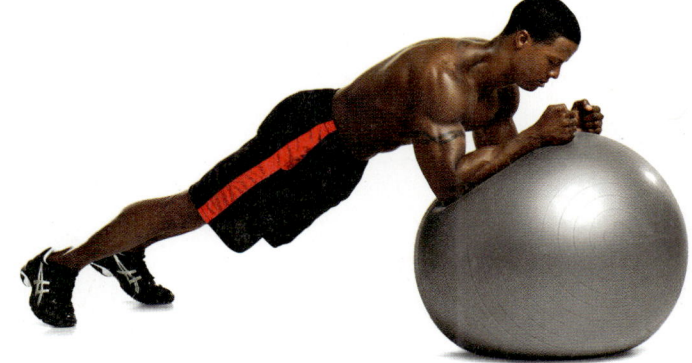

A
- 스태빌리티 볼 위에 전완을 대고 몸을 의지하여 플랭크 자세를 취한다.
- 발목부터 머리까지 몸 전체가 일직선을 이루게 한다.

B
- 코어에 힘을 준 상태에서 전완 아래에서 볼을 굴리면서 팔을 앞으로 뻗은 다음, 팔을 다시 당기는 동작을 5회 반복한다.

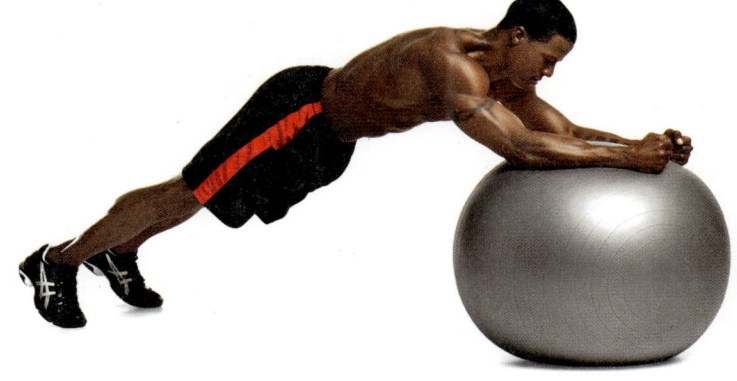

 트레이너의 조언

스터링 더 폿Stirring the Pot이라는 응용 동작도 있다. 이 운동은 팔을 앞, 뒤, 대각선으로 움직이는 대신, 양손으로 국자를 잡고 국을 젓듯이 팔을 회전시키는 동작을 취한다. 이때는 시계 방향으로 5번, 반시계 방향으로 5번 동작을 취한다.

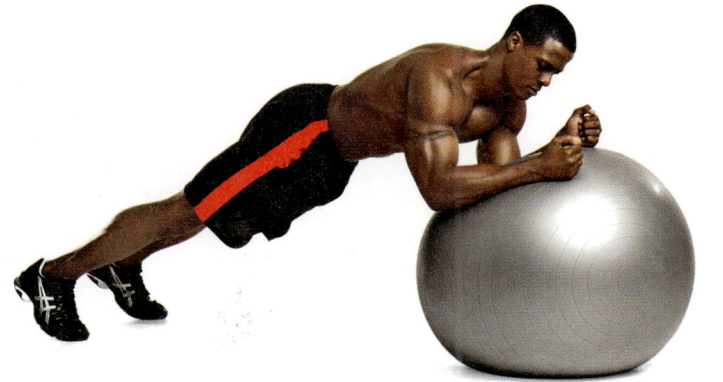

C
- 이번에는 마찬가지로 전완으로 볼을 굴리면서 오른쪽 대각선 방향으로 팔을 당긴 다음, 왼쪽 대각선 방향으로 팔을 당긴다. 여기까지가 1회 반복이다. 이 동작을 5회 반복한다.

반복: 각 방향으로 5회 반복한다.

자율 15분 코어 운동 프로그램

스태빌리티 볼 니-업
Stability Ball Knee-Up

A
- 팔을 어깨너비로 벌린 상태로 스태빌리티 볼 위에 손을 얹고 플랭크 자세를 취한다.

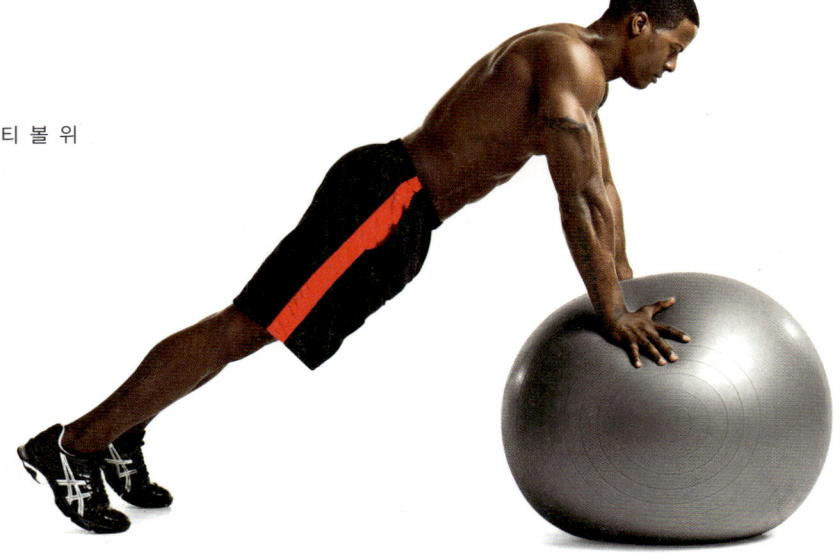

B
- 가슴을 향해 오른쪽 무릎을 끌어당긴다.
- 1초 동안 멈춘 다음, 시작자세로 돌아간다.
- 오른쪽 무릎으로 정해진 반복수를 채운 다음, 왼쪽 무릎도 같은 요령으로 반복한다.

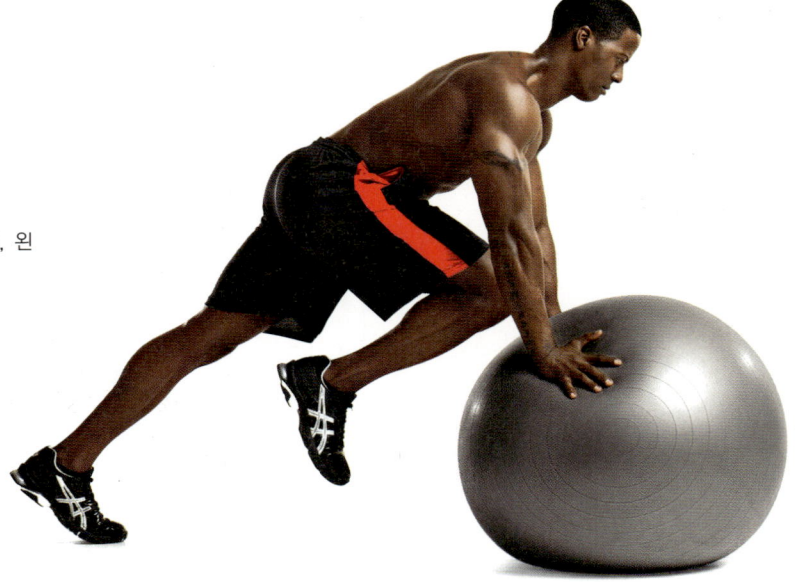

반복: 한쪽 다리 당 12~15회 반복한다.

Chapter 6: 15분 복근 & 코어 운동

암 풀 오버 스트레이트-레그 크런치
Arm Pull Over Straight-Leg Crunch

A
- 4~5킬로그램짜리 덤벨을 양손에 하나씩 들고 지면에 누워 머리 위로 팔을 들어 올린다.
- 다리를 45도 각도로 들어 올린다.

B
- 지면에서 어깨를 떼면서 가슴 위로 팔을 들어 올림과 동시에 하체가 지면과 수직을 이룰 때까지 다리를 들어 올린다.
- 시작자세로 돌아간다(이때 다리가 지면에 닿지 않도록 주의한다.).

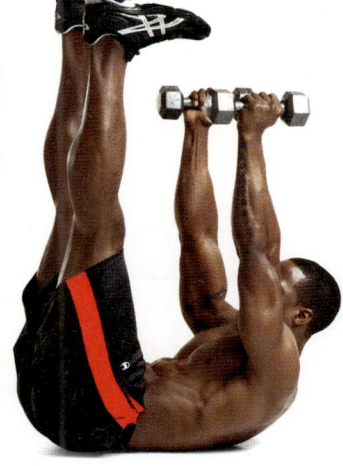
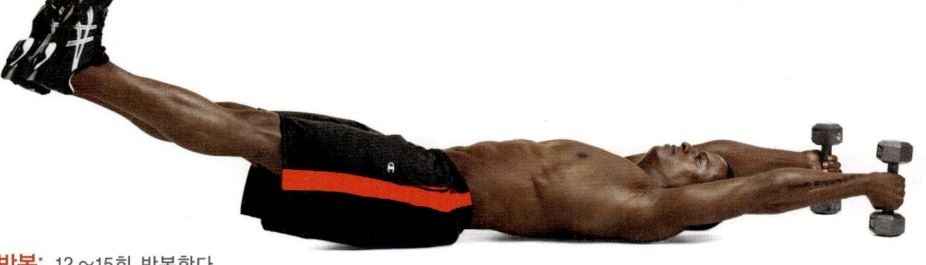

반복: 12~15회 반복한다.

더 스프린터 The Sprinter

A
- 지면에 누워 손을 몸통 옆에 위치시키고, 지면에서 약 15~30센티미터 높이로 다리를 곧게 들어 올린다.

B
- 달리기 동작처럼 오른쪽 팔꿈치를 구부린 상태로 들어 올리면서 싯업 동작을 취한다.
- 최고 지점에서는 가슴을 향해 왼쪽 무릎을 들어 올린다.
- 다리를 지면에서 들어 올린 상태를 유지하면서 시작자세로 돌아간 다음, 반대편 팔다리도 같은 요령으로 동작을 반복한다.
- 여기까지가 1회 반복이다.

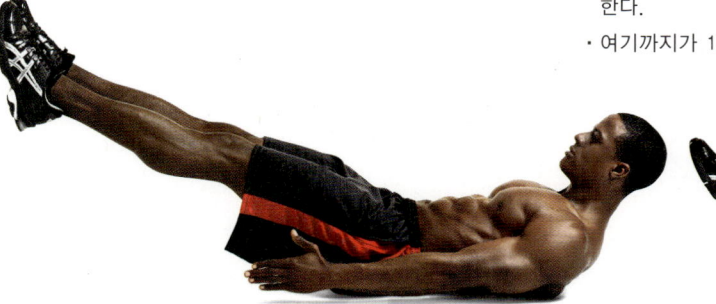
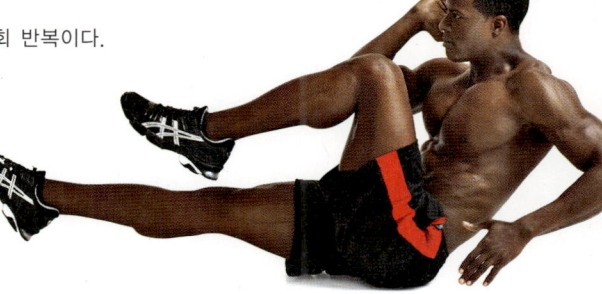

반복: 20회 반복한다.

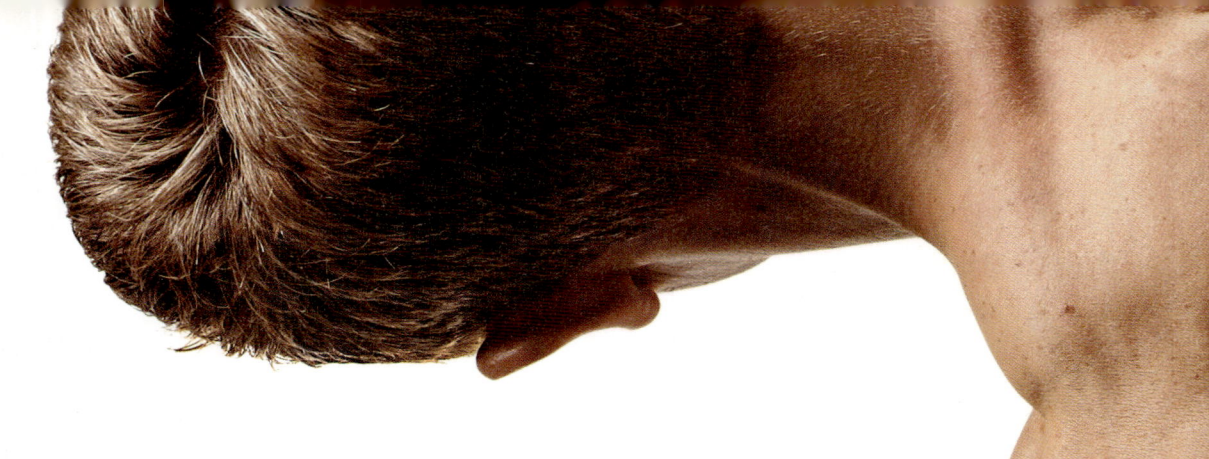

Chapter 7

15-Minute Shoulders & Arms Workouts
15분 팔 & 어깨 운동
팔과 어깨의 근육을 폭발적으로 성장시키는 운동 프로그램

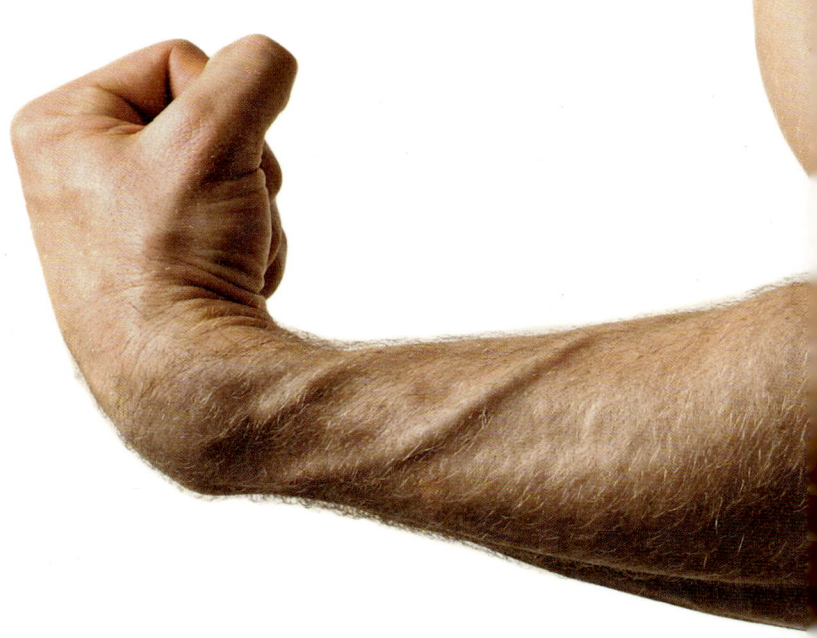

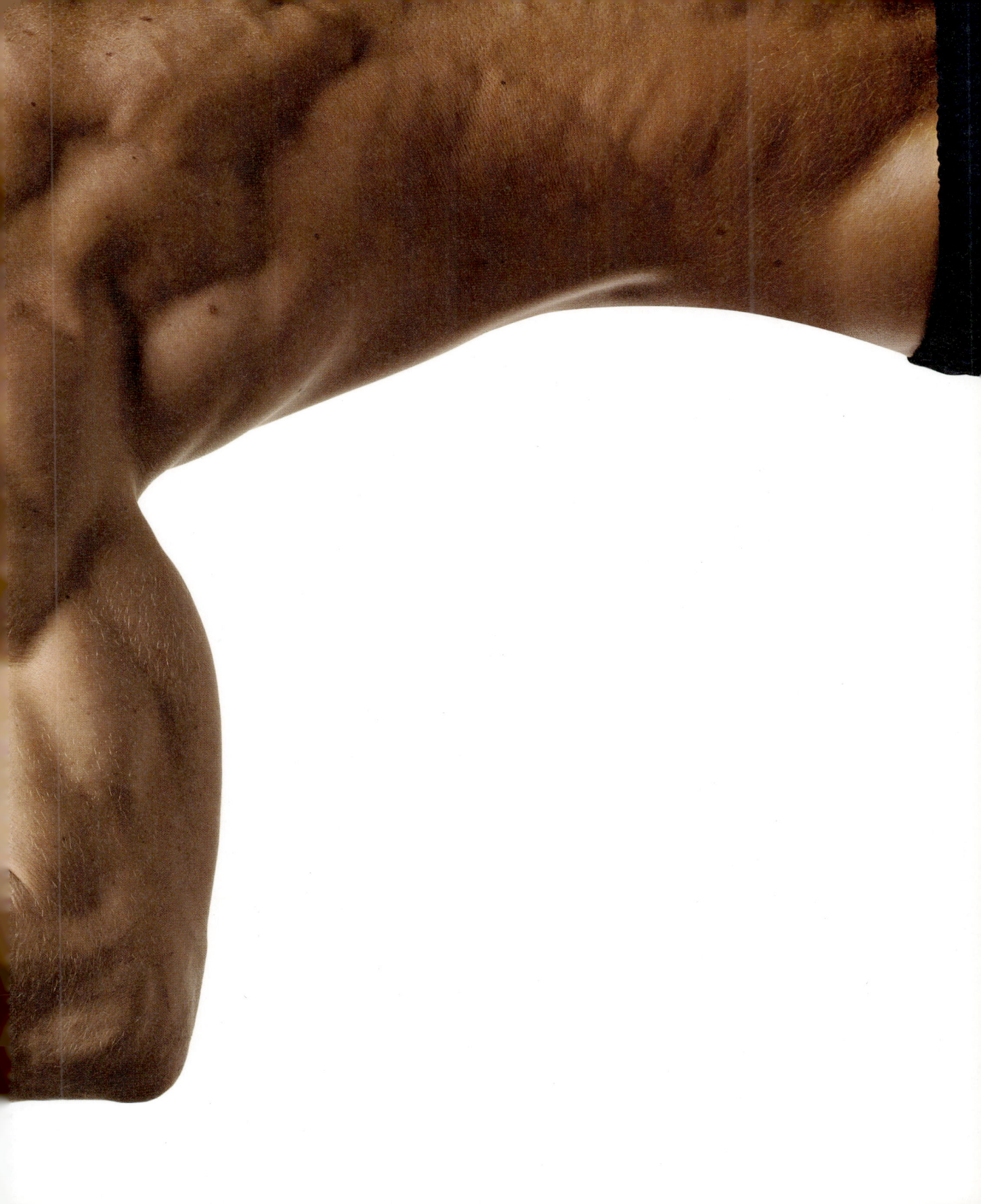

Build Arms & Shoulders Superfast
초고속 팔 & 어깨 운동

팔과 어깨는 강력한 첫인상을 줄 수 있는 부위이다. 잘 단련된 상체는 여름철 해변이나 하얀 와이셔츠 아래에서만 빛을 발하는 것이 아니라, 어디서든 강인함과 자신감을 뿜어내고 심지어는 키도 더 커보이게 한다. 여기에, 등 상부의 근육들이 어깨 위로 살짝 솟아올라 있다면 키가 더 커 보일 수도 있다. 그 뿐만 아니라, 어깨가 자연스럽게 펴져 있으면 가슴도 더욱 도드라져 보인다. 팔과 어깨의 근육이 잘 발달된 사람은 고급 양복으로 몸을 감싸든, 티셔츠를 걸쳐 입든, 숨길 수 없는 매력을 발산할 수밖에 없다.

팔 & 어깨 운동의 기본기

이번 장에서는 삼두근, 이두근, 어깨, 등 상부, 가슴 부위를 집중적으로 공략하는 운동 프로그램에 대해 살펴본다. 최고의 성과를 얻기 위해서는 이번 장의 프로그램 중 자신에게 가장 필요한 프로그램을 하나 이상 선택하여 일주일에 2일 이상 운동을 실시한다. 물론 운동량을 더 늘릴 수도 있다. 그러나 운동 프로그램 사이에는 회복을 위해 반드시 휴식일을 하루 배치해야 한다(시간이 많을 때는 언제든지 이번 장의 프로그램을 다른 15분 운동 프로그램에 덧붙여 전신 운동을 진행할 수도 있다.). 그리고 매번 프로그램을 진행할 때는 정해진 세트와 반복수를 준수하고, 마지막 세트의 마지막 반복 동작까지 정확한 자세를 유지하면서 힘겹게 완수할 수 있는 다소 무거운 중량을 선택해야 한다.

Chapter 7: 15분 팔 & 어깨 운동

1분 가이드:
15분 팔 & 어깨 운동 프로그램

p.162
덤벨 팔 전체 운동 프로그램
컨센트레이션 컬
시티드 트라이셉스 익스텐션
리스트 컬
얼터네이팅 그립 해머 컬
크로스-숄더 익스텐션
스탠딩 스캡션

p.168
상완 집중 운동 프로그램
클로즈-그립 벤치 프레스
바벨 컬
케이블 인클라인-벤치 트라이셉스
  익스텐션
케이블 싱글-암 컬
트위스팅 로프 풀다운
포즈 리버스 컬
오버헤드 케이블 트라이셉스 익스텐션

p.172
삼각근 집중 운동 프로그램
네거티브 숄더 프레스
바벨 프론트 레이즈
시티드 래터럴 레이즈
벤트-오버 케이블 레이즈

p.176
팔-어깨 콤보 운동 프로그램 1
V-싯 덤벨 프레스
올림픽 밀리터리 프레스
싱글-레그 래터럴 레이즈

p.178
팔-어깨 콤보 운동 프로그램 2
덤벨 숄더 프레스
덤벨 프론트 레이즈
케이블 리버스 플라이
덤벨 큐반 프레스

p.182
팔-어깨 콤보 운동 프로그램 3
시티드 숄더 턱
인클라인 L 레이즈
자보렉 콤플렉스

덤벨은 약이다

근육량을 증가시키면 혈당을 더 효율적으로 조절할 수 있다. UCLA 과학자들의 최근 연구 결과에 따르면, 근육량이 적은 사람들은 근육량이 많은 사람에 비해 인슐린 저항 현상이 나타날 가능성이 67%나 높았다. 인슐린 저항성은 2형 당뇨의 위험 신호이다.

덤벨 팔 전체 운동 프로그램

덤벨은 넓은 관절 가동 범위에 걸쳐 운동이 가능하기 때문에 팔과 어깨를 위해 만들어졌다고 해도 과언이 아니다. 덤벨은 다용도로 활용할 수 있기 때문에 최소한 두 쌍 정도는 구비하고 있는 것이 좋다. 가벼운 덤벨은 손목과 어깨 주변 근육을 단련할 때 유용하고 무거운 덤벨은 컬과 프레스 운동을 할 때 좋다. 특히 육각 덤벨은 바닥에서 잘 구르지 않기 때문에 많은 남성들이 선호한다(육각 덤벨은 위기의 순간에 망치 대용으로 쓸 수도 있다.).

이번 프로그램은 손부터 어깨까지 팔의 전 영역을 다양한 각도로 단련할 수 있는 가장 기본적인 덤벨 운동으로 구성되어 있다. 완벽한 자세를 취하는 데 집중하면 더 큰 효과를 볼 수 있을 것이다.

진행 방법

가능하면 중간 휴식 없이 6가지 운동을 서킷 방식으로 진행하고, 한 운동에 정해진 반복수를 완료한 후, 다음 운동으로 넘어간다. 서킷을 1회 완료한 다음에는 60초 이내에서 휴식을 취한 후 서킷을 1회 더 진행한다.

Chapter 7: 15분 팔 & 어깨 운동

컨센트레이션 컬
Concentration Curl

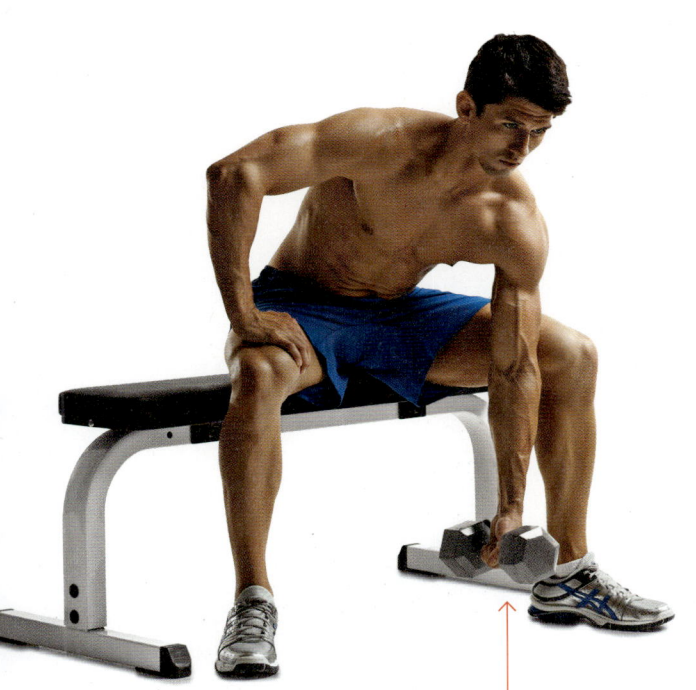
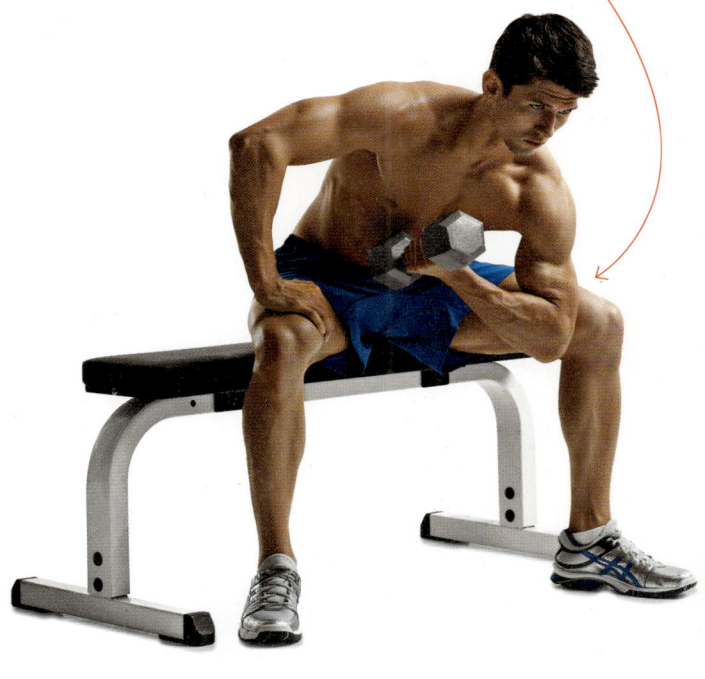

어깨를 향해 덤벨을 들어 올렸다가 내리는 컬 동작을 취할 때, 상박을 허벅지 안쪽에 붙인 상태를 유지하도록 주의한다.

팔을 완전히 편 상태에서 시작하고, 컬 동작을 취하는 동안 상체를 움직이지 않도록 주의한다.

A
- 벤치나 의자에 앉아서 발을 어깨너비보다 더 넓게 벌리고 발바닥을 지면에 밀착시킨다.
- 손바닥이 안쪽을 향하도록 왼손에 덤벨을 든 다음, 상체를 약간 기울이고 왼팔 상완의 뒷면을 왼쪽 허벅지 안쪽에 댄다.
- 오른손은 오른쪽 허벅지나 무릎에 올리고 자세를 지탱한다.

B
- 왼쪽 팔꿈치를 왼쪽 허벅지 안쪽에 붙이고, 왼쪽 상완을 고정시킨 상태에서 어깨를 향해 왼팔로 덤벨 컬 동작을 취한다.
- 중량을 내리고 전체 동작을 반복한다.

반복: 8~12회 반복 후 팔을 바꾸어 같은 요령으로 반복한다.

덤벨 팔 전체 운동 프로그램

시티드 트라이셉스 익스텐션
Seated Triceps Extension

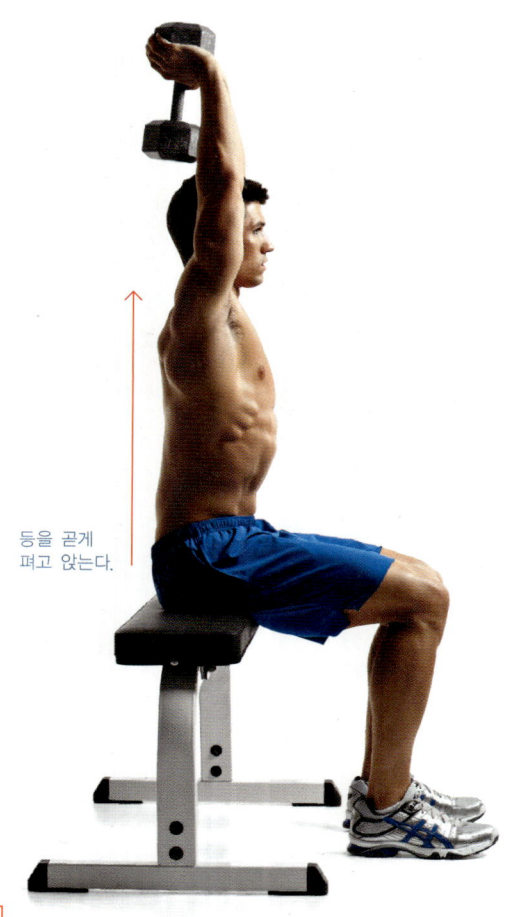

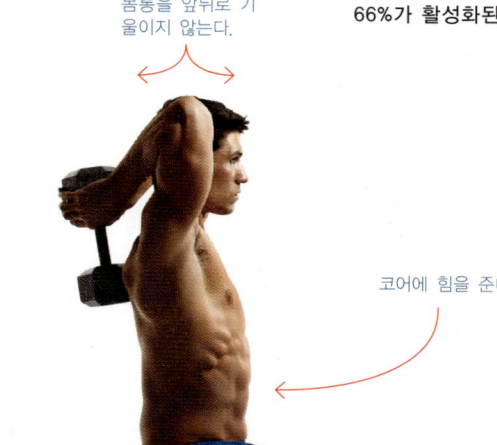

66
푸시업을 할 때는 삼두근의 66%가 활성화된다.

몸통을 앞뒤로 기울이지 않는다.

코어에 힘을 준다.

등을 곧게 펴고 앉는다.

A
- 양손으로 하나의 덤벨을 잡고 의자나 벤치에 앉아서 발바닥을 지면에 밀착시키고 등을 곧게 편다.
- 머리 위로 덤벨을 들어 올린다. 이때 양쪽 손바닥 위에 덤벨의 한쪽 머리가 편안하게 안착된 상태에서 지면과 덤벨이 수직을 이루게 한다. 이 자세가 시작자세이다.

B
- 전완이 이두근에 닿을 때까지 머리 뒤로 천천히 덤벨을 내린 다음, 다시 덤벨을 들어 올리면서 시작자세로 돌아간다. 이 동작을 정해진 수만큼 반복한다.
- 덤벨을 내렸다가 들어 올릴 때 상완이 움직이지 않도록 주의한다.

반복: 8~12회 반복한다.

Chapter 7: 15분 팔 & 어깨 운동

리스트 컬
Wrist Curl

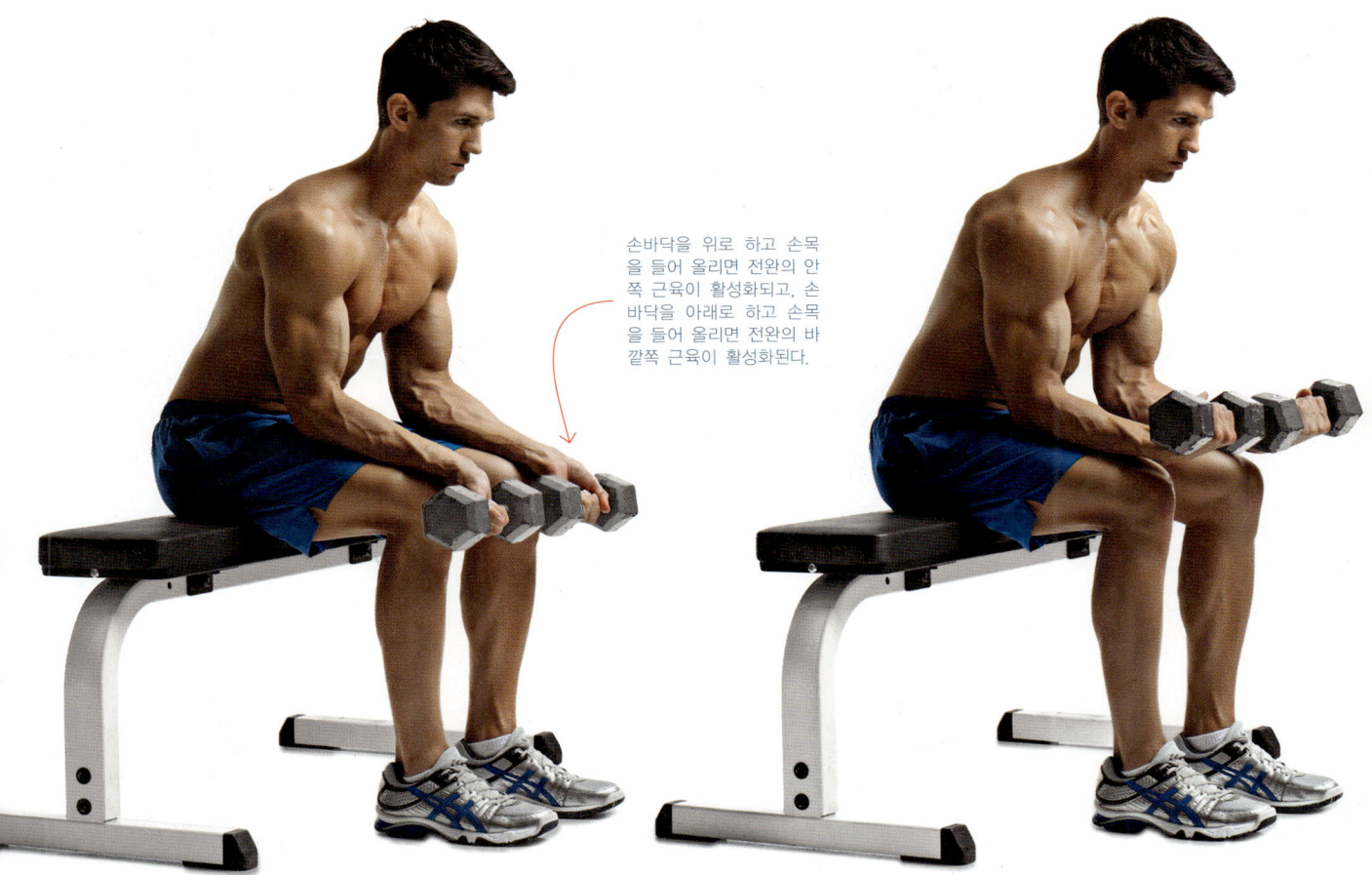

손바닥을 위로 하고 손목을 들어 올리면 전완의 안쪽 근육이 활성화되고, 손바닥을 아래로 하고 손목을 들어 올리면 전완의 바깥쪽 근육이 활성화된다.

A
- 의자나 벤치에 앉아서 무릎을 10~15센티미터 벌리고, 발바닥을 지면에 밀착시킨다.
- 언더핸드 그립으로 양손에 덤벨을 하나씩 들고, 전완을 허벅지 위에 붙이면서 상체를 앞으로 약간 기울인다. 이때 손목이 무릎 바깥쪽으로 나와 있어야 한다.
- 천천히 양쪽 손목을 최대한 아래로 내린다.

B
- 손목만을 이용해서 컬 동작을 통해 덤벨을 최대한 높이 들어 올린다. 이 동작을 정해진 수만큼 반복한다.
- 이번에는 손바닥이 아래를 향하도록 손목을 회전시키고 손등을 향해 손목을 뒤로 꺾는 리버스 리스트 컬 동작을 실시한다.
- 손목을 뒤로 꺾으면서 덤벨을 최대한 높이 들어 올렸다가 천천히 내리는 동작을 반복한다.

반복: 손바닥의 방향에 따라 각각 12~15회 반복한다.

덤벨 팔 전체 운동 프로그램

얼터네이팅 그립 해머 컬
Alternating Grip Hammer Curl

A
- 벤치의 한쪽 끝에 앉아서 중립 그립으로 양손에 덤벨을 하나씩 들고 팔을 몸통 옆으로 드리운다.

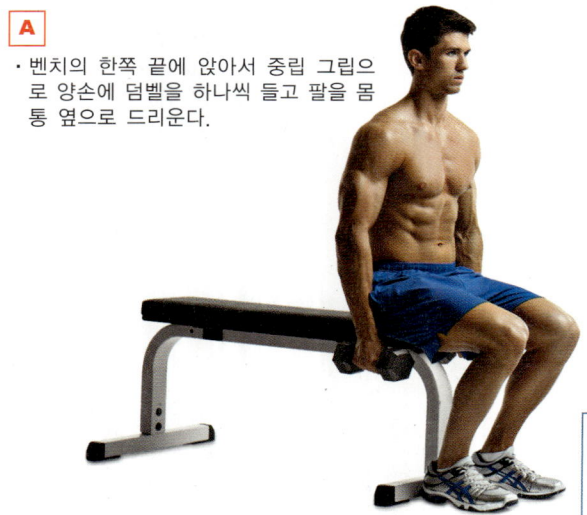

B
- 등을 곧게 유지한 상태에서 엄지손가락이 어깨 가까이 올 때까지 컬 동작으로 덤벨을 들어 올린다.
- 최고 지점에서 이두근에 강하게 힘을 준 다음, 천천히 팔을 내린다.

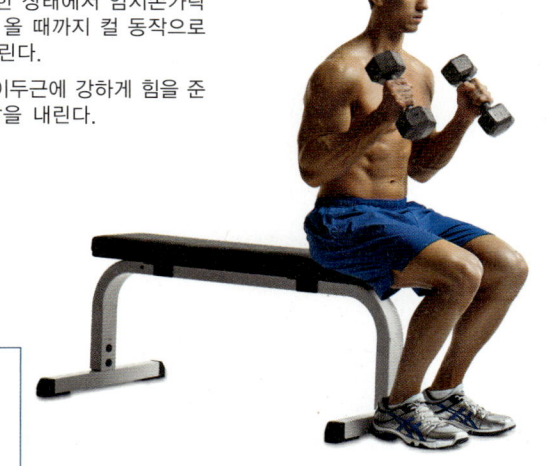

트레이너의 조언
해머 그립은 상완 깊은 곳에 있는 상완근을 활성화시킨다.

C
- 그 다음에는 손목을 안쪽으로 회전시켜 손바닥이 몸의 뒤를 향하게 한다(리버스 그립).

트레이너의 조언
리버스 그립은 팔꿈치부터 손목까지 이어져 있는 전완의 근육을 활성화시킨다.

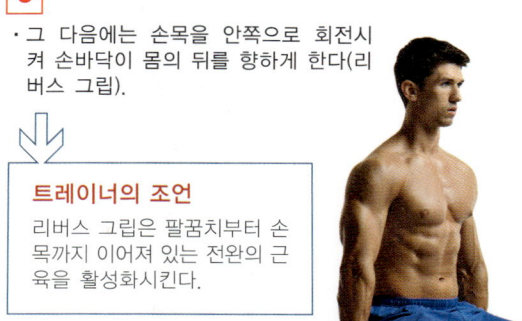

D
- 컬 동작을 통해 덤벨을 천천히 들어 올린 다음, 다시 천천히 내린다.

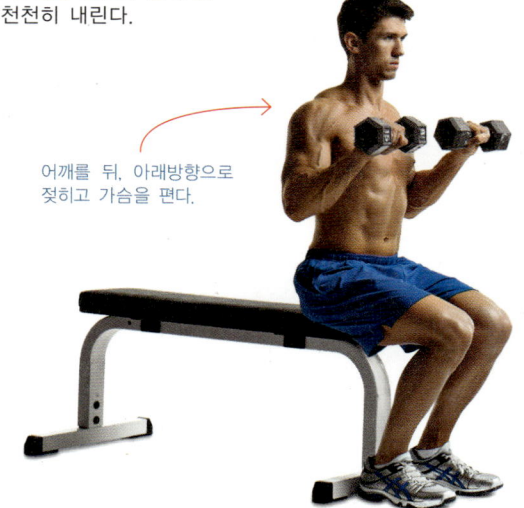

어깨를 뒤, 아래방향으로 젖히고 가슴을 편다.

반복: 손바닥의 방향에 따라 각각 8~12회 반복한다.

Chapter 7: 15분 팔 & 어깨 운동

크로스-숄더 익스텐션
Cross-Shoulder Extension

A
- 인클라인 벤치에 누워 오버핸드 그립으로 오른손에 가벼운 덤벨을 잡는다. 이때 손바닥은 왼쪽을 향한다.
- 왼손은 오른쪽 삼두근을 잡고 자세를 지탱한다.

B
- 왼쪽 어깨를 향해 오른팔을 천천히 구부린다. 동작 간에 손목은 계속 곧게 유지한다(머리가 방해가 되면 오른쪽으로 머리를 돌릴 수도 있다.).
- 머리 위로 덤벨을 들어 올린다. 전체 동작을 반복한다.

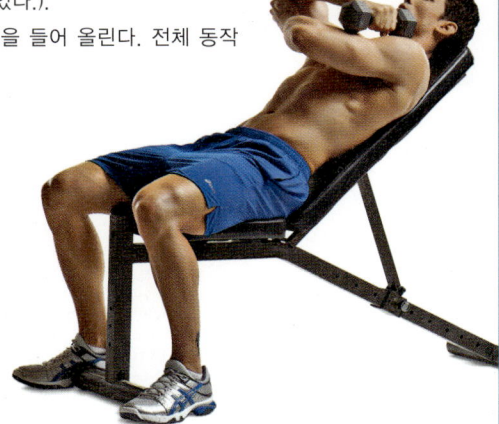

반복: 한쪽 팔 당 12회 반복한다.

스탠딩 스캡션
Standing Scaption

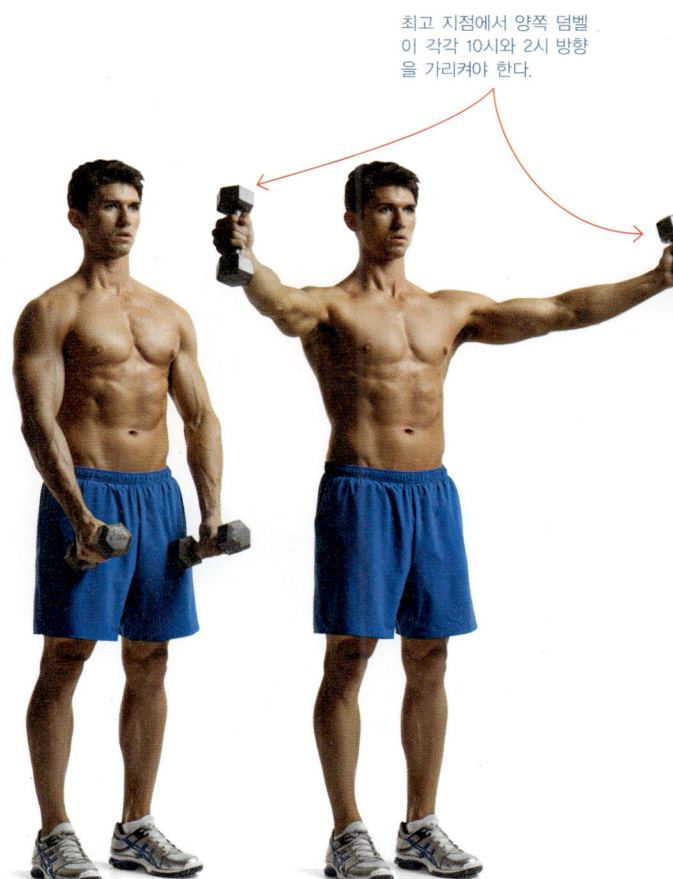

최고 지점에서 양쪽 덤벨이 각각 10시와 2시 방향을 가리켜야 한다.

A
- 중립 그립으로 양손에 가벼운 덤벨을 하나씩 들고 허벅지 앞쪽에 덤벨을 위치시킨다.

B
- 팔을 곧게 편 상태를 유지하면서, 전방을 향해 45도 각도로 팔을 천천히 들어 올린다.
- 이때 덤벨을 눈높이까지 들어 올린다.
- 팔을 천천히 내리고 전체 동작을 반복한다.

반복: 8~12회 반복한다.

167

상완 집중 운동 프로그램

팔이 두꺼우면 힘을 쓰는 직업을 가진 사람처럼 보일 수도 있고, 경찰처럼 남을 위해 봉사하고 남을 보호하는 사람처럼 보일 수도 있다. 이미지야 어찌 됐든, 팔 근육이 잘 발달돼 있으면 장바구니든, 이삿짐이든, 생활 속에서 힘을 발휘하는 데 여러 모로 도움이 된다. 또, 삼두근은 길을 가다 넘어지거나 상체를 보호해야 하는 상황이 발생할 때 팔꿈치 관절에 가해지는 충격을 흡수하는 역할을 한다.

진행 방법

중간 휴식 없이 7가지 운동을 서킷 방식으로 진행하고, 서킷을 1회 완료한 다음에는 60초 동안 휴식을 취한 후, 서킷을 1회 더 진행한다.

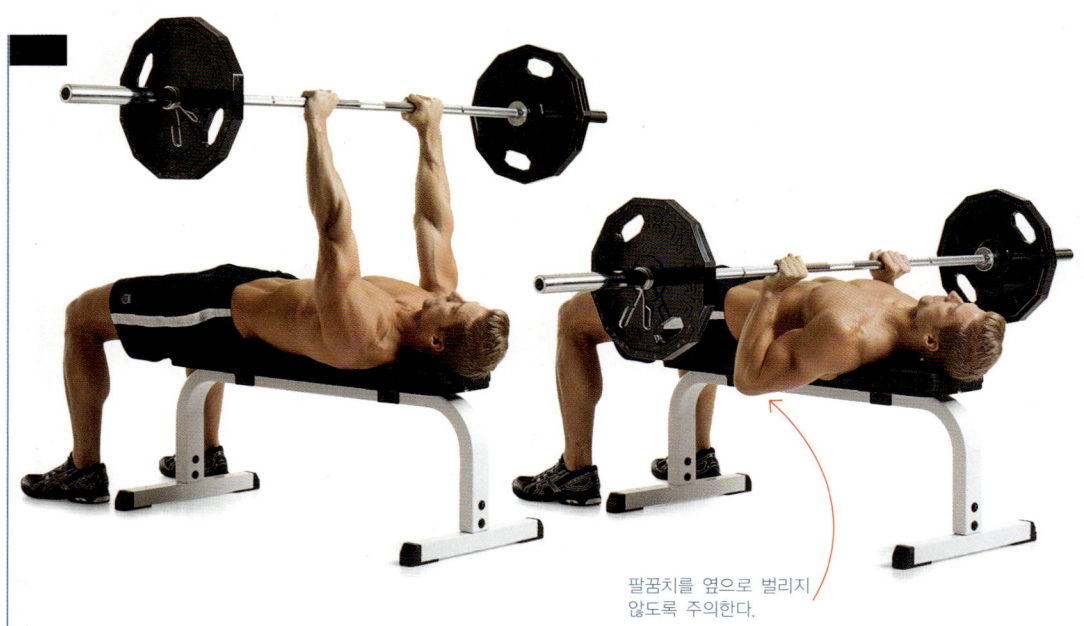

팔꿈치를 옆으로 벌리지 않도록 주의한다.

클로즈-그립 벤치 프레스
Close-Grip Bench Press

A
- 벤치에 누워 발을 지면에 밀착시킨다. 오버핸드 그립으로 어깨너비보다 약간 좁게 바벨을 잡는다.

B
- 가슴을 향해 바벨을 내린다. 이때 팔꿈치는 가슴 측면 가까이에 붙인다.
- 바벨을 다시 들어 올리고 동작을 반복한다.

반복: 8~12회 반복한다.

Chapter 7: 15분 팔 & 어깨 운동

바벨 컬
Barbell Curl

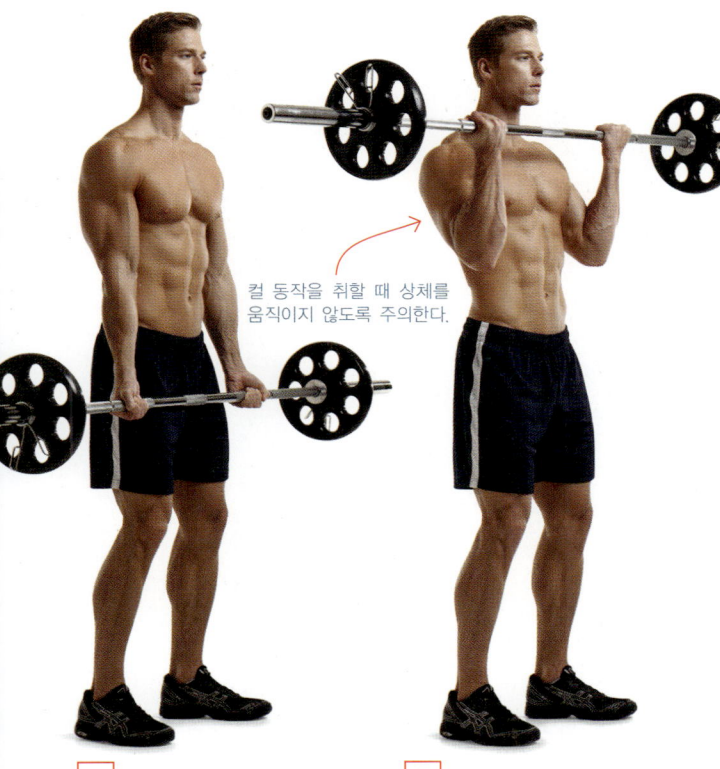

컬 동작을 취할 때 상체를 움직이지 않도록 주의한다.

A
- 팔을 어깨너비로 벌리고 언더핸드 그립으로 바벨을 잡은 다음, 허벅지 앞쪽에 바벨을 위치시킨다.

B
- 등을 곧게 펴고 팔꿈치를 몸통 측면에 위치시킨 상태에서 전완이 이두근에 닿을 때까지 컬 동작을 통해 바벨을 천천히 들어 올린다.
- 최고 지점에서 잠시 멈춘 다음, 바벨이 허벅지 앞 약 3센티미터 지점에 올 때까지 바벨을 천천히 내린다.

반복: 8~12회 반복한다.

케이블 인클라인-벤치 트라이셉스 익스텐션
Cable Incline-Bench Triceps Extension

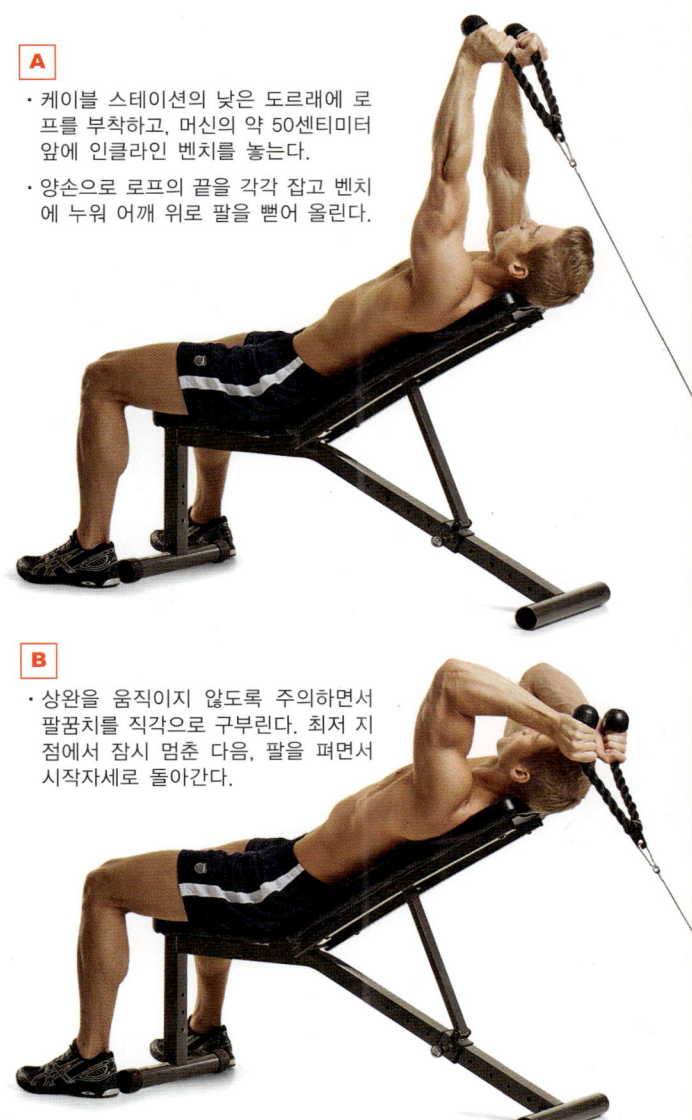

A
- 케이블 스테이션의 낮은 도르래에 로프를 부착하고, 머신의 약 50센티미터 앞에 인클라인 벤치를 놓는다.
- 양손으로 로프의 끝을 각각 잡고 벤치에 누워 어깨 위로 팔을 뻗어 올린다.

B
- 상완을 움직이지 않도록 주의하면서 팔꿈치를 직각으로 구부린다. 최저 지점에서 잠시 멈춘 다음, 팔을 펴면서 시작자세로 돌아간다.

반복: 8~12회 반복한다.

상완 집중 운동 프로그램

케이블 싱글-암 컬
Cable Single-Arm Curl

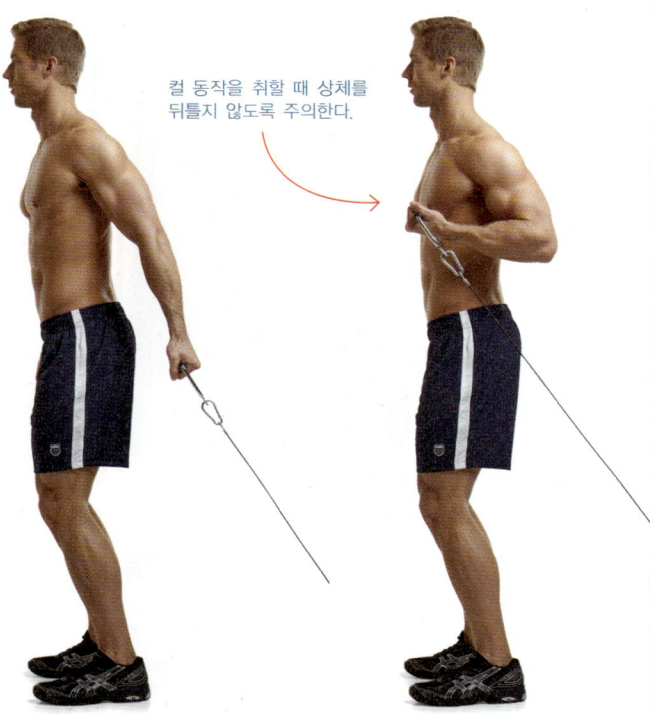

컬 동작을 취할 때 상체를 뒤틀지 않도록 주의한다.

A
- 케이블 스테이션의 중량 거치대를 등지고 서서 왼손으로 낮은 도르래의 손잡이를 잡는다.
- 왼손이 등에서 몇 인치 떨어지도록 발을 약간 앞으로 내딛고 선다. 이때 팔은 곧게 편 상태여야 한다.

B
- 팔꿈치의 위치를 고정시킨 상태에서 손잡이가 가슴 측면에 올 때까지 컬 동작을 통해 팔꿈치를 구부린다. 최고 지점에서 잠시 멈춘 다음, 팔꿈치를 천천히 편다.

반복: 8~12회 반복한다.

트위스팅 로프 풀다운
Twisting Rope Pulldown

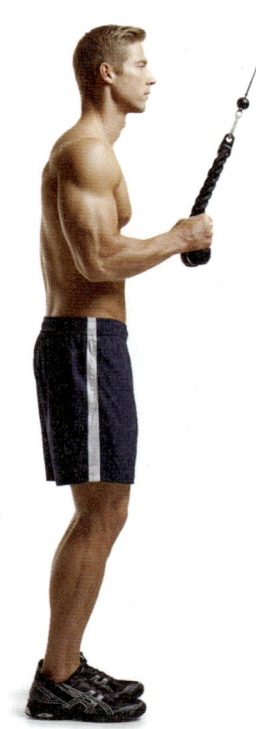

A
- 케이블 스테이션의 높은 도르래에 로프를 부착하고 양손으로 각각 로프의 끝을 잡은 다음, 15~20센티미터로 손을 벌린다.
- 상완을 몸통 측면에 붙인 상태를 유지하면서, 전완이 지면과 수평이 될 때까지 팔꿈치를 펴면서 로프를 내린다. 이 자세가 시작자세이다.

B
- 팔꿈치를 천천히 펴면서 주먹이 허벅지에 닿을 때까지 로프를 내린 다음, 손바닥이 몸의 바깥쪽을 향하도록 손목을 회전시킨다.
- 1초 동안 삼두근에 강하게 힘을 준 다음, 반대 동작을 통해 시작자세로 돌아간다.

반복: 8~12회 반복한다.

Chapter 7: 15분 팔 & 어깨 운동

포즈 리버스 컬
Pause Reverse Curl

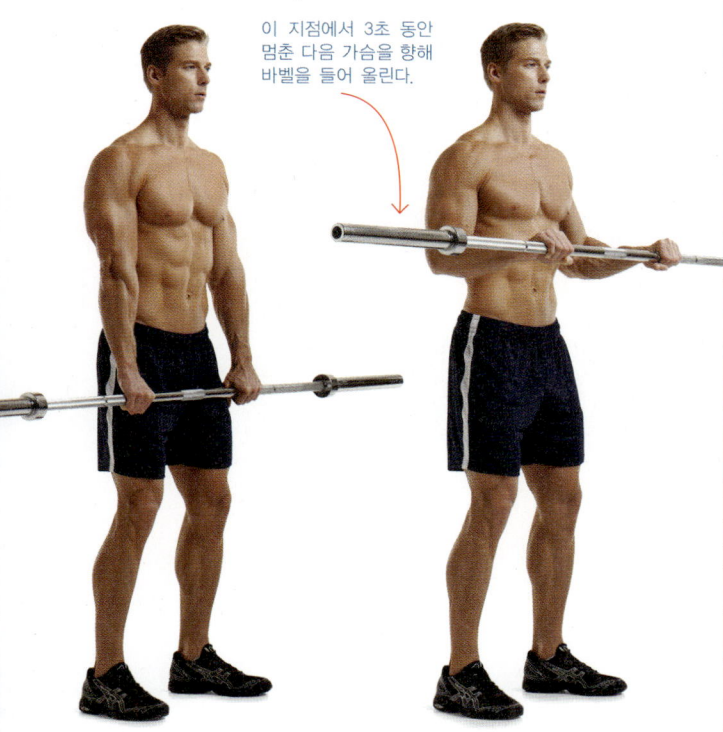

이 지점에서 3초 동안 멈춘 다음 가슴을 향해 바벨을 들어 올린다.

A
- 오버핸드 그립으로 가벼운 바벨을 잡고 서서 허벅지 앞에 바벨을 위치시킨다.
- 동작 간에 팔꿈치는 몸통 측면 위치에 계속 유지한다.

B
- 전완이 지면과 수평을 이룰 때까지 바벨을 천천히 들어 올린다. 최고 지점에서 3초 동안 멈춘 다음, 바벨이 가슴에 닿을 때까지 컬 동작을 이어간다.
- 전완이 지면과 수평을 이룰 때까지 바벨을 천천히 내린다. 이 지점에서 다시 3초 동안 동작을 멈춘 다음, 바벨을 내리면서 시작자세로 돌아간다.

반복: 8~12회 반복한다.

오버헤드 케이블 트라이셉스 익스텐션
Overhead Cable Triceps Extension

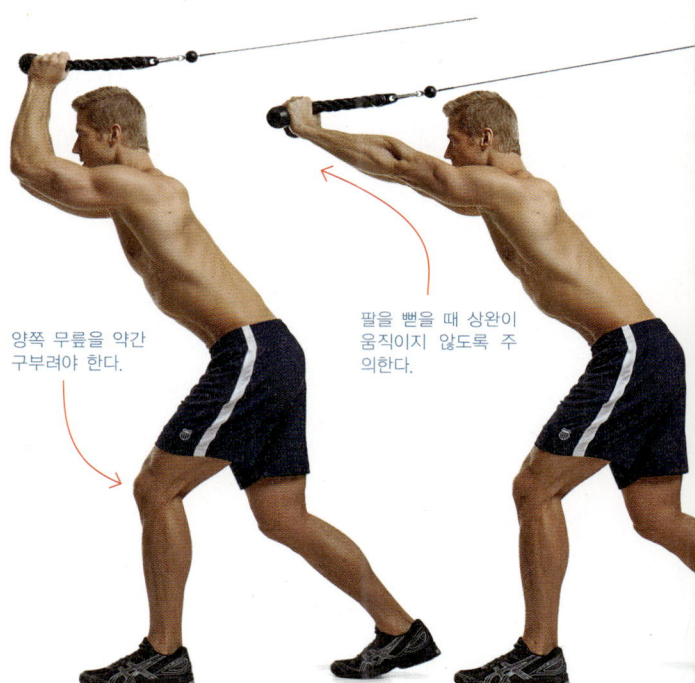

양쪽 무릎을 약간 구부려야 한다.

팔을 뻗을 때 상완이 움직이지 않도록 주의한다.

A
- 케이블 스테이션의 높은 도르래에 로프를 부착하고 양손으로 각각 로프의 끝을 잡는다.
- 케이블 스테이션의 중량 거치대를 등지고 서서 한 발을 내딛고 몸을 앞으로 기울인 다음, 로프가 머리 바로 위에 오도록 팔꿈치를 구부려 위치를 잡는다.

B
- 상완을 움직이지 않도록 주의하면서 삼두근에 힘을 주고 팔을 앞으로 곧게 뻗는다.
- 최고 지점에서 잠시 멈춘 다음, 로프가 머리 바로 위에 다시 오도록 팔꿈치를 천천히 구부린다.

반복: 8~12회 반복한다.

삼각근 집중 운동 프로그램

웨이트트레이닝에서 어깨는 가장 간과하기 쉬운 부분 가운데 하나이다. 왜냐하면 어깨 근육은 단순히 보여주기 위한 근육 정도로 생각하는 경우가 많기 때문이다. 그러나 이 생각은 옳지 않다. 넓고 잘 조각된 대포알 같은 어깨는 완벽한 몸의 마무리이다. 어깨가 크면 팔도 더 커 보이고, 허리가 더 잘록해 보이며, 등의 역삼각형도 더 커 보인다. 어깨를 완벽하게 발달시키는 핵심은 삼각근이라고 불리는 세 갈래로 이루어진 어깨의 근육을 공략하는 것이다. 삼각근은 전면 삼각근, 중간 삼각근, 후면 삼각근으로 나뉘어져 있다. 이번 프로그램은 이 세 가지 근육을 집중적으로 발달시킬 수 있도록 구성되어 있다.

7

노스 다코타대학의 연구에 의하면, 웨이트트레이닝을 5주 동안만 해도 어깨의 관절 가동 범위가 7센티미터 증가한다.

Chapter 7: 15분 팔 & 어깨 운동

진행 방법

어깨는 인체에서 가장 불안정한 관절이기 때문에 이번 프로그램을 시작하기 전에는 60초 동안 팔을 돌리면서 어깨의 워밍업을 먼저 실시한다. 이때는 팔을 T자로 벌린 다음, 앞뒤 방향으로 크게 원을 그리는 것만으로도 충분하다. 워밍업을 한 후에는 각 운동을 2세트씩 실시하고 세트 사이에 30초 동안 휴식을 취한다. 이렇게 2세트를 완료한 후에는 다시 세트를 반복한다.

네거티브 숄더 프레스
Negative Shoulder Press

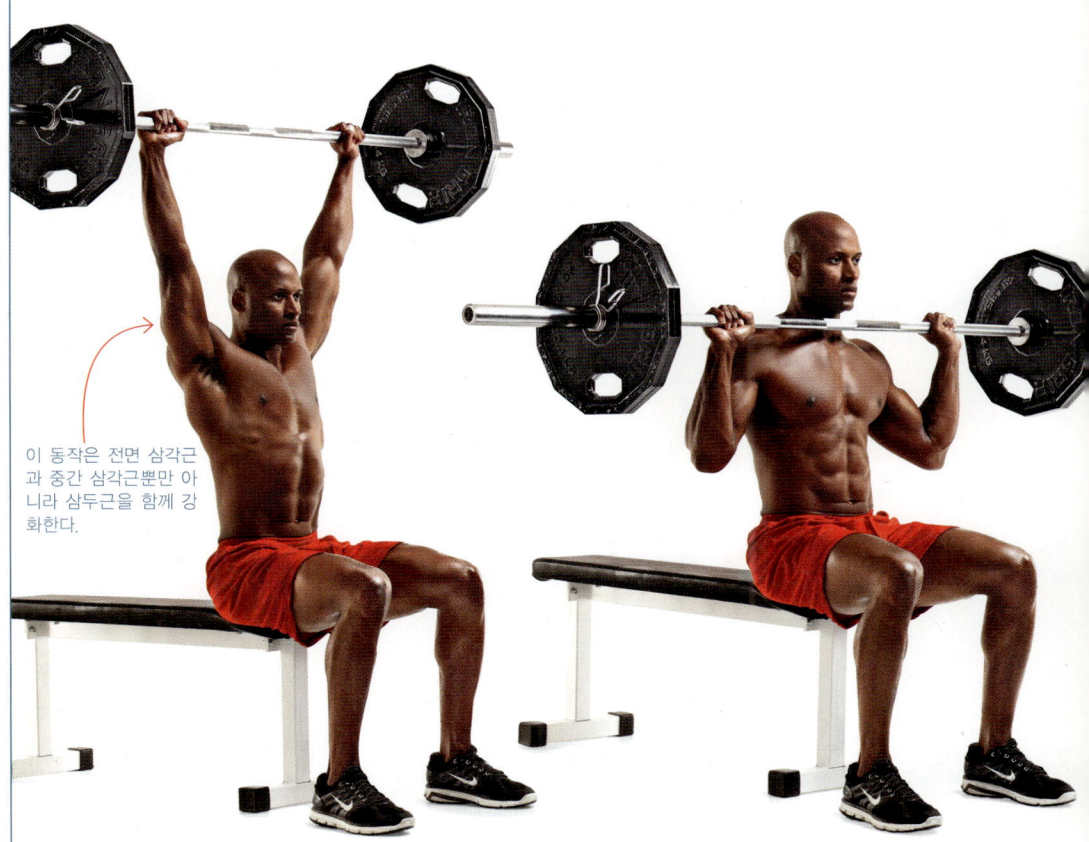

이 동작은 전면 삼각근과 중간 삼각근뿐만 아니라 삼두근을 함께 강화한다.

A
- 스쿼트 거치대 앞에 벤치를 놓는다. 중량은 완벽한 자세로 8~10회 실시할 수 있는 중량의 절반에 해당하는 중량을 선택한다.
- 팔을 어깨너비보다 약간 넓게 벌려 바벨을 잡고 벤치 위에 앉는다. 머리 위로 중량을 들어 올린다.

B
- 가슴 상단을 향해 6초에 걸쳐 바벨을 천천히 내린다.
- 그 다음에는 3초에 걸쳐 바벨을 머리 위로 천천히 들어 올린다.

반복: 8~12회 반복한다.

삼각근 집중 운동 프로그램

바벨 프론트 레이즈
Barbell Front Raise

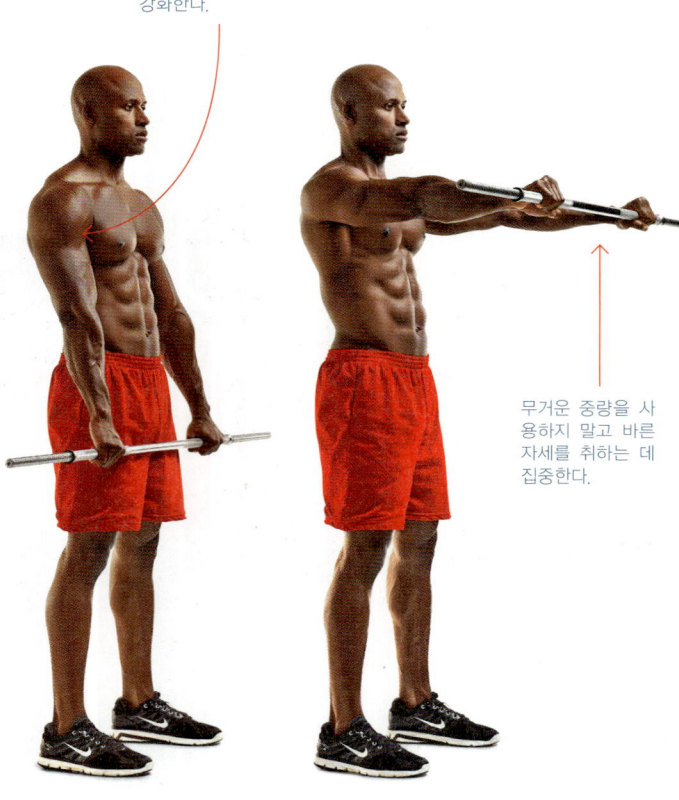

이 동작은 전면 삼각근을 강화한다.

무거운 중량을 사용하지 말고 바른 자세를 취하는 데 집중한다.

A
- 발을 골반너비로 벌린 상태에서 팔을 어깨너비로 벌려 가벼운 바벨을 잡은 다음, 팔을 아래로 곧게 뻗어 손바닥과 허벅지가 마주보게 한다.

B
- 팔을 곧게 유지한 상태에서 팔이 지면과 평행을 이룰 때까지 앞으로 천천히 들어 올린다.
- 최고 지점에서 잠시 멈춘 다음, 손이 허벅지에 닿을 때까지 바벨을 천천히 내린다.

반복: 8~12회 반복한다.

시티드 래터럴 레이즈
Seated Lateral Raise

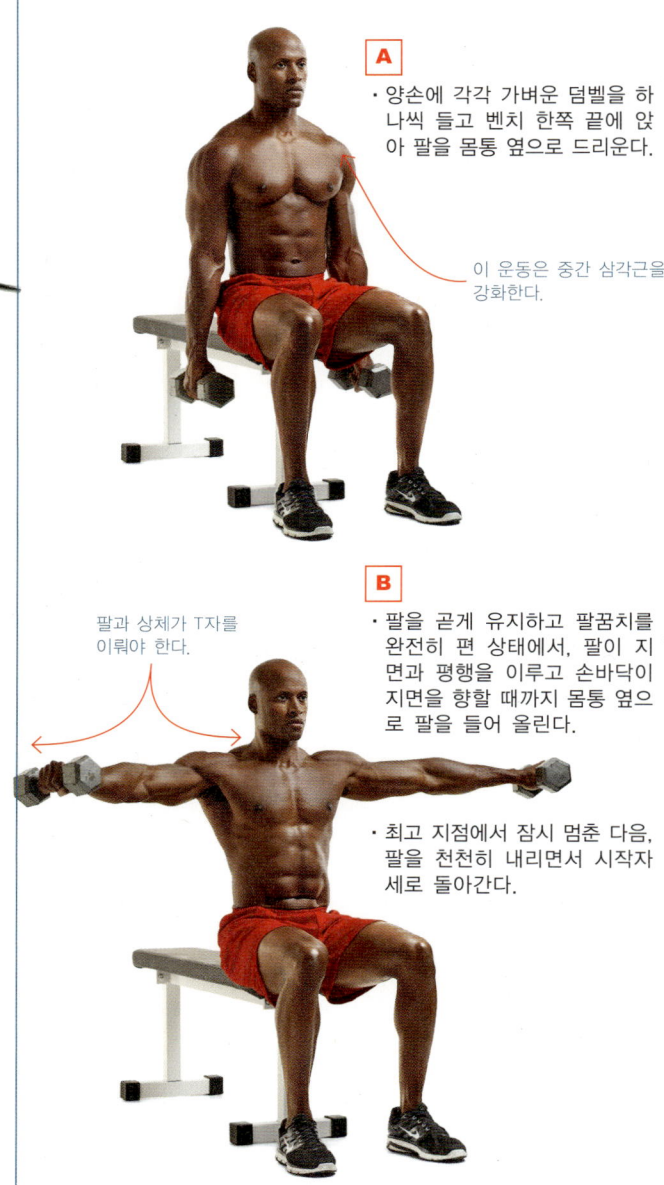

A
- 양손에 각각 가벼운 덤벨을 하나씩 들고 벤치 한쪽 끝에 앉아 팔을 몸통 옆으로 드리운다.

이 운동은 중간 삼각근을 강화한다.

B
- 팔을 곧게 유지하고 팔꿈치를 완전히 편 상태에서, 팔이 지면과 평행을 이루고 손바닥이 지면을 향할 때까지 몸통 옆으로 팔을 들어 올린다.
- 최고 지점에서 잠시 멈춘 다음, 팔을 천천히 내리면서 시작자세로 돌아간다.

팔과 상체가 T자를 이뤄야 한다.

반복: 8~12회 반복한다.

Chapter 7: 15분 팔 & 어깨 운동

벤트-오버 케이블 레이즈
Bent-Over Cable Raise

- 케이블 스테이션의 양쪽 중량 거치대 사이에 서서 팔을 교차시키고 허리를 구부린다.
- 오른손으로 왼쪽 케이블의 손잡이를 잡고, 왼손으로는 오른쪽 케이블의 손잡이를 잡는다.

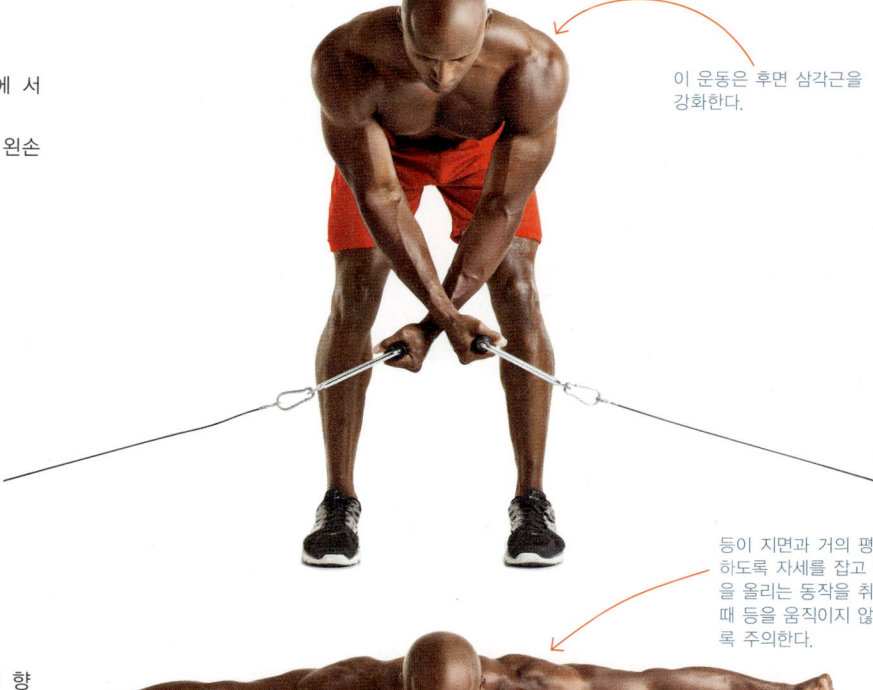

이 운동은 후면 삼각근을 강화한다.

B

- 무릎을 약간 구부린 상태에서, 몸통 측면을 향해 팔을 어깨 높이까지 천천히 들어 올린다.
- 최고 지점에서 잠시 멈춘 다음, 팔을 천천히 내리면서 시작자세로 돌아간다.

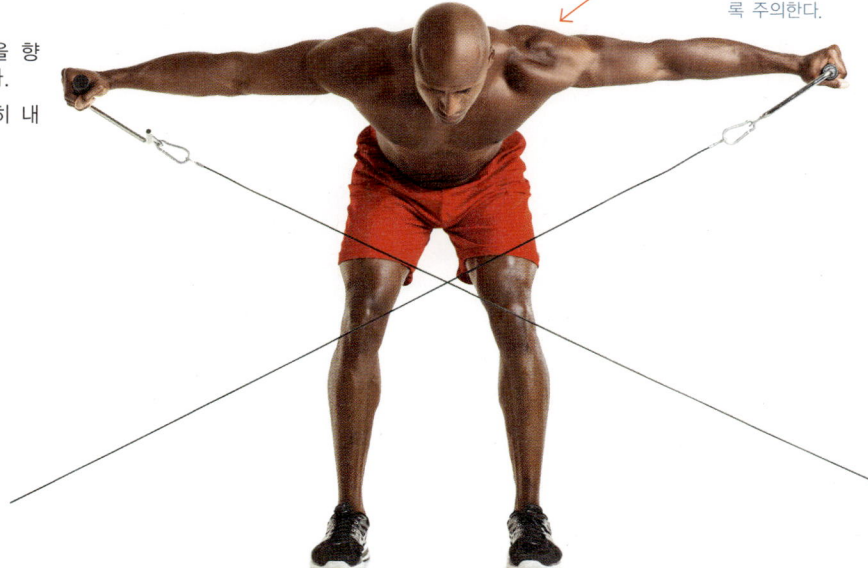

등이 지면과 거의 평행하도록 자세를 잡고 팔을 올리는 동작을 취할 때 등을 움직이지 않도록 주의한다.

반복: 8~12회 반복한다.

팔-어깨 콤보 운동 프로그램 1

강인한 팔과 어깨는 등과 가슴에 있는 큰 근육들을 발달시키는 기본이 된다. 왜냐하면 아무리 큰 근육이라도 함께 연결되어 있는 다른 근육들 중에 가장 약한 근육만큼만 강할 수 있기 때문이다. 이번 장의 나머지 내용은 상체와 관련된 모든 연결 고리들을 안정적이고 강하게 만들어주는 복합 운동을 활용한 세 가지 운동 프로그램으로 구성되어 있다.

진행 방법

각 운동을 3세트씩 실시하고 세트 사이에 60초 동안 휴식을 취한다. 모든 세트를 완료한 후 다시 세트를 반복한다.

V-싯 덤벨 프레스
V-Sit Dumbbell Press

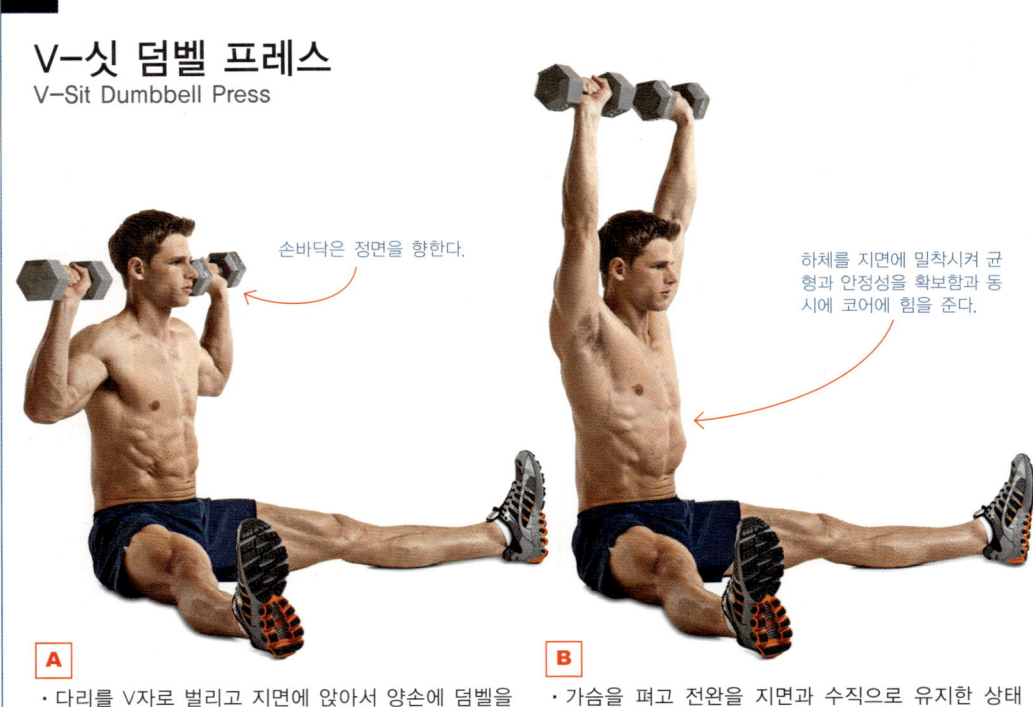

손바닥은 정면을 향한다.

하체를 지면에 밀착시켜 균형과 안정성을 확보함과 동시에 코어에 힘을 준다.

A
- 다리를 V자로 벌리고 지면에 앉아서 양손에 덤벨을 들고 어깨 높이로 들어 올린다.
- 엉덩이, 허벅지 뒷면, 종아리에 힘을 주어 지면에 하체를 단단히 밀착시킨다.

B
- 가슴을 펴고 전완을 지면과 수직으로 유지한 상태에서 팔이 완전히 펴질 때까지 덤벨을 밀어 올린다. 최고 지점에서 잠시 멈춘 다음, 팔을 천천히 내린다.

반복: 12회 반복한다.

Chapter 7: 15분 팔 & 어깨 운동

올림픽 밀리터리 프레스
Olympic Military Press

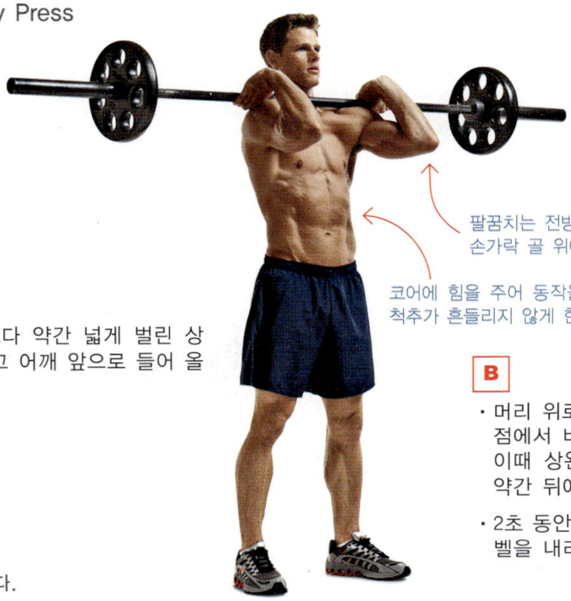

A
- 팔을 어깨너비보다 약간 넓게 벌린 상태로 바벨을 잡고 어깨 앞으로 들어 올린다.

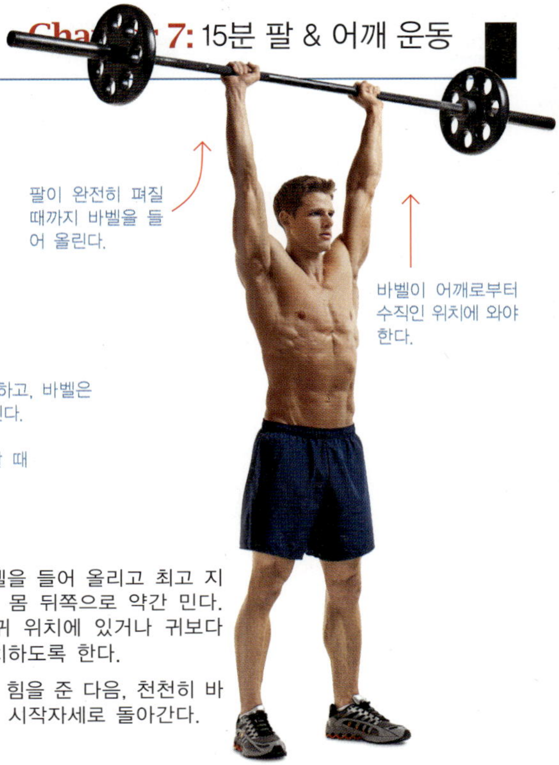

팔꿈치는 전방을 향하고, 바벨은 손가락 골 위에 올린다.

코어에 힘을 주어 동작을 취할 때 척추가 흔들리지 않게 한다.

팔이 완전히 펴질 때까지 바벨을 들어 올린다.

바벨이 어깨로부터 수직인 위치에 와야 한다.

B
- 머리 위로 바벨을 들어 올리고 최고 지점에서 바벨을 몸 뒤쪽으로 약간 민다. 이때 상완이 귀 위치에 있거나 귀보다 약간 뒤에 위치하도록 한다.
- 2초 동안 팔에 힘을 준 다음, 천천히 바벨을 내리면서 시작자세로 돌아간다.

반복: 12회 반복한다.

싱글-레그 래터럴 레이즈
Single-Leg Lateral Raise

A
- 손바닥이 몸통을 향하도록 양손에 가벼운 덤벨을 들고 한 발로 선다.

트레이너의 조언
한 발로 균형을 유지하려면 먼 곳에 있는 특정한 물체나 지점을 응시한다.

B
- 무릎을 살짝 구부리고 팔을 편 상태를 유지하면서 팔이 지면과 평행을 이룰 때까지 측면으로 들어 올린다.
- 최고 지점에서 잠시 멈춘 다음, 천천히 팔을 내리면서 시작자세로 돌아간다.

가벼운 덤벨을 사용하고 손바닥이 몸통을 향하게 한다.

팔과 몸통이 T자를 이뤄야 한다.

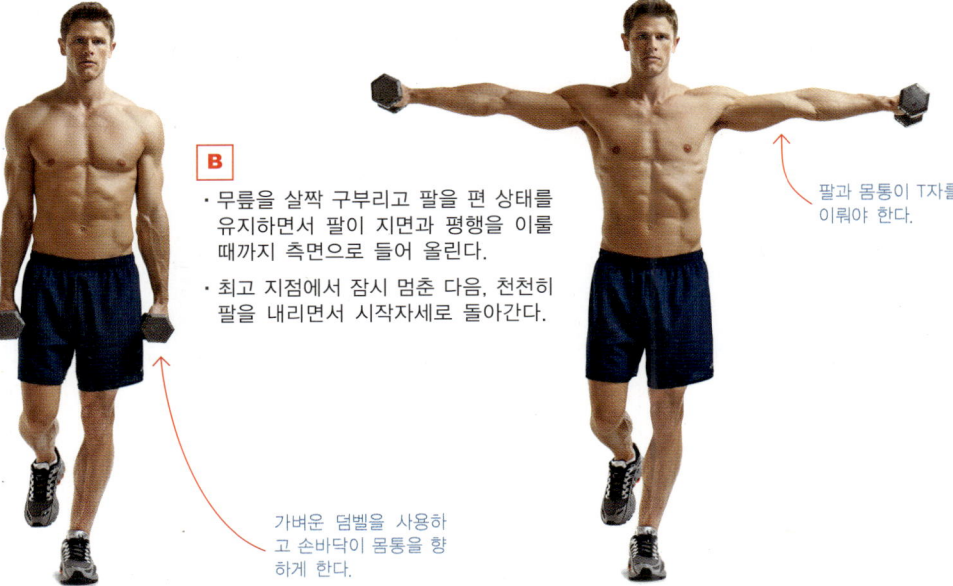

반복: 한쪽 다리 당 6회 반복한다.

팔-어깨 콤보 운동 프로그램 2

진행 방법

각 동작을 2세트씩 실시하고 다음 운동으로 넘어간다. 세트 사이에는 60초 동안 휴식을 취한다.

덤벨 숄더 프레스
Dumbbell Shoulder Press

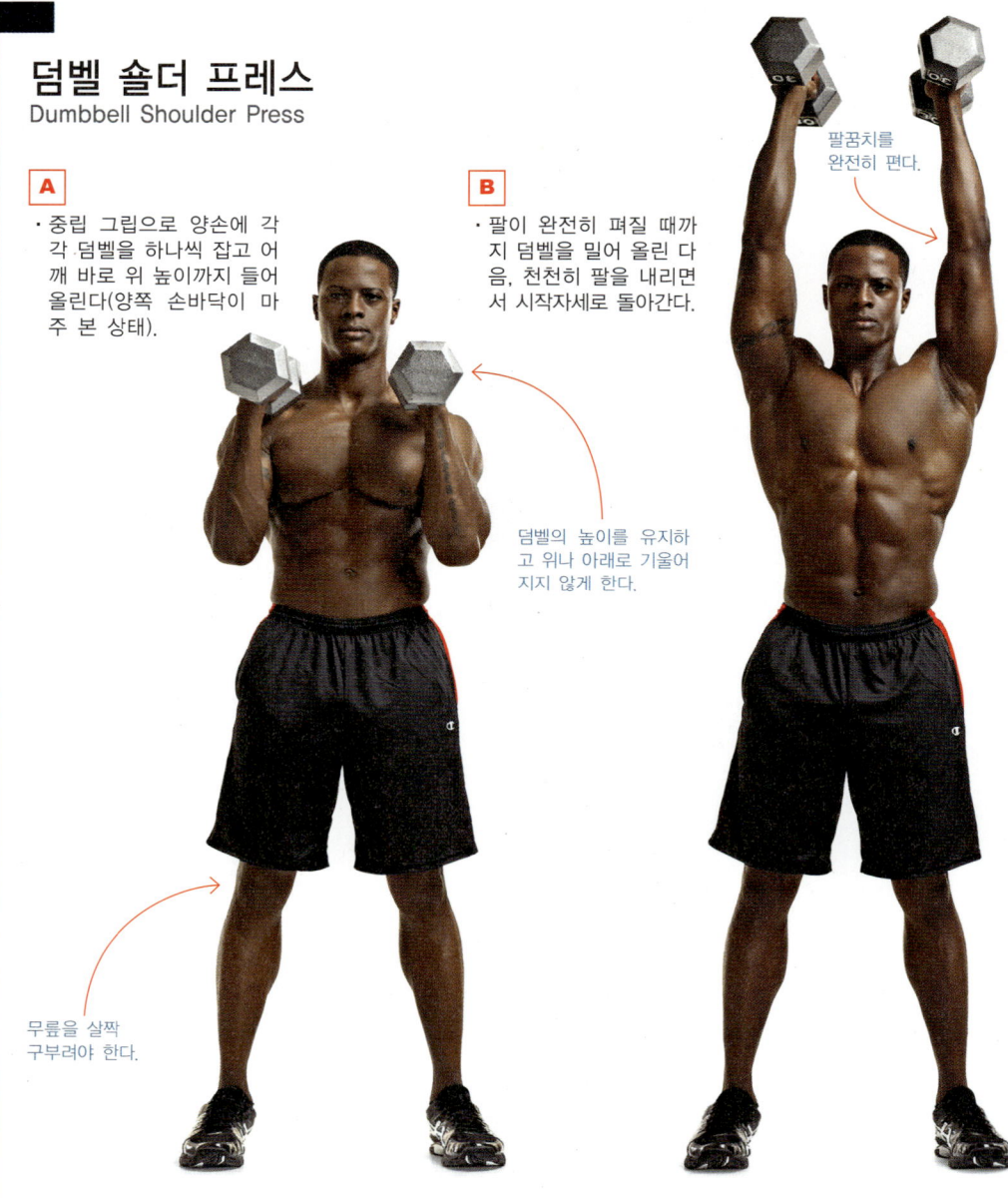

A
- 중립 그립으로 양손에 각각 덤벨을 하나씩 잡고 어깨 바로 위 높이까지 들어 올린다(양쪽 손바닥이 마주 본 상태).

B
- 팔이 완전히 펴질 때까지 덤벨을 밀어 올린 다음, 천천히 팔을 내리면서 시작자세로 돌아간다.

팔꿈치를 완전히 편다.

덤벨의 높이를 유지하고 위나 아래로 기울어지지 않게 한다.

무릎을 살짝 구부려야 한다.

반복: 10~12회 반복한다.

Chapter 7: 15분 팔 & 어깨 운동

덤벨 프론트 레이즈
Dumbbell Front Raise

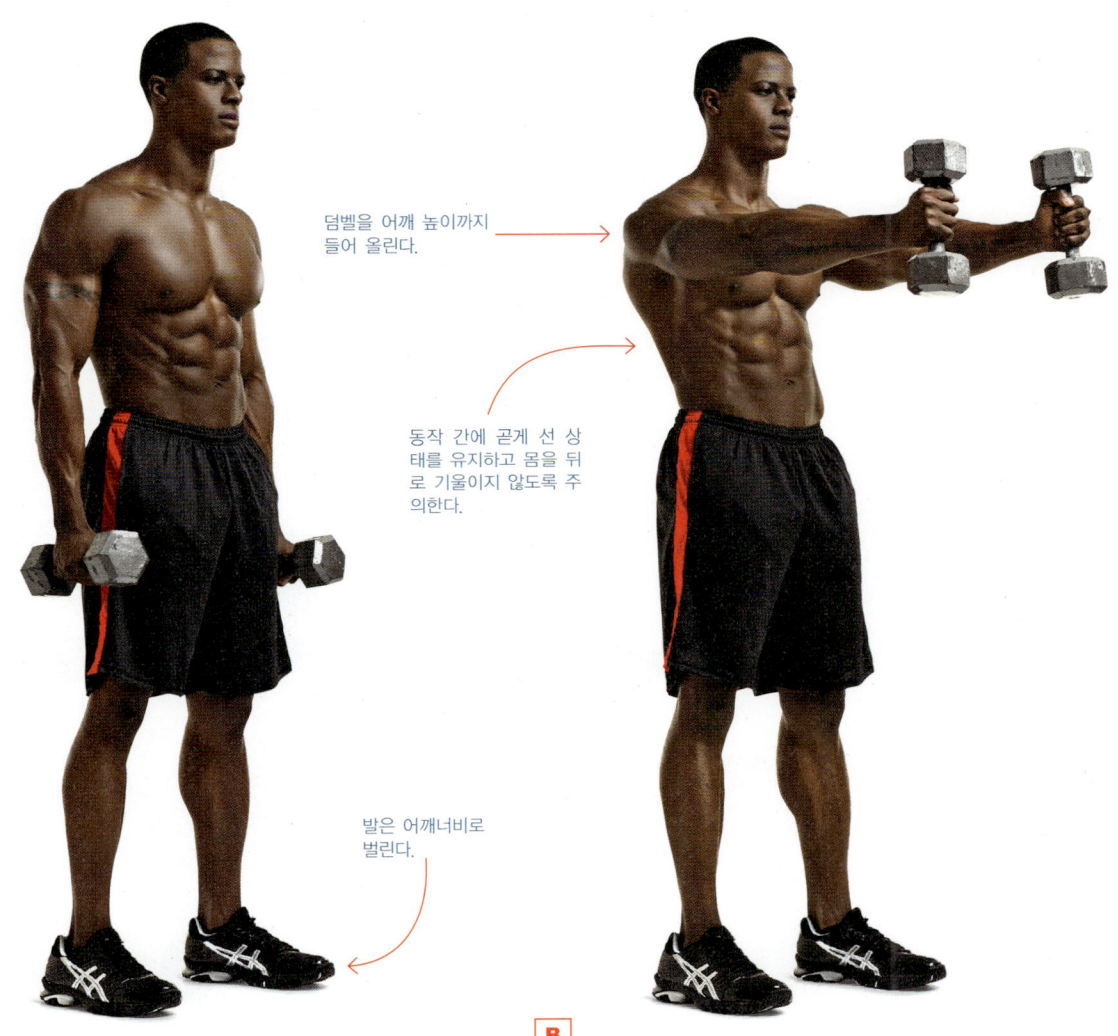

덤벨을 어깨 높이까지 들어 올린다.

동작 간에 곧게 선 상태를 유지하고 몸을 뒤로 기울이지 않도록 주의한다.

발은 어깨너비로 벌린다.

A
- 중립 그립으로 양손에 각각 가벼운 덤벨을 하나씩 든 상태에서 팔을 몸통 옆으로 곧게 내리고 선다.

B
- 팔을 곧게 유지한 상태에서 팔이 지면과 평행을 이룰 때까지 덤벨을 앞으로 천천히 들어 올린다.
- 최고 지점에서 잠시 멈춘 다음, 덤벨을 천천히 내린다.

반복: 10~12회 반복한다.

179

팔-어깨 콤보 운동 프로그램 2

케이블 리버스 플라이
Cable Reverse Fly

A
- 케이블 스테이션의 양쪽 중량 거치대 사이에 서서 팔을 몸 앞으로 교차시켜 각각 반대쪽 손잡이를 잡는다.
- 몸통이 지면과 거의 평행을 이룰 때까지 앞으로 허리를 구부린다. 이때 양팔은 어깨 바로 아래에 위치한다.

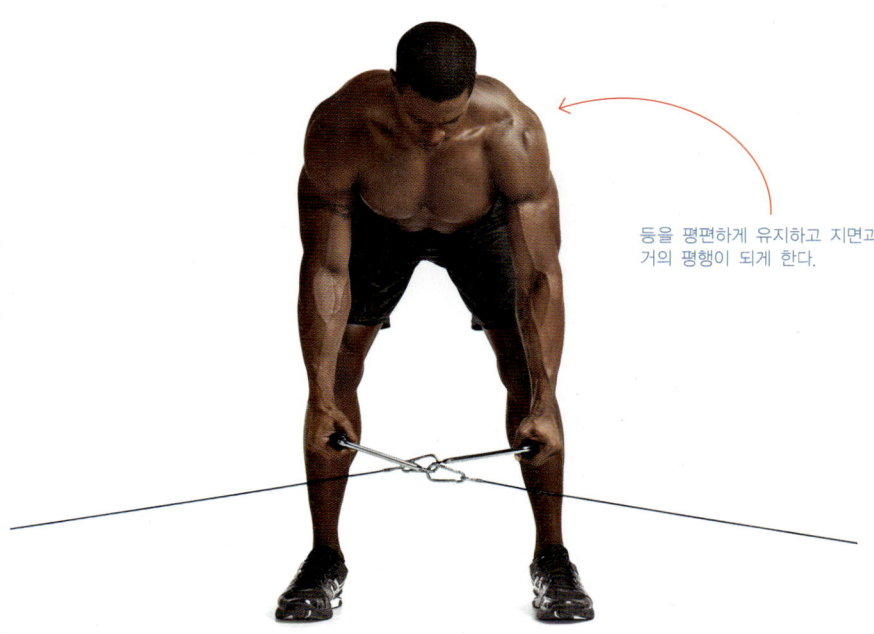

등을 평편하게 유지하고 지면과 거의 평행이 되게 한다.

팔이 지면과 평행을 이룰 때까지 들어 올린다.

B
- 몸 중심을 향해 양쪽 견갑골을 모은 다음, 측면을 향해 양팔을 벌려 올린다.
- 팔을 내리고 동작을 반복한다.

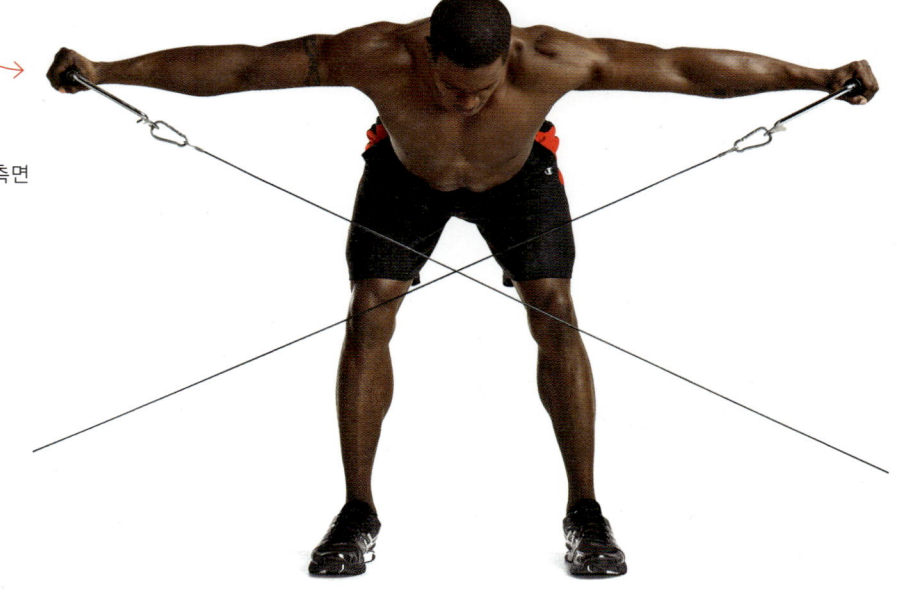

반복: 10~12회 반복한다.

덤벨 큐반 프레스
Dumbbell Cuban Press

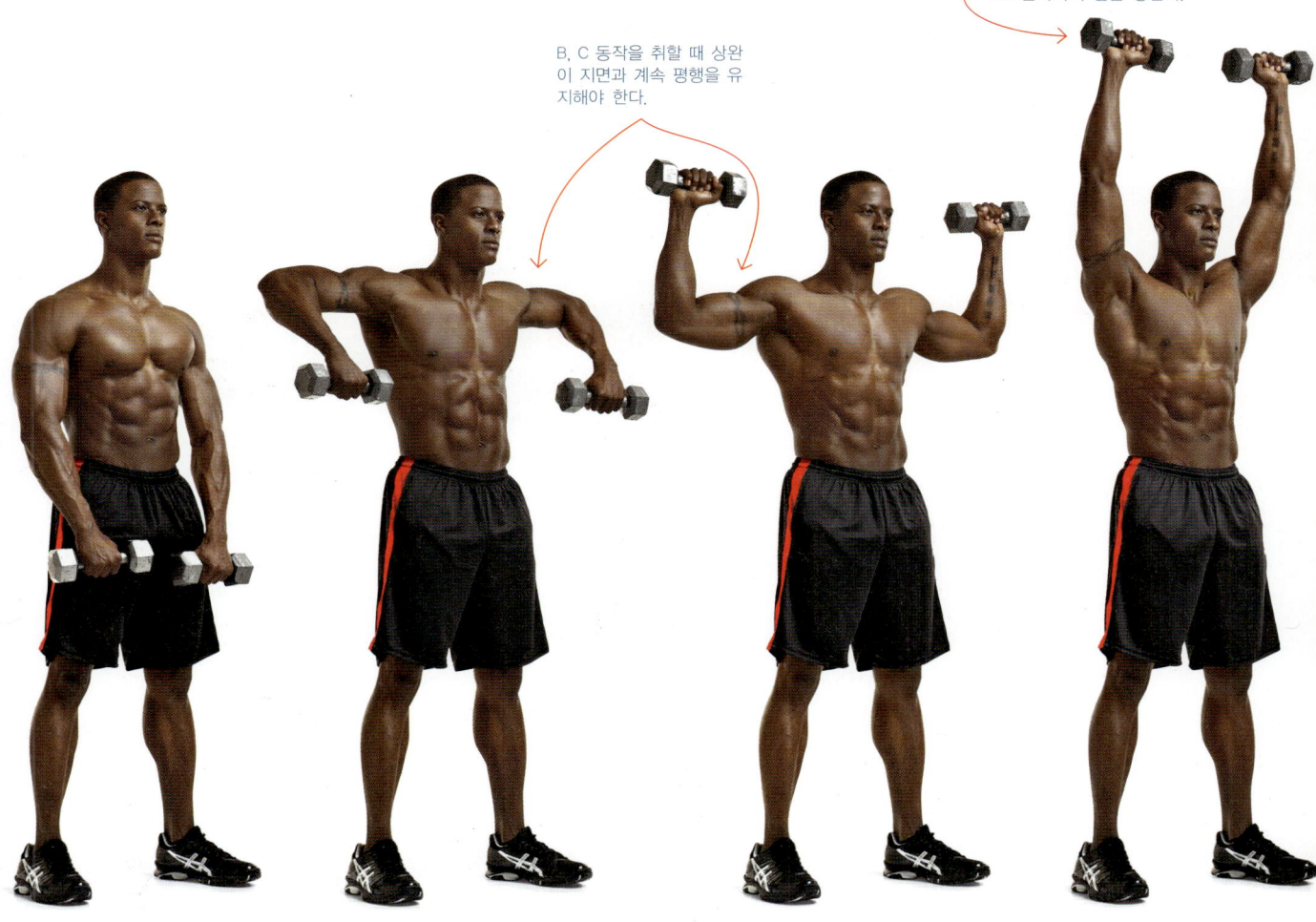

B, C 동작을 취할 때 상완이 지면과 계속 평행을 유지해야 한다.

덤벨이 어깨로부터 수직 방향에 위치하고 손바닥이 앞을 향한다.

A
- 오버핸드 그립으로 양손에 각각 가벼운 덤벨을 들고 허벅지 앞에 위치시킨다.

B
- 몸통 가까이 덤벨을 유지하면서 몸 앞으로 덤벨을 들어 올린다. 이때 상완이 지면과 평행을 이룰 때까지 팔꿈치를 구부린다.

C
- 상완이나 팔꿈치를 움직이지 않도록 주의하면서 천정을 향해 전완을 회전시켜 올린다.

D
- 머리 위로 덤벨을 들어 올린다.
- 반대 동작을 통해 천천히 시작 자세로 돌아간다.

반복: 10~12회 반복한다.

Chapter 7: 15분 팔 & 어깨 운동

팔-어깨 콤보 운동 프로그램 3

진행 방법

각 운동을 2세트씩 실시하고 다음 운동으로 넘어간다. 세트 사이에는 60~90초 동안 휴식을 취한다.

시티드 숄더 턱
Seated Shoulder Tug

A
- 로잉 스테이션에 직선 바를 부착하고 양손으로 손잡이를 잡고 앉는다.
- 팔을 곧게 유지하면서 등이 지면과 수직을 이룰 때까지 몸을 뒤로 기울인다.

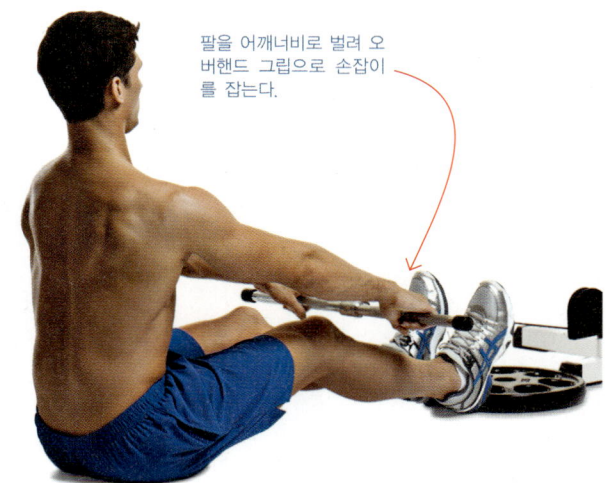

팔을 어깨너비로 벌려 오버핸드 그립으로 손잡이를 잡는다.

B
- 손잡이를 잡아당길 때 팔꿈치를 구부리지 않도록 주의하면서, 양쪽 견갑골을 최대한 뒤로 천천히 당긴다.
- 최대 지점에서 잠시 멈춘 다음, 자연스럽게 팔을 다시 앞으로 움직인다.

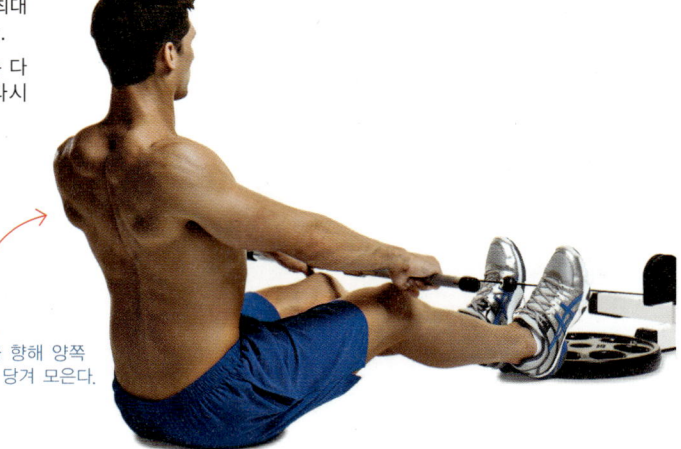

몸 중심을 향해 양쪽 견갑골을 당겨 모은다.

반복: 8~12회 반복한다.

Chapter 7: 15분 팔 & 어깨 운동

인클라인 L 레이즈
Incline L Raise

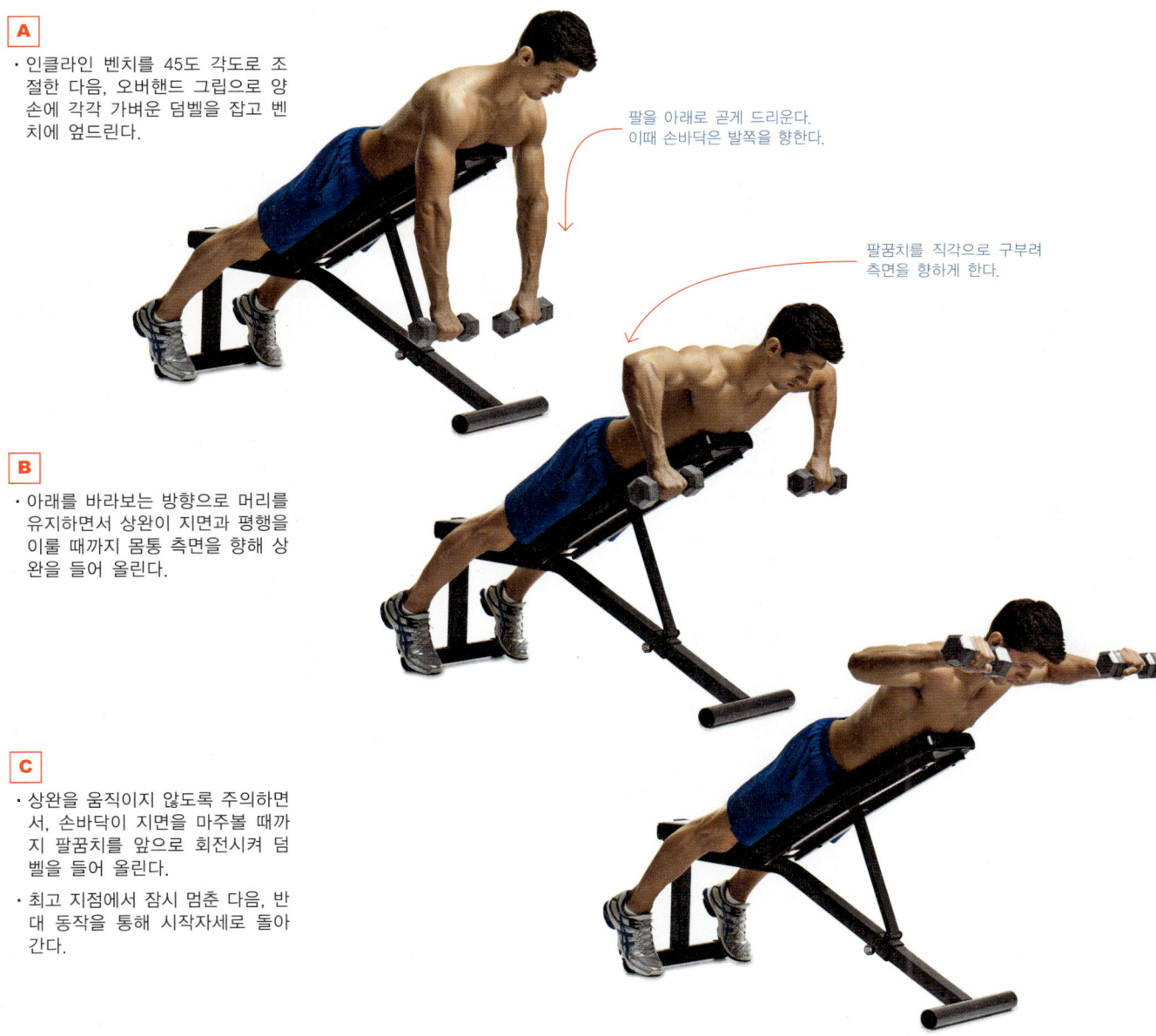

A
- 인클라인 벤치를 45도 각도로 조절한 다음, 오버핸드 그립으로 양손에 각각 가벼운 덤벨을 잡고 벤치에 엎드린다.

팔을 아래로 곧게 드리운다.
이때 손바닥은 발쪽을 향한다.

팔꿈치를 직각으로 구부려 측면을 향하게 한다.

B
- 아래를 바라보는 방향으로 머리를 유지하면서 상완이 지면과 평행을 이룰 때까지 몸통 측면을 향해 상완을 들어 올린다.

C
- 상완을 움직이지 않도록 주의하면서, 손바닥이 지면을 마주볼 때까지 팔꿈치를 앞으로 회전시켜 덤벨을 들어 올린다.
- 최고 지점에서 잠시 멈춘 다음, 반대 동작을 통해 시작자세로 돌아간다.

반복: 8~12회 반복한다.

183

팔-어깨 콤보 운동 프로그램 3

자보렉 콤플렉스
Javorek Complex

트레이너의 조언
이 운동은 전 루마니아 올림픽 코치이며, 후에 텍사스 A&M의 코치로 활동했던 이스트반 야보렉istvan Javorek의 저서 「덤벨 킹The Dumbbell King」에 나온 시간절약 운동 철학에 나온 내용을 기초로 한 것이다.

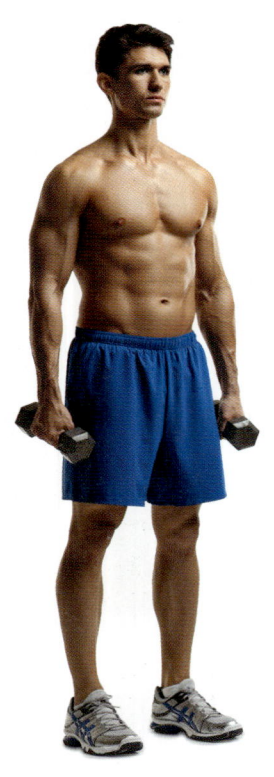
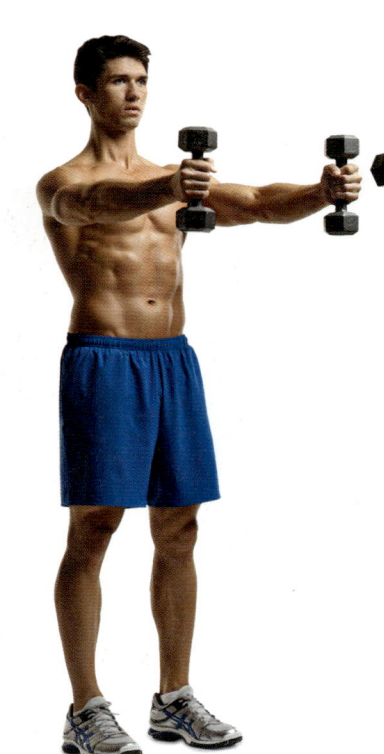
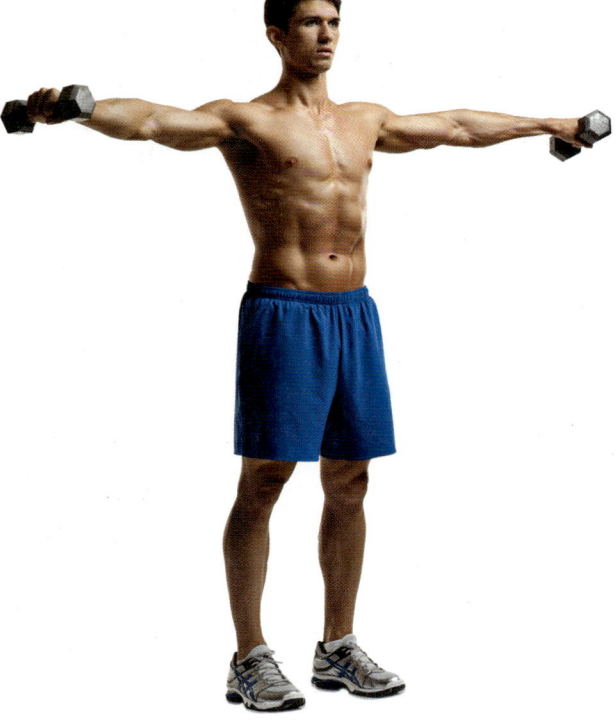

A
- 양손에 덤벨을 하나씩 들고 손바닥이 마주 보는 방향으로 팔을 내린다.

B
- 팔이 지면과 평행을 이룰 때까지 앞으로 들어 올렸다가 내린다.
- 이 동작을 총 6회 반복한다.

C
- 이번에는 팔이 지면과 평행을 이룰 때까지 몸통 측면으로 들어 올렸다가 내린다. 이 동작 역시 6회 반복한다.

반복: 각 동작을 6회씩 반복하여 총 30회 동작을 취한다.

Chapter 7: 15분 팔 & 어깨 운동

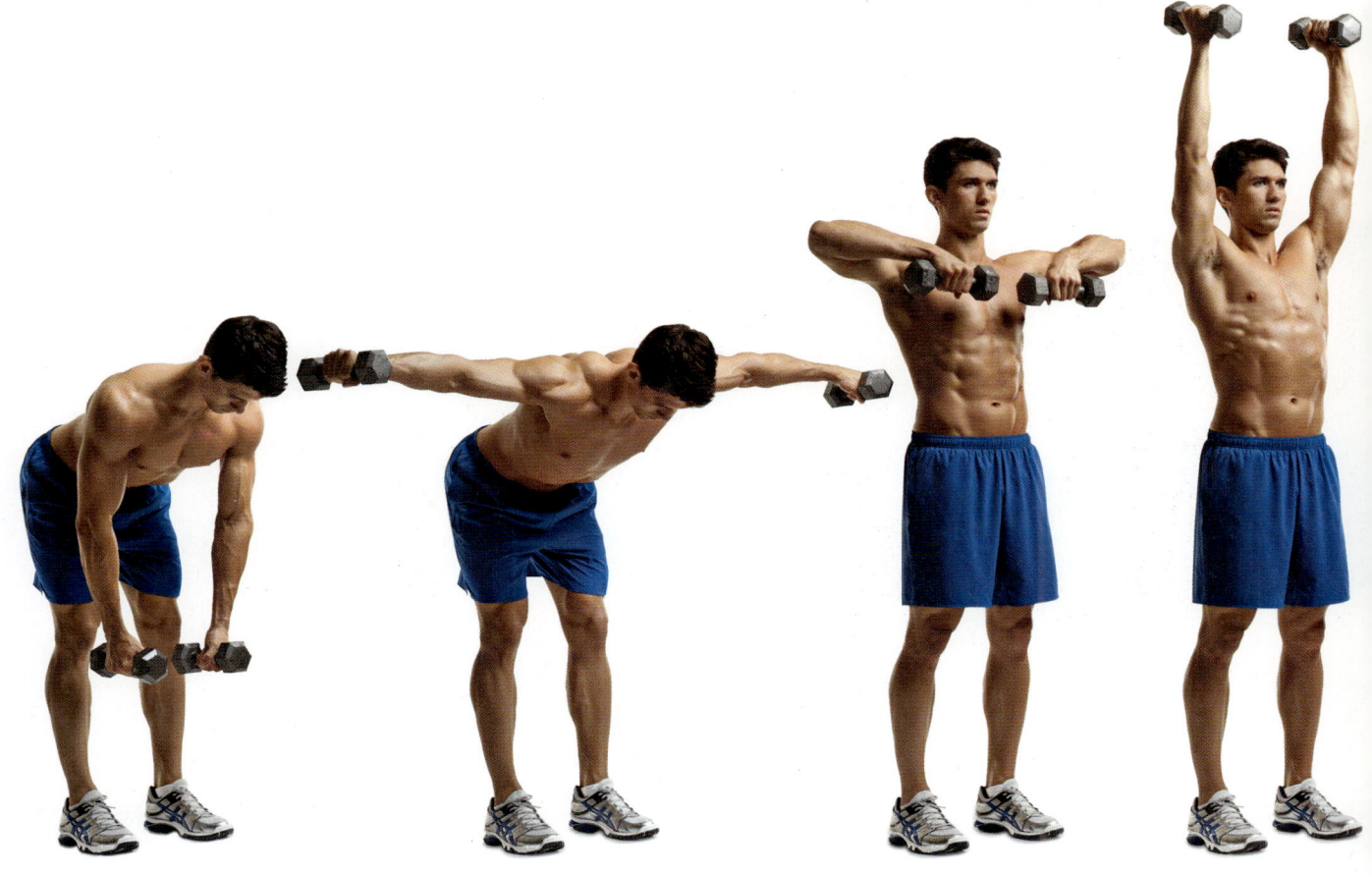

D
- 이번에는 몸통이 지면과 거의 평행을 이룰 때까지 허리를 앞으로 기울인다.

E
- 몸통 측면으로 팔을 들어 올렸다가 내리는 동작을 총 6회 반복한다.

F
- 똑바로 일어서서 손바닥이 허벅지를 향하도록 허벅지 앞에 덤벨을 위치시킨다.
- 덤벨을 턱 바로 아래까지 들어 올린다.
- 덤벨을 다시 내린다. 전체 동작을 총 6회 반복한다.

G
- 마지막으로 손목을 돌려 손바닥이 마주보게 하고, 컬 동작을 통해 어깨를 지나 머리 위까지 덤벨을 들어 올린다.
- 반대 동작을 통해 덤벨을 내리고 전체 동작을 총 6회 반복한다.

Chapter 8

15-Minute Workouts For Chest & Back
15분 가슴 & 등 운동
탄탄한 가슴과 역삼각형의 등을 보장하는 운동 프로그램

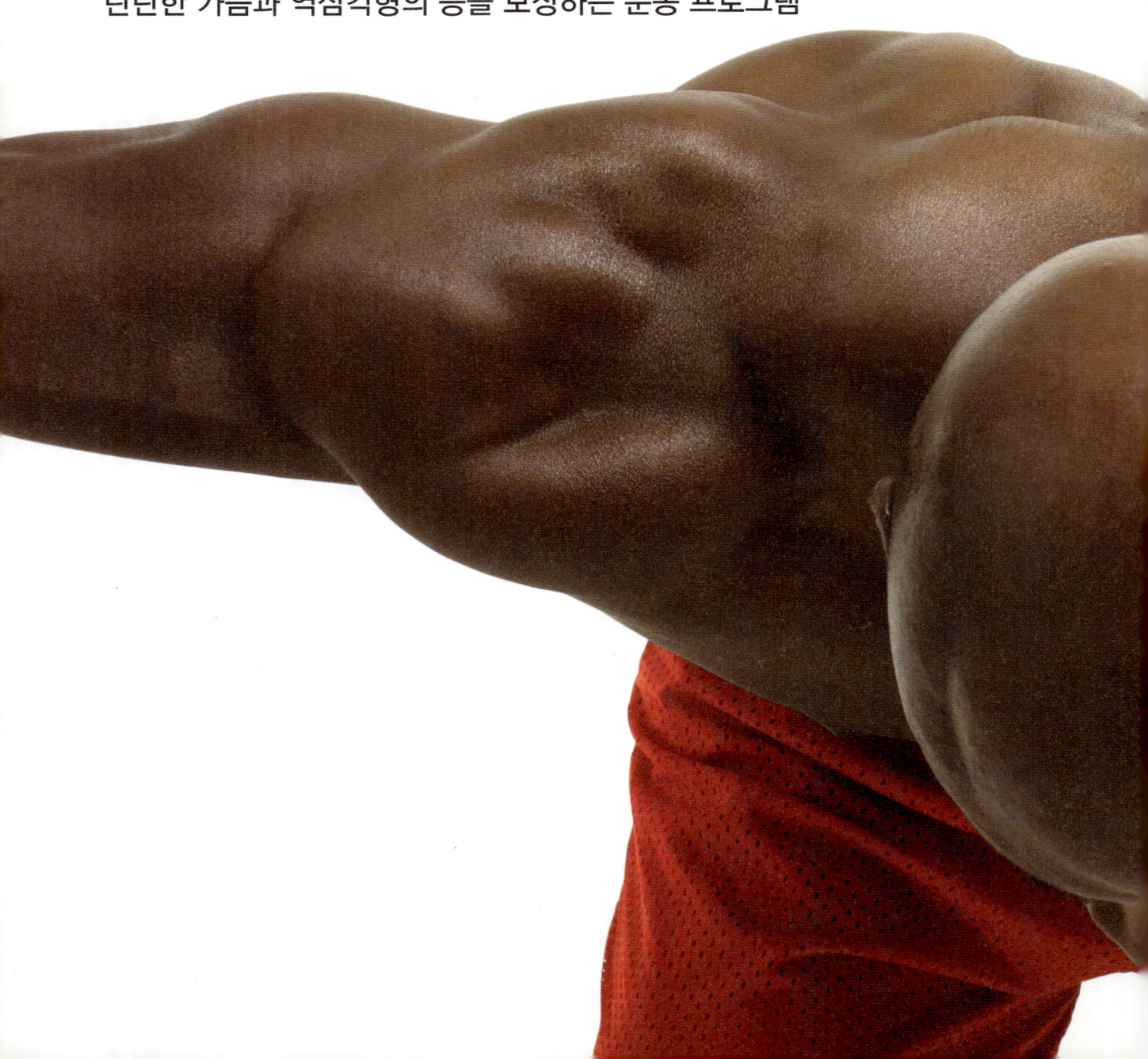

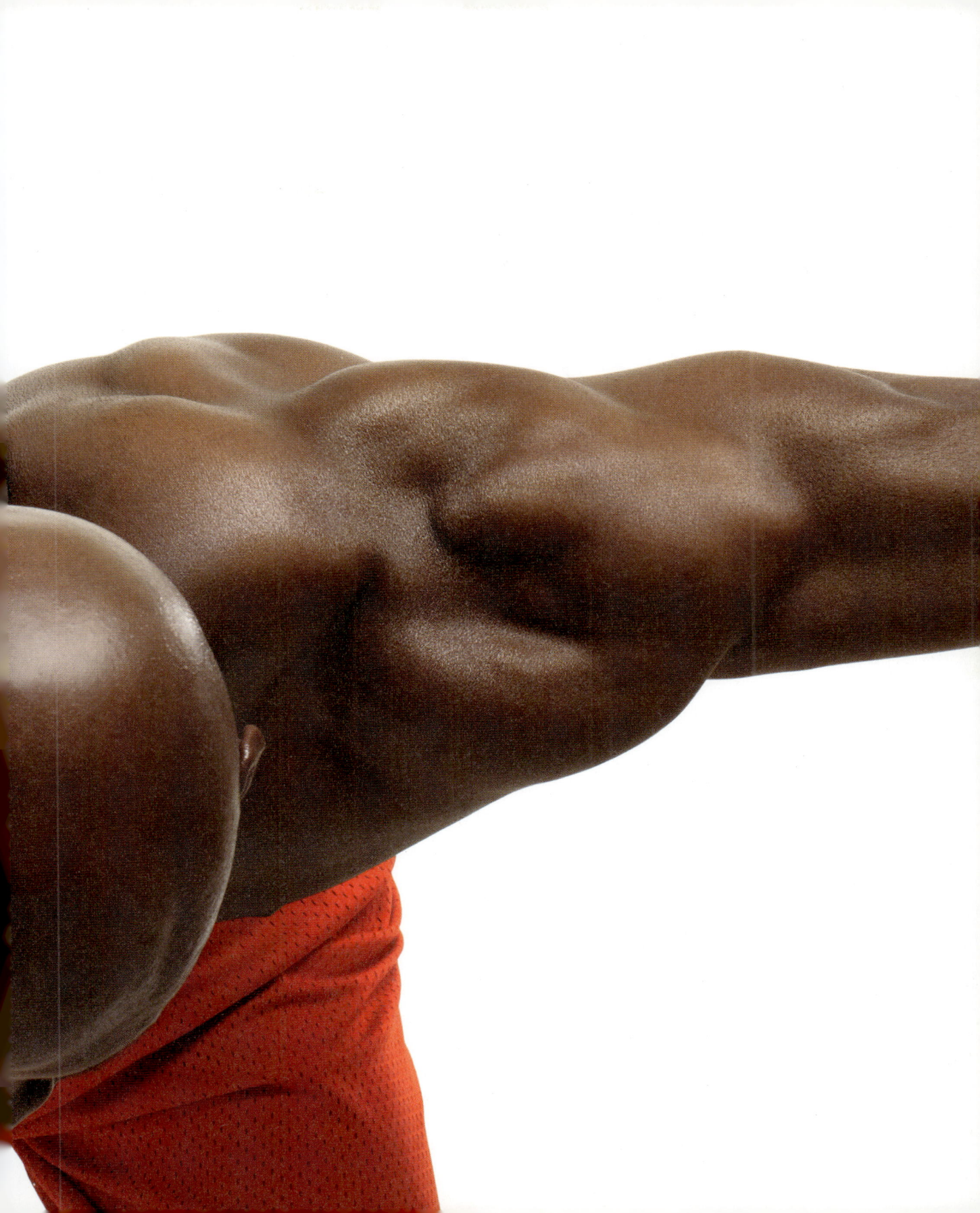

Superfast Chest & Back Workouts
초고속 가슴 & 등 운동

가슴과 등을 더 크고 강인하게 만들면 어깨와 삼두근에도 크기가 더해져 상체가 전반적으로 넓어진다. 이렇게 상체가 커지면 허리 라인이 부각되면서 몸통이 역삼각형처럼 보이게 된다. 이때는 다이어트가 다소 부진하다고 해도 상체가 커지면서 몸통이 늘씬해 보이는 착시현상이 일어난다. 가슴과 등의 큰 근육들을 발달시키면 뱃살도 더 빨리 뺄 수 있다. 왜냐하면 근육의 양이 많을수록 더 많은 칼로리를 소모할 수 있기 때문이다. 근육이 많으면 운동을 하지 않는 평상시에도 칼로리 소모량이 많아진다. 가슴과 등의 근육이 발달할 때 생기는 주된 장점은 두 가지이다. 첫 번째는 농구공을 잡아내거나 테니스공을 코트로 넘기는 등의 스포츠 능력이 높아지는 것이다. 그리고 두 번째는 자세가 개선되는 것이다. 등 근육을 발달시키면 가슴에 있는 더 큰 근육들과 등 근육이 균형을 이루고 어깨가 활짝 펼쳐지면서 키가 더 커지게 된다.

가슴 & 등 운동의 기본기

인상적인 가슴과 등 근육을 만드는 방법은 두 가지이다. 전통적인 방법은 대흉근, 승모근, 광배근 같이 큰 근육들을 고립시켜 강화하고 부수적인 다른 근육들은 운동에 최소한만 사용하는 것이다. 그러나 가슴과 등의 근력과 파워를 높이는 더 현명한 방법은 복합적인 동작을 통해 가슴, 어깨, 등을 비롯한 상체의 다른 운동들을 동시에 강화하는 것이다. 이번 장에서 소개하는 운동 프로그램들은 가슴과 등 근육의 크기를 독립적으로 키우는 방법과 어깨, 삼두근, 이두근을 함께 움직이면서 근력을 강화하는 방법을 결합한 것이다. 이번 장에서는 다양한 선택이 가능하므로 매주 운동의 종류를 바꿔가면서 자신에게 가장 잘 맞는 프로그램을 선택할 수 있다. 단, 매번 프로그램을 진행할 때는 정해진 세트와 반복수를 준수하고, 마지막 세트의 마지막 반복 동작까지 정확한 자세를 유지하면서 완수할 수 있는 중량을 선택해야 한다.

Chapter 8: 15분 가슴 & 등 운동

1분 가이드:
역삼각형 상체를 위한 15분 서킷 플랜

p.190
가슴 공략 운동 프로그램 1
패럴렐 바 딥
바벨 벤치 프레스
인클라인 덤벨 플라이
시티드 싱글-암 익스터널 로테이션
싱글-암 덤벨 로우
웨이티드 푸시업

p.194
가슴 공략 운동 프로그램 2
싱글-암 덤벨 벤치 프레스
사이드-라잉 싱글-암 익스터널 로테이션
덤벨 인클라인 벤치 프레스
라잉 케이블 플라이
딥
풀업
오버헤드 트라이셉스 익스텐션

p.198
등 공략 운동 프로그램
몸통 로테이션
덤벨 벤치 프레스
랙 풀
투-파트 덤벨 로우
풀업 홀드
얼터네이팅 덤벨 숄더 프레스
케이블 다이아고널 레이즈

p.204
강인하고 견고한 상체를 위한 운동 프로그램
캣-캐멀
컬-업
사이드 브리지
버드 도그

p.208
가슴 & 등 콤보 프로그램
케이블 페이스 풀과 익스터널 로테이션
얼터네이팅 덤벨 체스트 프레스
EZ바 트라이셉스 익스텐션
언더핸드-그립 인버티드 로우
린-어웨이 풀업

p.212
철벽 푸시업 서킷 프로그램 1
다이아몬드 푸시업
얼터네이팅 셔플 푸시업
서스펜디드 푸시업

p.214
철벽 푸시업 서킷 프로그램 2
크로스오버 박스 푸시업
원-암 푸시업
메디신볼 롤링 푸시업

p.216
철벽 푸시업 서킷 프로그램 3
보수 푸시업
싱글-레그 디클라인 푸시업
다이내믹 박스 푸시업

난이도 상승

푸시업의 난이도를 높이고 싶다면? 이때는 스태빌리티 볼 위에서 푸시업을 해보자. 팔을 어깨너비로 벌리고 스태빌리티 볼 위에 손을 얹고 플랭크 자세를 취한다. 이때 허리는 곧게 펴고 발가락을 지면에 대고 체중을 지탱한다. 이 상태에서 볼을 향해 몸통을 내렸다가 올릴 때는 균형을 잡기 위해 일반적인 푸시업보다 더 많은 근섬유가 동원된다.

가슴 공략 운동 프로그램 1

가장 좋은 가슴 공략 프로그램은 상체에서 구현할 수 있는 다채로운 동작을 최대한 활용하여 대흉근을 비롯한 가슴 주위의 모든 근육을 다양한 각도와 빈도로 움직여주는 프로그램이다. 이런 프로그램을 활용하면 벤치 프레스에만 집착할 때는 느낄 수 없었던 엄청난 변화를 등, 어깨, 팔, 가슴에서 확인할 수 있게 된다.

진행 방법

중간 휴식 없이 각 운동을 1세트씩 서킷 방식으로 진행하고 60초 동안 휴식을 취한 다음, 서킷을 1회 더 진행한다.

패럴렐 바 딥
Parallel Bar Dip

A
· 패럴렐 딥 바를 잡고 팔을 곧게 펴면서 몸을 들어 올린다.

B
· 몸통 가까이 팔꿈치를 유지한 상태에서 상완이 지면과 평행을 이룰 때까지 팔꿈치를 천천히 구부리면서 몸을 내린다.
· 최저 지점에서 잠시 멈춘 다음, 팔을 펴면서 시작자세로 돌아간다.

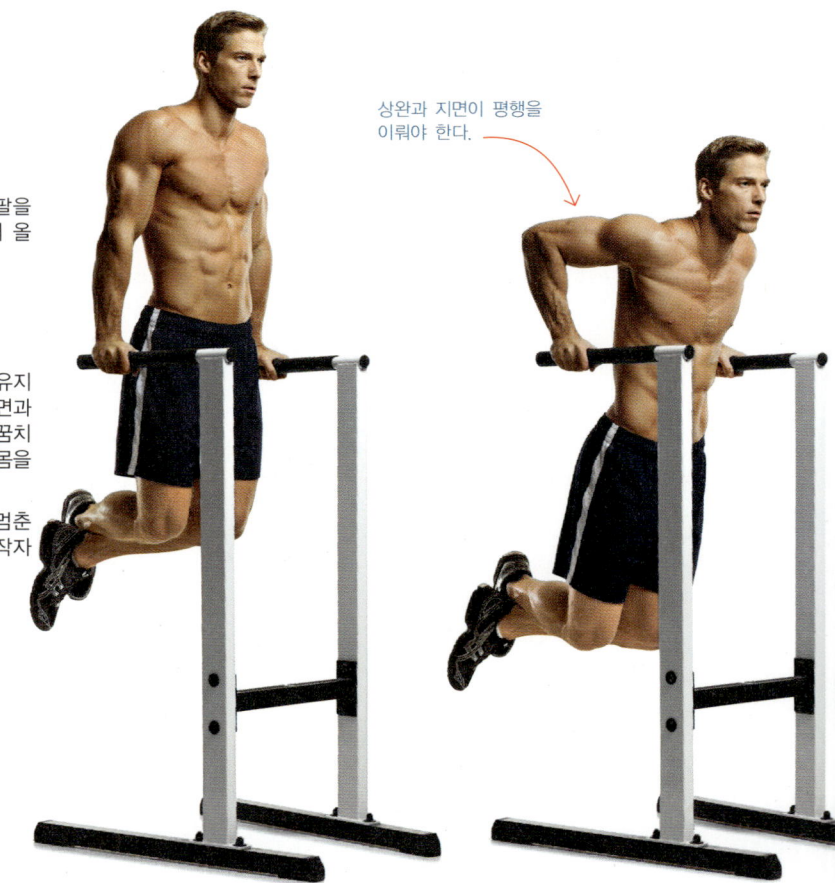

상완과 지면이 평행을 이뤄야 한다.

반복: 최대한 많이 반복한다.

Chapter 8: 15분 가슴 & 등 운동

바벨 벤치 프레스
Barbell Bench Press

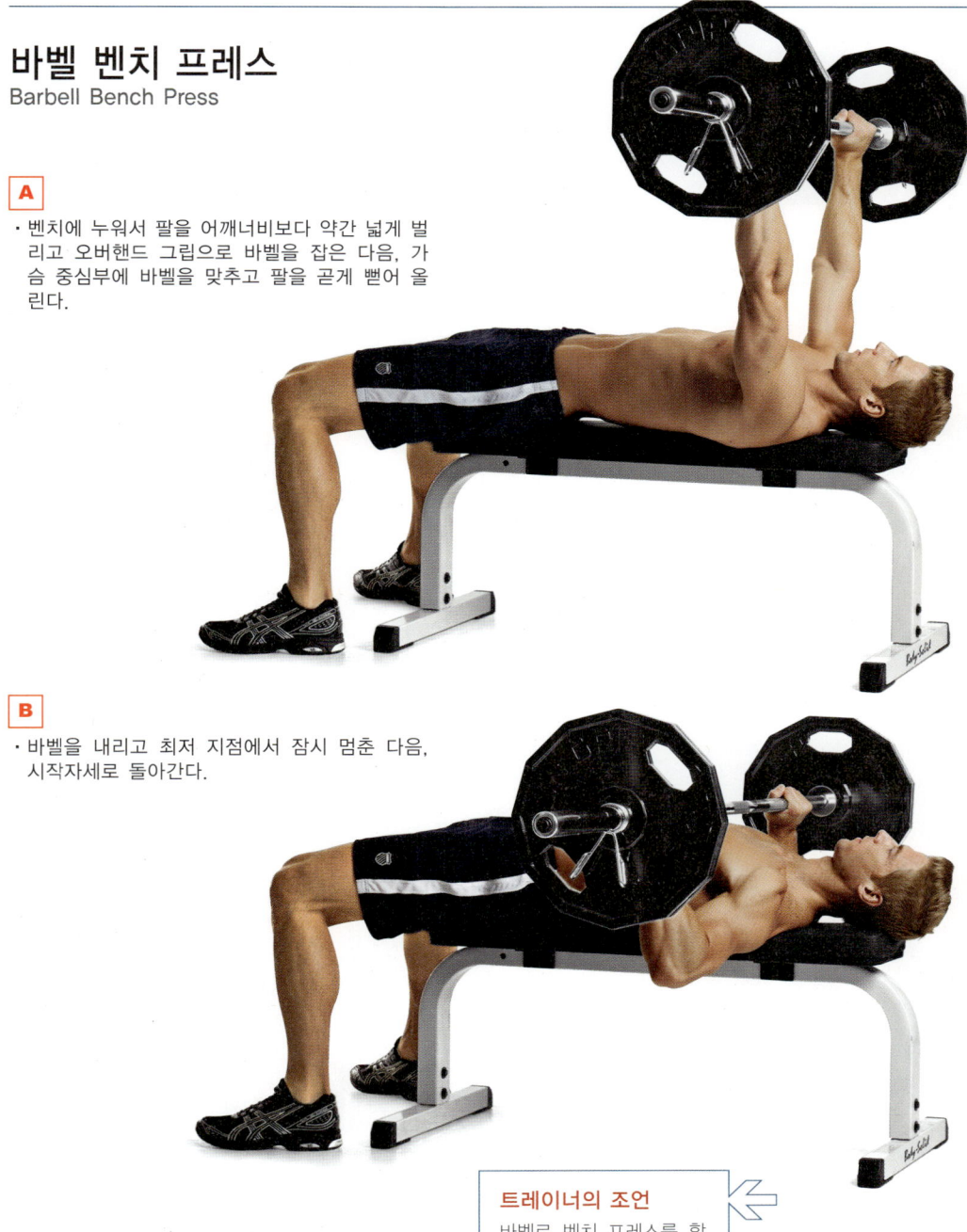

A
- 벤치에 누워서 팔을 어깨너비보다 약간 넓게 벌리고 오버핸드 그립으로 바벨을 잡은 다음, 가슴 중심부에 바벨을 맞추고 팔을 곧게 뻗어 올린다.

B
- 바벨을 내리고 최저 지점에서 잠시 멈춘 다음, 시작자세로 돌아간다.

> **트레이너의 조언**
> 바벨로 벤치 프레스를 할 때는 안전을 위해 반드시 보조자가 있어야 한다.

반복: 10~12회 반복한다.

벤치 프레스 200% 활용법

거치대에서 바벨을 들어 내리기 직전에 맨 손으로 사과를 으깨는 기분으로 바벨을 힘껏 쥔다. 이런 동작을 취하면 몸 중심부가 반사적으로 활성화되면서 체간 안정성이 더 높아진다. 이는 수많은 프로 선수들을 지도해 온 보스턴의 전문 트레이너, 에릭 크레시Eric Cressey가 권장하는 방법이다. 몸이 이런 상태로 전환되면 더 무거운 중량을 들 수 있을 뿐만 아니라, 동작을 취할 때 전반적인 안정성도 높아진다.

가슴 공략 운동 프로그램 1

인클라인 덤벨 플라이
Incline Dumbbell Fly

A
- 양손에 각각 덤벨을 하나씩 들고 인클라인 벤치에 누워 가슴 앞에서 팔을 곧게 뻗어 올린다. 이때 손바닥은 앞을 향한다.

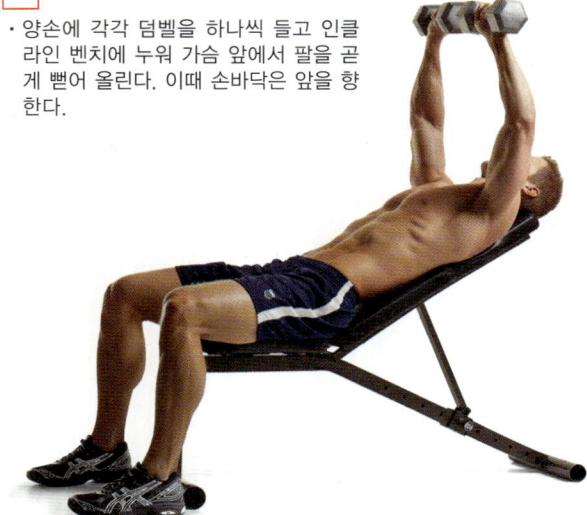

B
- 손바닥의 방향을 유지한 상태에서 팔꿈치를 구부리면서 덤벨이 가슴 높이에 올 때까지 천천히 팔을 아래, 바깥 방향으로 내린다.
- 최저 지점에서 잠시 멈춘 다음, 반대 동작을 통해 시작자세로 돌아간다.

덤벨을 약간 뒤, 아래쪽으로 내린다.

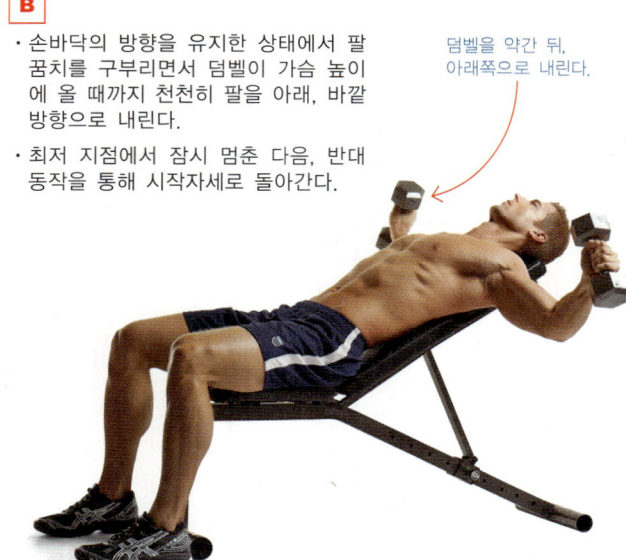

반복: 10~12회 반복한다.

시티드 싱글-암 익스터널 로테이션
Seated Single-Arm External Rotation

A
- 오른발을 벤치의 한쪽 끝에 올리고 왼발을 지면에 밀착시킨 상태로 벤치에 앉는다.
- 오른손에 가벼운 덤벨을 들고 오른쪽 팔꿈치를 오른쪽 무릎에 올린다.
- 오른팔을 직각으로 구부리고 덤벨을 오른쪽 다리 옆으로 내린다.

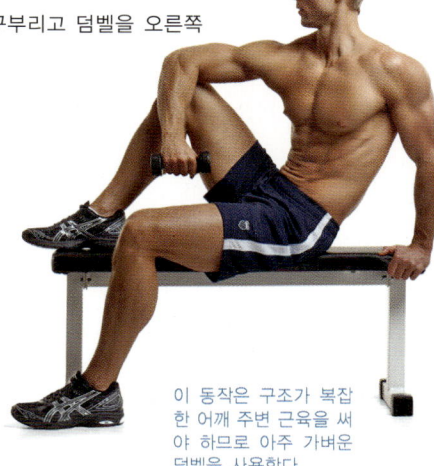

이 동작은 구조가 복잡한 어깨 주변 근육을 써야 하므로 아주 가벼운 덤벨을 사용한다.

B
- 팔꿈치의 위치를 유지한 상태에서 천천히 오른팔을 회전시키면서 위로 들어 올린다.
- 전완이 천정과 수직을 이룬 지점에서 잠시 멈춘 다음, 반대 동작을 통해 시작자세로 돌아간다.

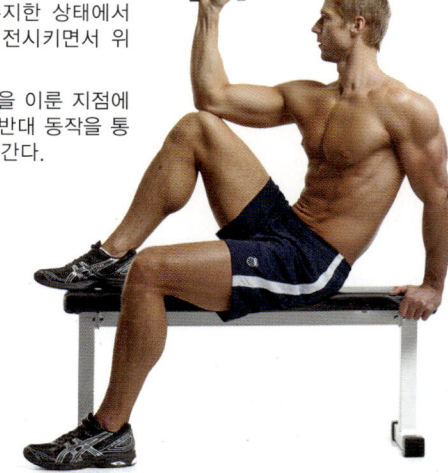

반복: 10~12회 반복 후 왼팔도 같은 요령으로 반복한다.

Chapter 8: 15분 가슴 & 등 운동

싱글-암 덤벨 로우
Single-Arm Dumbbell Row

덤벨을 들지 않은 손은 손바닥이 위를 향하도록 허리에 얹는다.

몸통은 지면과 45도 각도에서 지면과 평행을 이루는 각도 사이에 위치해야 한다.

A
- 오른손에 중립 그립으로 덤벨을 잡는다(손바닥이 안쪽을 향함).
- 골반과 무릎을 구부리면서 상체를 낮춘다.
- 어깨로부터 아래로 덤벨을 드리운다.

B
- 팔꿈치를 몸통 가까이 유지하면서 몸통을 향해 덤벨을 당겨 올린다.

반복: 한쪽 팔 당 15회 반복한다.

웨이티드 푸시업
Weighted Pushup

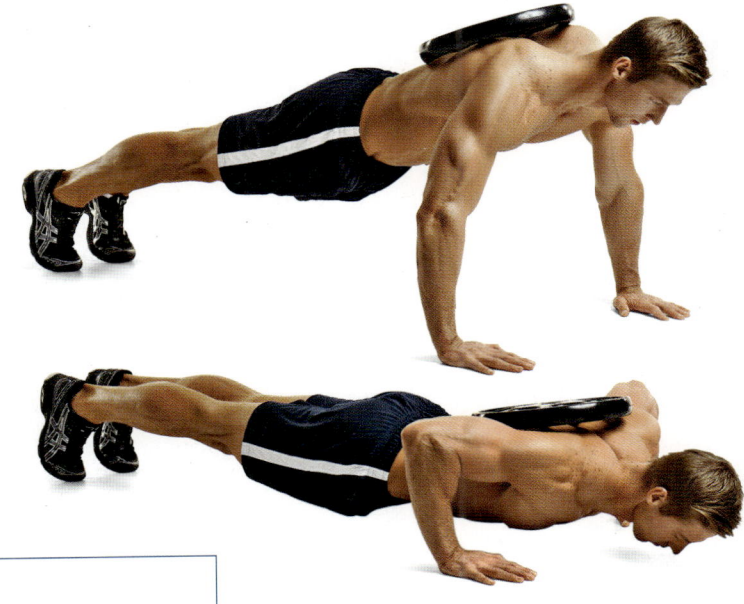

A
- 어깨 아래로 팔을 뻗고 푸시업 자세를 취한다.
- 보조자로 하여금 견갑골 사이에 중량판을 올리게 한다.

B
- 몸 전체를 일직선으로 유지하면서, 가슴이 지면에 거의 닿을 때까지 팔꿈치를 구부려 몸을 낮춘다.
- 최저 지점에서 잠시 멈춘 다음, 팔꿈치를 펴면서 시작 자세로 돌아간다.

> **트레이너의 조언**
> 중량판 대신 모래주머니를 사용할 수도 있다. 그러나 어떤 경우든 보조자가 필요하다. 보조자가 없을 때는 중량을 고정시킬 수 있는 허리띠를 사용하면 중량을 더 높일 수 있다.

반복: 10~12회 반복한다.

가슴 공략 운동 프로그램 2

싱글-암 덤벨 벤치 프레스 Single-Arm Dumbbell Bench Press

A
- 한 손에 무거운 덤벨을 들고 벤치에 누워 손바닥이 안쪽을 향하도록 가슴 옆 높이에 덤벨을 든다.
- 반대쪽 팔은 벤치와 나란히 놓거나 바깥으로 뻗어 균형을 잡는다.

B
- 가슴 위로 팔을 뻗으면서 덤벨을 들어 올린다.
- 최고 지점에서 잠시 멈춘 다음, 천천히 덤벨을 내리면서 시작자세로 돌아간다.

손목의 위치를 바꾸지 않도록 주의한다.

트레이너의 조언
덤벨을 한쪽만 사용하면 균형을 잡는 과정에서 코어에 더 큰 힘이 들어간다.

반복: 한쪽 손 당 10~12회 반복한다.

사이드-라잉 싱글-암 익스터널 로테이션
Side-Lying Single-Arm External Rotation

A
- 왼쪽 측면으로 지면에 누워 왼팔을 구부리고 왼손을 머리 뒤에 올린다.
- 오른손에 가벼운 덤벨을 들고 팔꿈치를 직각으로 구부려 오른쪽 몸통 위에 상완을 붙인다.
- 몸통 중심 앞으로 덤벨을 내린다.

B
- 상완을 고정시킨 상태에서 천정을 향해 전완을 들어 올린다.
- 전완을 다시 아래로 회전시키면서 시작자세로 돌아간다.

0.5~2킬로그램 정도의 아주 가벼운 덤벨만으로도 어깨 주변의 근육을 강화할 수 있다.

반복: 한쪽 팔 당 10~12회 반복한다.

Chapter 8: 15분 가슴 & 등 운동

덤벨 인클라인 벤치 프레스
Dumbbell Incline Bench Press

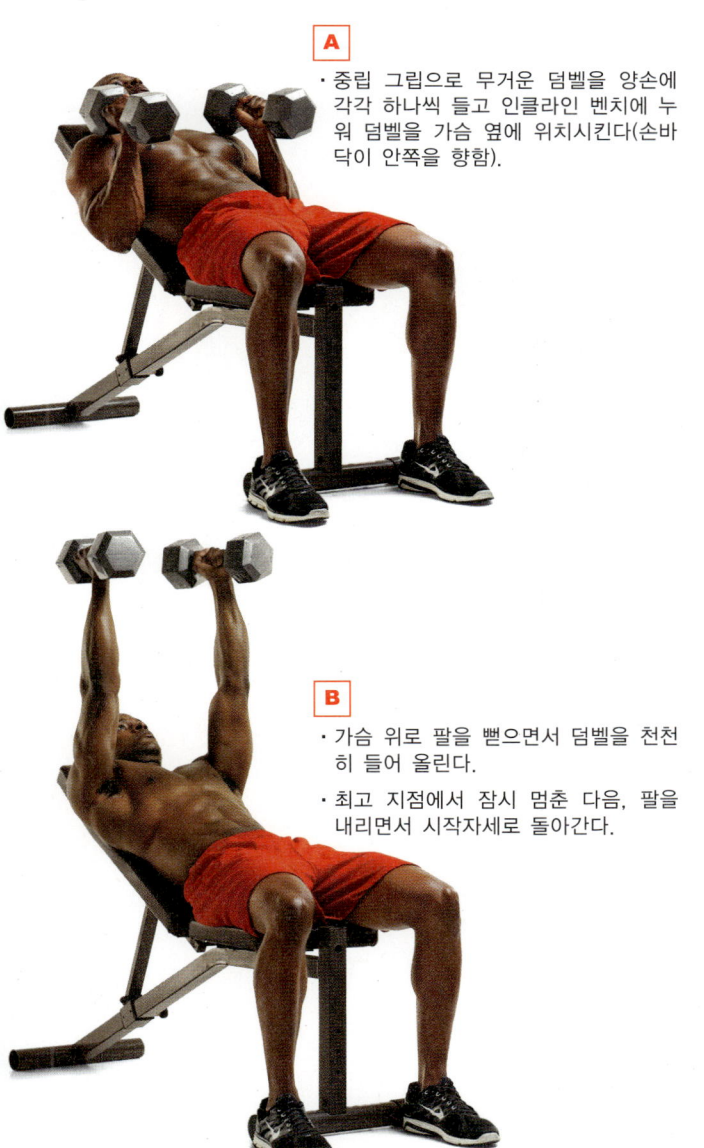

A
- 중립 그립으로 무거운 덤벨을 양손에 각각 하나씩 들고 인클라인 벤치에 누워 덤벨을 가슴 옆에 위치시킨다(손바닥이 안쪽을 향함).

B
- 가슴 위로 팔을 뻗으면서 덤벨을 천천히 들어 올린다.
- 최고 지점에서 잠시 멈춘 다음, 팔을 내리면서 시작자세로 돌아간다.

반복: 10~12회 반복한다.

라잉 케이블 플라이
Lying Cable Fly

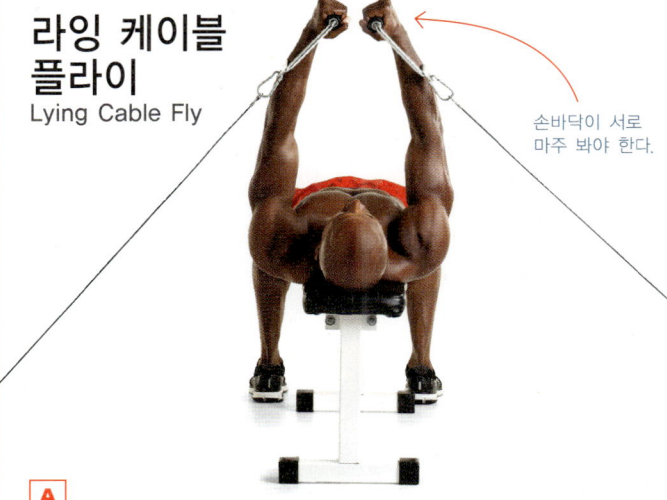

손바닥이 서로 마주 봐야 한다.

A
- 케이블 크로스오버 스테이션의 양쪽 중량 거치대 사이에 벤치를 놓고 낮은 도르래에 손잡이를 부착한다.
- 양손에 각각 손잡이를 하나씩 잡고 벤치에 누워 발바닥을 지면에 밀착시킨다.
- 가슴으로부터 앞으로 팔을 펴 올려 손바닥이 마주 보게 한다.

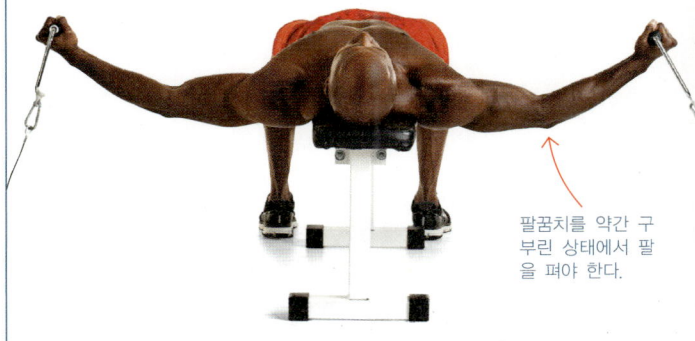

팔꿈치를 약간 구부린 상태에서 팔을 펴야 한다.

B
- 팔꿈치를 약간 구부린 상태로 유지하면서, 몸통 측면을 향해 양팔을 벌린 다음, 반대 동작을 통해 시작자세로 돌아간다.

반복: 10~12회 반복한다.

가슴 공략 운동 프로그램 2

딥 Dip

3,989
패럴렐 바 딥의 역대 1시간 최고 기록은 3,989회이다.

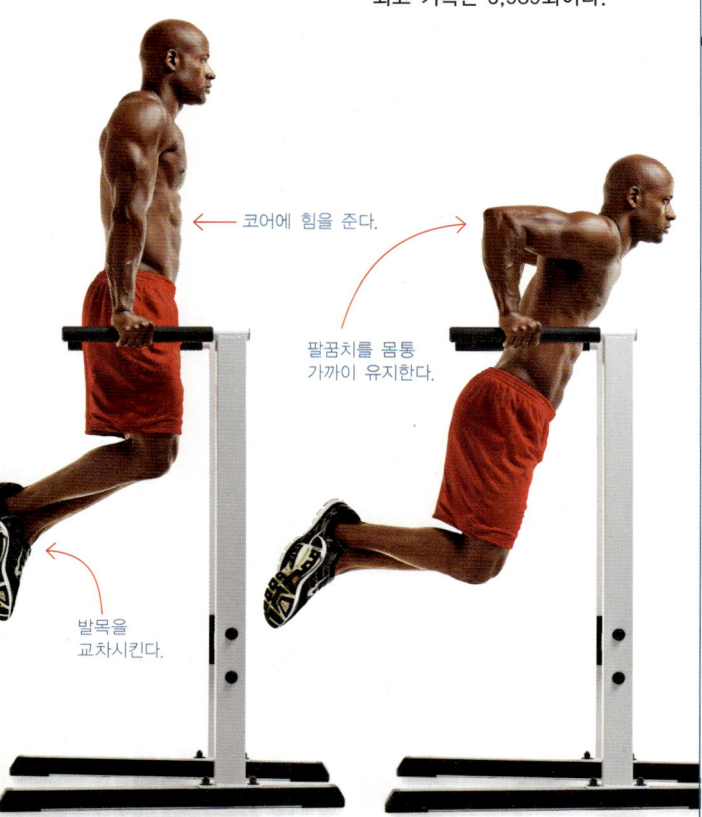

코어에 힘을 준다.
팔꿈치를 몸통 가까이 유지한다.
발목을 교차시킨다.

A
- 딥 스테이션 바를 잡고 팔을 완전히 펴면서 몸을 들어 올린다.

B
- 상박이 팔꿈치 높이보다 살짝 아래로 내려갈 때까지 팔꿈치를 구부리면서 몸을 내린다.
- 최저 지점에서 잠시 멈춘 다음, 팔을 펴면서 시작자세로 돌아간다.

반복: 최대한 많이 반복한다.

풀업 Pullup

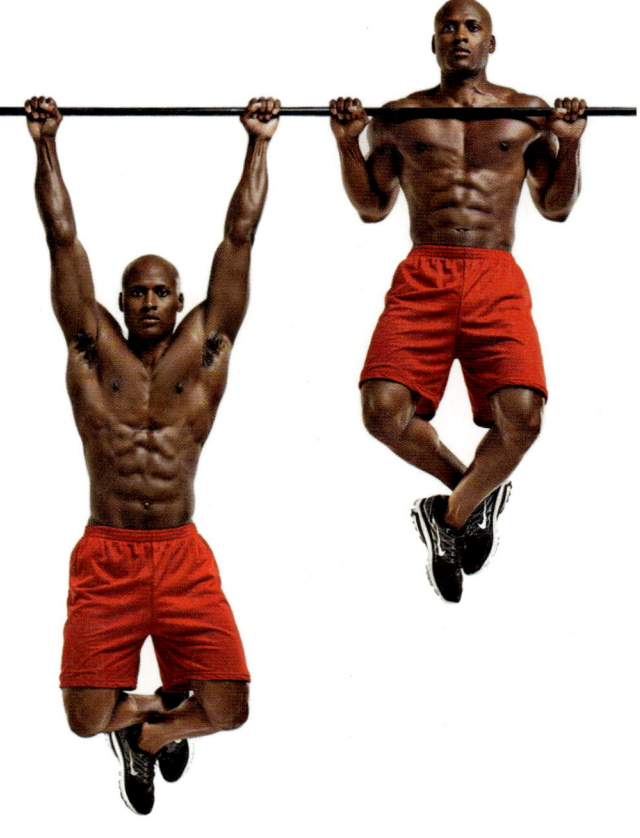

A
- 팔을 어깨너비로 벌리고 오버핸드 그립으로 풀업 바를 잡고 팔을 곧게 뻗는다.

B
- 바를 향해 가슴을 당겨 올린다.
- 최고 지점에서 잠시 멈춘다.
- 팔을 펴면서 시작자세로 돌아가서 동작을 반복한다.

반복: 최대한 많이 반복한다.

Chapter 8: 15분 가슴 & 등 운동

오버헤드 트라이셉스 익스텐션
Overhead Triceps Extension

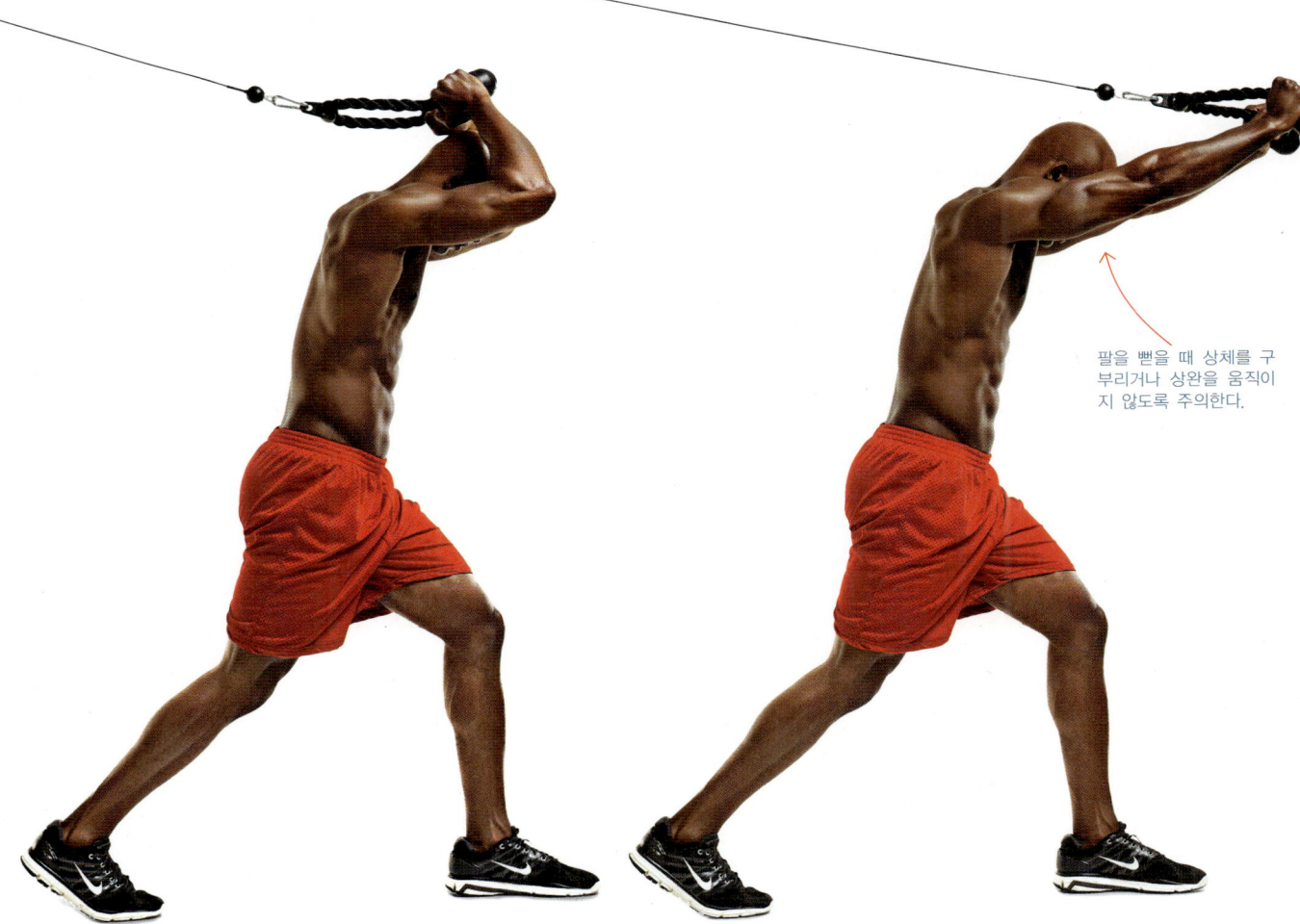

팔을 뻗을 때 상체를 구부리거나 상완을 움직이지 않도록 주의한다.

A
- 케이블 스테이션의 높은 도르래에 로프를 부착한 상태에서 케이블을 등지고 선다.
- 양손으로 로프의 양끝을 각각 잡은 상태에서 한 발을 앞으로 크게 내딛는다.

B
- 상완을 움직이지 않고 고정시킨 상태에서 전완을 앞으로 내뻗는다. 최대 지점에서 잠시 멈춘 다음, 시작자세로 돌아간다.

반복: 10~12회 반복한다.

등 공략 운동 프로그램

등은 가슴과 달리 여러 개의 주요 근육군으로 이루어져 있다. 눈에는 잘 보이지 않지만 등 근육은 사실 광배근부터 어깨 주위 근육, 승모근 상부, 승모근 중간, 승모근 하부에 이르기까지 여러 근육으로 이루어져 있으며, 각 근육들의 기능 또한 다양하다. 랫 풀다운 같은 등 운동 하나만으로 멋들어진 역삼각형 몸통을 만들기 어려운 이유가 바로 그 때문이다. 그러므로 놓치기 쉬운 근육들에 초점을 맞추려면 특화된 운동이 필요하다. 이제부터 살펴볼 등 공략 운동 프로그램을 알고 나면 내 몸에 어떤 근육이 있는지를 정확히 알 수 있다. 왜냐하면 이 프로그램을 시작하면, 바로 그 다음날부터 해당하는 근육들이 쑤실 것이기 때문이다.

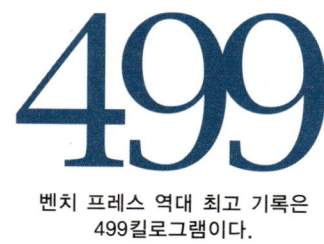

벤치 프레스 역대 최고 기록은 499킬로그램이다.

Chapter 8: 15분 가슴 & 등 운동

진행 방법

정해진 반복수를 완료할 수 있는 한도 내에서 가장 무거운 중량을 사용하여 여기에 나온 운동들을 서킷 방식에 따라 중간 휴식 없이 순서대로 진행한다. 서킷을 1회 완료한 후에는 60초 동안 휴식을 취하고 전체 서킷을 2회 더 반복한다.

몸통 로테이션
Thoracic Rotation

A
- 무릎을 꿇고 앉아 오른손을 머리 위에 얹고 팔꿈치를 측면으로 향하게 한다.
- 코어에 힘을 주고 왼팔을 향해 오른쪽 어깨를 회전시킨다.

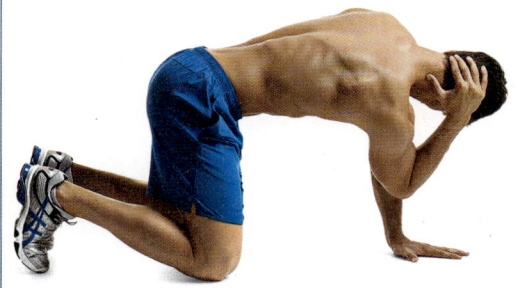

B
- 반대 동작을 통해서 천정을 향해 오른쪽 팔꿈치를 들어 올린다. 이때 시선은 팔꿈치를 따라 움직인다. 여기까지가 1회 반복이다.

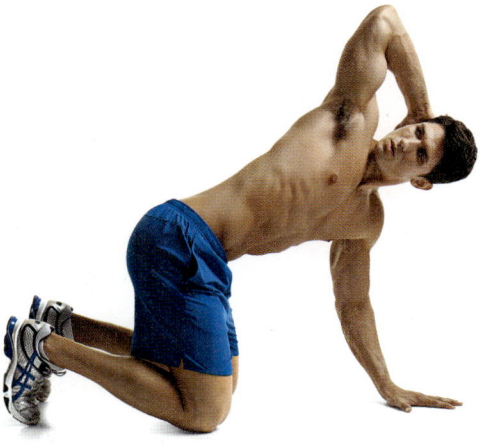

반복: 한쪽 팔 당 20회 반복한다.

덤벨 벤치 프레스
Dumbbell Bench Press

A
- 손바닥이 마주보도록 양손에 중립 그립으로 덤벨을 각각 하나씩 잡고 벤치에 눕는다.

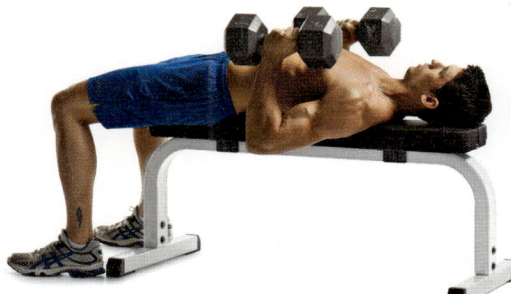

B
- 가슴 위로 팔을 뻗으면서 덤벨을 들어 올린다.
- 최고 지점에서 잠시 멈춘 다음, 천천히 덤벨을 내리면서 시작자세로 돌아간다.

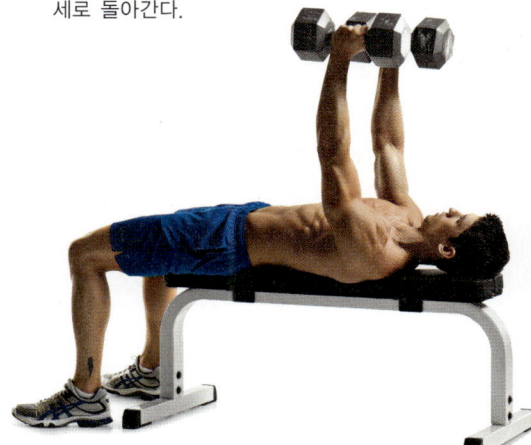

반복: 10~12회 반복한다.

등 공략 운동 프로그램

랙 풀
Rack Pull

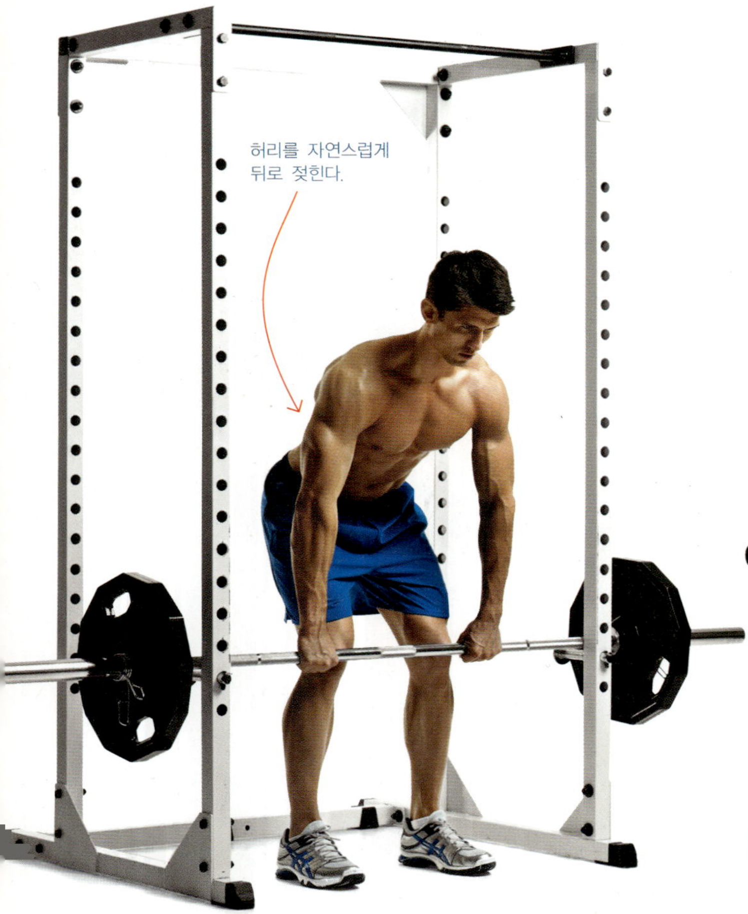

허리를 자연스럽게 뒤로 젖힌다.

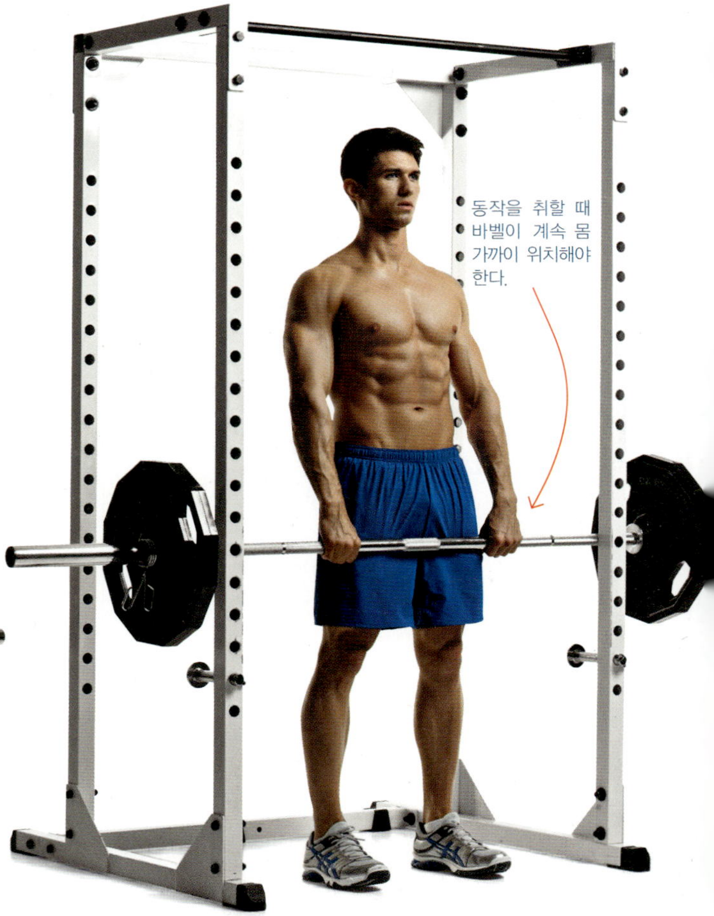

동작을 취할 때 바벨이 계속 몸 가까이 위치해야 한다.

A
- 스쿼트 거치대에 무릎 높이로 바벨을 설치한다.
- 골반을 뒤로 빼고 무릎을 약간 구부린 상태에서 몸을 바벨 가까이 붙인다.
- 상체를 기울이고 오버핸드 그립으로 바벨을 잡는다. 이때 손은 다리 바로 옆에 위치한다.

반복: 10~12회 반복한다.

B
- 골반을 앞으로 내밀면서 일어선다.

트레이너의 조언
동작이 자연스러워질 때까지는 중량판 없이 동작을 연습한다. 그리고 스쿼트 거치대에서 동작이 쉬워지면 지면에 바벨을 내려놓고 같은 요령으로 운동을 실시한다.

Chapter 8: 15분 가슴 & 등 운동

투-파트 덤벨 로우
Two-Part Dumbbell Row

몸 중심을 향해 양쪽 견갑골을 모으면서 슈럭 동작을 취한 상태에서 잠시 멈춘다.

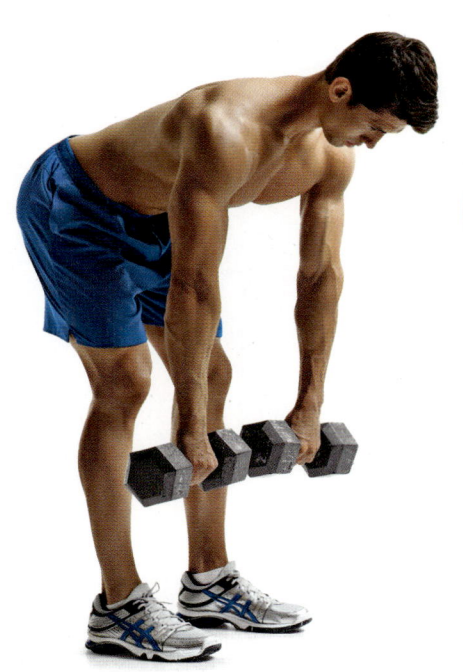
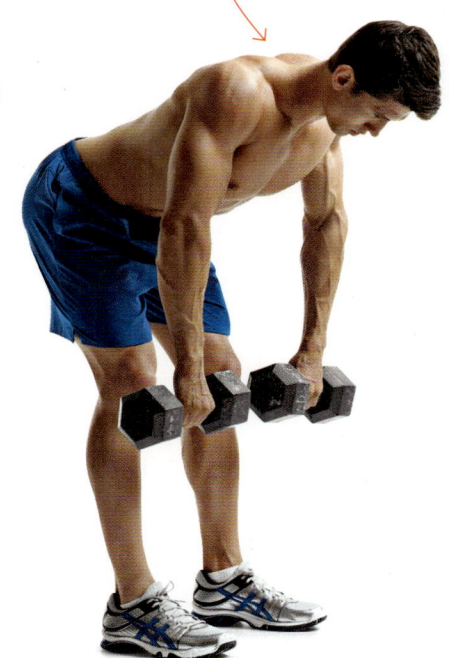
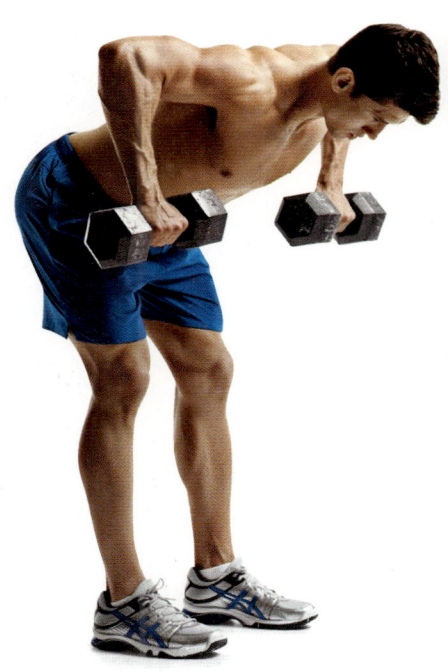

A
- 양손에 각각 덤벨을 하나씩 들고 골반과 무릎을 구부린 다음, 상체가 지면과 거의 수평이 될 때까지 기울인다.
- 어깨로부터 팔을 아래로 곧게 내린다. 이때 손바닥은 몸쪽을 향한다.

B
- 몸 중심을 향해 양쪽 견갑골을 모으면서 어깨를 으쓱이며 슈럭 동작을 취한다. 로잉 동작을 취하기 전에 이 자세를 2초 동안 유지한다.

C
- 팔꿈치를 구부리면서 몸통 측면을 향해 덤벨을 들어 올린다. 이때 몸 중심을 향해 양쪽 견갑골을 모은 상태를 유지한다.
- 덤벨을 내리면서 시작자세로 돌아가서 동작을 반복한다.

반복: 10~12회 반복한다.

등 공략 운동 프로그램

풀업 홀드
Pullup Hold

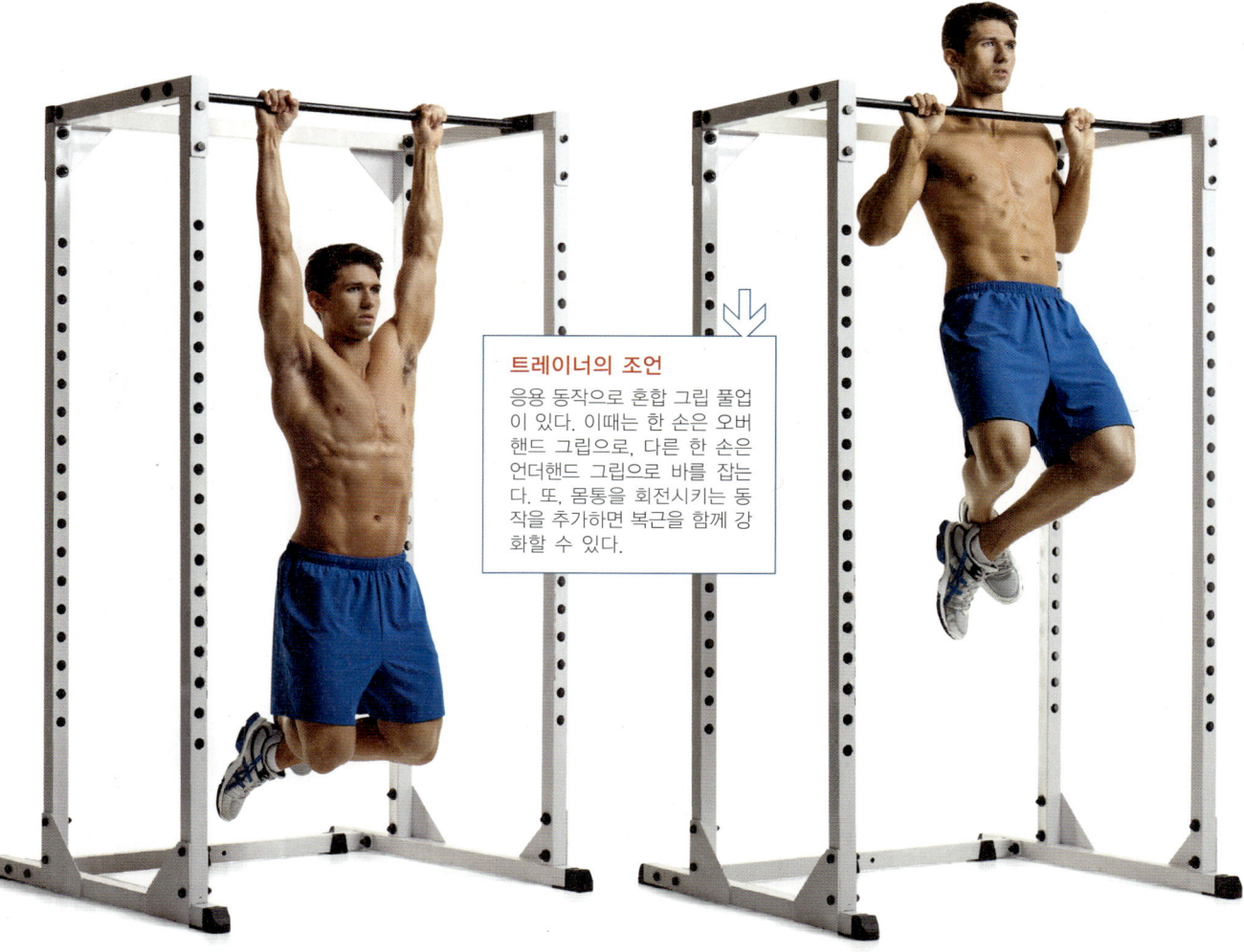

트레이너의 조언
응용 동작으로 혼합 그립 풀업이 있다. 이때는 한 손은 오버핸드 그립으로, 다른 한 손은 언더핸드 그립으로 바를 잡는다. 또, 몸통을 회전시키는 동작을 추가하면 복근을 함께 강화할 수 있다.

A
- 벤치 프레스를 할 때의 간격으로 팔을 벌리고 오버핸드 그립으로 풀업 바를 잡고 매달린다.

B
- 바를 향해 가슴을 당겨 올리고 최고 지점에서 10~20초 동안 동작을 유지한다.
- 5회 이상 반복할 수 있을 때는 발 사이에 덤벨을 끼우거나 중량 벨트 등을 활용하여 저항의 강도를 높인다.

반복: 5회 반복한다.

Chapter 8: 15분 가슴 & 등 운동

얼터네이팅 덤벨 숄더 프레스
Alternating Dumbbell Shoulder Press

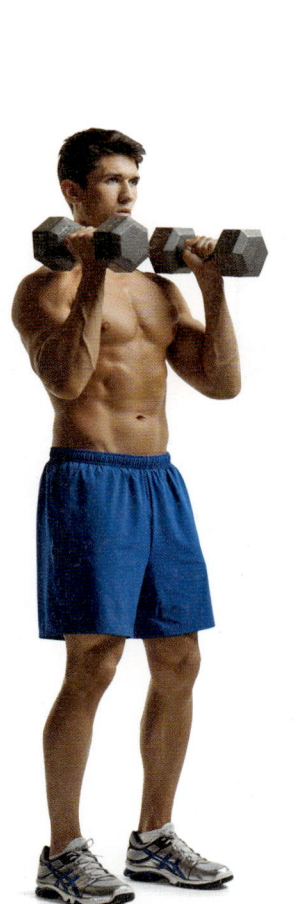
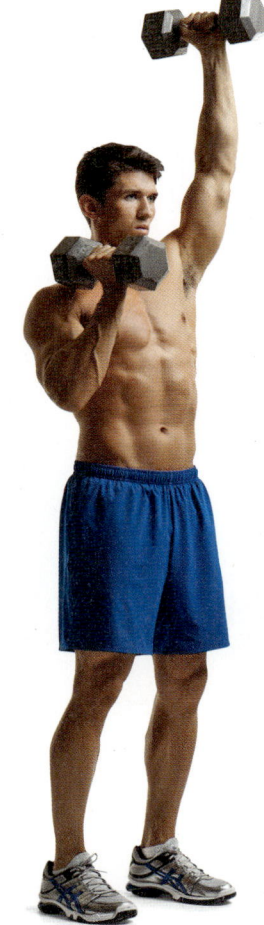

A
- 손바닥이 마주 보는 방향으로 양손에 각각 덤벨을 하나씩 들고 팔을 구부려 어깨 바로 옆에 덤벨을 위치시킨다.
- 발을 어깨너비로 벌리고 무릎을 약간 구부린다.

B
- 한쪽 팔을 펴면서 덤벨을 들어 올린다.
- 들어 올렸던 덤벨을 내리면서 동작을 교대하듯이 반대쪽 덤벨을 들어 올린다. 여기까지가 1회 반복이다.

반복: 10~12회 반복한다.

케이블 다이아고널 레이즈
Cable Diagonal Raise

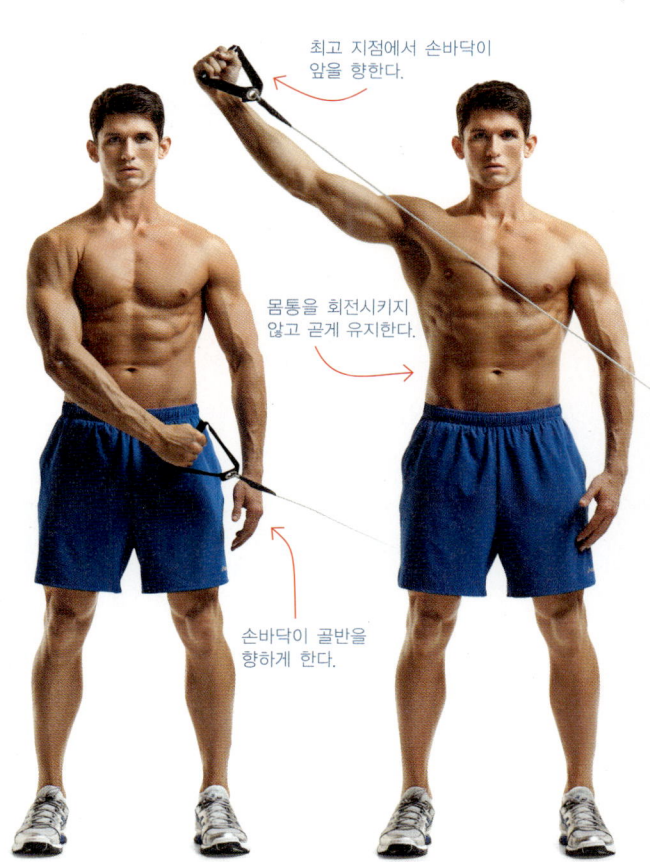

최고 지점에서 손바닥이 앞을 향한다.

몸통을 회전시키지 않고 곧게 유지한다.

손바닥이 골반을 향하게 한다.

A
- 케이블 스테이션의 낮은 도르래에 손잡이를 부착한다.
- 케이블을 왼쪽에 두고 서서 오른손으로 손잡이를 잡고 팔꿈치를 약간 구부린 상태에서 왼쪽 골반 앞에 오른손을 위치시킨다.

B
- 엄지손가락이 천정을 향하고 손이 머리 위에 올 때까지 몸통을 가로질러 손잡이를 들어 올린다 (자유의 여신상 자세).
- 시작자세로 돌아가서 동작을 반복한다.

반복: 한쪽 팔 당 10~12회 반복한다.

203

강인하고 견고한 상체를 위한 운동 프로그램

이 프로그램은 체간을 안정시키는 근육의 근력과 지구력을 강화하기 위한 것이다. 이번 프로그램에서는 척추를 지탱하고 허리와 등을 안정시키는 척추기립근과 몸통 측면을 잡아주는 근육들을 강화한다. 이런 근육들이 강화되면 자세가 바로 서면서 키가 커지고, 더 무거운 중량을 들어 올릴 수 있는 기초가 마련된다.

진행 방법

중간 휴식 없이 서킷 방식으로 진행하고, 서킷을 1회 완료한 후에는 60초 동안 휴식을 취하고 전체 서킷을 2회 더 반복한다.

캣-캐멀
Cat-Camel

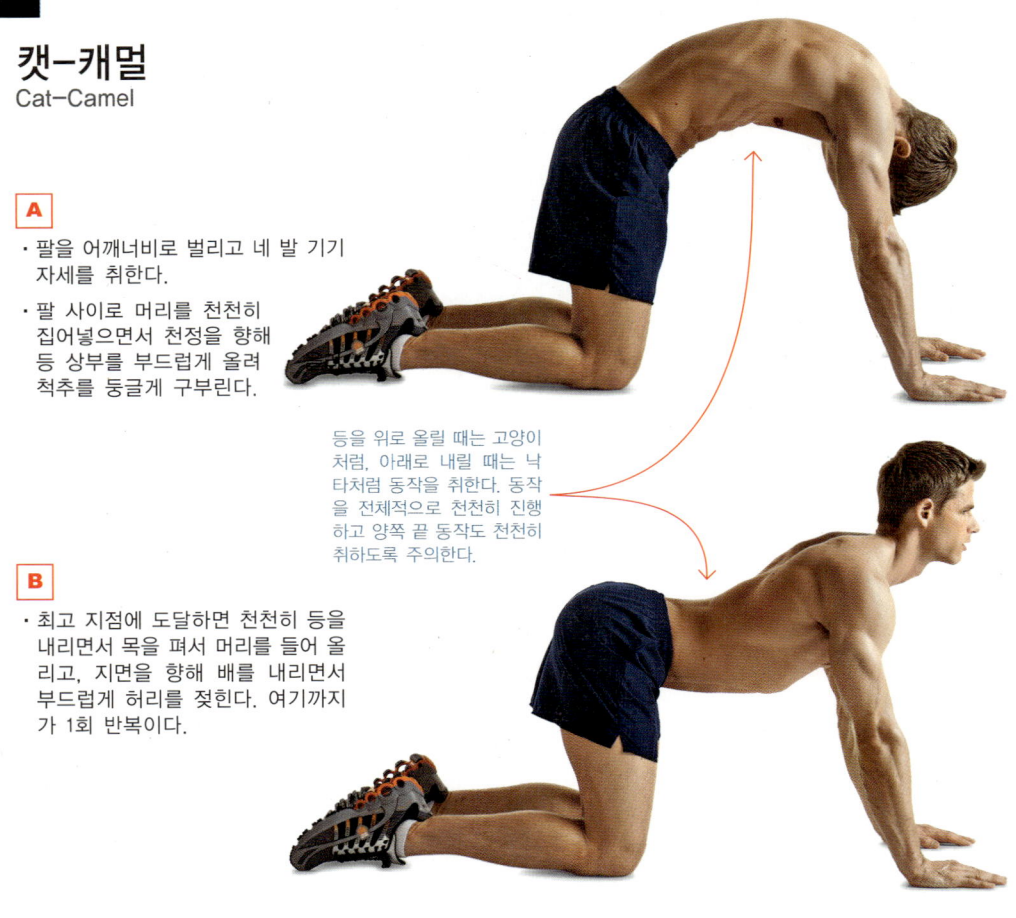

A
- 팔을 어깨너비로 벌리고 네 발 기기 자세를 취한다.
- 팔 사이로 머리를 천천히 집어넣으면서 천정을 향해 등 상부를 부드럽게 올려 척추를 둥글게 구부린다.

등을 위로 올릴 때는 고양이처럼, 아래로 내릴 때는 낙타처럼 동작을 취한다. 동작을 전체적으로 천천히 진행하고 양쪽 끝 동작도 천천히 취하도록 주의한다.

B
- 최고 지점에 도달하면 천천히 등을 내리면서 목을 펴서 머리를 들어 올리고, 지면을 향해 배를 내리면서 부드럽게 허리를 젖힌다. 여기까지가 1회 반복이다.

반복: 5~8회 반복한다.

Chapter 8: 15분 가슴 & 등 운동

컬–업
Curl-Up

A
- 왼쪽 다리를 편 상태에서 오른쪽 무릎을 구부리고 오른발을 지면에 붙이고 눕는다.
- 허리 아래의 아치 밑에 양손을 넣는다.

> **트레이너의 조언**
> 컬 동작을 취할 때 팔꿈치를 지면에서 들어 올리면 난이도가 높아진다. 또, 처음부터 복근에 먼저 힘을 준 다음, 복근의 수축력을 이겨내면서 컬 동작을 취하면 난이도를 더 높일 수 있다.

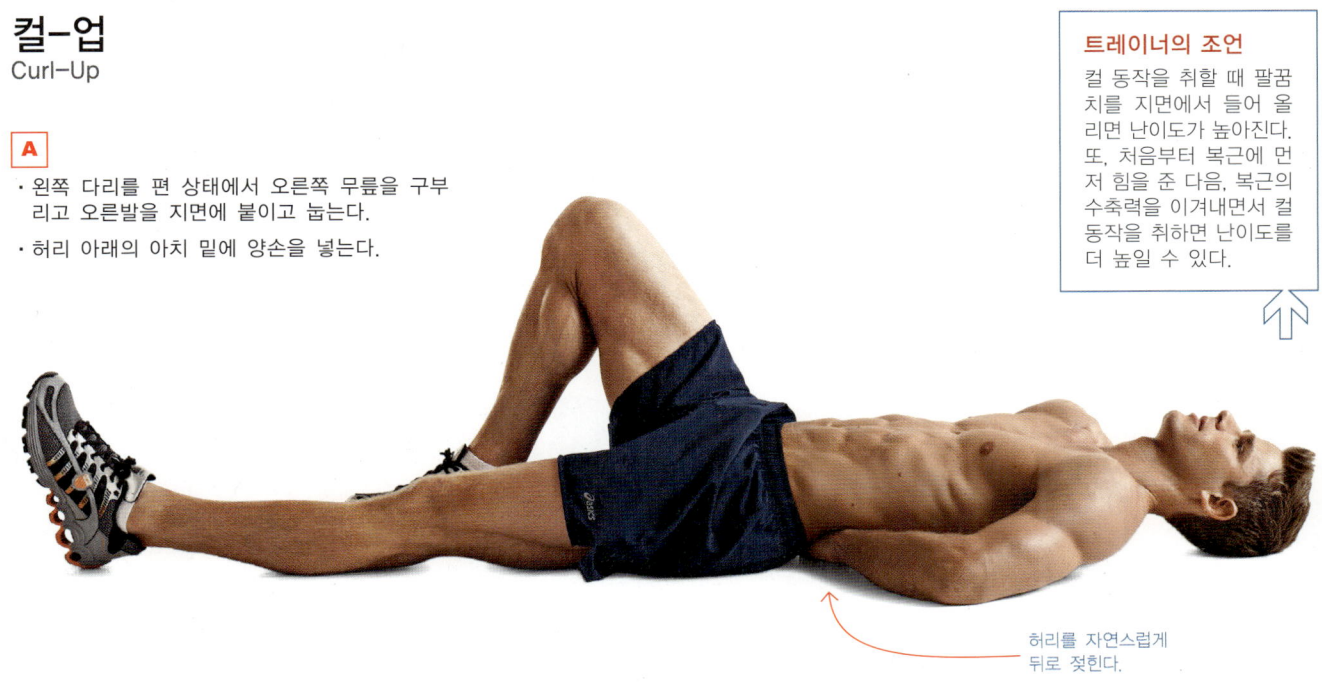

허리를 자연스럽게 뒤로 젖힌다.

B
- 허리나 척추를 구부리지 않도록 주의하면서 머리와 어깨를 지면에서 천천히 들어 올린다.
- 동작 간에 심호흡을 계속 하면서 최고 지점에서 7~8초 동안 동작을 멈춘다. 여기까지가 1회 반복이다.

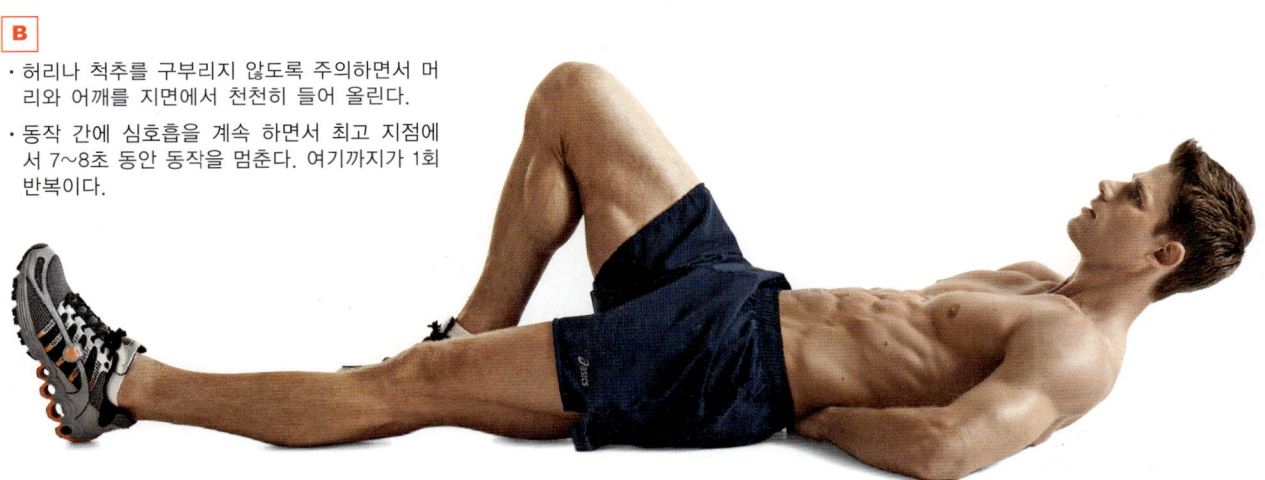

반복: 4회 반복 후 다리를 바꾸어 같은 요령으로 4회 반복한다.

강인하고 견고한 상체를 위한 운동 프로그램

사이드 브리지
Side Bridge

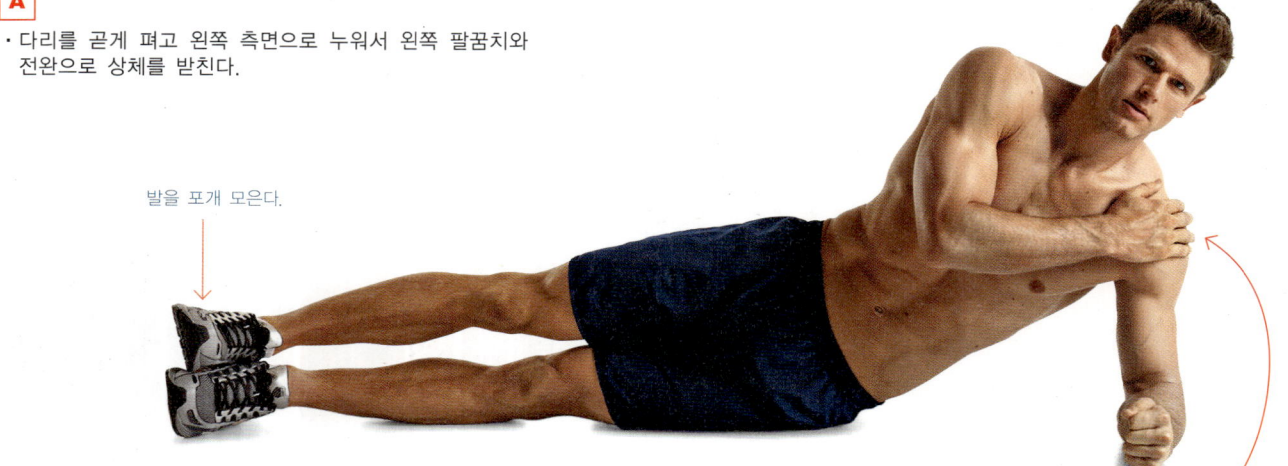

A
- 다리를 곧게 펴고 왼쪽 측면으로 누워서 왼쪽 팔꿈치와 전완으로 상체를 받친다.

발을 포개 모은다.

왼쪽 어깨나 오른쪽 골반 위에 오른손을 올린다.

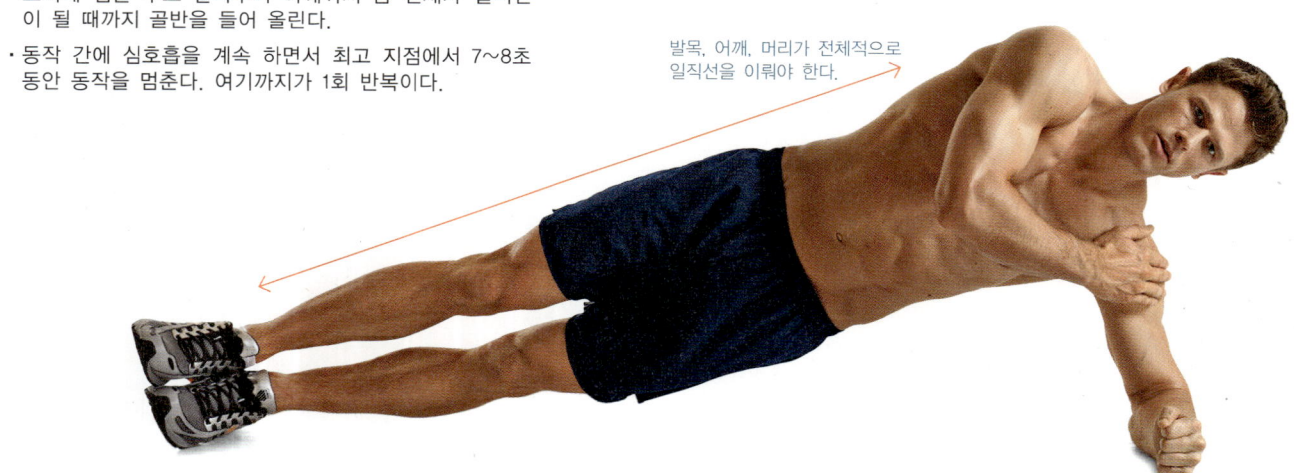

B
- 코어에 힘을 주고 발목부터 어깨까지 몸 전체가 일직선이 될 때까지 골반을 들어 올린다.
- 동작 간에 심호흡을 계속 하면서 최고 지점에서 7~8초 동안 동작을 멈춘다. 여기까지가 1회 반복이다.

발목, 어깨, 머리가 전체적으로 일직선을 이뤄야 한다.

반복: 4~5회 반복한 다음, 오른쪽도 같은 요령으로 반복한다.

Chapter 8: 15분 가슴 & 등 운동

버드 도그
Bird Dog

A
- 팔을 어깨너비로 벌리고 무릎과 손바닥을 지면에 댄 상태에서 네 발 기기 자세를 취한다.

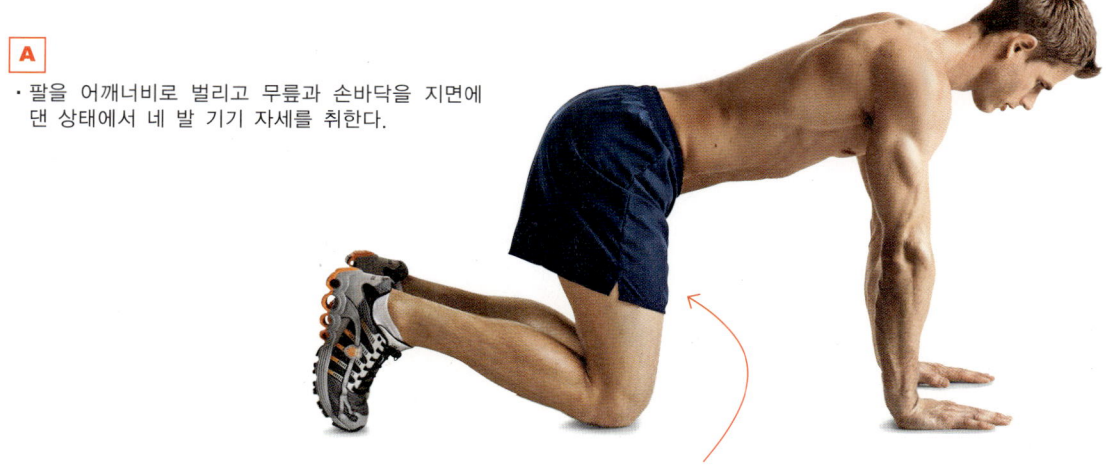

무릎은 골반너비로 벌리고 허벅지가 지면과 수직을 이루게 한다.

B
- 오른쪽 다리와 왼팔을 동시에 천천히 펴 올린다.
- 동작 간에 심호흡을 계속 하면서 최고 지점에서 7~8초 동안 동작을 멈춘다.
- 팔과 다리를 내리면서 시작자세로 돌아간 다음, 오른팔과 왼쪽 다리도 같은 요령으로 반복한다. 여기까지가 1회 반복이다. 팔다리를 바꿔가며 계속 진행한다.

팔다리를 교대할 때 골반과 허리를 움직이지 않도록 최대한 주의한다.

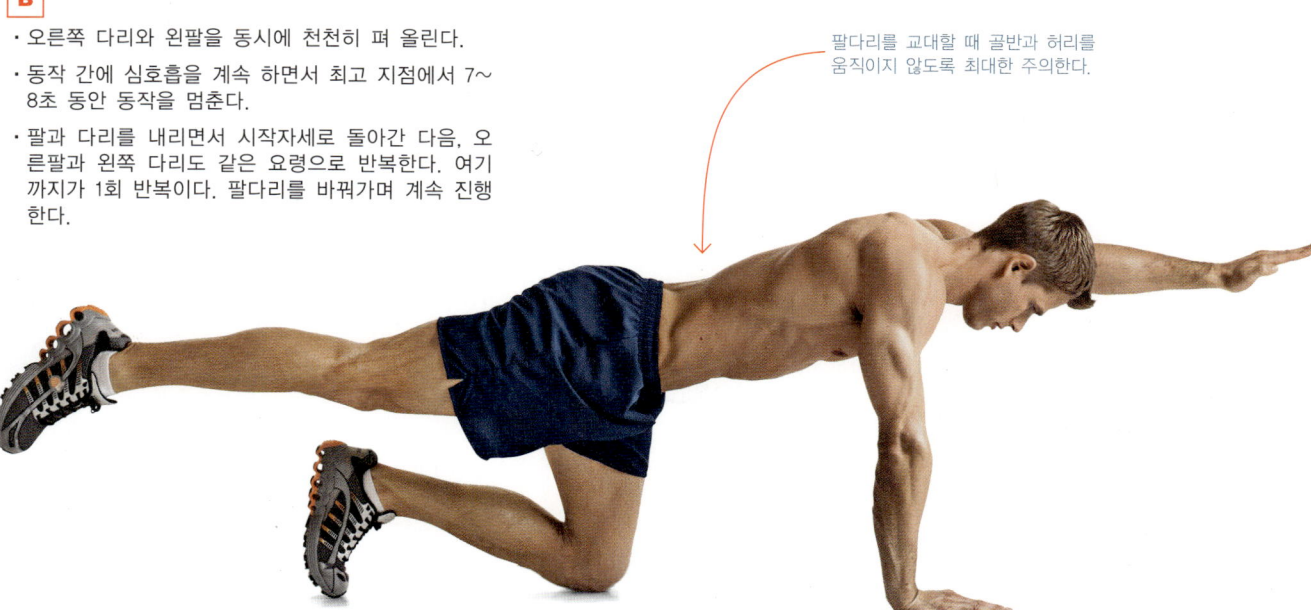

반복: 8회 반복한다.

가슴 & 등 콤보 프로그램

이번 프로그램은 하나의 효과적인 콤보 서킷을 통해 가슴과 등을 동시에 강화하는 프로그램이다. 또, 보너스로 견갑골과 어깨 주위의 근육들도 함께 강화할 수 있다. 대부분의 남성들은 이 부위의 근육들이 약해져 있다. 그러나 사실 이 근육들은 건강하고 안정적인 어깨와 강인한 상체를 만드는 일등공신이다.

진행 방법

중간 휴식 없이 각 운동을 1세트씩 서킷 방식으로 진행하고, 서킷을 1회 완료한 후에는 60초 동안 휴식을 취하고 전체 서킷을 2회 더 반복한다.

케이블 페이스 풀과 익스터널 로테이션
Cable Face Pull with External Rotation

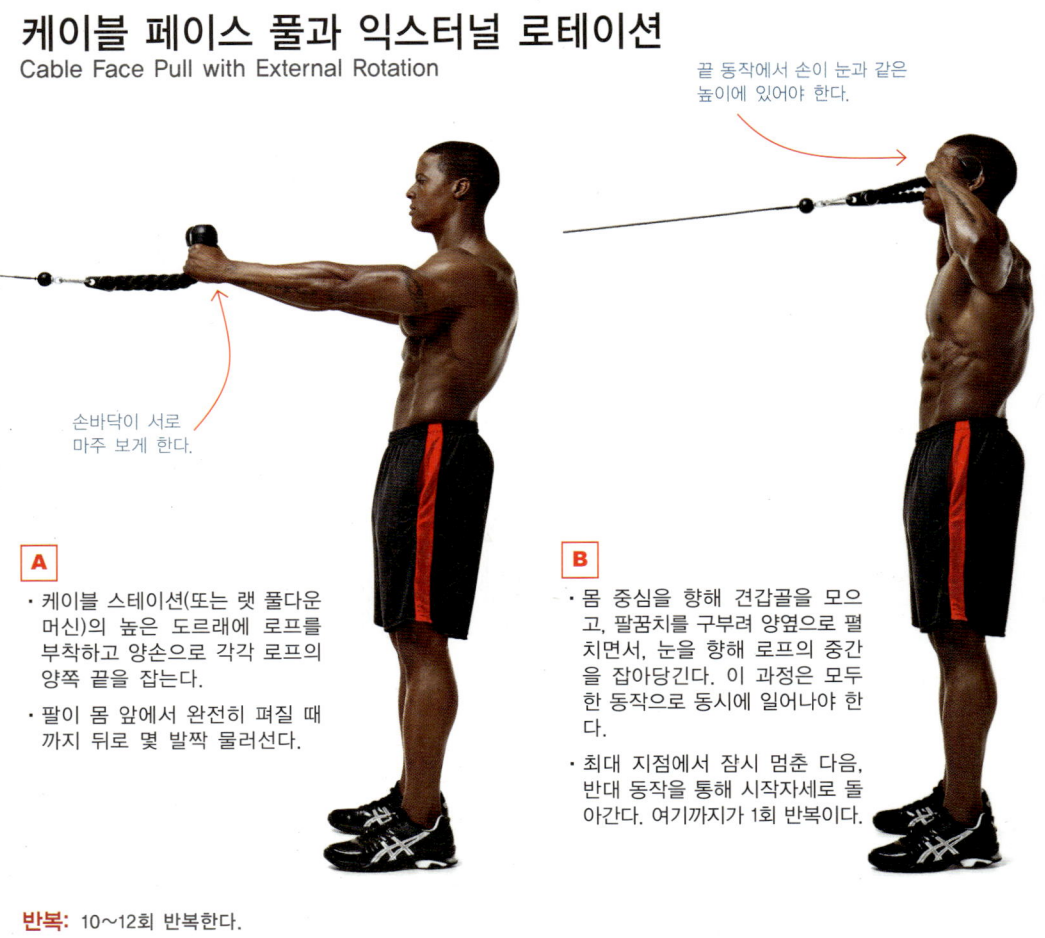

끝 동작에서 손이 눈과 같은 높이에 있어야 한다.

손바닥이 서로 마주 보게 한다.

A
- 케이블 스테이션(또는 랫 풀다운 머신)의 높은 도르래에 로프를 부착하고 양손으로 각각 로프의 양쪽 끝을 잡는다.
- 팔이 몸 앞에서 완전히 펴질 때까지 뒤로 몇 발짝 물러선다.

B
- 몸 중심을 향해 견갑골을 모으고, 팔꿈치를 구부려 양옆으로 펼치면서, 눈을 향해 로프의 중간을 잡아당긴다. 이 과정은 모두 한 동작으로 동시에 일어나야 한다.
- 최대 지점에서 잠시 멈춘 다음, 반대 동작을 통해 시작자세로 돌아간다. 여기까지가 1회 반복이다.

반복: 10~12회 반복한다.

Chapter 8: 15분 가슴 & 등 운동

얼터네이팅 덤벨 체스트 프레스 Alternating Dumbbell Chest Press

A
- 양손에 덤벨을 각각 하나씩 들고 벤치에 누워 가슴 앞으로 팔을 펴 올린다.

B
- 가슴을 향해 한쪽 팔을 내렸다가 다시 밀어 올린다.
- 반대쪽도 같은 요령으로 반복한다.

트레이너의 조언
팔을 교대로 내리는 동작을 취하는 것은 덤벨의 무게 중심을 지속적으로 변화시키면서 코어 근육을 골고루 활성화시키기 위해서이다.

트레이너의 조언
손바닥이 서로 마주 보는 중립 그립으로 동작을 취할 수도 있다.

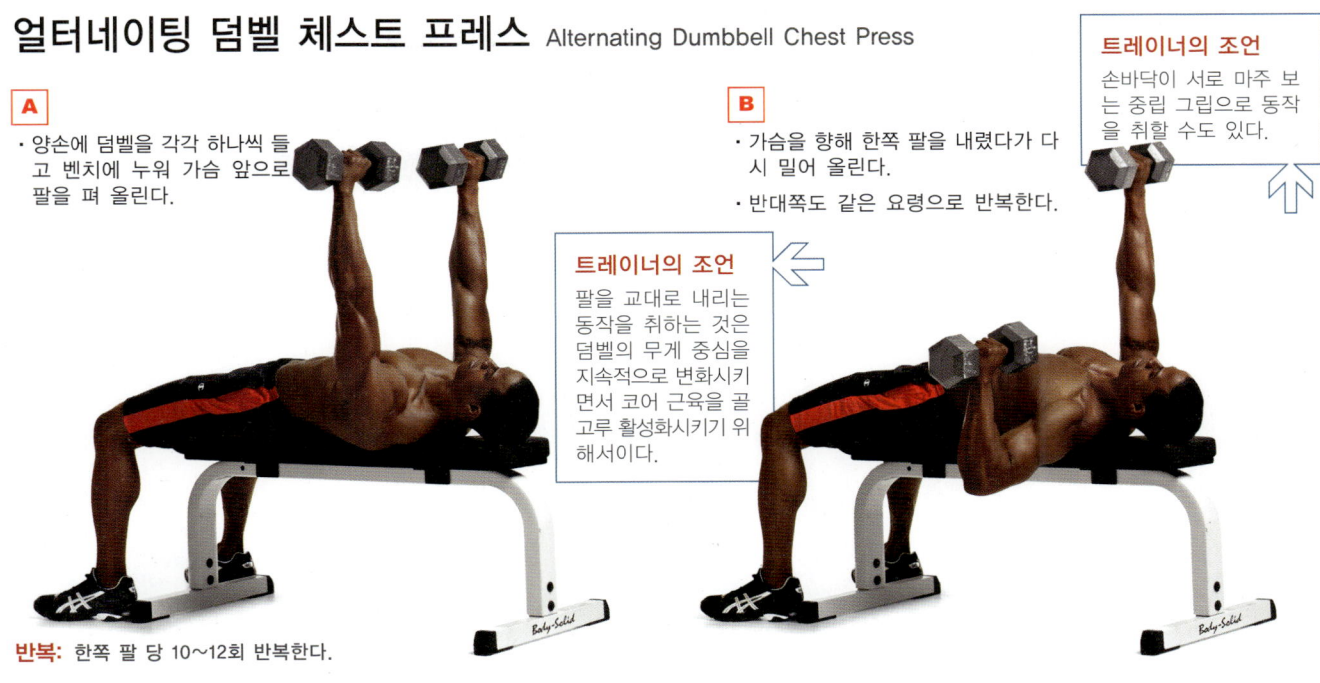

반복: 한쪽 팔 당 10~12회 반복한다.

EZ바 트라이셉스 익스텐션
EZ-Curl Bar Triceps Extension

A
- 팔을 어깨너비보다 약간 좁게 벌리고 오버핸드 그립으로 EZ바를 잡는다.
- 30도 각도로 맞춘 인클라인 벤치에 눕는다.
- 이마 위로 팔을 곧게 뻗어 올린다.

B
- 상완을 움직이지 않도록 주의하면서 전완이 수평보다 약간 더 아래로 내려갈 때까지 팔꿈치를 구부리면서 EZ바를 내린다.
- 최저 지점에서 잠시 멈춘 다음, 팔꿈치를 펴면서 시작자세로 돌아간다.

전완이 수평보다 약간 아래로 내려갔을 때 동작을 멈춘다.

EZ바가 'W' 모양인 이유는 중량을 들어 올릴 때 손목에 무리를 주지 않기 위해서이다.

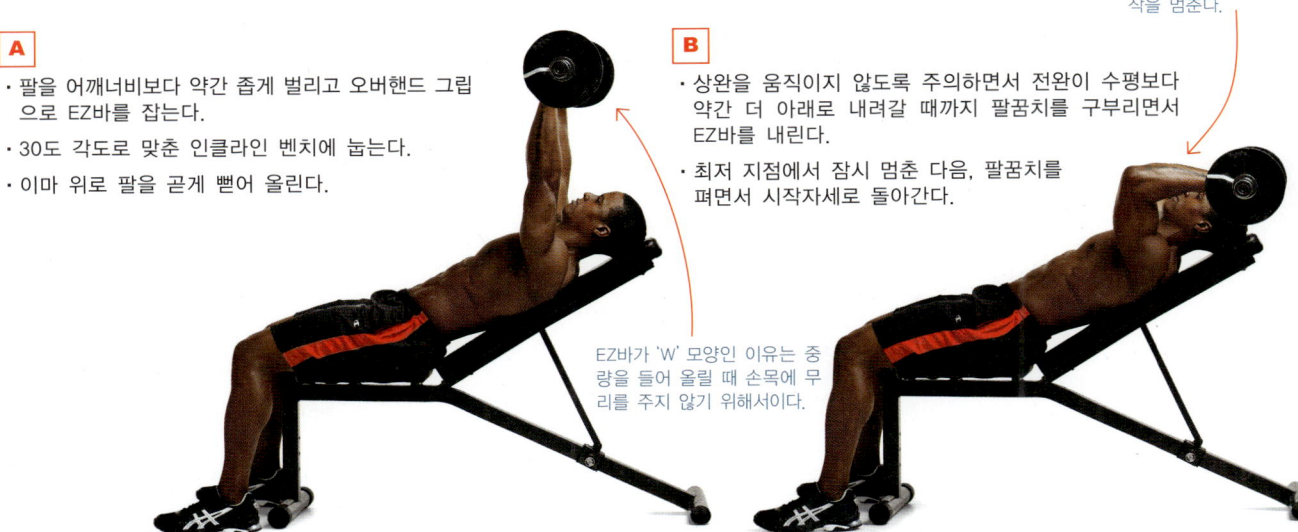

반복: 10회 반복한다.

가슴 & 등 콤보 프로그램

언더핸드-그립 인버티드 로우
Underhand-Grip Inverted Row

> **트레이너의 조언**
> 몸 중심을 향해 양쪽 견갑골을 모으는 데 집중해야 한다. 이 동작은 승모근, 능형근, 후면 삼각근, 기타 어깨 주위 근육들을 강화한다. 이 근육들은 모두 어깨를 안정시키는 역할을 한다.

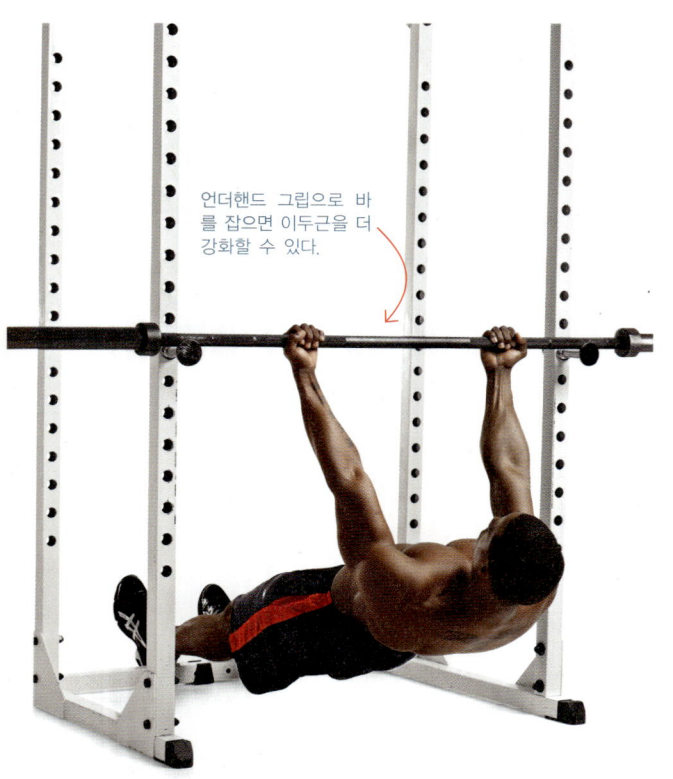

언더핸드 그립으로 바를 잡으면 이두근을 더 강화할 수 있다.

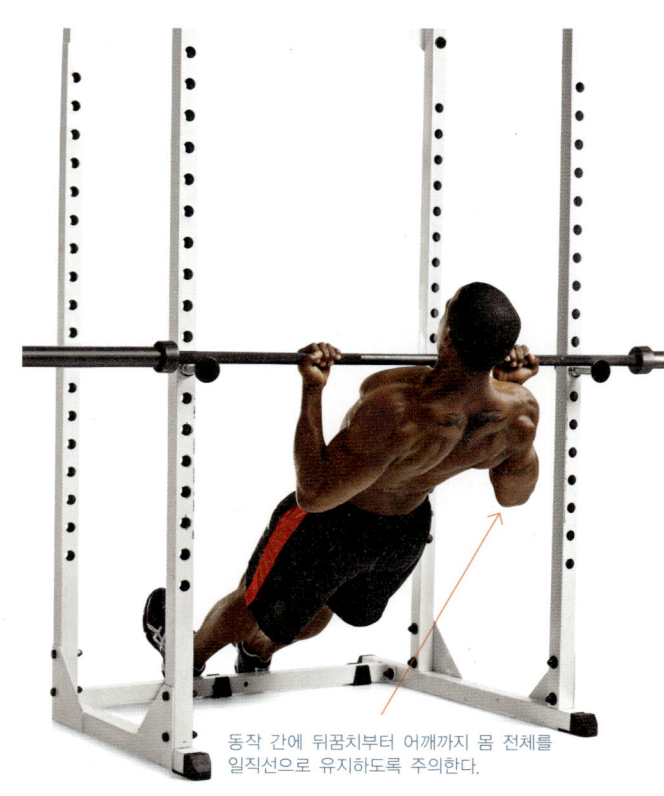

동작 간에 뒤꿈치부터 어깨까지 몸 전체를 일직선으로 유지하도록 주의한다.

A
- 스미스 머신이나 스쿼트 거치대에서 골반 높이에 바벨을 설치한다.
- 다리를 아래로 뻗고 뒤꿈치를 지면에 댄 상태로 바 아래의 지면에 눕는다. 언더핸드 그립으로 바를 잡고 팔을 완전히 편 상태로 매달린다.

B
- 몸 중심을 향해 견갑골을 모으면서 팔을 구부려 바를 향해 가슴을 당겨 올린다.
- 최고 지점에서 잠시 멈춘 다음, 팔이 펴질 때까지 몸을 천천히 내린다.

반복: 10~12회 반복한다.

Chapter 8: 15분 가슴 & 등 운동

린-어웨이 풀업
Lean-Away Pulldown

몸통을 뒤로 기울이면 등 중간과 등 상부의 근육이 더 많이 활성화되고 광배근은 덜 활성화된다.

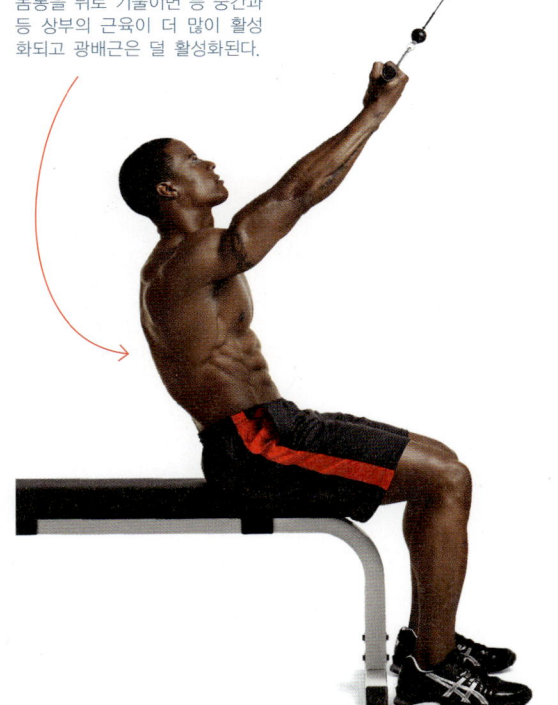

가슴을 향해 바를 잡아당길 때 몸통을 뒤로 기울이지 않도록 주의한다.

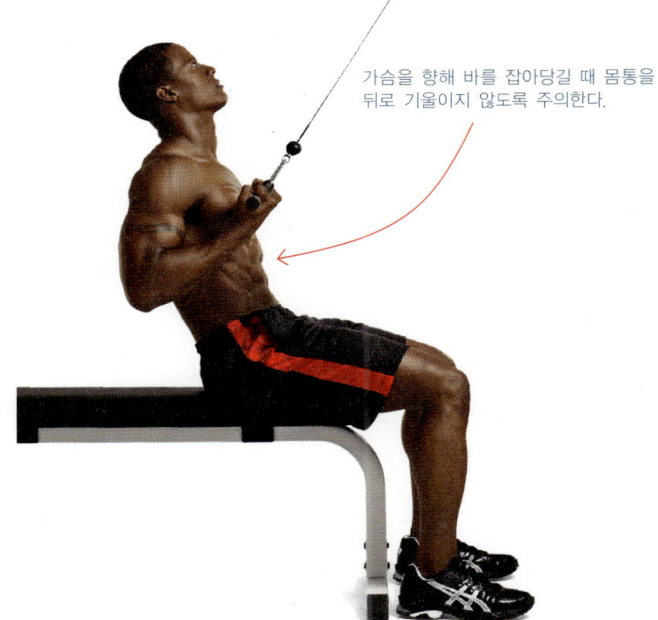

A
- 랫 풀다운 머신에 앉아서 팔을 어깨너비로 벌리고 언더핸드 그립으로 바를 잡는다.
- 몸과 지면이 30~45도 각도를 이룰 때까지 몸통을 뒤로 기울인다. 동작 간에 이 자세를 계속 유지한다.

B
- 몸통을 움직이지 않도록 주의하면서 가슴을 향해 바를 잡아당긴다.
- 최저 지점에서 잠시 멈춘 다음, 천천히 시작자세로 돌아간다.

반복: 10~12회 반복한다.

철벽 푸시업 서킷 프로그램 1

푸시업보다 완벽한 운동은 없다. 푸시업은 단순하고, 장비가 필요 없으면서도 근육의 크기와 근력과 지구력을 모두 발달시킬 수 있다. 푸시업은 또한 팔의 위치와 몸의 방향을 자유롭게 바꿀 수 있으며, 스텝, 볼, 벤치 같이 다양한 기구를 응용하여 사용할 수 있기 때문에 수많은 변형이 가능하다는 면에서 머신이나 프리웨이트 운동보다 훨씬 다채로운 운동이라고 할 수 있다.

진행 방법

각 푸시업 동작을 1세트씩 진행하고, 세트 사이에는 필요할 때만 휴식을 취한다. 먼저 프로그램 1을 서킷 방식으로 3서킷 진행하고, 각 서킷 사이에는 60초 동안 휴식을 취한다. 그 다음에는 프로그램 2와 프로그램 3도 같은 방식으로 진행한다.

다이아몬드 푸시업
Diamond Pushup

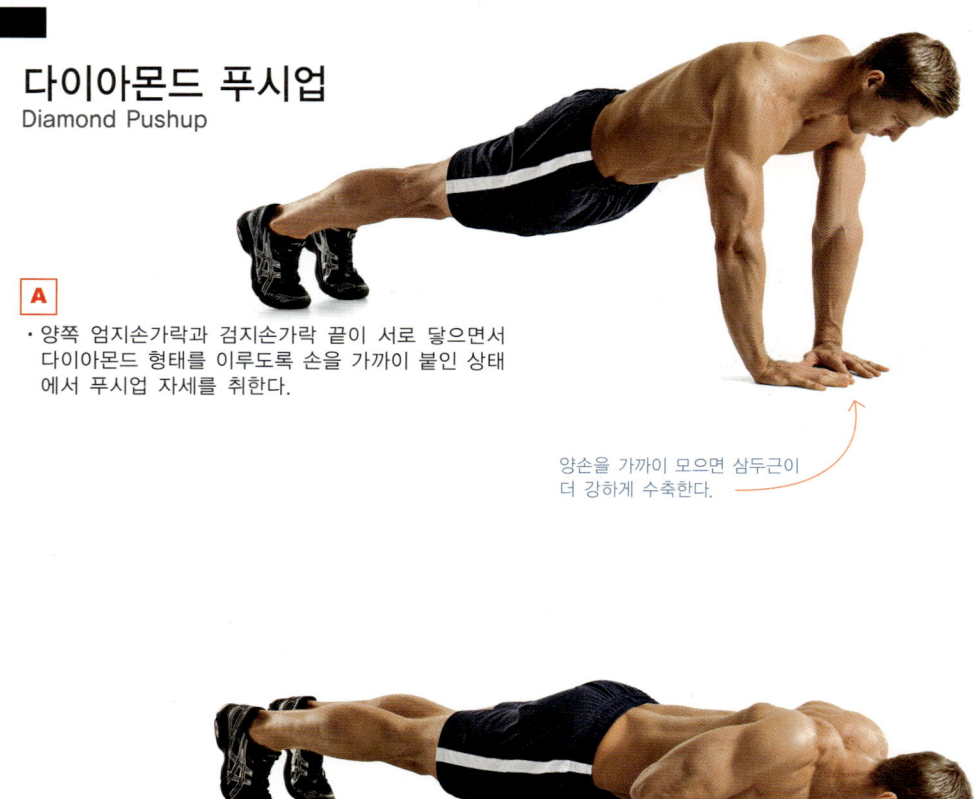

A
- 양쪽 엄지손가락과 검지손가락 끝이 서로 닿으면서 다이아몬드 형태를 이루도록 손을 가까이 붙인 상태에서 푸시업 자세를 취한다.

양손을 가까이 모으면 삼두근이 더 강하게 수축한다.

B
- 몸을 내린 다음, 다시 밀어 올리는 동작을 반복한다.

반복: 10~15회 반복한다.

Chapter 8: 15분 가슴 & 등 운동

얼터네이팅 셔플 푸시업
Alternating Shuffle Pushup

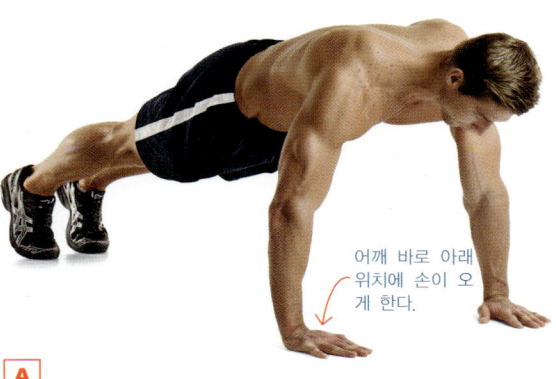

어깨 바로 아래 위치에 손이 오게 한다.

A
- 푸시업 동작을 취한 상태에서 푸시업을 1회 실시한다.

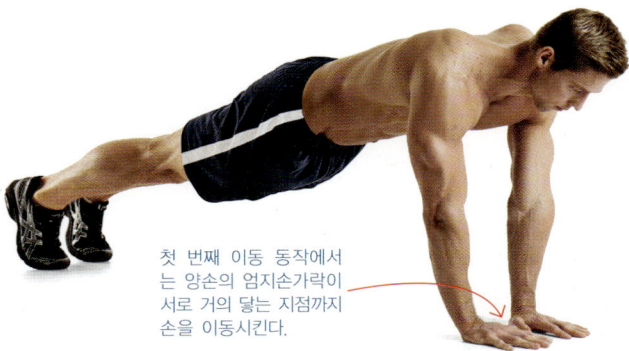

첫 번째 이동 동작에서는 양손의 엄지손가락이 서로 거의 닿는 지점까지 손을 이동시킨다.

B
- 오른손을 왼손 옆으로 움직여 양손이 가까이에 나란히 있도록 위치시킨다. 그 다음에는 왼손을 왼쪽으로 넓게 벌리면서 팔의 간격을 다시 어깨너비로 벌린다.
- 이 상태에서 다시 푸시업을 1회 실시한다.
- 그 다음에는 왼손을 오른손 옆으로 움직인 다음, 그 상태에서 오른손을 오른쪽으로 넓게 벌린다.
- 이 상태에서 다시 푸시업을 1회 실시하고, 팔을 바꿔가면서 같은 방식으로 동작을 반복한다. 각 푸시업이 1회 반복이다.

반복: 10~15회 반복한다.

서스펜디드 푸시업
Suspended Pushup

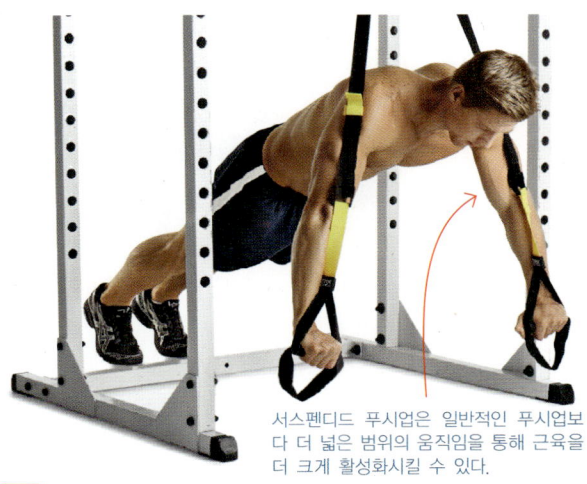

서스펜디드 푸시업은 일반적인 푸시업보다 더 넓은 범위의 움직임을 통해 근육을 더 크게 활성화시킬 수 있다.

A
- 블래스트 스트랩이나 TRX 서스펜션 트레이닝 밴드를 친업 바나 스쿼트 랙에 설치한다. 이때 손잡이는 지면에서 10센티미터 내외로 간격을 띄운다.
- 양손으로 손잡이를 잡고 팔을 편 상태에서 지면에는 발만 닿은 채로 푸시업 자세를 취한다.

몸통을 내릴 때 전완이 지면과 수직이 되도록 한다.

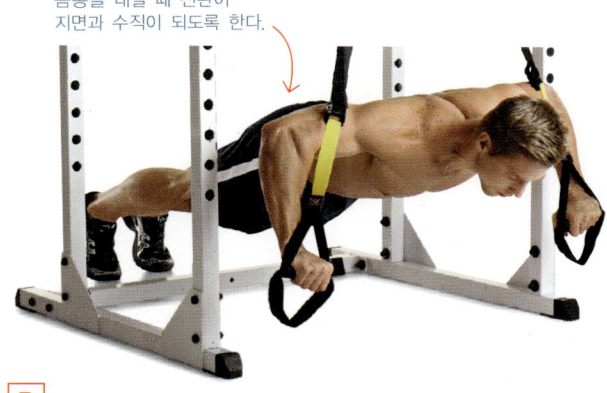

B
- 팔꿈치를 구부리면서 상완이 지면과 평행을 이룰 때까지 몸을 내린 다음, 팔꿈치를 펴면서 시작자세로 돌아간다.

반복: 10~15회 반복한다.

213

철벽 푸시업 서킷 프로그램 2

크로스오버 박스 푸시업
Crossover Box Pushup

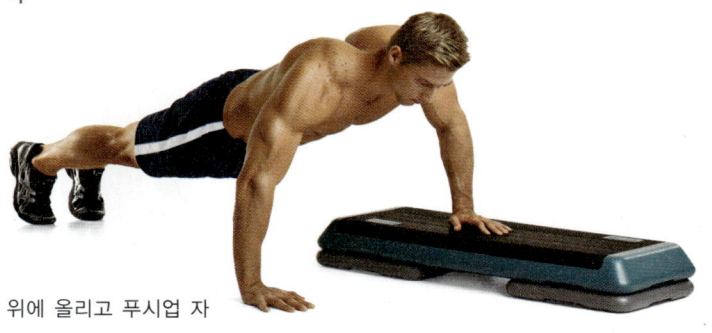

A
- 왼손을 상자나 받침대 위에 올리고 푸시업 자세를 취한다.

B
- 위에 올린 팔을 반대쪽 팔보다 더 많이 굽히면서 가슴과 지면을 계속 평행하게 유지한 상태로 푸시업을 1회 실시한다.

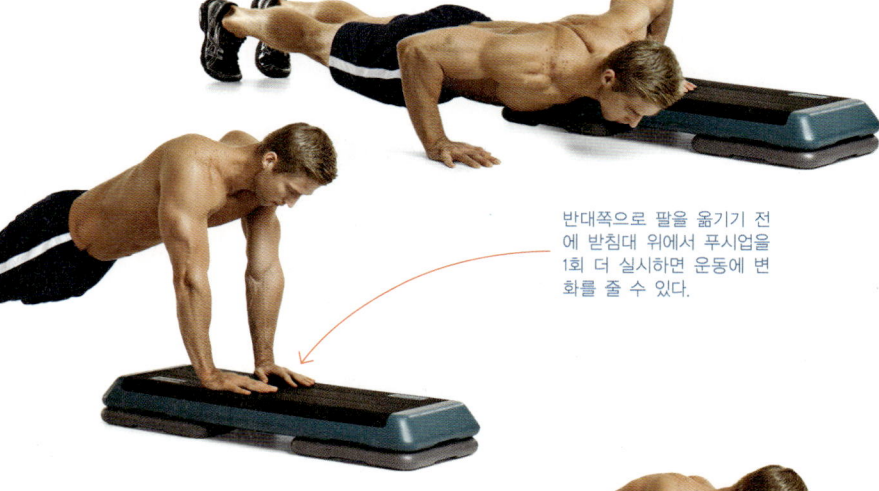

반대쪽으로 팔을 옮기기 전에 받침대 위에서 푸시업을 1회 더 실시하면 운동에 변화를 줄 수 있다.

C
- 오른손을 받침대 위에 올려 양손을 나란히 위치시킨다.

D
- 왼손을 지면으로 내리면서 손의 간격을 다시 어깨너비로 벌린다.
- 푸시업을 1회 실시한다.
- 여기까지가 1회 반복이다. 팔을 바꿔가면서 동작을 반복한다.

반복: 10~15회 반복한다.

Chapter 8: 15분 가슴 & 등 운동

원-암 푸시업
One-Arm Pushup

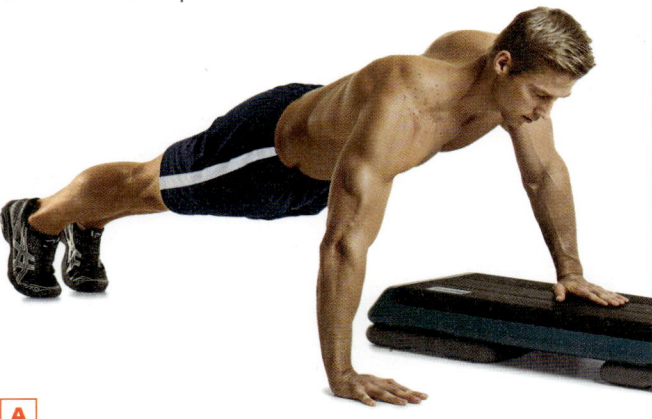

A
- 약 15센티미터 높이의 상자나 받침대 위에 한 손을 올리고 팔을 어깨너비보다 약간 더 넓게 벌린 상태에서 푸시업 자세를 취한다.

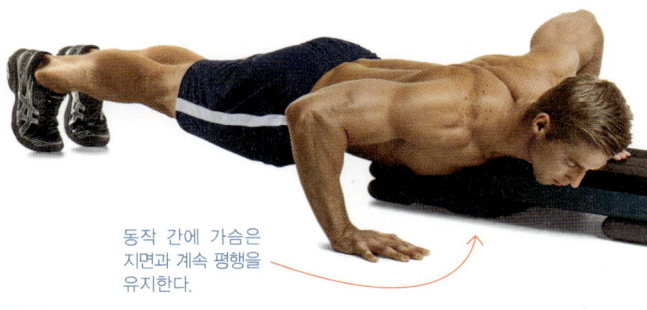

동작 간에 가슴은 지면과 계속 평행을 유지한다.

B
- 가슴이 받침대에 닿을 때까지 팔을 구부려 몸을 내린다. 정해진 반복수를 완료한 다음, 양손의 위치를 바꾸어 같은 요령으로 반복한다.

반복: 한쪽 팔 당 10~15회 반복한다.

메디신볼 롤링 푸시업
Medicine Ball Rolling Pushup

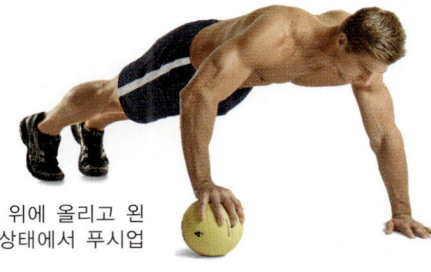

A
- 오른손을 메디신볼 위에 올리고 왼손은 지면을 짚은 상태에서 푸시업 자세를 취한다.

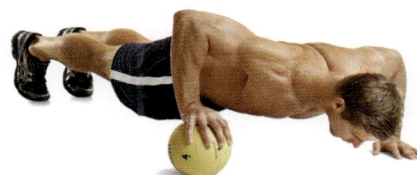

B
- 가슴이 지면에 최대한 가까이 갈 때까지 팔을 구부리면서 푸시업을 1회 실시한다.

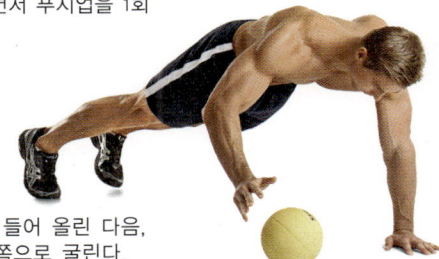

C
- 팔을 펴면서 몸을 들어 올린 다음, 메디신볼을 왼손 쪽으로 굴린다.

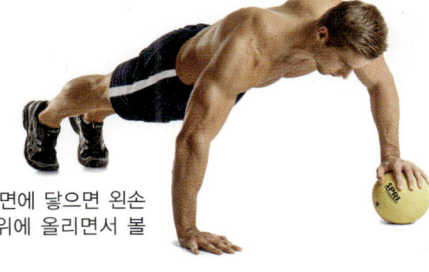

D
- 오른쪽 손바닥이 지면에 닿으면 왼손을 들어 메디신볼 위에 올리면서 볼을 멈춘다.
- 푸시업을 다시 1회 실시한 다음, 오른손을 향해 볼을 다시 굴린다. 여기까지가 1회 반복이다.

반복: 신속하게 움직이면서 5~10회를 반복한다.

철벽 푸시업 서킷 프로그램 3

보수 푸시업
Bosu Pushup

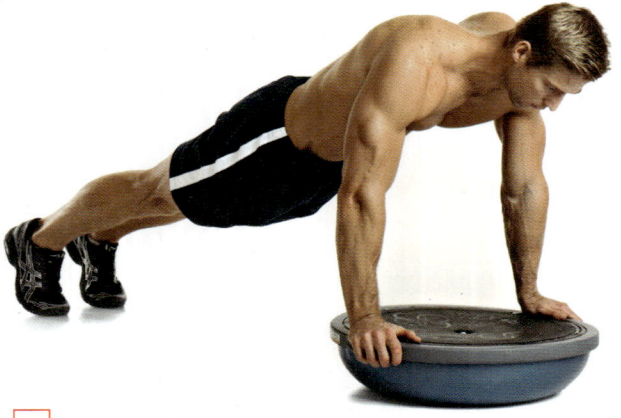

A
- 보수볼의 둥근 면이 아래를 향하게 하고 보수볼을 지면에 놓는다.
- 어깨 바로 아래로 팔을 뻗어 보수볼의 양쪽 끝을 잡은 상태에서 푸시업 자세를 취한다.

> **트레이너의 조언**
> 보수볼은 반원 형태이기 때문에 불안정한 상태로 균형을 잡는 과정에서 팔과 가슴의 근육이 더 많이 활성화된다.

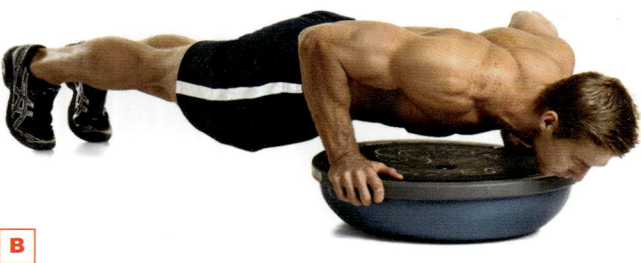

B
- 턱이 보수볼의 모서리에 닿을 때까지 천천히 팔꿈치를 구부리면서 몸을 내린다.
- 팔을 펴면서 시작자세로 돌아간다. 전체 동작을 반복한다.

반복: 10~20회 반복한다.

싱글-레그 디클라인 푸시업
Single-Leg Decline Pushup

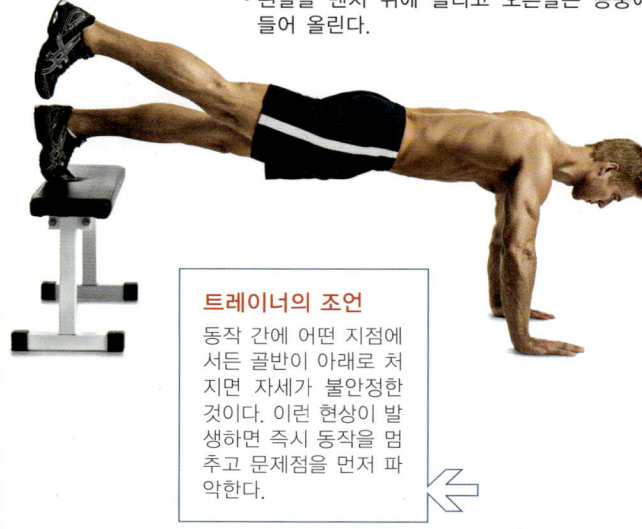

A
- 벤치를 등진 상태에서 팔을 어깨너비보다 약간 더 넓게 벌려 지면에 손을 짚고 푸시업 자세를 취한다.
- 왼발을 벤치 위에 올리고 오른발은 공중에 들어 올린다.

> **트레이너의 조언**
> 동작 간에 어떤 지점에서든 골반이 아래로 처지면 자세가 불안정한 것이다. 이런 현상이 발생하면 즉시 동작을 멈추고 문제점을 먼저 파악한다.

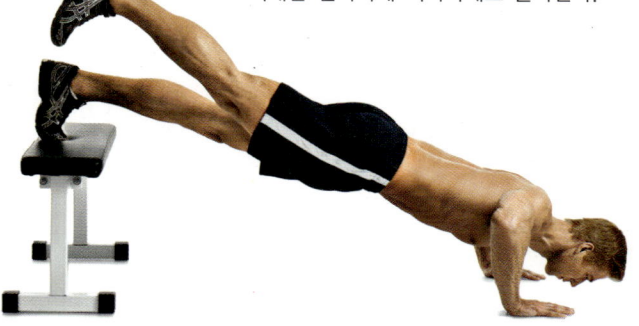

B
- 가슴이 거의 지면에 닿을 때까지 몸을 내린다.
- 최저 지점에서 잠시 멈춘 다음, 팔을 펴면서 최대한 신속하게 시작자세로 돌아간다.

반복: 10회 반복한 다음, 발을 바꾸어 같은 요령으로 반복한다.

Chapter 8: 15분 가슴 & 등 운동

다이내믹 박스 푸시업
Dynamic Box Pushup

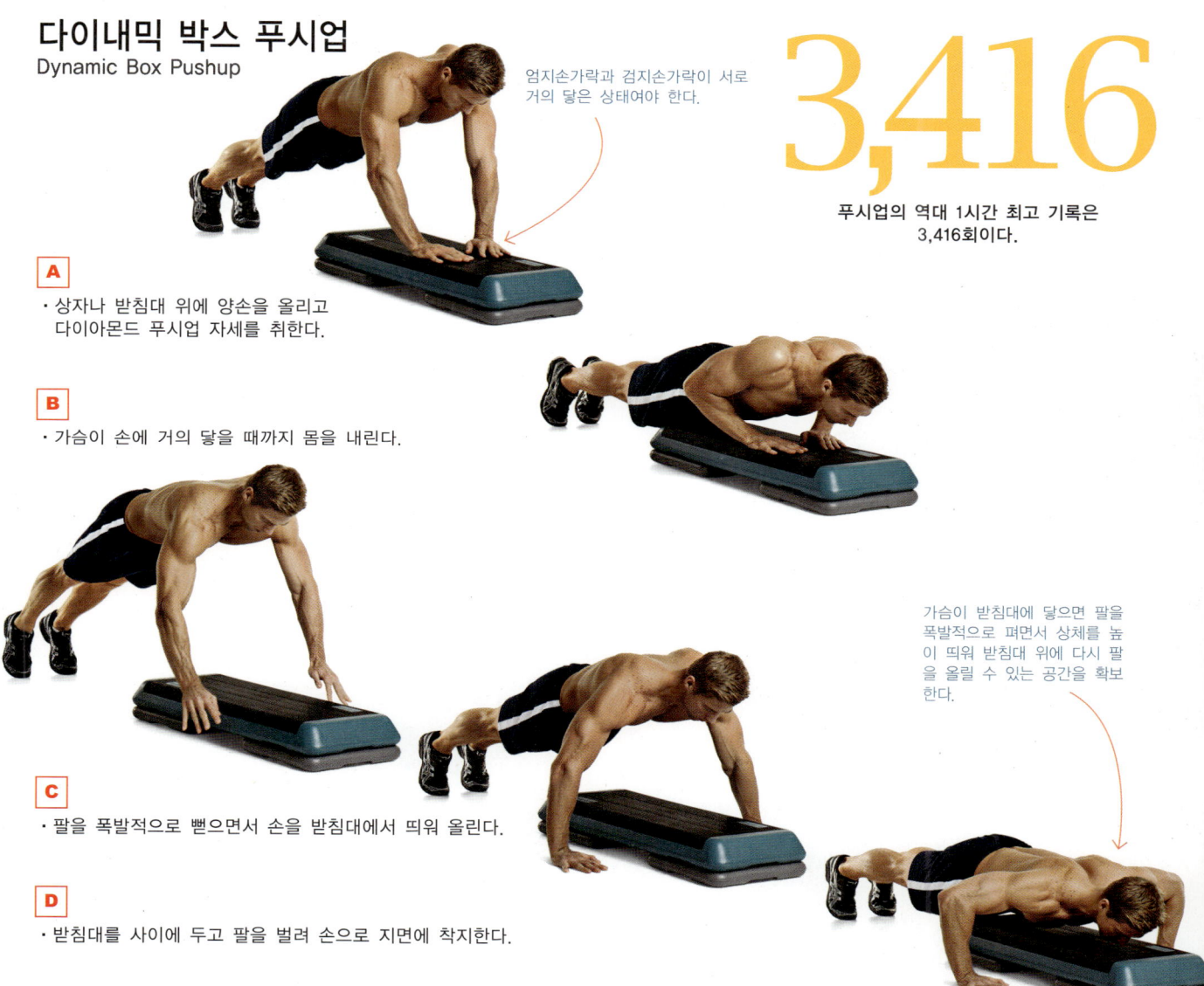

엄지손가락과 검지손가락이 서로 거의 닿은 상태여야 한다.

3,416

푸시업의 역대 1시간 최고 기록은 3,416회이다.

가슴이 받침대에 닿으면 팔을 폭발적으로 펴면서 상체를 높이 띄워 받침대 위에 다시 팔을 올릴 수 있는 공간을 확보한다.

A
- 상자나 받침대 위에 양손을 올리고 다이아몬드 푸시업 자세를 취한다.

B
- 가슴이 손에 거의 닿을 때까지 몸을 내린다.

C
- 팔을 폭발적으로 뻗으면서 손을 받침대에서 띄워 올린다.

D
- 받침대를 사이에 두고 팔을 벌려 손으로 지면에 착지한다.

E
- 가슴이 받침대에 닿을 때까지 즉시 몸을 내린 다음, 팔을 폭발적으로 뻗으면서 상체를 띄워 올린다.
- 손을 모아 착지하면서 시작자세로 돌아간다. 여기까지가 1회 반복이다.

반복: 10~15회 반복한다.

Chapter 9

15-Minute Workouts for Legs & Glutes
15분 다리 & 엉덩이 운동
인체에서 가장 강력한 근육을 궁극적으로 강화하는 운동 프로그램

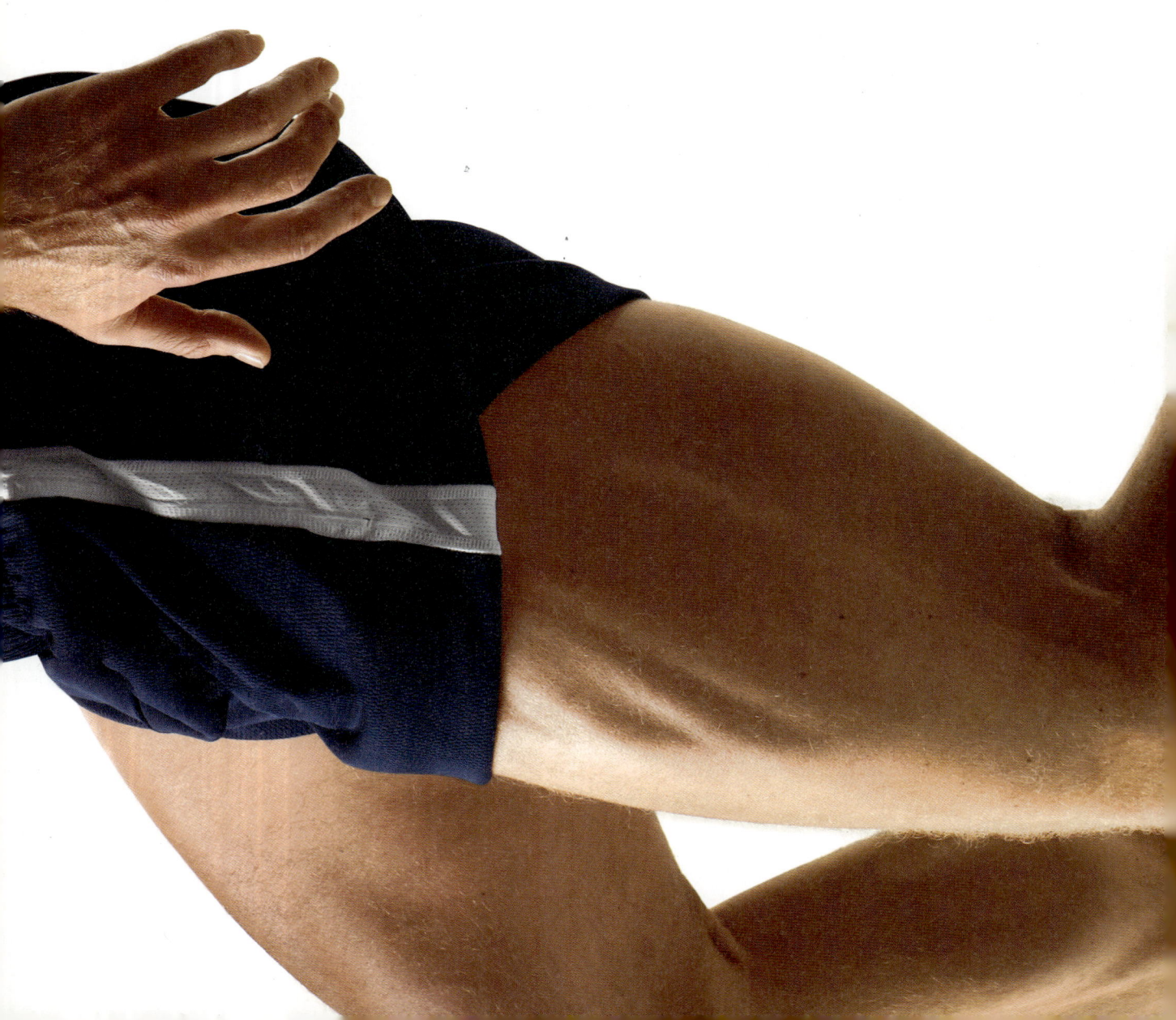

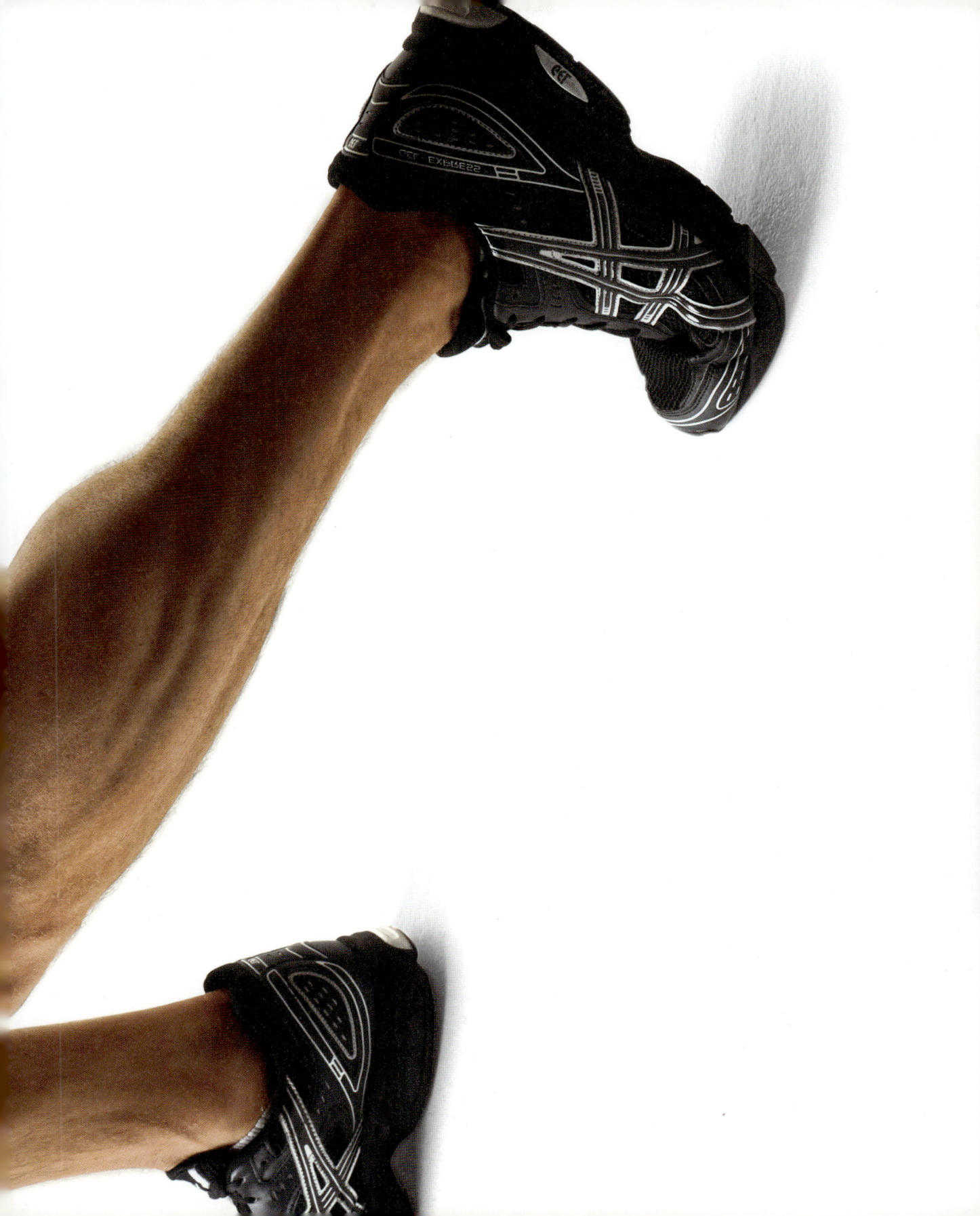

Superfast Lower-Body Workouts
초고속 하체 운동

헬스클럽에서 주위를 둘러보면 거대한 가슴과 커다란 팔뚝을 자랑하는 남성들이 눈에 많이 띈다. 그러나 이런 사람들을 살펴보면 다리가 새처럼 가는 경우가 많다. 그들에게는 몸의 절반인 하체가 그저 벤치 프레스에서 프리처 컬 머신으로 상체를 이동시키는 운동 수단에 불과하다. 이것은 크나큰 실책이다. 다리 운동을 등한시하면 결국 몸의 비율이 깨져 만화 속 주인공처럼 상체만 비대한 몸매가 된다. 몸의 균형이 잡히면 옷맵시가 살아날 뿐만 아니라, 농구를 하거나, 자전거를 타거나, 달리기를 할 때도 더 훌륭한 신체 능력을 발휘할 수 있다. 또, 엉덩이가 탄탄해지면 청바지가 멋지게 어울릴 뿐만 아니라, 힘의 원천인 허리를 더욱 안전하게 보호할 수 있다. 올림픽 역도 선수들을 보라. 그들은 다른 종목 선수들보다 훨씬 뛰어난 수직 점프 능력을 가지고 있다. 수직 점프 능력은 운동선수라면 누구나 갖춰야 할 기본적인 스포츠 능력이다. 다리를 무시하지 말자. 15분이면 강하고 아름다운 다리를 내 것으로 만들 수 있다.

이번 장에서는...

이번 장에서는 하체의 모든 근육을 강화하는 운동 프로그램들을 살펴본다. 최상의 성과를 얻기 위해서는 이번 장의 프로그램 중 하나 이상을 선택하여 일주일에 2일 이상 하체 운동을 실시한다. 물론 운동량을 더 늘릴 수도 있다. 그러나 운동 프로그램 사이에는 회복을 위해 반드시 휴식일을 하루 배치해야 한다(이번 장의 프로그램을 다른 15분 운동 프로그램에 덧붙여 운동 강도를 높일 수도 있다.). 그리고 매번 프로그램을 진행할 때는 정해진 세트와 반복수를 준수하고, 마지막 세트의 마지막 반복 동작까지 정확한 자세를 유지하면서 힘겹게 완수할 수 있는 다소 무거운 중량을 선택해야 한다. 이 프로그램은 3~4주 이내에 여러분에게 강하고 견고한 하체를 선사할 것이다.

Chapter 9: 15분 다리 & 엉덩이 운동

1분 가이드: 15분 하체 운동 플랜

p.222
엉덩이 보완 운동 프로그램
프론트 런지 푸시 오프
1과 1/4 바벨 스쿼트
힙 브리지와 힐 드래그
얼터네이트-레그 데드리프트
덤벨 스텝업 프레스 백
글루트 브리지 마치

p.226
강철 둔근 운동 프로그램
로테이션 런지
리버스 런지 싱글-암 프레스
하이드런트 익스텐션
래터럴 셔플
볼 와이드 스쿼트
45도 런지
스태틱 스쿼트와 프론트 레이즈

p.230
점프력 강화 운동 프로그램
수퍼세트1
다이내믹 포워드 런지
다이내믹 사이드 런지
수퍼세트2
싱글-레그 데드리프트 리치
핵 스쿼트

p.234
하체 전체 운동 프로그램
얼터네이트-레그 데드리프트
프론 힙 익스텐션
굿모닝 벤드
스태빌리티 런지
스케이터스 스텝업
싱글-레그 플랭크

p.238
실전 점프 운동 프로그램
스탠딩 점프와 리치
힙 트위스트와 앵클 호프
프론트 콘 호프
래터럴 콘 호프
얼터네이팅 박스 푸시오프
스쿼트 뎁스 점프

p.244
허리 강화 운동 프로그램
벤치 힙 레이즈
클램쉘
싱글-레그 벤치 겟 업

폭발적인 하체 단련운동

플라이오메트릭 점프는 운동 기구나 중량판이 없을 때 하체 근력 강화 운동 대용으로 활용할 수 있다. 또한 하체를 워밍업시킬 수 있는 운동이기도 하다. 플라이오메트릭 점프의 일종인 모굴 점프를 하체 집중 운동 프로그램에 워밍업 운동으로 포함시키면 강도 높은 운동에 대비할 수 있다.

모굴 점프 Mogul Jump

15~20센티미터 높이의 지지대를 몸의 오른쪽에 위치시킨 상태에서 약 30센티미터 간격을 두고 선다. 이때 양팔은 몸통 측면 아래로 내리고 손은 살짝 주먹을 쥔다. 이 상태에서 양발이 지지대 위로 동시에 올라오도록 오른쪽 측면으로 점프를 한다. 이때 오른팔은 상완을 움직이지 않도록 주의하면서 어깨 높이까지 주먹이 올라오도록 팔꿈치를 구부린다(해머 컬 자세와 유사). 그 다음에는 왼쪽 주먹을 들어 올리면서 발을 모아 왼쪽 아래로 점프한다. 여기까지가 1회 반복이다. 30~50회 반복한 다음, 15초 동안 휴식을 취하고 반대편도 같은 요령으로 반복한다.

엉덩이 보완 운동 프로그램

뒤통수에서부터 등 아래까지 동전을 굴리면, 동전이 중간에 뭔가 장애물을 만나야 한다. 만약 그렇지 않다면? 당신은 납작 엉덩이인 것이다. 엉덩이에 근육이 부족한 것은 단순히 미용 상으로만 나쁜 것이 아니다. 강인한 둔근은 허리를 보호하고 폭발적인 스포츠 파워를 발휘할 수 있는 원천이 된다. 이번 장에서는 대둔근뿐만 아니라 간과하기 쉬운 중둔근과 소둔근을 함께 강화하는 운동을 통해 숨 막히는 뒤태를 만들어본다.

진행 방법

중간 휴식 없이 각 운동을 서킷 방식으로 연달아 진행한 다음, 전체 서킷을 1회 더 반복한다.

프론트 런지 푸시 오프 Front Lunge Push Off

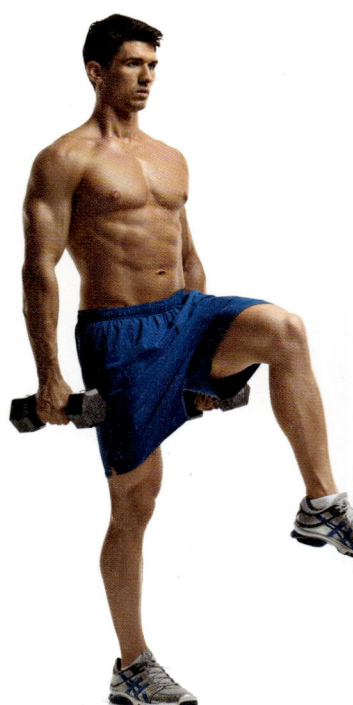

A
- 4~7킬로그램짜리 덤벨을 각각 양손에 하나씩 든 상태에서 발을 모으고 양팔을 몸통 측면으로 곧게 내린다. 이 자세가 시작자세이다.
- 왼발을 앞으로 내딛고 양쪽 무릎이 모두 직각이 될 때까지 몸을 낮추면서 런지 동작을 취한다.

B
- 오른쪽 다리로 체중을 지탱하고 일어서면서 왼쪽 다리가 지면과 평행을 이룰 때까지 왼쪽 다리를 들어 올린다.
- 오른쪽 다리로 1분 동안 균형을 유지한 다음, 시작자세로 돌아간다.
- 이번에는 오른쪽 다리를 내밀면서 런지 동작과 균형 잡기 동작을 반복하고 시작자세로 돌아간다. 여기까지가 1회 반복이다.

반복: 5~6회 반복한다.

> **트레이너의 조언**
> 엉덩이에 힘을 주고 정면을 응시하면서 균형을 잡는다.

Chapter 9: 15분 다리 & 엉덩이 운동

1과 1/4 바벨 스쿼트
1 and 1/4 Barbell Squat

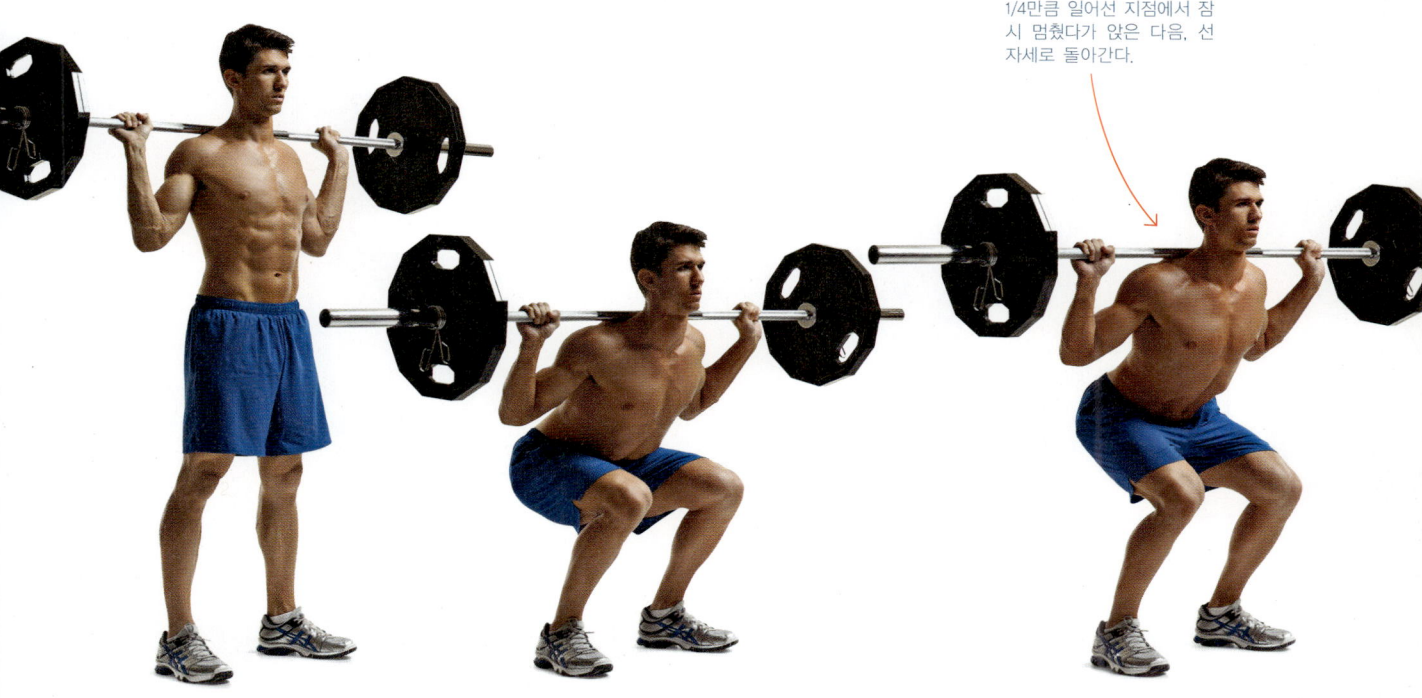

1/4만큼 일어선 지점에서 잠시 멈췄다가 앉은 다음, 선 자세로 돌아간다.

A
- 등 상부에 바벨을 올린 상태에서 발을 골반 너비로 벌리고 선다.

B
- 허벅지가 지면과 평행을 이룰 때까지 무릎을 구부리면서 골반을 내린다.

C
- 1/4만큼만 일어선 다음, 동작을 잠시 멈췄다가 허벅지가 지면과 평행을 이루는 지점까지 다시 앉는다.
- 최저 지점에서 잠시 멈춘 다음, 시작자세로 돌아간다. 여기까지가 1회 반복이다.

반복: 10~12회 반복한다.

엉덩이 보완 운동 프로그램

힙 브리지와 힐 드래그
Hip Bridge and Heel Drag

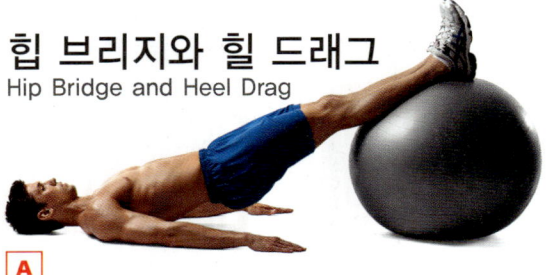

A
- 지면에 누워 스태빌리티 볼 위에 종아리를 올린다.
- 골반을 들어 올려 발부터 어깨까지 몸 전체가 일직선을 이루게 한다.

B
- 발바닥이 천정과 마주볼 때까지 왼쪽 다리를 들어 올린다. 이 자세가 시작자세이다.

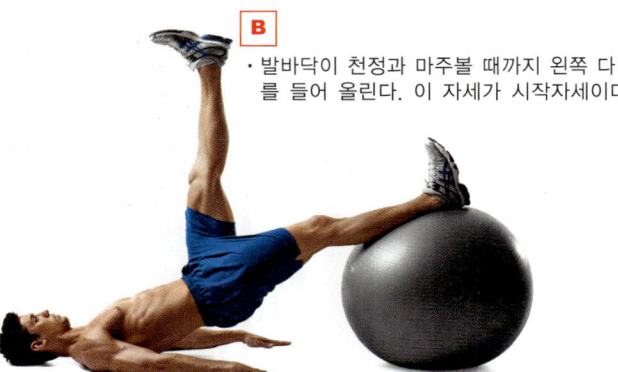

C
- 오른쪽 뒤꿈치로 볼을 누르면서 엉덩이를 향해 볼을 굴린다.
- 볼을 다시 원위치로 굴린다.
- 골반을 들어 올린 자세를 유지하면서 볼을 굴리는 동작을 반복한다.

반복: 10~12회 반복 후 다리를 바꾸어 같은 요령으로 반복한다.

얼터네이트-레그 데드리프트
Alternate-Leg Deadlift

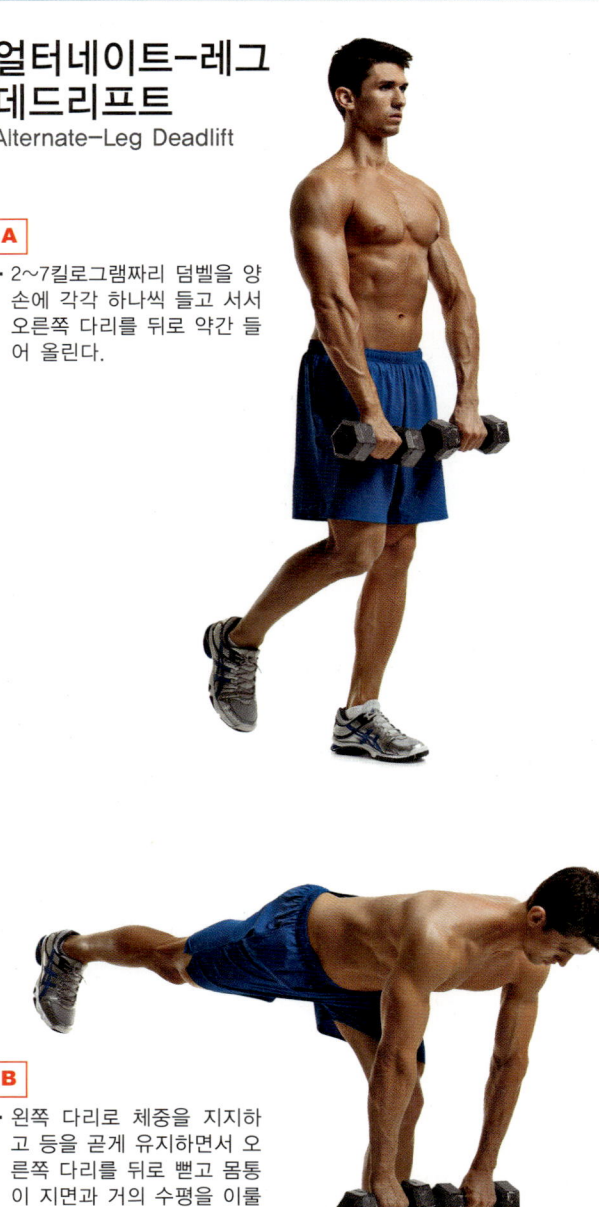

A
- 2~7킬로그램짜리 덤벨을 양손에 각각 하나씩 들고 서서 오른쪽 다리를 뒤로 약간 들어 올린다.

B
- 왼쪽 다리로 체중을 지지하고 등을 곧게 유지하면서 오른쪽 다리를 뒤로 뻗고 몸통이 지면과 거의 수평을 이룰 때까지 앞으로 기울여 몸 전체가 일직선이 되게 한다. 이 상태에서 어깨 아래로 팔을 곧게 내린다.
- 시작자세로 돌아간다.

반복: 10~12회 반복 후 다리를 바꾸어 같은 요령으로 반복한다.

Chapter 9: 15분 다리 & 엉덩이 운동

덤벨 스텝업 프레스 백
Dumbbell Stepup Press Back

A
- 2~5킬로그램짜리 덤벨을 양손에 각각 하나씩 들고 벤치 앞에 서서 벤치 위에 왼발을 단단히 올린다.

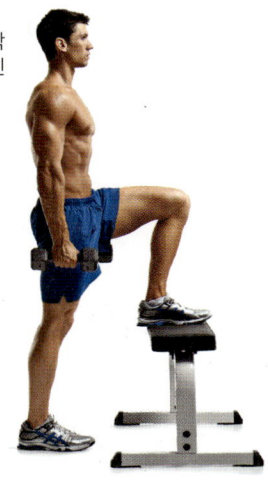

B
- 왼쪽 뒤꿈치로 벤치를 누르고 왼쪽 다리를 완전히 뻗으면서 벤치 위에 올라선다.
- 천천히 다리를 내리면서 시작자세로 돌아간다.
- 여기까지가 1회 반복이다.

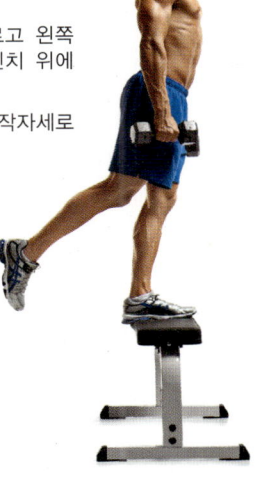

반복: 10~12회 반복 후 다리를 바꾸어 같은 요령으로 반복한다.

글루트 브리지 마치 Glute Bridge March

A
- 무릎을 구부리고 지면에 누워 발바닥을 지면에 밀착시킨다.
- 손바닥이 천정을 향하도록 어깨 높이에서 양팔을 옆으로 벌린다.
- 무릎부터 어깨까지 일직선이 되도록 골반을 들어 올린다.

무릎을 들어 올리면 골반을 들어 올리기 위해서 둔근에 힘이 들어간다.

B
- 복근에 힘을 주고 가슴을 향해 오른쪽 무릎을 들어 올린다.
- 2초 동안 멈춘 다음, 오른발을 내린다.
- 반대쪽도 같은 요령으로 반복한다. 여기까지가 1회 반복이다.

반복: 5~10회 반복한다.

225

강철 둔근 운동 프로그램

책상에 앉아 하루 종일 시간을 보내는 일이 많아지면 엉덩이의 근육이 힘을 쓰는 방법을 잊어버리게 된다. 이는 인체에서 가장 큰 근육들 가운데 하나인 둔근이 약해진다는 의미이다. 둔근이 약해지면 골반이 앞으로 기울어지면서 배가 튀어나오기 때문에 실제로 지방이 많지 않아도 배가 더 나와 보인다.

진행 방법

중간 휴식 없이 서킷 방식으로 각 운동을 연달아 실시한 다음, 전체 서킷을 1회 더 반복한다.

로테이션 런지
Rotation Lunge

A
- 2~7킬로그램짜리 덤벨의 양쪽 끝을 양손으로 각각 잡는다.
- 발을 골반너비로 벌리고 서서 양팔을 앞으로 뻗는다.

B
- 복근에 힘을 주면서 오른발을 앞으로 한 발 크게 내딛으면서 무릎을 구부리고 몸통을 오른쪽으로 뒤튼다. 이때 양쪽 무릎이 직각이 될 때까지 자세를 낮춘다.
- 정면을 향해 몸통을 다시 뒤틀고, 오늘발로 지면을 밀면서 시작자세로 돌아간다. 반대쪽 다리도 같은 요령으로 반복한다. 여기까지가 1회 반복이다.

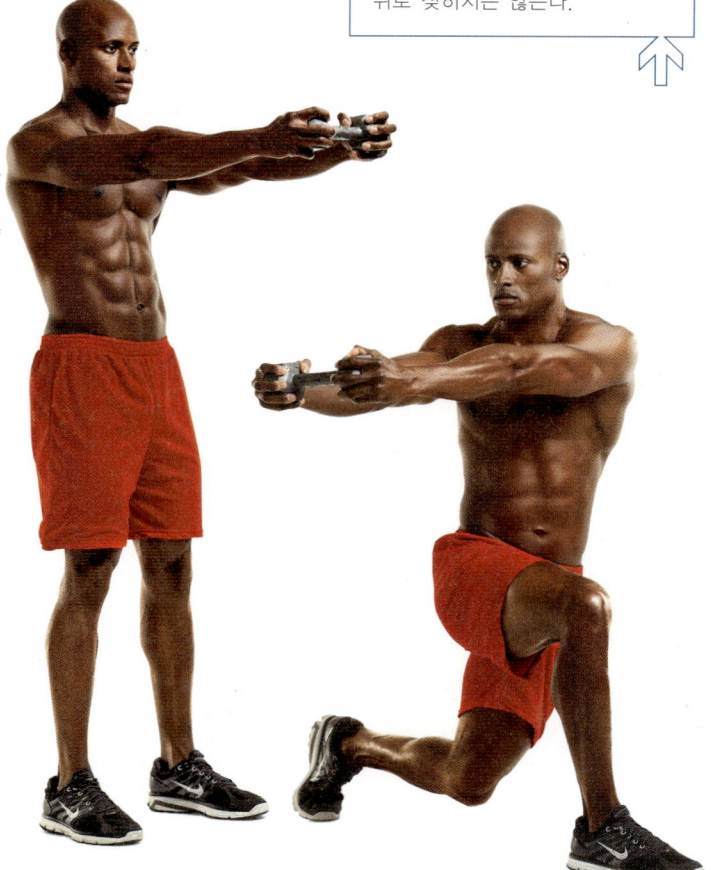

> **트레이너의 조언**
> 팔을 곧게 펴되, 팔꿈치를 완전히 뒤로 젖히지는 않는다.

반복: 10~15회 반복한다.

Chapter 9: 15분 다리 & 엉덩이 운동

리버스 런지 싱글-암 프레스
Reverse Lunge Single-Arm Press

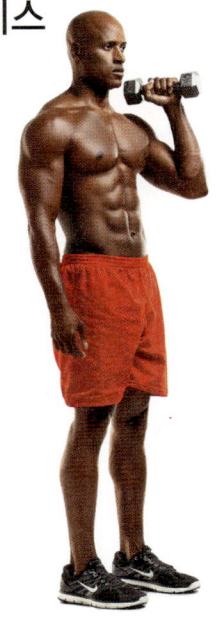

A
- 왼손에 덤벨을 들고 어깨 옆에 위치시킨다. 이때 손바닥은 안쪽을 향한다.

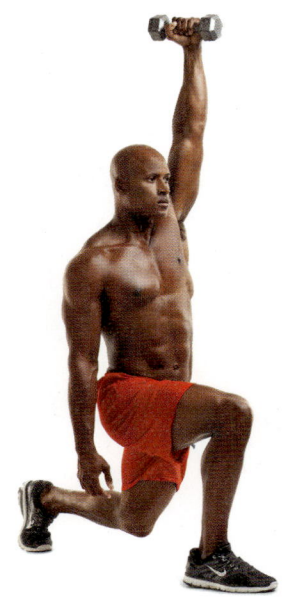

B
- 왼발을 뒤로 내딛고 양쪽 무릎이 직각을 이룰 때까지 몸을 낮추면서 어깨 위로 덤벨을 곧게 들어 올린다. 이때 왼쪽 무릎은 지면에 거의 닿을 정도로 낮게 내려야 하고, 허리를 구부리거나 기울이지 않도록 주의한다.
- 신속하게 일어서면서 덤벨을 내리고 시작자세로 돌아간다. 여기까지가 1회 반복이다.

반복: 한쪽 당 10~15회 반복한다.

하이드런트 익스텐션 Hydrant Extension

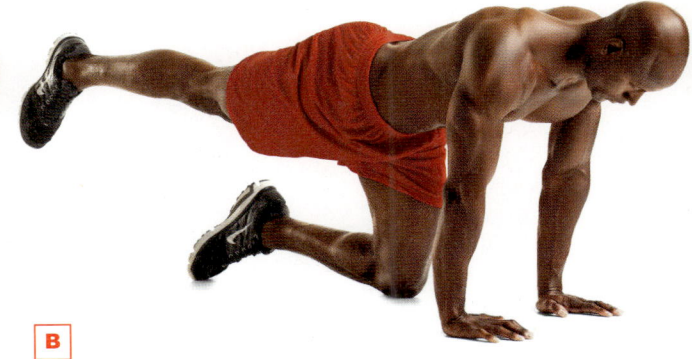

동작 간에 허리는 최대한 움직이지 않는다.

A
- 무릎이 골반 바로 아래에 위치하고, 손이 어깨 아래에 오도록 네 발 기기 자세를 취한다.
- 무릎을 구부린 상태로 유지하면서 오른쪽 다리를 측면 바깥쪽으로 최대한 높이 들어 올린다.

B
- 오른쪽 다리를 뒤로 뻗으면서 몸통과 일직선을 이루게 한다.
- 최고 지점에서 잠시 멈춘 다음, 다리를 접으면서 시작자세로 돌아간다. 반대쪽 다리도 같은 요령으로 반복한다. 여기까지가 1회 반복이다.

반복: 12~15회 반복한다.

강철 둔근 운동 프로그램

래터럴 셔플
Lateral Shuffle

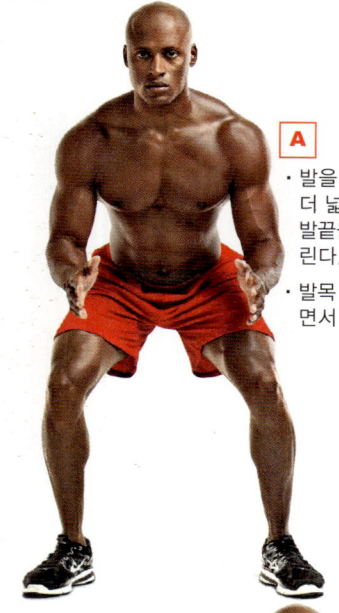

A
- 발을 골반너비보다 약간 더 넓게 벌리고 서서 양쪽 발끝을 바깥으로 45도 벌린다.
- 발목 위로 무릎을 구부리면서 쪼그려 앉는다.

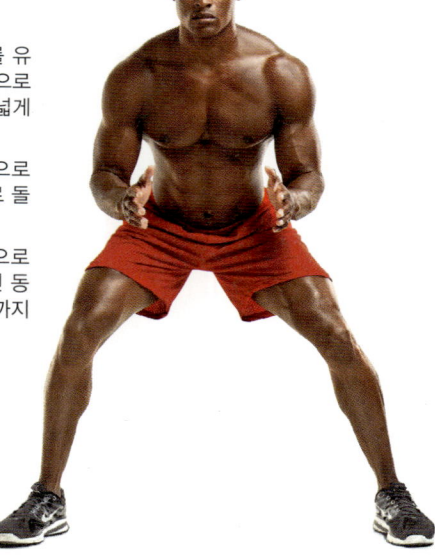

B
- 무릎을 구부린 자세를 유지한 채 왼발을 측면으로 뻗으면서 다리를 더 넓게 벌린다.
- 오른쪽 다리를 안쪽으로 오므리면서 시작자세로 돌아간다.
- 같은 요령으로 왼쪽으로 10번, 오른쪽으로 10번 동작을 반복한다. 여기까지가 1회 반복이다.

반복: 4회 반복한다.

볼 와이드 스쿼트
Wide Squat with Ball

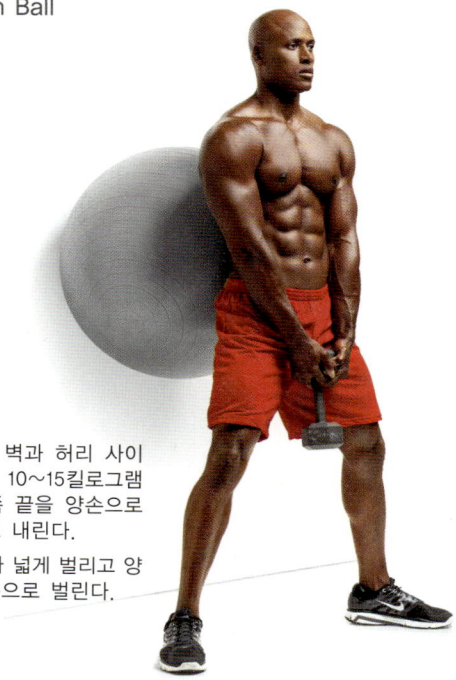

A
- 스태빌리티 볼을 벽과 허리 사이에 끼운 상태에서 10~15킬로그램짜리 덤벨의 한쪽 끝을 양손으로 잡고 팔을 아래로 내린다.
- 발을 골반너비보다 넓게 벌리고 양쪽 발끝을 바깥쪽으로 벌린다.

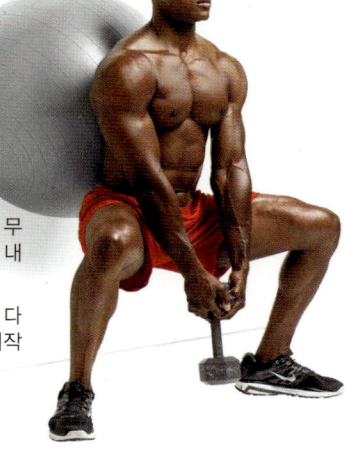

B
- 복근에 힘을 주고 4초에 걸쳐 무릎이 직각이 될 때까지 몸을 내린다.
- 최저 지점에서 4초 동안 멈춘 다음, 다시 4초에 걸쳐 천천히 시작자세로 돌아간다.

반복: 10~15회 반복한다.

Chapter 9: 15분 다리 & 엉덩이 운동

45도 런지
45-Degree Lunge

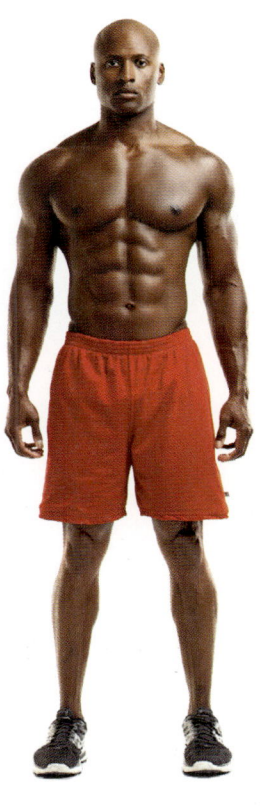
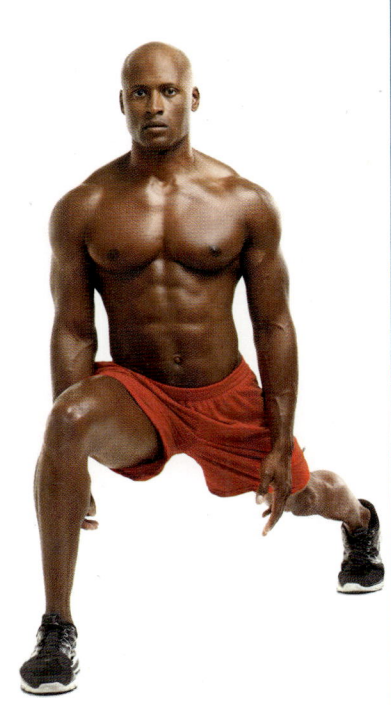

A
- 발을 골반너비로 벌리고 서서 팔을 몸통 측면으로 내린다.

B
- 골반이 정면을 향하게 유지한 채 오른발을 정면에서 45도 각도로 내딛으면서 왼쪽 다리를 곧게 편다.
- 최저 지점에서 잠시 멈춘 다음, 시작자세로 돌아간다. 여기까지가 1회 반복이다.

반복: 10~12회 반복 후 왼쪽 다리도 같은 요령으로 반복한다.

스태틱 스쿼트와 프론트 레이즈
Static Squat with Front Raise

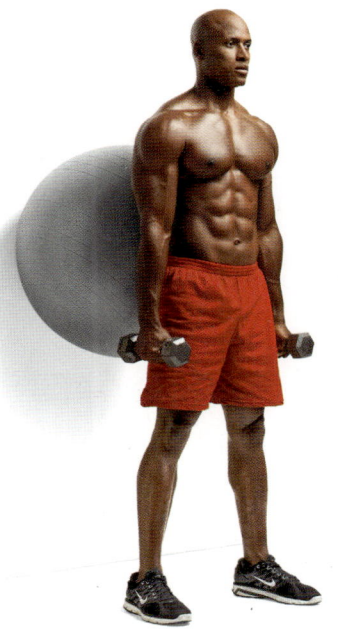

A
- 스태빌리티 볼을 벽과 허리 사이에 끼운 상태에서 2~5킬로그램짜리 덤벨을 양손에 각각 하나씩 들고 선다.
- 발을 골반너비로 벌리고 몸을 볼에 밀착시킨다.

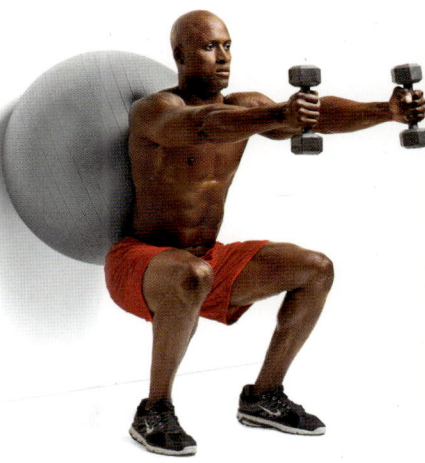

B
- 복근과 엉덩이에 힘을 준 다음, 무릎이 직각이 될 때까지 골반을 내린다.
- 이 자세에서 양팔을 어깨 높이까지 천천히 올리는 동작을 8회 반복한다.
- 일어서면서 시작자세로 돌아간다.

반복: 2~4회 반복한다.

229

점프력 강화 운동 프로그램

이번 프로그램은 런지 동작으로 물체를 넘나들면서 다리의 파워를 증강시키는 고강도 운동으로 구성되어 있다. 이번 프로그램에서는 바벨을 장애물 삼아 동작을 취하면서 단시간 내에 다리의 근육을 활성화시키고 근육량을 증가시킨다. 일반적으로 런지 동작을 취할 때는 다리를 충분히 넓게 내딛지 않거나, 원위치로 돌아갈 때 힘을 강하게 주지 않고 느린 동작을 취하는 오류를 범할 때가 많지만, 이번 프로그램을 진행하고 나면 그런 실수도 교정할 수 있을 것이다.

진행 방법

2가지 운동으로 구성된 수퍼세트 프로그램에서 중간 휴식 없이 각각의 운동을 정해진 세트만큼 진행한다. 수퍼세트1을 3회 실시한 다음에는 수퍼세트2를 3회 실시한다.

수퍼세트1
다이내믹 포워드 런지 Dynamic Forward Lunge

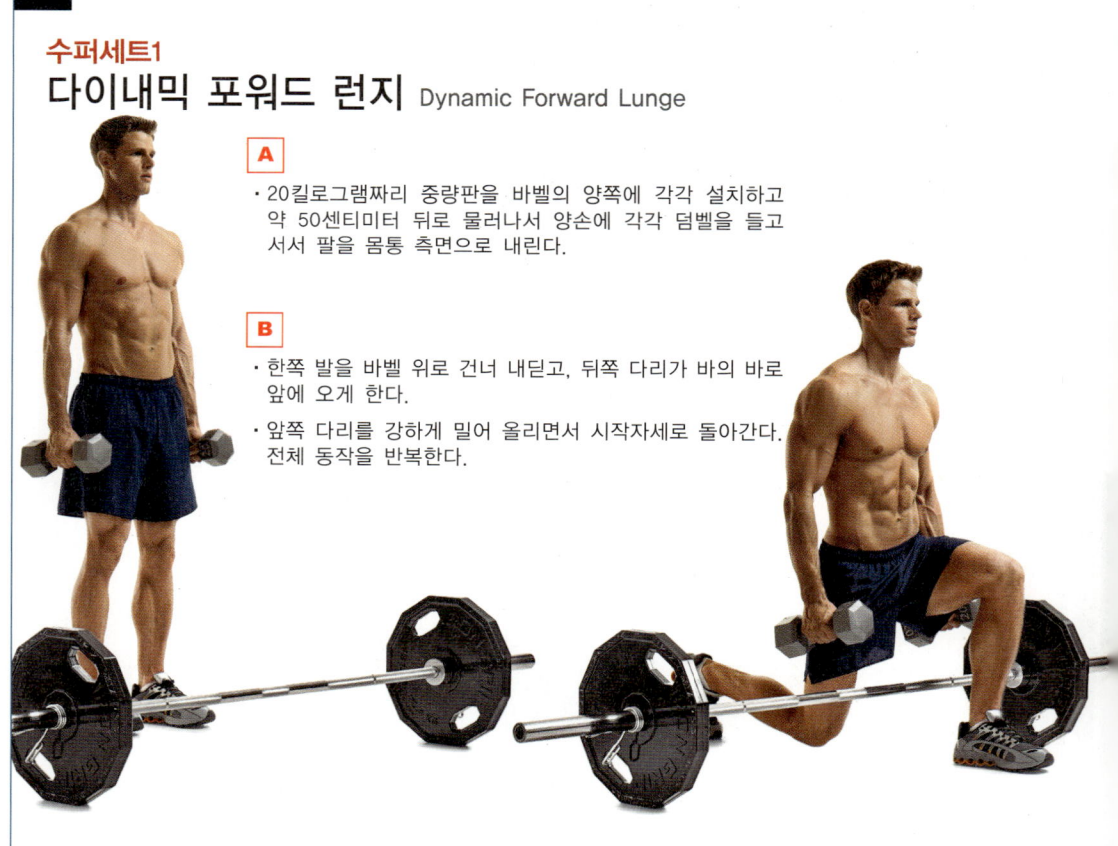

A
- 20킬로그램짜리 중량판을 바벨의 양쪽에 각각 설치하고 약 50센티미터 뒤로 물러나서 양손에 각각 덤벨을 들고 서서 팔을 몸통 측면으로 내린다.

B
- 한쪽 발을 바벨 위로 건너 내딛고, 뒤쪽 다리가 바의 바로 앞에 오게 한다.
- 앞쪽 다리를 강하게 밀어 올리면서 시작자세로 돌아간다. 전체 동작을 반복한다.

반복: 한쪽 다리 당 6~8회 반복한다.

Chapter 9: 15분 다리 & 엉덩이 운동

다이내믹 사이드 런지
Dynamic Side Lunge

A
- 양손에 각각 덤벨을 들고 중량판을 끼운 바벨의 오른편에 선다.

B
- 왼쪽 다리를 바벨 위로 건너 내딛는다.
- 왼쪽 무릎을 구부리면서 몸을 최대한 낮춘다.
- 다리를 강하게 펴면서 시작자세로 돌아간다.

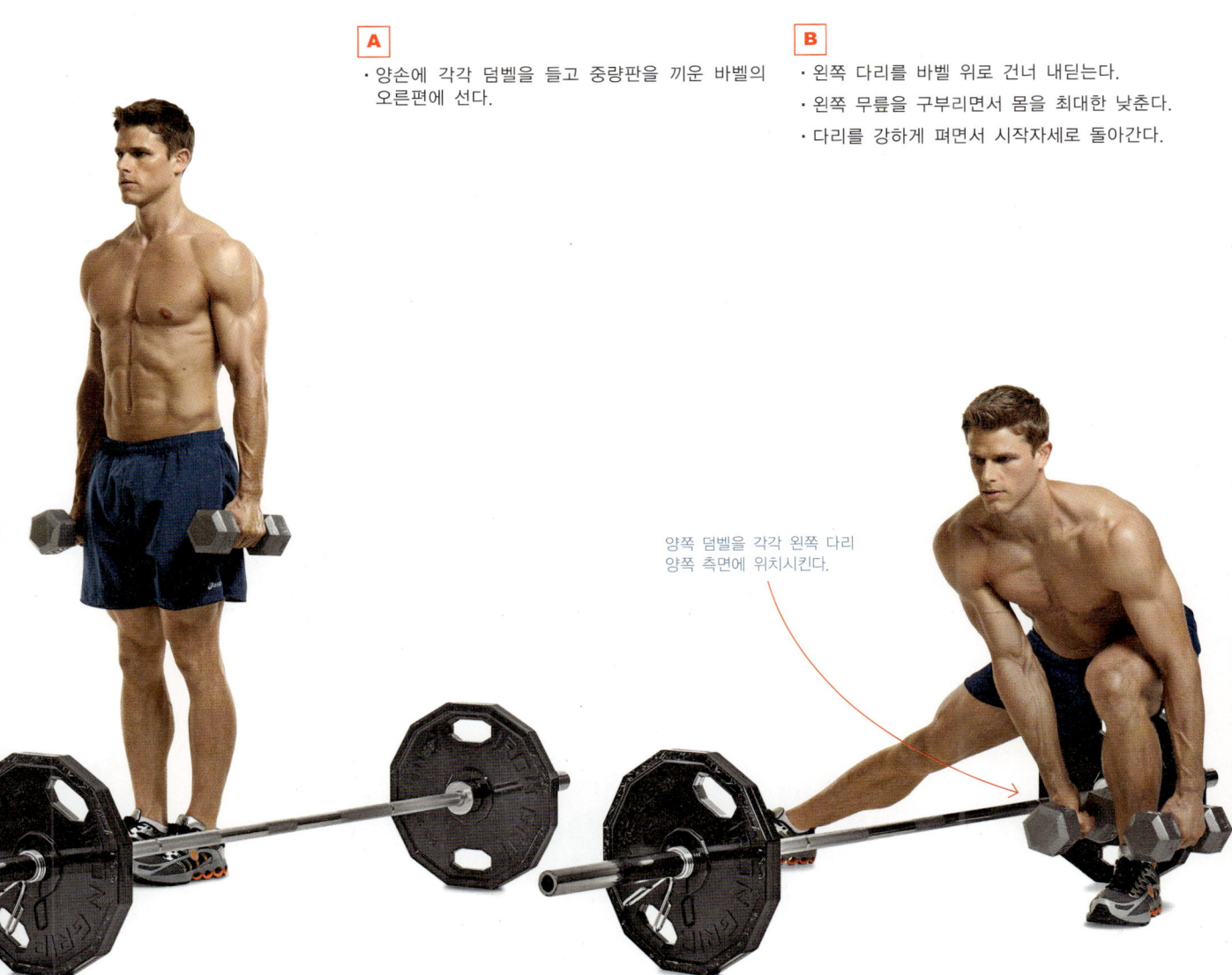

양쪽 덤벨을 각각 왼쪽 다리 양쪽 측면에 위치시킨다.

반복: 한쪽 다리 당 6~8회 반복한다.

점프력 강화 운동 프로그램

수퍼세트2
싱글-레그 데드리프트 리치
Single-Leg Deadlift Reach

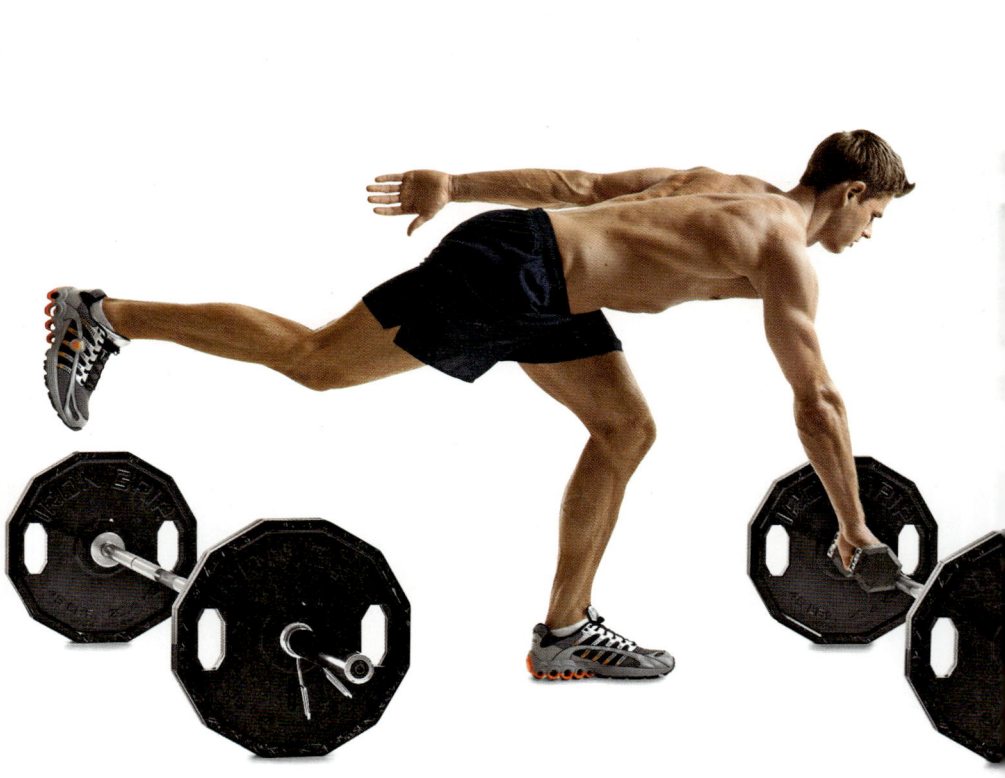

A
- 중량판을 끼운 덤벨을 지면에 놓고 50센티미터 앞에 선다.
- 오른손에 덤벨을 들고 왼쪽 다리로 체중을 지지하고 선다.

B
- 등을 자연스러운 상태로 곧게 유지하면서 몸통을 앞으로 굽히고 오른쪽 다리를 뒤로 빼면서 덤벨을 향해 바벨을 든 오른손을 곧게 내린다.
- 덤벨로 바벨을 살짝 터치한 다음, 시작자세로 돌아간다.
- 정해진 반복수를 완료한 다음, 손발을 바꾸어 같은 요령으로 반복한다.

반복: 한쪽 다리 당 6회 반복한다.

Chapter 9: 15분 다리 & 엉덩이 운동

핵 스쿼트
Hack Squat

A
- 스쿼트 거치대의 골반 높이에 바벨을 설치한다.
- 바벨을 등지고 서서 오버핸드 그립으로 바벨을 잡는다.

B
- 바벨을 잡고 등 뒤로 팔을 곧게 뻗은 상태에서 골반과 무릎을 구부리면서 허벅지가 지면과 평행을 이룰 때까지 몸을 내린다.
- 무릎을 강하게 펴면서 시작자세로 돌아간다.

반복: 6회 반복한다.

스쿼트 시 무릎 부상 방지

둔근이 약하면 무릎이 내측으로 쏠리면서 근육이 손상될 수 있다. 그러므로 스쿼트 동작을 취하는 운동을 할 때는 엉덩이와 허벅지 뒷면의 근육을 우선적으로 단련해야 한다. 엉덩이와 허벅지 뒷면의 근육을 강화하면 무릎의 안정성이 크게 높아진다.

233

하체 전체 운동 프로그램

몸의 근육이 몇 가지 동작에 익숙해지지 않도록 여러 가지 운동을 혼합하는 것은 항상 좋은 운동 전략이라고 할 수 있다. 이번 프로그램 역시 동작의 다양성을 가미하여 구성한 것이다. 이번 프로그램은 엉덩이를 탄탄하게 만들어주고, 허벅지를 강화하며, 코어를 조이고, 복부의 지방을 녹여줄 것이다. 뱃살이 들어가고 다리와 엉덩이에 탄력이 생기면 청바지만 입어도 멋쟁이가 될 수 있다.

진행 방법

중간 휴식 없이 6가지 운동을 서킷 방식으로 연달아 진행한 다음, 전체 서킷을 1회 더 반복한다.

얼터네이트-레그 데드리프트
Alternate-Leg Deadlift

A
- 7~9킬로그램짜리 덤벨을 양손에 각각 하나씩 들고 발을 골반 너비로 벌리고 선다.

B
- 오른쪽 다리를 뒤로 펴고 몸을 앞으로 구부린다. 이때 몸과 다리는 지면과 거의 평행을 이뤄야 한다.
- 일어선 다음, 다리를 바꾸어 같은 요령으로 동작을 반복한다. 여기까지가 1회 반복이다.

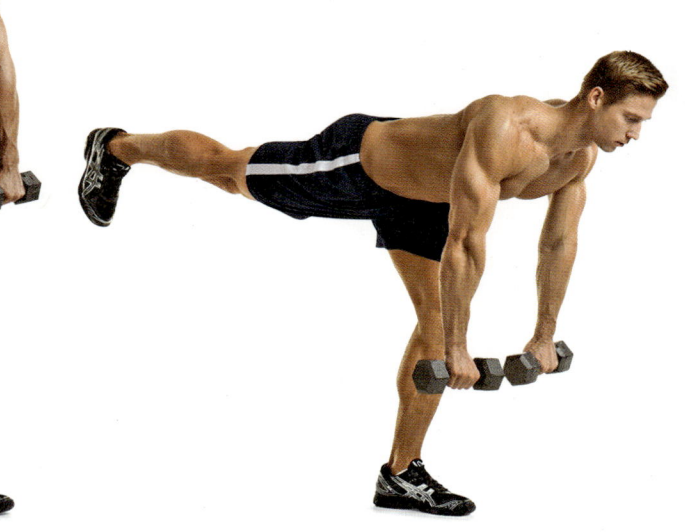

반복: 10~12회 반복한다.

Chapter 9: 15분 다리 & 엉덩이 운동

프론 힙 익스텐션
Pron Hip Extension

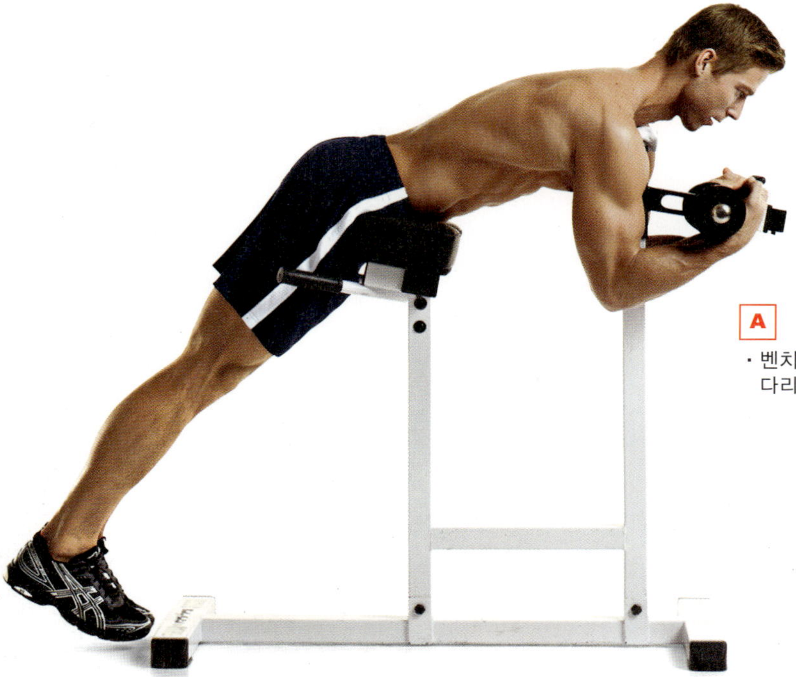

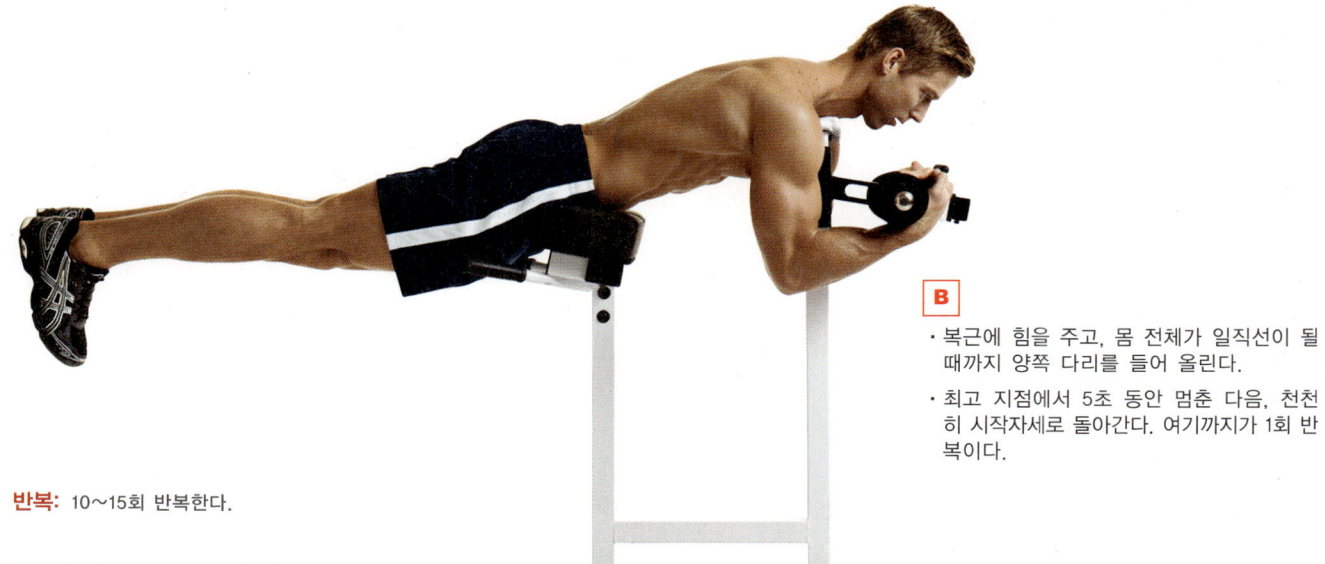

발이 지면에 닿지 않도록 주의한다.

A
- 벤치나 패드가 덧대져 있는 기구에 엎드려 다리를 한쪽 끝으로 드리운다.

B
- 복근에 힘을 주고, 몸 전체가 일직선이 될 때까지 양쪽 다리를 들어 올린다.
- 최고 지점에서 5초 동안 멈춘 다음, 천천히 시작자세로 돌아간다. 여기까지가 1회 반복이다.

반복: 10~15회 반복한다.

하체 전체 운동 프로그램

굿모닝 벤드
Good Morning Bend

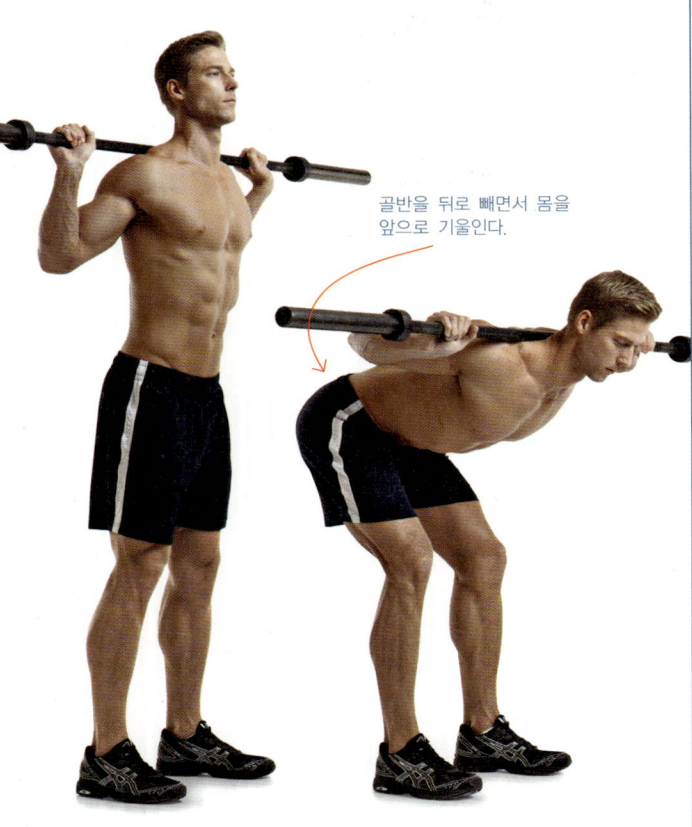

골반을 뒤로 빼면서 몸을 앞으로 기울인다.

A
- 발을 어깨너비로 벌리고 서서 등 상부에 가벼운 바벨을 올리고, 손바닥이 앞을 향하도록 바벨을 잡는다.

B
- 무릎을 살짝 구부리고 몸통을 곧게 편 상태를 유지하면서, 상체가 지면과 평행을 이룰 때까지 골반을 앞으로 구부린다.
- 최저 지점에서 5초 동안 멈춘 다음, 시작자세로 돌아간다. 여기까지가 1회 반복이다.

반복: 8~10회 반복한다.

스태빌리티 런지
Stability Lunge

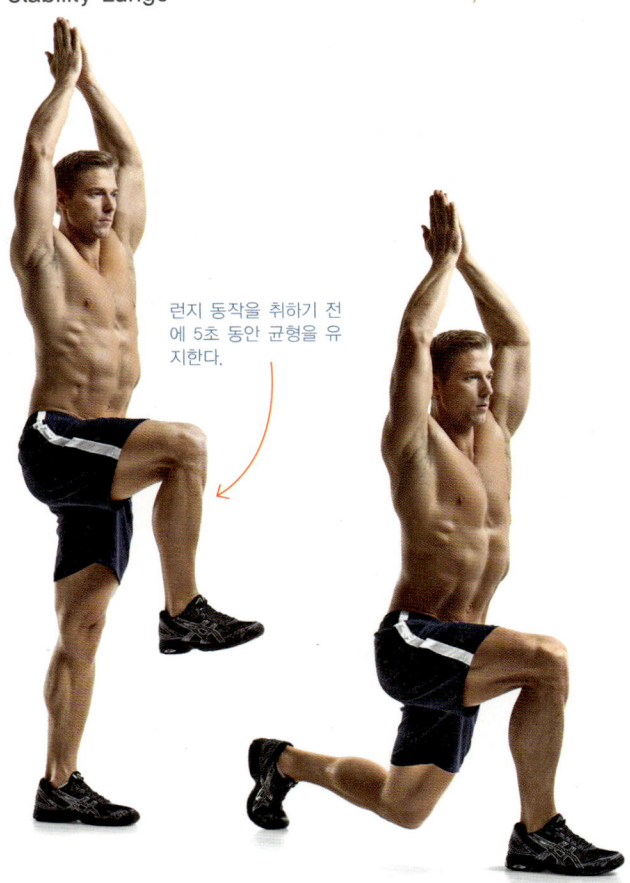

런지 동작을 취하기 전에 5초 동안 균형을 유지한다.

A
- 발을 어깨너비로 벌리고 서서 팔을 몸통 측면으로 내린다.
- 오른쪽 허벅지가 지면과 평행을 이룰 때까지 오른쪽 무릎을 들어 올리고, 양팔을 머리 위로 들어 올려 손바닥을 모은다.
- 이 자세를 5초 동안 유지한다.

B
- 무릎을 구부린 상태로 유지하면서 오른쪽 다리를 앞으로 천천히 내딛는다.
- 왼쪽 다리를 펴 올리면서 시작자세로 돌아간다. 여기까지가 1회 반복이다.

반복: 다리를 바꿔가며 한쪽 다리 당 10~12회 반복한다.

Chapter 9: 15분 다리 & 엉덩이 운동

스케이터스 스텝업
Skater's Stepup

A
- 5~10킬로그램짜리 덤벨을 골반 높이로 양손에 각각 하나씩 들고 받침대 앞에 서서 오른발을 받침대 위에 올려놓는다.
- 가슴을 앞으로 약간 기울이면서 오른쪽 무릎을 직각으로 구부림과 동시에 왼쪽 다리를 뒤로 뺀다.

B
- 이 자세에서 왼발을 오른발 옆으로 당겨 올리면서 스쿼트 자세를 취하고, 이 자세를 2초 동안 유지한다.
- 똑바로 선 다음, 시작자세로 돌아간다. 여기까지가 1회 반복이다.

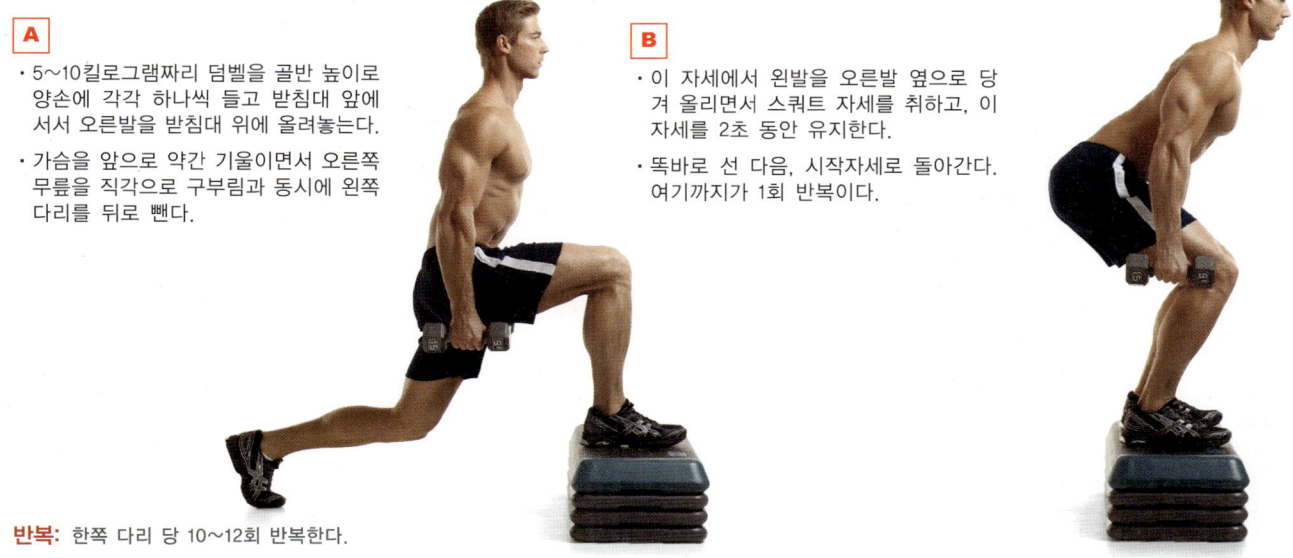

반복: 한쪽 다리 당 10~12회 반복한다.

싱글-레그 플랭크
Single-Leg Plank

A
- 팔꿈치를 어깨 바로 아래에 위치시킨 상태에서 전완과 발끝으로 체중을 지지하고 플랭크 자세를 취한다.

B
- 복근에 힘을 주고 오른쪽 다리를 지면에서 약 30센티미터 정도 들어 올린다.
- 왼쪽 다리와 전완으로 체중을 지탱하면서 균형을 잡는다.
- 이 자세를 60초 동안 유지한다.
- 다리를 바꾸어 반대쪽도 같은 요령으로 반복한다.

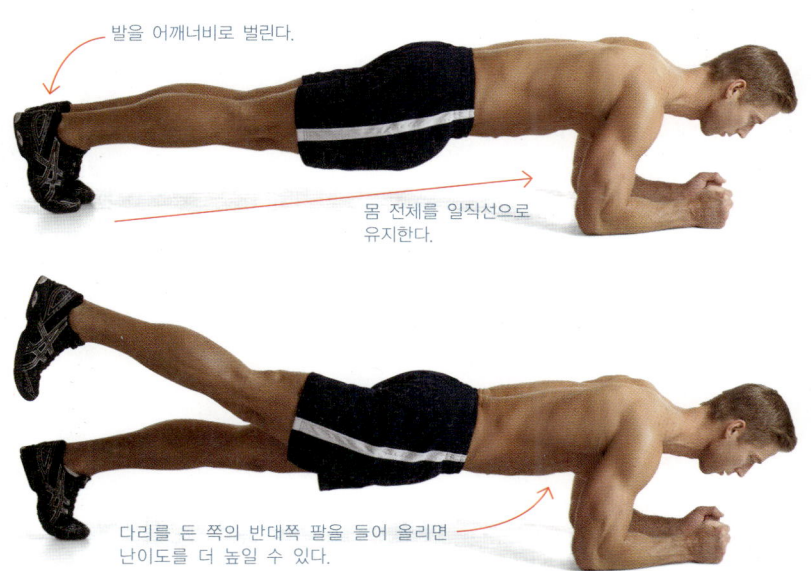

발을 어깨너비로 벌린다.

몸 전체를 일직선으로 유지한다.

다리를 든 쪽의 반대쪽 팔을 들어 올리면 난이도를 더 높일 수 있다.

반복: 한쪽 다리 당 60초 동안 자세를 유지한다.

실전 점프 운동 프로그램

플라이오메트릭 운동은 구기 종목, 달리기, 자전거 등 모든 종목의 운동 능력을 극대화하는 효과가 있다. 이는 플라이오메트릭 운동이 근육의 실제 움직임을 모방한 동작으로 구성되어 있어서 폭발적인 파워와 지구력을 동시에 향상시킬 수 있기 때문이다. 이번 프로그램은 심박수를 올리고 운동 능력을 향상시키는 6가지 운동으로 구성되어 있다.

진행 방법

6가지 플라이오메트릭 운동을 서킷 방식으로 진행하고, 콘과 상자가 필요한 뒤쪽 4가지 운동에서 콘과 상자를 설치할 때 휴식을 취한다. 그리고 마지막 운동을 마친 후에 60~90초 동안 휴식을 취한 다음, 서킷을 1~2회 더 반복한다.

스탠딩 점프와 리치
Standing Jump and Reach

A
- 발을 어깨너비로 벌리고 살짝 쪼그려 앉아서 팔을 몸통 측면으로 내린다.

B
- 팔을 머리 위로 들어 올리면서 재빨리 뛰어오른다.
- 무릎으로 충격을 완화하면서 부드럽게 착지한 다음, 다시 힘차게 뛰어오른다.

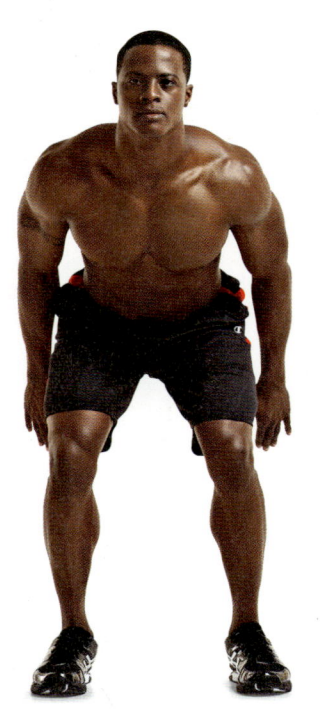
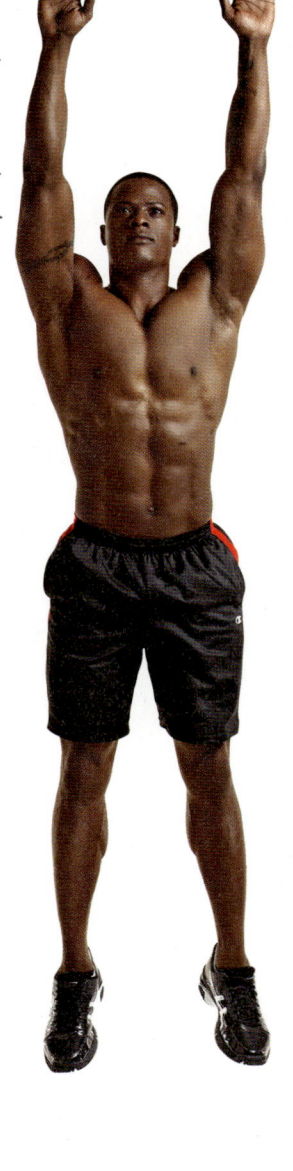

반복: 8~10회 반복한다.

Chapter 9: 15분 다리 & 엉덩이 운동

힙 트위스트와 앵클 호프
Hip Twist and Ankle Hop

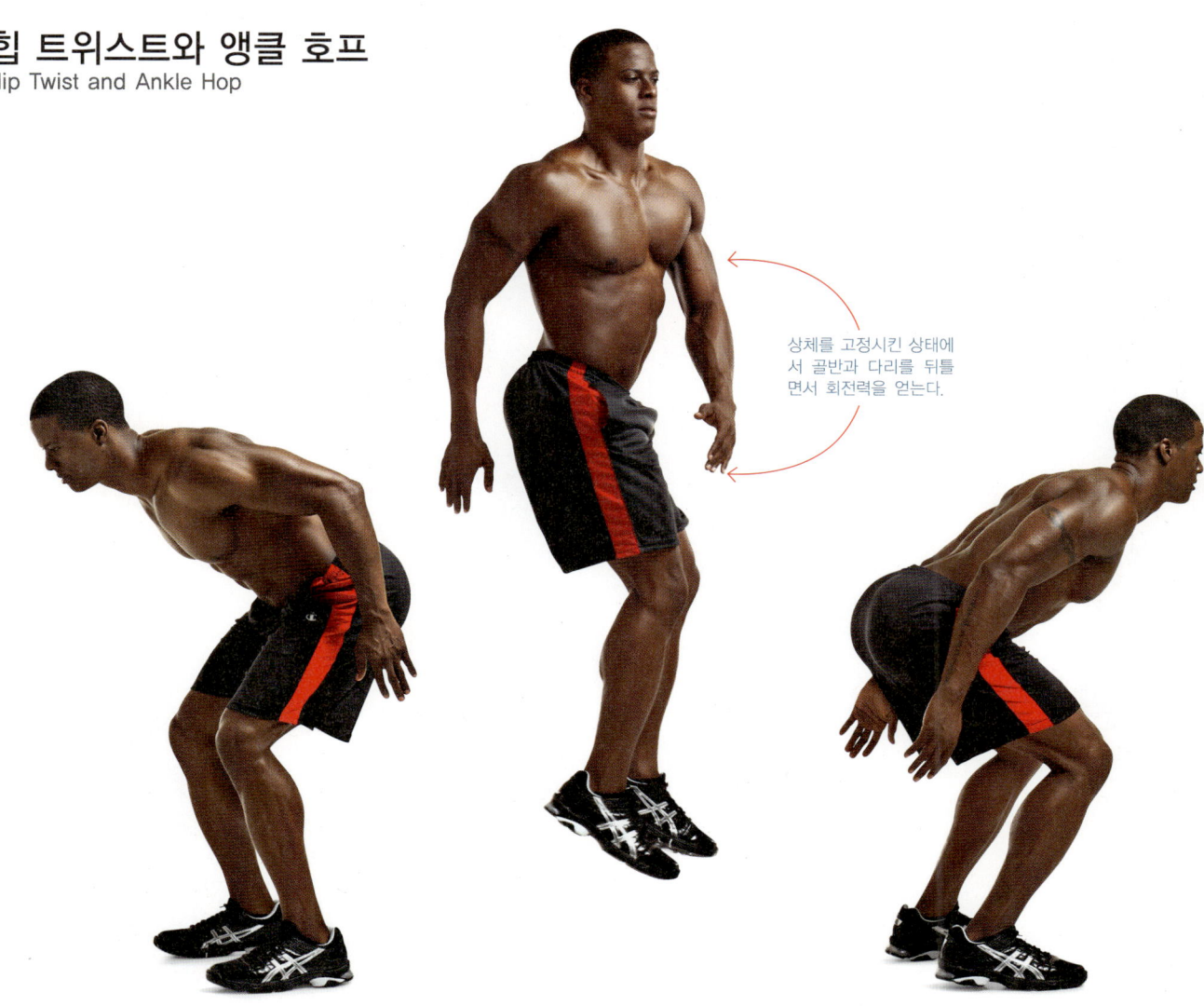

상체를 고정시킨 상태에서 골반과 다리를 뒤틀면서 회전력을 얻는다.

A
• 발을 어깨너비로 벌린 상태에서 무릎을 구부리고 상체는 점프 동작을 준비한다.

B
• 제자리에서 뛰어오르면서 골반을 180도 회전시킨다.

C
• 착지 직후, 재빨리 다시 뛰어오르면서 반대 방향으로 몸을 뒤튼다.

반복: 8~10회 반복한다.

239

실전 점프 운동 프로그램

프론트 콘 호프
Front Cone Hop

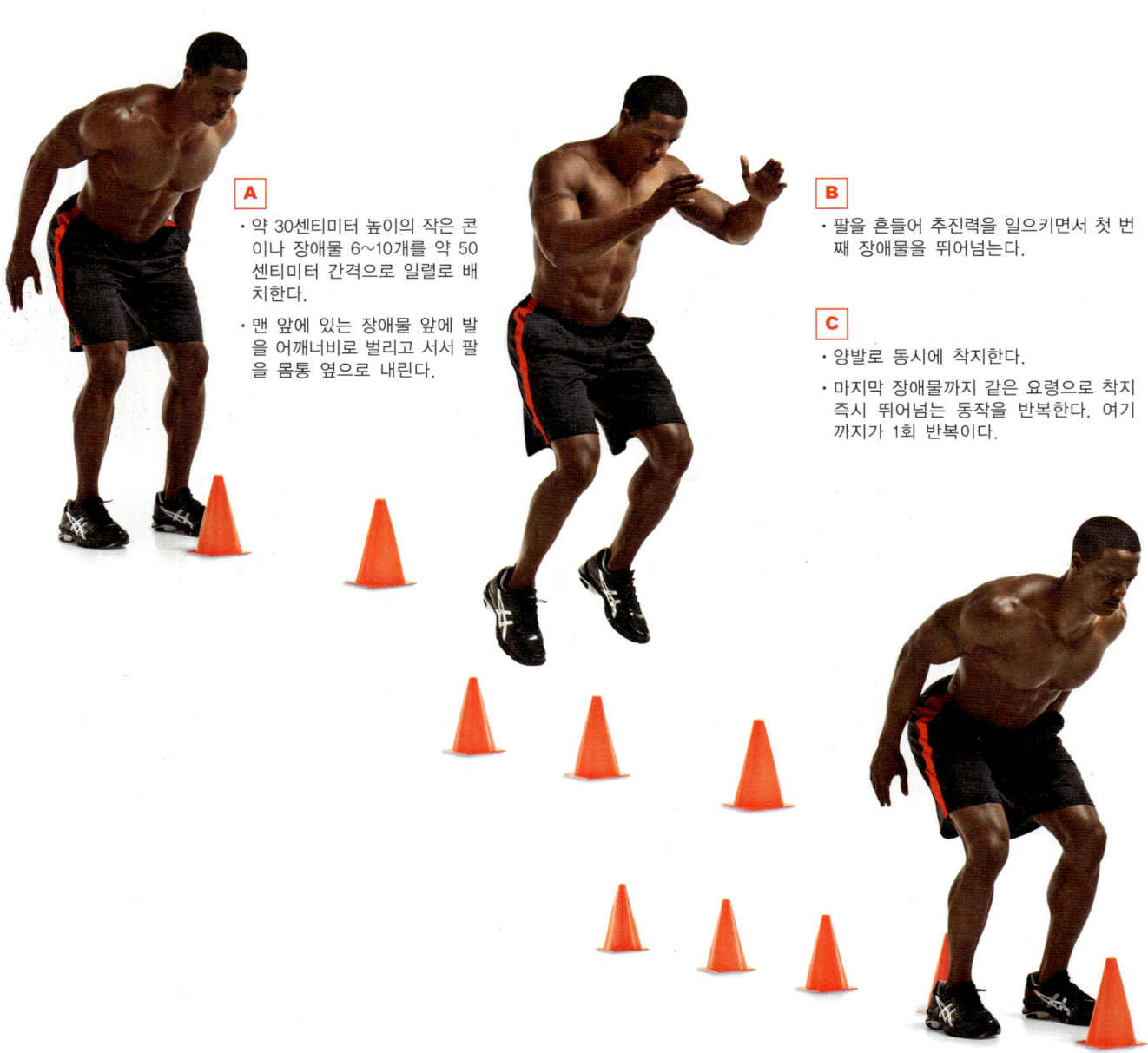

A
- 약 30센티미터 높이의 작은 콘이나 장애물 6~10개를 약 50센티미터 간격으로 일렬로 배치한다.
- 맨 앞에 있는 장애물 앞에 발을 어깨너비로 벌리고 서서 팔을 몸통 옆으로 내린다.

B
- 팔을 흔들어 추진력을 일으키면서 첫 번째 장애물을 뛰어넘는다.

C
- 양발로 동시에 착지한다.
- 마지막 장애물까지 같은 요령으로 착지 즉시 뛰어넘는 동작을 반복한다. 여기까지가 1회 반복이다.

반복: 5회 반복한다.

Chapter 9: 15분 다리 & 엉덩이 운동

래터럴 콘 호프
Lateral Cone Hop

A
- 약 30센티미터 높이의 콘이나 상자를 옆에 두고 발을 어깨너비로 벌리고 서서 팔을 몸통 옆으로 내린다.
- 측면으로 장애물을 뛰어넘은 다음, 양발로 동시에 착지한다.

B
- 착지 즉시, 다시 점프하여 장애물을 넘고 시작자세로 돌아간다. 여기까지가 1회 반복이다.

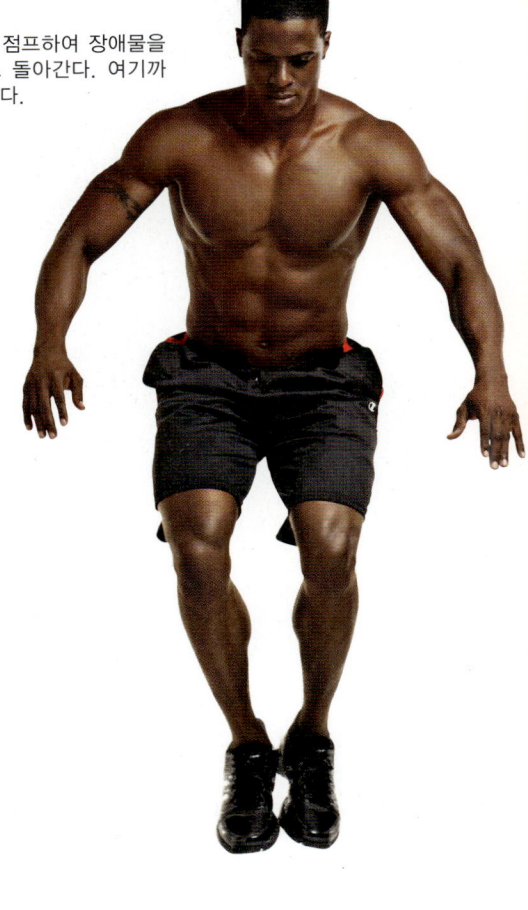

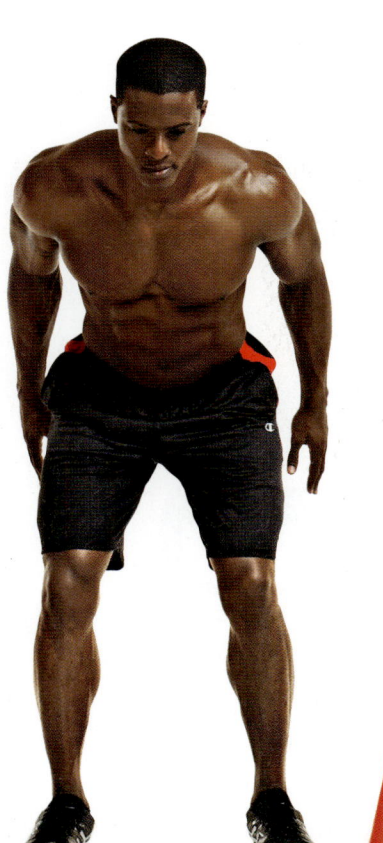

반복: 8~10회 반복한다.

운동 상식
가장 기본적인 운동 능력 측정 방법은 수직 점프 높이를 측정하는 것이다.

실전 점프 운동 프로그램

얼터네이팅 박스 푸시오프
Alternating Box Pushoff

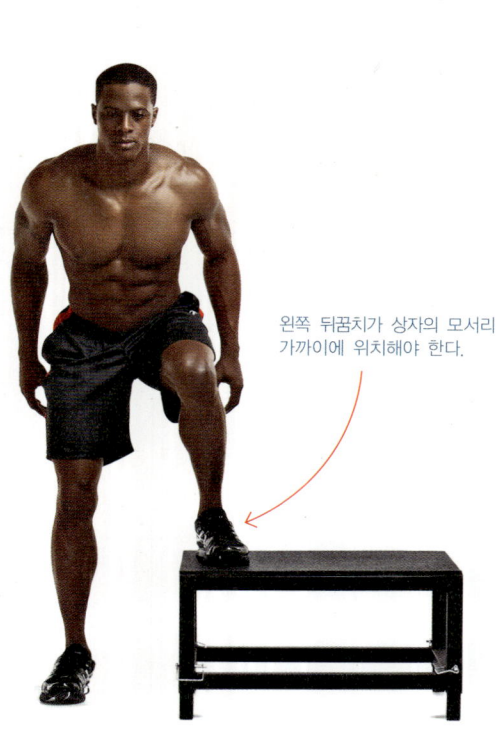
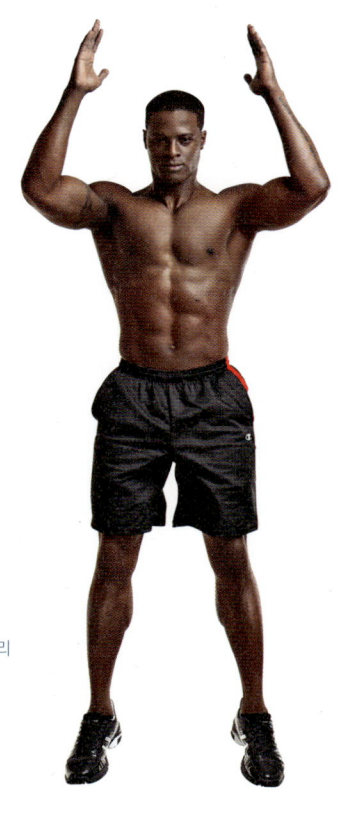
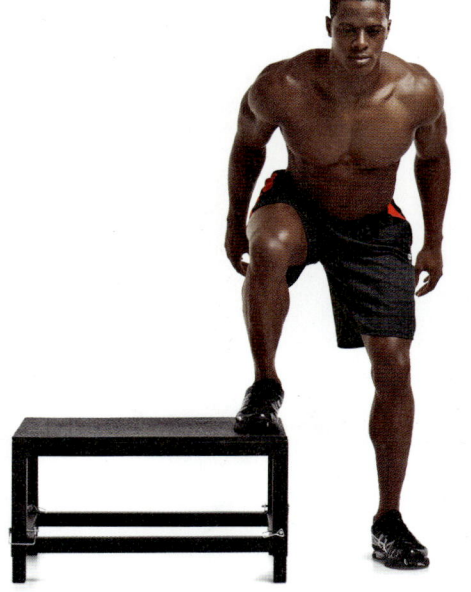

왼쪽 뒤꿈치가 상자의 모서리 가까이에 위치해야 한다.

A
- 오른발을 지면에 붙이고 왼발을 약 30센티미터 높이의 상자 위에 올린 상태로 선다.

B
- 왼쪽 다리를 펴 올리고 양팔을 위로 흔들면서 최대한 높이 뛰어오른다.

C
- 공중에서 다리를 바꾸어 반대쪽으로 착지하면서 오른발을 상자 위에 올리고 왼발을 지면에 붙인다.
- 즉시 점프하여 다시 반대쪽으로 착지한다.

반복: 한쪽 다리 당 4~6회 반복한다.

Chapter 9: 15분 다리 & 엉덩이 운동

스쿼트 뎁스 점프
Squat Depth Jump

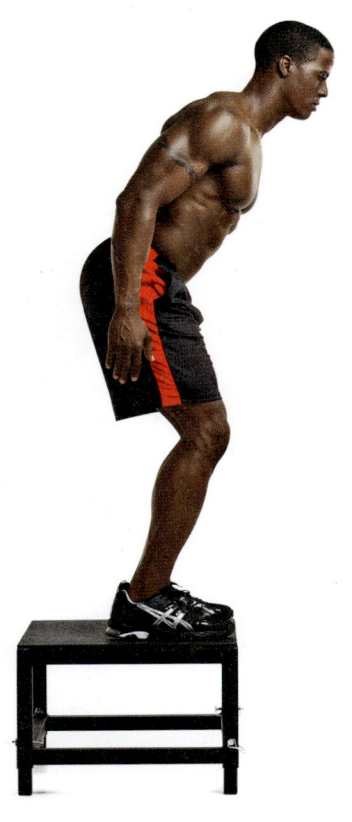 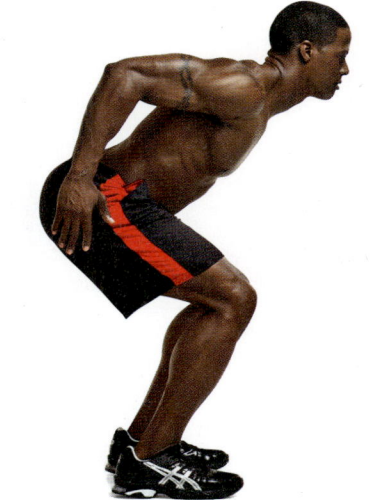 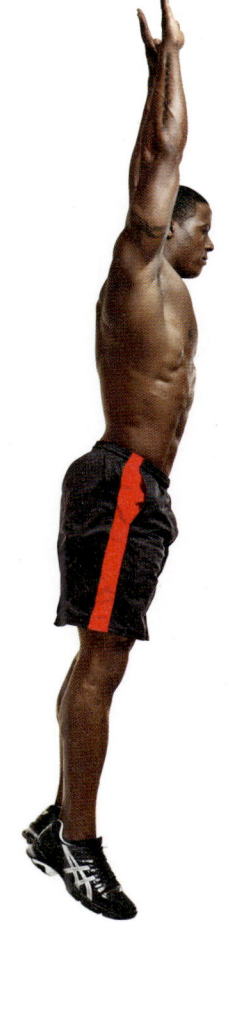

A
- 50센티미터 내외의 상자 위에 올라선다.
- 상자의 모서리에 발끝을 맞추고 스쿼트 동작의 절반에서 1/4 정도로 쪼그려 앉는다.

B
- 점프 후 부드럽게 착지하면서 스쿼트 동작의 1/4 정도로 쪼그려 앉는다.

C
- 즉시 다시 점프를 실시한다. 이때는 팔을 위로 펴 올리면서 최대한 높이 뛰어오른다.

반복: 8~10회 반복한다.

허리 강화 운동 프로그램

운동을 할 때 무릎과 허리에 계속 통증이 발생하면 둔근의 상태를 의심해봐야 한다. 걷고, 뛰고, 스포츠를 즐길 때 둔근이 골반을 제대로 잡아주지 않으면 무릎과 허리에 통증이 생길 수 있다. 이번 프로그램은 전문 트레이너인 빌 하트만Bill Hartman이 만든 것으로, 골반과 둔근의 기능을 향상시키고 오랫동안 간과해왔던 여러 가지 근육들을 활성화시켜줄 것이다.

진행 방법

각 운동을 3세트씩 실시하고 다음 운동으로 넘어간다. 세트 사이에는 30~60초 동안 휴식을 취한다.

벤치 힙 레이즈
Bench Hip Raise

A
- 지면에 누워 벤치 위에 발을 올린다.

B
- 몸 전체가 일직선이 될 때까지 골반을 들어 올린다. 최고 지점에서 5초 동안 멈춘 다음, 시작자세로 돌아간다.

코어에 힘을 준다.

반복: 10~12회 반복한다.

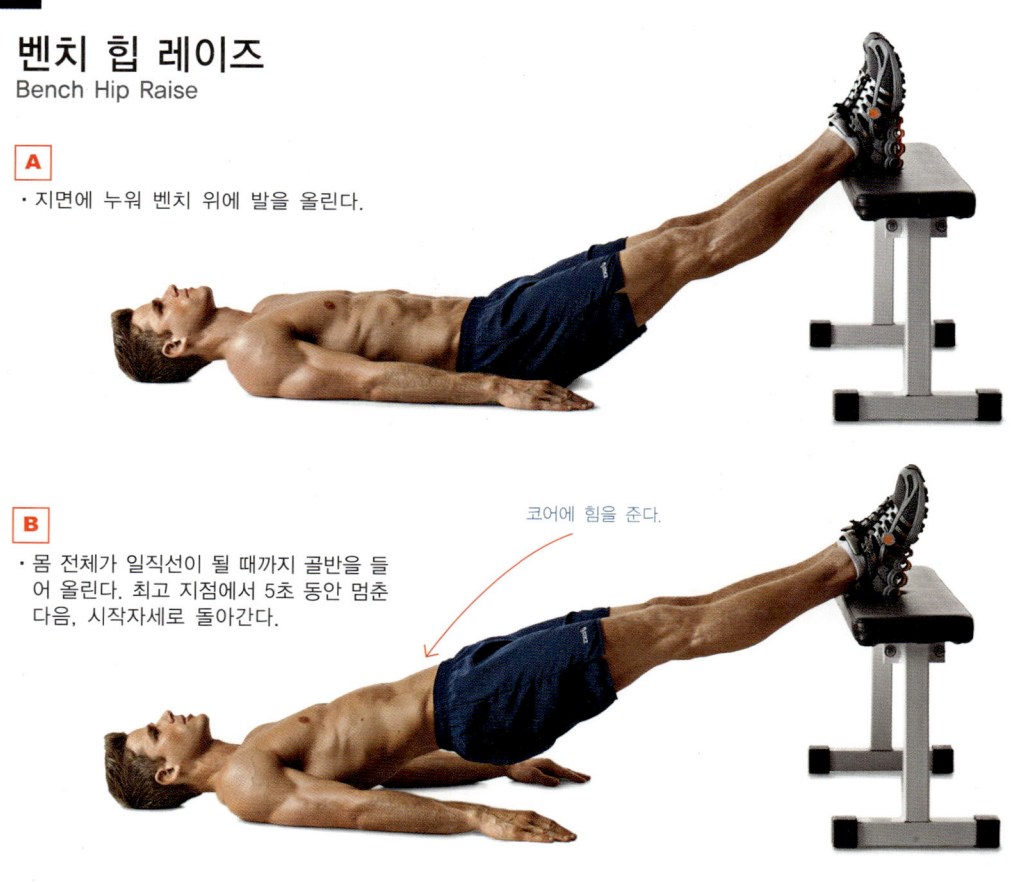

Chapter 9: 15분 다리 & 엉덩이 운동

클램쉘
Clamshell

A
- 무릎 바로 위에 꽉 조이는 운동용 밴드를 끼운 상태에서 지면에 옆으로 누워 무릎을 직각으로 구부리고 뒤꿈치를 엉덩이 선과 일치시킨다.

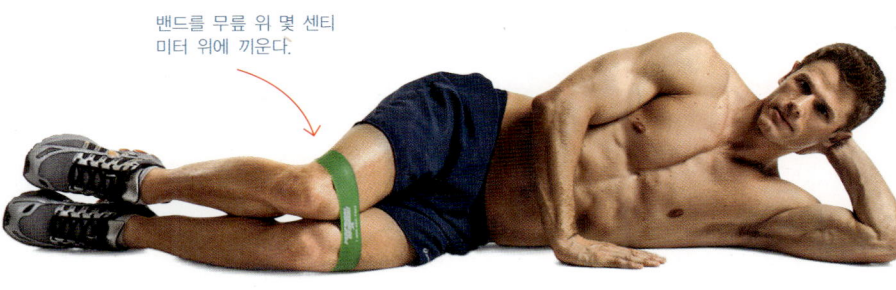

밴드를 무릎 위 몇 센티미터 위에 끼운다.

B
- 골반이나 등을 뒤틀지 않도록 주의하면서 위쪽 무릎을 최대한 높이 들어 올린다.
- 최고 지점에서 잠시 멈춘 다음, 시작자세로 돌아간다.

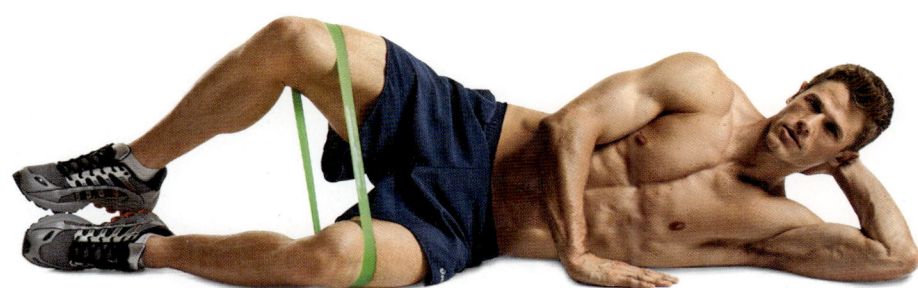

반복: 한쪽 다리 당 10~12회 반복한다.

싱글-레그 벤치 겟 업
Single-Leg Bench Get Up

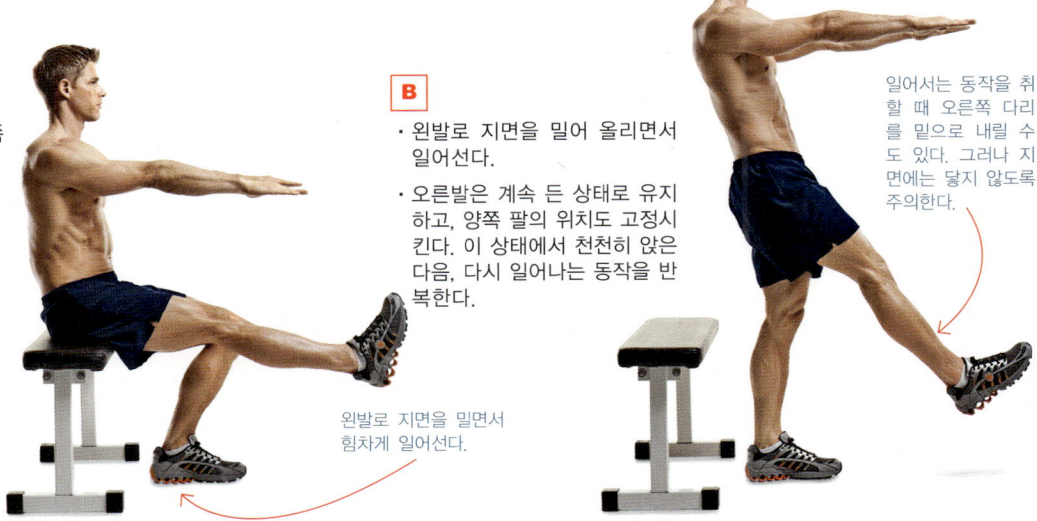

A
- 지면과 평행한 높이까지 양쪽 팔을 앞으로 뻗어 올린다.

B
- 왼발로 지면을 밀어 올리면서 일어선다.
- 오른발은 계속 든 상태로 유지하고, 양쪽 팔의 위치도 고정시킨다. 이 상태에서 천천히 앉은 다음, 다시 일어나는 동작을 반복한다.

왼발로 지면을 밀면서 힘차게 일어선다.

일어서는 동작을 취할 때 오른쪽 다리를 밑으로 내릴 수도 있다. 그러나 지면에는 닿지 않도록 주의한다.

반복: 한쪽 다리 당 5회 반복한다.

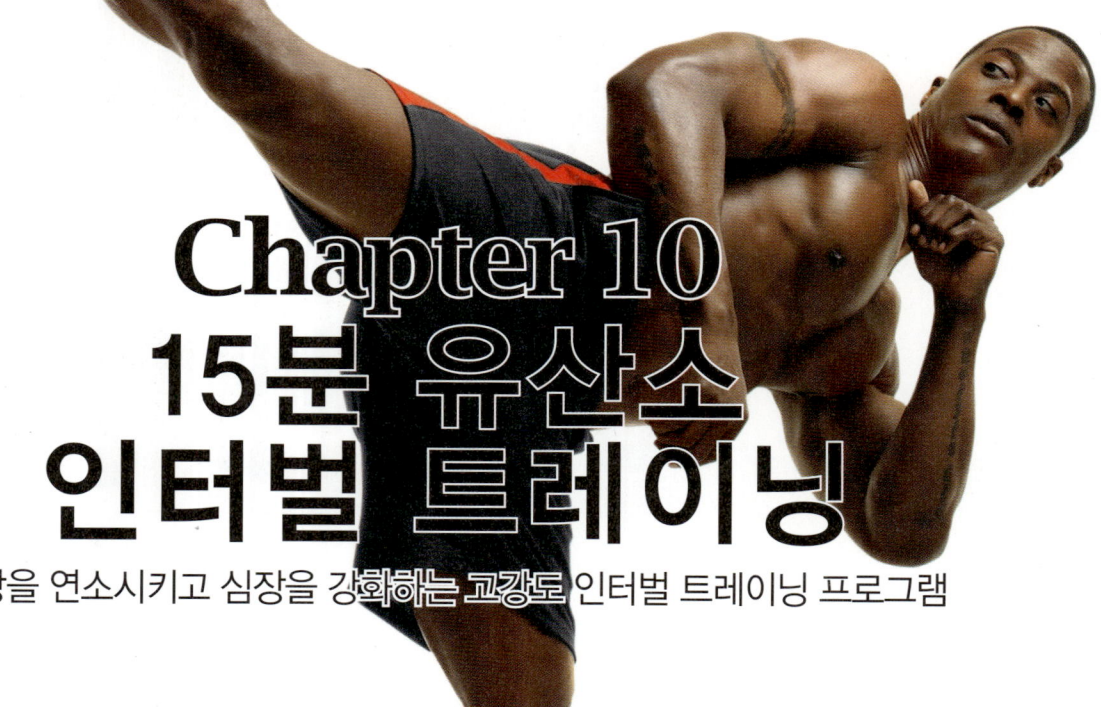

Chapter 10
15분 유산소 인터벌 트레이닝

지방을 연소시키고 심장을 강화하는 고강도 인터벌 트레이닝 프로그램

> **❝ 이번 장은 전형적인 반복 동작으로 구성된 심혈관계 운동으로 구성되어 있다.❞**

달리기나 사이클링, 수영 같은 운동을 할 때는 일반적으로 거리를 기록하지만 이번 프로그램에서는 시간, 속도, 운동 강도에 초점을 맞추게 될 것이다(운동 강도는 호흡의 난이도에 따라 결정할 수도 있다.).

이번 장의 운동 프로그램들은 몇 가지 동작을 연달아 진행해야 하기 때문에 제대로 한다면 아주 힘이 들 수도 있다. 아마도 처음부터 고강도 인터벌 트레이닝의 비밀스러운 장점을 이해하고 느끼게 될 것이며, 15분 운동만으로도 1시간 동안 운동을 한 것 같은 느낌을 받게 될 것이다.

그리고 예상컨대, 이번 프로그램은 오래지 않아 「맨즈헬스 빅북 2: 15분 운동법」에서 여러분이 가장 좋아하는 프로그램이 될 것이다.

Superfast Cardio HIIT Workouts
초고속 심혈관계 고강도 인터벌 트레이닝

헬스클럽에 들를 기회가 있다면 러닝머신이나 엘립티컬 머신, 고정식 자전거 같은 전동식 운동 기구의 계기판을 살펴보기 바란다. 이런 기구의 계기판에는 지방을 연소시키기 위해 어느 정도의 심박수에 도달해야 하는지를 보여주는 그래프가 나와 있다. 호기심이 많은 분이라면 그러한 심박수에 도달하기가 왜 그리 쉬운지, 아니면 계기판에 표시된 적정량의 칼로리를 소모하는 데 왜 그리 시간이 많이 걸리는지 궁금했을 것이다. 살이 빠지리라는 기대감을 안고 그런 기구에 앉아 몇 시간 동안 묵묵히 시간을 보내는 것은 약한 불에 요리를 하는 것과 마찬가지이다. 물론 시간이 아주 많은 사람이라면 좋을 수도 있다. 하지만 그보다는 활활 타오르는 그릴 위에서 요리를 하는 편이 훨씬 효율적일 것이다. 고강도 인터벌 트레이닝을 바탕으로 한 이번 장의 초고속 심혈관계 운동은 화력 좋은 불이 되어줄 것이다.

Chapter 10: 15분 유산소 인터벌 트레이닝

1분 가이드:
15분 고강도 인터벌 트레이닝 플랜

p.250
러닝머신 운동 프로그램
속도 운동
각도 운동

p.252
달리기 운동 프로그램
단기 고속질주
장기 고속질주

p.254
사이클링 운동 프로그램
속도 운동
저항 운동

p.256
엘립티컬 운동 프로그램
엘립티컬 트레이너 인터벌 트레이닝

p.258
수영 운동 프로그램
수영 인터벌 트레이닝

p.260
줄넘기 운동 프로그램
줄넘기 인터벌 트레이닝

당뇨 탈출

노르웨이 연구진은 고강도 인터벌 트레이닝이 2형 당뇨의 전조 증상인 대사증후군을 개선할 수 있다는 연구 결과를 발표했다. 연구진은 중간 강도의 45분 운동과 4분에 걸쳐 최대 심박수의 90%까지 심박수를 올리는 고강도 인터벌 트레이닝 프로그램을 비교하고, 비만과 당뇨, 심혈관계 질환을 예방하는 측면에서 장시간 천천히 운동을 하는 것보다 고강도 인터벌 트레이닝이 더 효과적이라는 연구 결과를 발표했다.

1장에서 살펴본 것처럼 고강도 인터벌 트레이닝에서는 속도가 중요하다. 고강도 인터벌 트레이닝은 모든 근섬유를 활성화시키고, 수많은 칼로리를 연소시키며, 운동을 마친 후에도 짧게는 몇 시간에서 길게는 며칠 동안 신진대사를 상승시킨다. 고강도 인터벌 트레이닝을 진행하면 더 빠르고 강하게 심박수를 상승시켜 거의 시작과 동시에 지방을 연소시킬 수 있다. 프로그램을 시작하기도 전에 겁부터 주는 것이라고 생각하는 분들도 있을 것이다. 그러나 걱정할 필요는 없다. 이 프로그램은 30초에서 2분에 걸쳐 운동 강도를 높인 다음, 다시 일반적인 강도로 속도를 낮추도록 구성되어 있다. 캐나다 구엘프 대학에서 고강도 인터벌 트레이닝을 연구하는 제이슨 탈라니안Jason Talanian 박사는 이런 방법을 통해 놀랍도록 효율적으로 지방을 연소시킬 수 있다고 설명한다. 그는 이렇게 말했다. "고강도 인터벌 트레이닝은 저강도로 장시간 운동을 할 때와는 비교할 수 없을 정도로 짧은 시간 안에 골격근을 빠르게 재구성하고, 산소를 사용하고 지방을 연소시키는 전반적인 운동 능력을 상승시킵니다." 이는 지방을 연소시키는 효소 및 호르몬, 근육 조직을 더 많이 생성할 수 있다는 의미이기도 하다.

맨즈헬스 집필진은 일반인들이 가장 좋아하는 심혈관계 운동에 고강도 인터벌 트레이닝의 원칙을 적용하여 초고속 운동 프로그램을 만들었다. 앞에서 권장한 것처럼 우리는 일주일에 하나의 프로그램만 진행하면 된다(39페이지 참조). 물론 열의에 차 있다면 운동을 더 해도 좋다. 그러나 좋은 약도 남용하면 독이 되듯이, 이 프로그램들 역시 일주일에 3회 이상은 무리가 될 수도 있으며, 운동일 다음에는 반드시 휴식일을 배치해야 한다. 또, 프로그램을 한 번 진행할 때마다 단시간의 고강도 방식과 시간이 좀 더 걸리는 중간 강도의 운동 방식을 번갈아가며 진행해야 한다.

러닝머신 운동 프로그램

러닝머신은 속도나 각도를 올려서 운동의 강도를 조절할 수 있다. 이 프로그램은 이러한 두 가지 요소를 적용한 고강도 인터벌 트레이닝으로 구성되어 있다. 기호에 따라 좋아하는 방식을 선택하기 바란다.

운동 1: 속도 운동

이 프로그램은 전력질주를 통해 지방을 연소시키는 프로그램이다. 그러나 가능하면 러닝머신의 각도를 1단계로 올리는 것이 좋다. 왜냐하면 0단계는 내리막을 달리는 것과 다름 없기 때문이다. 물론 실력이 향상되면 속도나 각도를 더 올려서 난이도를 높일 수도 있다. 또, 초보자라면 속도를 기준으로 삼는 대신, 표에 나온 권장 운동 강도를 참고로 해서 1MPH(1.6km)까지 속도를 더 낮출 수도 있다.

시간	운동	속도(km/h)	운동 강도(1~10)
0:00~3:00	워밍업 걷기	5.6~6.1	4~5
3:00~3:45	전력질주!	12.8+	9~10
3:45~4:30	빠른 조깅	8.8~10.4	7
4:30~5:30	전력질주!	12.8+	9~10
5:30~7:00	빠른 조깅	8.8~10.4	7
7:00~8:15	전력질주!	12.8+	9~10
8:15~9:15	빠른 조깅	8.8~10.4	7
9:15~10:15	전력질주!	12.8+	9~10
10:15~11:15	빠른 조깅	8.8~10.4	7
11:15~12:00	전력질주!	12.8+	9~10
12:00~12:45	빠른 조깅	8.8~10.4	7
12:45~15:00	쿨다운 걷기	4.8~5.6	4~5

Chapter 10: 15분 유산소 인터벌 트레이닝

운동 2: 각도 운동

이 프로그램은 러닝머신의 인클라인 기능을 사용하여 언덕을 오르는 듯한 기분으로 운동을 진행한다. 이 프로그램에서 제시하는 각도가 처음에 너무 힘들게 느껴진다면 각 단계마다 1%씩 각도를 낮추도록 한다. 그리고 몸이 더 강하고 건강해지면 다시 각도를 높인다.

시간	운동/강도(1~10)	속도(km/h)	각도(%)
0:00~3:00	워밍업 걷기(4~5)	5.6~6.1	1
3:00~4:00	작은 언덕 조깅(8~9)	6.4~8	5~6
4:00~6:00	빠른 평지 조깅(7)	8.8~10.4	0
6:00~7:00	중간 언덕 조깅(9)	6.4~8	7
7:00~9:00	빠른 평지 조깅(7)	8.8~10.4	0
9:00~10:00	큰 언덕 조깅(10)	6.4~8(가능 시)	8~9
10:00~12:00	빠른 평지 조깅(7)	8.8~10.4	0
12:00~13:00	정상 정복!(10)	6.4~8(가능 시)	10~12
13:00~15:00	쿨다운 조깅에서 걷기로 전환(4~5)	5.6~6.1	1

달리기 운동 프로그램

장거리를 달릴 때는 우리 몸의 에너지 효율성이 높아지면서 시간 당 칼로리 소모량이 오히려 줄어든다. 그와 반대로, 달리는 거리를 줄이고 운동 강도를 높여서 다양한 방식으로 평소에 잘 사용하지 않는 근육을 활성화시키면 최단거리를 달리면서도 최상의 지방 연소 효과를 볼 수 있다. 이번 프로그램은 바로 이런 원리를 적용한 프로그램이다. 15분 투자로 민첩성과 건강을 향상시킬 수 있다면 꽤나 훌륭한 투자일 것이다. 이번 프로그램은 트랙에서 진행하도록 구성되어 있으므로 동네 고등학교나 대학교의 운동장을 이용해보자.

운동 1: 단기 고속질주

이번 프로그램은 200미터 트랙을 기준으로 구성되어 있다. 200미터는 완주에 대한 부담이 없고, 고강도 인터벌 트레이닝을 적용하기에 안성맞춤인 거리이다. 이 프로그램은 고속질주와 회복을 위한 조깅으로 단순하게 구성되어 있다. 달리기가 익숙한 사람은 조금 빨리 달릴 것이고, 초보자는 속도가 좀 느릴 수도 있을 것이다.

시간	속도	거리
0:00~5:00	가벼운 워밍업 조깅	2바퀴
5:00~5:30	고속 질주	1/4~1/2바퀴
5:30~7:00	조깅	약 1바퀴
7:00~7:30	고속 질주	1/4~1/2바퀴
7:30~10:00	조깅	약 1바퀴
10:00~10:30	고속 질주	1/4~1/2바퀴
10:30~13:00	조깅	약 1바퀴
13:00~13:30	고속 질주	1/4~1/2바퀴
13:30~15:00	쿨다운 조깅에서 걷기로 전환	

Chapter 10: 15분 유산소 인터벌 트레이닝

고통은 친구를 좋아한다

고강도 인터벌 트레이닝을 진행할 때 엉덩이에 참을 수 없는 통증이 느껴진다면 친구들을 모아 보자. 옥스퍼드대학 연구진은 다른 사람들과 함께 운동을 하는 사람들이 혼자 운동을 하는 사람에 비해 통증을 더 잘 견뎌낸다는 연구 결과를 발표했다. 연구진은 집단적인 역동성이 엔돌핀 분비량 증가에 영향을 미치기 때문에 이런 현상이 나타나는 것으로 추정했다. 다른 사람들의 에너지를 빨아들인다는 표현도 어찌 보면 비슷한 의미일 것이다.

운동 2: 장기 고속질주

이 프로그램은 1바퀴 고속질주를 바탕으로 전신의 에너지 시스템을 최대한 활성화시킬 수 있도록 구성되어 있다. 처음부터 전력을 다해야 하는 100미터 달리기와 달리, 이 프로그램은 200미터 트랙 1바퀴를 달리는 데 소요되는 시간이 다소 길게 책정되어 있으므로 에너지를 조절하면서 고속질주 시에도 마지막에 호흡이 딸리지 않고, 오히려 끝으로 갈수록 처음보다 힘이 솟는 느낌이 들 것이다. 이 프로그램 역시 달리기가 익숙한 사람은 조금 빨리 달릴 것이고, 초보자는 속도가 좀 느릴 수도 있을 것이다.

시간	속도	거리
0:00~5:00	가벼운 워밍업 조깅	2바퀴
5:00~7:00	고속 질주	약 1바퀴
7:00~8:00	가벼운 조깅	약 1/2바퀴
8:00~10:00	고속 질주	약 1바퀴
10:00~11:00	가벼운 조깅	약 1/2바퀴
11:00~13:00	고속 질주	약 1바퀴
13:00~15:00	가벼운 쿨다운 조깅	

사이클링 운동 프로그램

실내외를 막론하고, 자전거는 관절에 무리를 주지 않으면서도 젖산을 생성하는 순수한 자극을 인체에 가할 수 있다는 면에서 초고속 지방 연소 프로그램을 위한 완벽한 도구라고 할 수 있다. 자전거는 야외에서도 즐길 수 있고, 집 안에서도 운동이 가능하다. 고정식 자전거는 계획에 따라 단계별로 저항을 조절할 수 있고, 일반 자전거는 기어를 변환하여 저항을 조절할 수 있다.

운동 1: 속도 운동

이 프로그램은 인체의 칼로리 연소 기전을 점진적으로 상승시킬 수 있도록 구성되어 있다. 운동 강도는 운동에 대한 개인적 느낌에 따라 1점에서 10점 사이로 조절할 수 있고, 실외에서 일반 자전거를 탈 때는 평균 속도를 기준으로 강도를 조절할 수 있다. 물론 자전거에 익숙한 사람은 페달을 좀 더 빨리 밟을 수도 있을 것이다.

시간	운동	운동 강도(1-10)	평균 속도(km/h)
0:00~3:00	워밍업	6	16~24
3:00~5:00	중속	8	25~28
5:00~6:00	고속	9	29~31
6:00~6:30	전력 주행!	10	32+
6:30~9:30	저속	6	16~24
9:30~11:30	중속	8	25~28
11:30~12:30	고속	9	29~31
12:30~13:00	전력 주행!	10	32+
13:00~15:00	쿨다운	6	16~24

Chapter 10: 15분 유산소 인터벌 트레이닝

운동 2: 저항 운동

실외에서 자전거를 탈 때는 언덕이 있다. 이때는 정해진 시간 동안 언덕을 올랐다가 편안히 내려온 후에, 그 다음 과정을 진행한다. 반면, 실내에서 고정식 자전거를 탈 때는 기어만 변환하면 저항 강도를 높일 수 있다. 강도가 높아지면 속도가 떨어진다. 그러나 강도가 높아져도 페달을 거칠게 밟지 않고 물 흐르듯이 부드럽게 밟도록 노력해야 한다. 이 프로그램에서는 운동 강도가 가장 높아지는 구간 동안에는 일어서서 페달을 밟게 되어 있다. 또, 그 직전 단계에서는 일어서지 않고 안장에 앉은 상태에서 페달을 최대한 빨리 밟으면 된다.

시간	운동	운동 강도/기어	각도/저항
0:00~3:00	워밍업	6	0~3%/저
3:00~4:00	중속 좌식 주행	7	4~6%/중
4:00~5:30	고속 좌식 주행	8	6~8%/고
5:30~6:00	고속 입식 주행	9	8~10%/초고
6:00~8:00	저속 좌식 주행	6	0~3%/저
8:00~9:00	중속 좌식 주행	7	4~6%/중
9:00~10:30	고속 좌식 주행	8	6~8%/고
10:30~11:00	고속 입식 주행	9	8~10%/초고
11:00~13:00	저속 좌식 주행	7	0~3%/저
13:00~15:00	쿨다운	6	0~3%/저

엘립티컬 운동 프로그램

엘립티컬 트레이너는 오랫동안 사랑받아 온 운동 기구로, 땀을 많이 배출할 수 있고 관절에 무리가 적기 때문에 고강도 인터벌 트레이닝을 진행하기에 아주 적합하다. 이번 프로그램은 엘립티컬 트레이너를 최고 강도로 설정하여 전신을 통해 지방을 연소할 수 있도록 구성되어 있다. 엘립티컬 트레이너에서는 발을 굴리는 횟수에 따라 1분 당 페달의 회전수를 나타내는 SPM Strides Per Minute 단위를 사용한다. 이 프로그램에서는 SPM을 높여 속도와 저항을 동시에 상승시켜, 더 빠르고 강하게 몸을 몰아붙여 최고조의 신체 능력을 발휘하게 될 것이다. 엘립티컬 트레이너는 팔과 다리를 동시에 움직이는 구조로 이루어져 있지만 어느 한쪽만 움직이는 경우도 있다. 그러나 이번 프로그램에서는 팔과 다리를 반드시 동시에 움직여 엘립티컬 트레이너의 효과를 최대한 이끌어내야 한다. 또, 인클라인 기능이 있는 머신의 경우, 251페이지에서 살펴본 러닝머신 각도 프로그램에서처럼 엘립티컬 트레이너의 각도를 높여 언덕을 올라갈 때처럼 운동 강도를 높일 수도 있다.

Chapter 10: 15분 유산소 인터벌 트레이닝

팔다리를 함께 움직이자

엘립티컬 트레이너는 부상 후 재활 효과가 뛰어난 기구로 알려져 있지만, 최근에는 게으른 운동 기구라는 오명을 떠안기도 했다. 사실상 엘립티컬 트레이너는 손을 놓고 페달의 관성을 이용하여 힘을 들이지 않고도 움직일 수 있지만, 제대로 사용하면 신진대사를 크게 활성화시킬 수 있다. 최근 네브라스카대학 연구진은 운동 강도가 동일할 때, 엘립티컬 트레이너와 러닝머신이 같은 양의 산소와 칼로리를 소모한다는 사실을 발견했다. 게다가 엘립티컬 트레이너를 사용할 때는 평균 심박수가 더 높은 것으로 나타났다. 이는 엘립티컬 트레이너를 사용할 때 인체가 새로운 동작을 취하면서 균형을 잡는 데 더 많은 근육을 동원하기 때문인 것으로 추정된다. 이처럼 몸에 새로운 자극을 주어 신체의 상태를 지속적으로 향상시키기 위해서는 러닝머신과 엘립티컬 트레이너를 주기적으로 번갈아 활용하는 것이 좋다.

엘립티컬 트레이너 인터벌 트레이닝

전력 주행 단계에서 관성을 이용하지 않도록 주의한다. 엘립티컬 트레이너를 사용할 때는 항상 팔과 다리에 힘이 들어가는 느낌을 정확하게 받도록 노력해야 한다.

시간	운동	SPM*/운동 강도(1~10)	저항
0:00~2:00	워밍업	130~140(5~6)	3~5
2:00~4:00	중속 주행	150~180(7~8)	7~8
4:00~5:00	고속 주행	190(9~10)	8~9
5:00~6:00	저속 주행	150(6~7)	7
6:00~8:00	중속 주행	160~190(7~8)	7~8
8:00~9:00	고속 주행	200(10)	9~10
9:00~10:00	저속 주행	150(6~7)	7
10:00~12:00	중속 주행	170~200(7~8)	7~8
12:00~13:00	고속 주행	200(10)	9~10
13:00~15:00	쿨다운	130~140(5~6)	3~5

*SPM: Strides Per Minute = 1분 당 회전 수

수영 운동 프로그램

물은 공기보다 밀도가 800배나 높기 때문에 물속에서 동작을 취하면 칼로리를 훨씬 더 많이 연소시킬 수 있다. 이번 프로그램에서는 간격, 영법, 거리, 강도를 기준으로 정해진 분량대로 운동을 진행한다. 이 프로그램은 25미터 레인을 기준으로 한 것이지만 올림픽 규격 풀장은 기본 레인이 50미터이다. 그러므로 여기에서는 한 바퀴를 50미터, 반 바퀴를 25미터로 가정하고 프로그램을 진행한다.

스트로크의 효율

수영 인터벌 트레이닝의 효과를 극대화하려면 스트로크를 보다 효율적으로 길고 빠르게 진행해야 한다. 이때는 오른팔 2회 스트로크 후, 왼팔 1회 스트로크, 오른팔 1회 스크로크, 왼팔 2회 스트로크를 완료한 다음, 오른팔과 왼팔 1회 스트로크, 오른팔과 왼팔 2회 스트로크 방식으로 5분 동안 연습을 진행해본다. 이 방법은 스트로크의 규칙성을 높이고 리듬을 찾는 데 도움이 된다. 이는 미국수영협회의 케이트 벨Keith Bell 박사가 고안한 방식이다.

Chapter 10: 15분 유산소 인터벌 트레이닝

자유형 포인트
자세가 좋으면 운동 효과도 좋아진다. 자유형을 배울 때는 다음 사항들을 중점적으로 연습해보자.
1. 수영장의 바닥을 바라본다. 머리를 들면 골반이 아래로 내려가면서 속도가 떨어진다.
2. 물고기를 상상한다. 물을 찰싹거리면 에너지가 낭비된다. 수영을 할 때는 부드럽고 조용하게 물살을 밀고 나아가는 것이 좋다.
3. 팔을 앞으로 뻗은 다음에는 물을 밀어내기 시작하는 지점보다 약 20센티미터 앞의 물속에 손을 넣는 것이 좋다. 오크통을 팔로 감싸서 뒤로 밀어내는 장면을 상상해보자.
4. 리듬을 타자. 몸을 리듬감 있게 굴리는 동작을 잘 연습하면 스트로크를 할 때 광배근, 코어, 등 근육이 골고루 활성화되면서 물을 보다 효율적으로 가르며 나아갈 수 있고, 호흡을 하기도 편해진다. 리듬감을 연습할 때는 한쪽 팔을 앞으로 뻗고 오리발로 킥을 하는 훈련을 하면 좋다.

수영 인터벌 트레이닝

시간	영법	거리	운동 강도
0:00~3:00	자유형/혼합 킥	약 한 바퀴	4~5
3:00~5:00	자유형	약 한 바퀴	6~7
5:00~5:45	자유형	약 반 바퀴	9
5:45~7:00	자유형/혼합 킥	약 반 바퀴	6
7:00~7:45	자유형	약 반 바퀴	9
7:45~9:00	자유형/혼합 킥	약 반 바퀴	6
9:00~9:45	자유형	약 반 바퀴	9
9:45~11:00	자유형/혼합 킥	약 반 바퀴	6
11:00~11:30	접영	약 한 바퀴	8~9
11:30~13:00	자유형	한 바퀴 반	8~9
13:00~15:00	배영/혼합 킥	약 반 바퀴	4~5

줄넘기 운동 프로그램

복싱이나 이종격투기 선수들은 복부에 지방이 거의 없다. 이는 아마도 이런 종목의 선수들이 줄넘기를 많이 연습하는 것과 관련이 있을 것이다. 줄넘기는 몸을 강도 높게 자극하고 많은 칼로리를 연소시키는 운동이다. 이번 프로그램은 줄넘기의 이러한 특성을 고려하여 다양한 줄넘기 동작을 혼합한 인터벌 트레이닝으로 구성되어 있다. 줄을 넘을 때는 발아래에서 줄만 간신히 통과할 수 있도록 약 5센티미터 정도만 점프를 하고, 줄을 돌릴 때는 팔꿈치를 몸통 가까이 붙이고, 착지 시에는 발의 볼 부분으로 가볍게 내려앉도록 주의한다.

발 강화 훈련

발의 근육을 강화하면 달리기나 줄넘기를 할 때 발목과 골반, 등의 부상을 예방하는 데 도움이 된다. 가장 좋은 것은 마블 픽업Marble Pickup이라는 운동이다. 마블 픽업은 지면에 구슬을 흩뿌려놓고 맨발로 의자에 앉아서 발가락으로 구슬을 최대한 많이 집은 다음, 다리를 들어 올려 컵 안에 구슬을 집어넣는 운동이다. 이때는 한쪽 발로 동작을 2~3회 실시한 다음, 반대쪽도 같은 요령으로 반복한다. 이 운동은 발바닥의 아치를 강화하고 평발의 정도를 감소시키는 효과가 있다. 발목을 강화할 때는 맨발로 베개나 쿠션 위에 서서 한쪽 다리로 균형을 잡는 연습을 한다. 이때 난이도를 높이려면 눈을 감거나, 메디신볼을 들고 시계 방향과 반시계 방향으로 볼을 돌리는 동작을 취한다. 발바닥의 건과 인대를 강화하는 데는 발끝으로 걷는 동작이 좋다. 이때는 뒤꿈치를 들고 발의 볼 부분으로 천천히 주위를 걷는다. 이런 운동들을 한두 달 정도 일주일에 2~3회에 걸쳐 몇 분 동안만 실시해도 발 주위의 구조를 놀라울 정도로 탄탄하게 만들 수 있다.

Chapter 10: 15분 유산소 인터벌 트레이닝

줄넘기 인터벌 트레이닝

이 프로그램이 너무 어려우면 속도를 줄이거나 2단계로 나누어 진행한다. '더블 점프' 라고 표기되어 있는 6분대에서는 30초 동안 빠른 속도로 더블 점프를 실시한 다음, 동작을 멈추고 1분 동안 휴식을 취한 후에 다음 단계로 넘어간다.

시간	점프 방법	속도	운동 강도
0:00~1:00	두 발 점프	중속	5~6
1:00~1:30	한 발 점프	중속	7
1:30~2:30	두 발 점프	중속	5~6
2:30~3:00	한 발 점프	중속	7
3:00~5:00	두 발 점프	고속	8~9
5:00~6:00	두 발 점프	중속	5~6
6:00~7:30	더블 점프*	고속	9~10
7:30~8:30	두 발 점프	중속	5~6
8:30~10:30	점핑 잭**	중속에서 고속	8
10:30~11:30	두 발 점프	중속	5~6
11:30~13:30	달리기 점프***	중속에서 고속	8~9
13:30~15:00	두 발 점프	중속	5~6

* 높이 점프하여 한 번 점프에 줄을 2회 넘긴다.
** 첫 번째 점프 후 착지 시 발을 넓게 벌린 다음, 두 번째 점프 후 착지 시에는 발을 모른다.
***줄을 돌리면서 제자리에서 달리기 동작을 취한다.

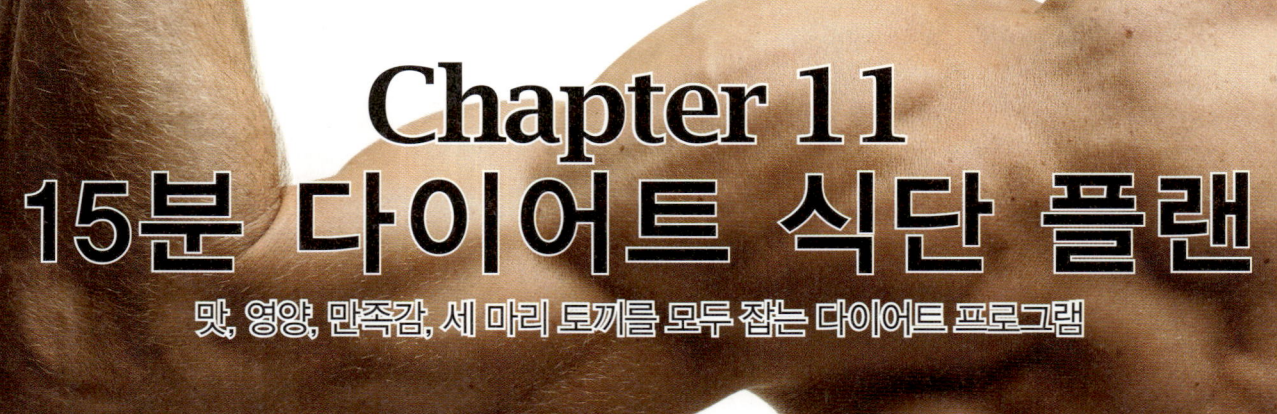

Chapter 11
15분 다이어트 식단 플랜

맛, 영양, 만족감, 세 마리 토끼를 모두 잡는 다이어트 프로그램

> **일반적으로 볼 때, 영양이라는 측면에서는 속도와 건강이라는 요소가 상충된다고 볼 수 있다.**

그러나 패스트푸드점에 가지 않더라도 좋은 영양소를 빠르게 공급받을 수 있는 방법이 있다. 3장에서 우리는 초고속 체중 감량 시스템의 이모저모에 대해 이미 알아보았다.

그러나 식품에 대한 지식을 아는 것과 실제로 음식을 만들어 먹는 것은 별개의 문제일 수도 있다. 이번 장에서 무엇을 어떻게 먹어야 하는지에 대한 내용을 따로 다루는 것도 바로 그 때문이다. 적절한 조리도구와 주방배치, 그리고 올바른 식단이 있다면 목표에 더 빨리 도달할 수 있을 것이다.

15분 다이어트 식단 플랜

초고속 주방 점검

요리를 직접 해야 하는 남성들에게는 시간이 무엇보다 소중한 자원이다. 이번 장에서 소개하는 레시피들을 번개같이 뚝딱 만들어내려면, 조리 스피드를 낼 수 있도록 먼저 주방을 정리해야 한다. 이는 올바른 도구들이 올바른 위치에 있어야 한다는 의미이다. 이런 주방을 만들기 위해서는 두 가지 단계를 거쳐야 한다. 이 단계를 거치고 나면 패스트푸드점에서 정크 푸드를 테이크아웃할 때보다 더 빨리 건강한 요리를 준비해낼 수 있을 것이다.

주방 청소

15분 주방 점검의 첫 번째 단계는 냉장고, 찬장, 다용도실을 깨끗이 정리하는 것이다. 여기서 중요한 것은 내가 좋아하는 음식이든 아니든, 개봉을 했든 안했든, 유혹이 될 만한 것들은 가차 없이 없애버리는 것이다. 왜냐하면 짭짤한 것이 당기는 순간, 눈앞에 포테이토칩이 없다면 포테이토칩을 먹을 수 없을 것이기 때문이다. 대용량 쓰레기 봉지를 들고 청소를 시작해보자. 먼저 사탕과 과자 같이 설탕으로 범벅된 음식을 쓸어버린다. 고가의 초콜릿을 차마 버릴 수 없다면, 적어도 쉽게 눈에 띄지 않는 곳에 보관해야 한다. 더 좋은 방법은 내용물이 보이지 않는 용기에 초콜릿을 숨기는 것이다. 연구에 의하면, 투명한 용기에 단 것을 넣어둘 때보다 불투명한 용기에 보관할 때 섭취량이 줄어든다. 이는 남자나 여자나 마찬가지이다. 일리노이대학의 연구에 따르면, 사무직 근로자들의 경우, 눈에 잘 띄는 곳에 허쉬 키세스 초콜릿을 놔뒀을 때보다 책상 서랍 같이 눈에 보이지 않는 다소 불편한 장소에 보관했을 때 섭취량이 25% 줄어드는 것으로 나타났다.

과자와 사탕을 치워버린 다음에는 흰빵과 흰쌀, 흰 파스타, 상자와 캔에 든 식품을 비롯한 가공 식품을 버릴 차례이다. 주스와 음료를 포함해 잘 부패하지 않는 식품들은 지역에 있는 식품 기부 센터에 가져다줄 수도 있다. 설탕이 들어간 음료수는 집에서 모두 없애버려야 한다. 이런 음식들이 집에 없으면 먹을 수도 없다. 눈에서 멀어지면 마음에서 멀어지듯이, 입에서 멀어지면 배에서도 멀어진다.

주방용품 준비

쓰레기 봉지를 가득 채우고 냉장고와 찬장을 비워냈으면 이제 주방용품을 준비할 차례이다. 계량스푼을 찾기 위해 뒤죽박죽인 서랍을 10분 동안 뒤진다면 음식을 빨리 만들 수 없다. 지금 당장 아래에 나온 주방용품들을 찾아서 눈과 손이 잘 닿는 곳에 깔끔하게 정리해보자. 이 도구들은 음식을 준비할 때 언제든 가까이 두고 자주 써야하는 것들이다.

도마: 도마는 과일과 야채를 썰거나 고기를 자르는 등 일반적으로 음식을 준비할 때 많이 사용한다.

칼: 요리를 하려면 잘 드는 칼 하나 정도는 반드시 있어야 한다. 그리고 자주 쓰는 칼은 날카롭게 잘 갈아두어야 한다. 안 드는 칼은 위험한 칼이나 다름없다. 칼을 준비할 때는 조리

용 칼과 식사용 나이프를 함께 준비한다.

계량컵과 스푼: 계량컵과 스푼은 음식의 양을 확인하거나 조절할 때 유용하다.

소쿠리: 채소를 세척할 때 필요하다.

믹서기/푸드 프로세서: 스무디용 얼음을 갈거나 수프나 소스를 만들 때, 고기를 갈거나 견과류를 으깰 때 필요하다.

음식물 분쇄기: 치즈나 생강 같은 양념이나 조미료를 잘게 만들 때 사용한다. 오렌지 같이 껍질이 두꺼운 재료를 다루거나 기타 양념을 만들 때는 강판이나 제스터가 필요할 수도 있다.

오븐용 장갑: 뜨거운 냄비나 프라이팬을 다룰 때 필요하다.

플라스틱 뒤집개: 유연성이 있는 플라스틱 뒤집개를 사용하면 냄비나 프라이팬에 스크래치가 생기지 않는다.

집게: 스테인리스 스틸 제품이라도 끝이 플라스틱으로 덮여 있는 제품을 사용하면 냄비나 프라이팬에 스크래치가 생기지 않는다.

나무 숟가락: 소스를 버무리거나 조리 도중 음식을 맛볼 때 사용한다.

작은 절구: 후추 같은 향신료를 즉석에서 신선하게 갈아서 음식에 가미하면 풍미를 한껏 높일 수 있다.

주요 식품

다음과 같이 건강에 좋은 식품들을 중심으로 냉장고와 식품 저장고를 다시 채워보자.

양질의 단백질	저탄수화물 채소*		식용지방
소고기	아티초크	녹색 채소	아보카도
치즈	아스파라거스	버섯	버터
달걀	청경채	양파	코코넛
생선	브로콜리	고추	크림
돼지고기	방울양배추	무	견과류와 씨앗류
가금류	당근	시금치	올리브, 올리브유, 카놀라유
콩	꽃배추	토마토	지방을 제거하지 않은 샐러드 드레싱
유장 및 카세인 단백질 파우더	셀러리	순무	
	오이	주키니	

*감자, 완두콩, 옥수수를 제외한 채소는 모두 섭취해도 무방하다.

Chapter 11

물의 다이어트 효과

다이어트를 할 때는 다른 음료 대신 차가운 물을 마시는 것이 좋다. 유타대학 연구진은 240밀리리터 용량의 컵으로 하루에 물을 8~12잔 마신 사람들의 신진대사율이 하루에 물을 4잔만 마신 사람들보다 더 높다는 사실을 발견했다. 피츠버그대학 의학센터 체중관리 연구소의 설립자이자 이사인 매들린 펀스트롬Madelyn Fernstrom에 의하면, 차가운 물을 마시면 체내 심부 열을 더 높이기 위해 인체가 칼로리를 더 많이 소모하게 된다. 물 한 잔을 마실 때 소모되는 칼로리의 양은 많지 않지만 차가운 물을 습관적으로 마시면 큰 노력을 들이지 않고도 적지 않은 칼로리를 연소시킬 수 있게 되는 것이다.

근육을 생성하고
지방을 연소시키는
맛있는 15-15레시피

이번 장에서 소개하는 레시피들을 잘 요리한다고 해서 요리왕이 되지는 않을 것이다. 하지만 이 레시피들은 건강을 지키고 살을 빼면서도 음식을 더 잘 먹는 데 도움이 된다. 또, 이 레시피대로 요리를 할 때는 밀가루를 묻히고 몇 시간 동안 주방에 머무를 필요도 없다. 무엇보다 중요한 것은, 이 레시피들이 매우 맛있다는 점을 보장할 수 있다는 것이다.

이 책의 핵심은 단순함과 시간절약이다. 맨즈헬스 필진은 이 점을 충분히 고려해서 15분 안에 만들 수 있는 영양 만점 레시피 15가지를 준비했다.

이 요리들이 질리거나 좀 더 근사한 요리를 만들 수 있는 시간이 며칠 동안 난다면 맨즈헬스에서 나온 「The New Abs Diet Cookbook」을 참조하기 바란다. 이 책에는 본서에서 권장하는 건강한 재료들을 활용한 레시피가 200가지도 넘게 나와 있다. 그럼 이제 요리를 시작해보자.

Chapter 11

아침 BREAKFAST

그린 에그 오믈렛

Ready
큰 달걀 … 2개
달걀흰자 … 2개
우유 … 1큰술
버터 … 1작은술
어린 시금치 … 3/4컵
저지방 체다치즈 … 1/4컵
검은 후추가루 … 약간

How to Make
- 달걀을 깨서 우유와 함께 그릇에 담는다.
- 냄비에 버터를 넣고 중불에 녹인 다. 여기에 달걀을 넣고 달걀이 굳을 때까지 익힌다.
- 시금치와 치즈를 올리고 1분간 익힌 다음, 주걱이나 플라스틱 뒤집개로 오믈렛 형태를 만든다.
- 달걀이 완전히 요리될 때까지 익힌다.
- 소금과 후추로 간을 한다.

분량: 1인분
열량: 260칼로리
단백질: 23그램
탄수화물: 4그램
지방: 15그램(포화지방 7그램)
섬유질: 1그램

초고속 간식

Ready
코티지치즈 … 1/4컵
신선한 블루베리 … 1/2컵
호두(으깬 것) … 1큰술

How to Make
- 재료를 그릇에 한데 담아 섞는다.

분량: 1인분
열량: 198칼로리
단백질: 10그램
탄수화물: 14그램
지방: 12.5그램(포화지방 2.5그램)
섬유질: 3그램

혼합 오트밀

Ready
가열압착 오트밀 … 1컵
저지방우유 … 1컵
냉동 딸기 … 1/2컵
소금 … 약간
설탕 … 작은술(선택)
계피가루 … 약간
바닐라 유장 단백질 파우더 … 1큰술

How to Make
- 오트밀과 우유를 섞어 전자레인지용 용기에 담는다.
- 1분 동안 전자레인지에 돌린 다음, 골고루 섞어서 다시 1분 동안 돌린다.
- 1분 동안 식힌 다음, 단백질 파우더, 소금, 계피, 설탕을 넣고 섞는다.

분량: 1인분
열량: 585칼로리
단백질: 43그램
탄수화물: 80그램
지방: 11그램(포화지방 3.6그램)
섬유질: 10그램

단백질 식단

매 끼니마다 단백질을 섭취하면 근육을 생성하고 유지하는 데 도움이 된다. 아시다시피, 지방에 비해 근육은 일을 안 하고 있을 때에도 칼로리를 더 많이 소모한다. 단백질은 끼니마다 30그램씩 섭취하는 것이 좋다. 이는 저지방 코티지치즈 1컵이나 뼈 없는 닭가슴살 110그램에 해당하는 양이다.

15분 다이어트 식단 플랜

섬유질을 섭취하는 10가지 방법

미국농무부가 권장하는 하루 식이섬유 섭취량은 20~35그램이다. 그러나 섬유질을 이만큼 섭취하는 사람은 거의 없다. 섬유질은 포만감을 높이고, 콜레스테롤을 낮추며, 신진대사율을 높이는 좋은 재료이다. 다음과 같은 10가지 방법으로 섬유질 섭취량을 높여보자.

1. 샐러드에 병아리콩을 뿌려 먹는다. 병아리콩 반 컵에는 섬유질이 6그램까지 들어 있다.

2. 플레인 요구르트나 바닐라 요구르트에 장과류를 넣어 풍미를 더한다. 장과류 반 컵에는 섬유질이 4그램 들어 있다.

3. 감자를 껍질째 먹는다. 감자 1알의 껍질에는 섬유질이 2그램 들어 있다.

4. 살사 소스에 검은콩이나 강낭콩을 곁들여 먹는다.

5. 아몬드, 땅콩, 해바라기씨 30그램(약 한 줌)을 으깨서 간식으로 먹는다. 여기에는 섬유질이 2~4그램 들어 있다.

점심, 간식 LUNCHES, SNACKS

리틀 이탈리아

Ready
크리스프브레드 … 2조각
프로슈토 햄 … 4조각
바질 또는 어린 시금치잎 … 6장
토마토(익힌 것) … 2조각
저지방 모짜렐라치즈 … 2조각(약 60그램)
엑스트라버진 올리브오일 … 1작은술
검은 후추가루 … 약간

How to Make
- 크리스프브레드 1조각 당 프로슈토 햄 2조각, 바질잎 3장, 토마토 1조각, 모짜렐라치즈 1조각을 올려서 두 덩이를 만든다.
- 그 위에 올리브오일과 후추가루를 뿌린다.

분량: 1인분
열량: 409칼로리
단백질: 23그램
탄수화물: 11.5그램
지방: 26.5그램(포화지방 5.3그램)
섬유질: 3그램

매운 참치 샌드위치

Ready
마요네즈 … 1/8컵
와사비 … 1/4작은술
통조림 참치 … 120그램
통밀빵 … 4조각
붉은 양파(얇게 저민 것) … 2조각
붉은 피망(씨앗을 포함해 얇게 저민 것) … 2조각
아보카도(저민 것) … 1/2컵
생강 피클(저민 것) … 1/4컵
배추상추잎 … 4장

How to Make
- 작은 그릇에 마요네즈와 와사비를 섞은 다음, 참치를 넣고 한데 섞는다.
- 빵 2장에 혼합 참치를 각각 절반씩 올린다.
- 참치 위에 양파, 피망, 아보카도, 생강, 배추상추잎을 올린 다음 나머지 빵 2장을 각각 덮는다.

분량: 2인분
열량: 315칼로리(1인분)
단백질: 22그램(1인분)
탄수화물: 35그램(1인분)
지방: 10그램(포화지방 2.3그램, 1인분)
섬유질: 7그램(1인분)

피타 피자

Ready
통 살사 … 1/4컵
통밀 피타브레드 … 1개
햄(썰어 익힌 것) … 1/4컵
모짜렐라치즈 조각 … 1/4컵

How to Make
- 피타브레드 한쪽 면에 숟가락으로 살사를 펴 바른다.
- 그 위에 햄과 모짜렐라치즈를 얹는다.
- 전자레인지용 접시에 담아 치즈가 녹을 때까지 수십 초 동안 데운다.

분량: 1인분
열량: 360칼로리
단백질: 23그램
탄수화물: 39그램
지방: 13그램(포화지방 5.5그램)
섬유질: 5그램

Chapter 11

스무디 SMOOTHIES

도우 없는 피자

Ready
큰송이버섯 … 1개
스파게티 소스 … 1큰술
모짜렐라치즈 … 1/2컵
페퍼로니(얇게 저민 것) … 5조각

How to Make
- 오븐을 400℃로 예열한다.
- 버섯의 줄기와 버섯 갓 내측의 포자 부분을 손질해내서 소스와 치즈를 담을 수 있는 공간을 만든다.
- 오일을 두른 구이용 접시 위에 버섯 갓의 둥근면이 아래로 오도록 버섯을 놓고, 예열해둔 오븐에 4분 동안 구워서 습기를 제거한다.
- 구이용 접시를 꺼내고 버섯 위에 스파게티 소스와 모짜렐라치즈, 페퍼로니를 얹는다.
- 치즈가 완전히 녹을 때까지 10분 동안 다시 굽는다.

분량: 1인분
열량: 235칼로리
단백질: 10.6그램
탄수화물: 19그램
지방: 13.6그램(포화지방 6.6그램)
섬유질: 2.3그램

항산화 파우더 펀치

Ready
녹차 티백 … 1개
벌꿀 … 1작은술
냉동 블루베리 … 1컵 반
바나나 … 1/2개
바닐라 두유 … 3/4컵

How to Make
- 끓는 물에 녹차 티백을 넣고 차를 우려낸 후에 꿀을 넣고 저은 상태에서 식힌다.
- 믹서기에 식힌 차 5큰술과 블루베리, 바나나, 두유를 넣고 믹서기를 돌린다.
- 스무디 상태로 만든다.

분량: 2인분
열량: 151칼로리(1인분)
단백질: 5그램(1인분)
탄수화물: 30그램(1인분)
지방: 1그램(포화지방 0그램, 1인분)
섬유질: 3그램(1인분)

버진 카보 칵테일

Ready
저지방우유 … 1/2컵
저지방 플레인 요구르트 … 2큰술
냉동 오렌지주스 농축액 … 1/4컵
바나나 … 1/2개
딸기 … 1/4컵
조각 망고 … 1/2컵
바닐라 유장 단백질 파우더 … 2작은술
얼음 … 3조각

How to Make
- 믹서기에 우유, 요구르트, 주스, 바나나, 딸기, 망고, 단백질 분말, 얼음을 넣고 돌린다.

분량: 2인분
열량: 154칼로리(1인분)
단백질: 7그램(1인분)
탄수화물: 31그램(1인분)
지방: 1그램(포화지방 0그램, 1인분)
섬유질: 2그램(1인분)

6. 사과를 먹을 때 아몬드 버터를 함께 발라 먹는다.

7. 수프에 렌즈콩을 곁들여 먹는다. 렌즈콩 1/4컵에는 섬유질이 11그램이나 들어 있다.

8. 저지방 팝콘을 먹는다. 저지방 팝콘 2컵에는 섬유질이 2그램 들어 있다.

9. 아침에 스무디를 만들어 먹을 때 오렌지 하나를 통으로 갈아 넣는다(껍질은 제거). 생 오렌지 하나에는 시중에서 판매하는 오렌지주스 한 통보다 섬유질이 거의 3그램이나 더 많이 들어 있다.

10. 파스타 소스에 잘게 썬 냉동 시금치를 곁들여 먹는다. 시금치는 맛을 더해줄 뿐만 아니라 시금치 반 컵에는 섬유질이 2그램 이상 들어 있다.

15분 다이어트 식단 플랜

저녁 DINNERS

절인 소고기와 양배추 요리

이 레시피의 경우, 준비 시간은 15분이 안 걸리지만 찜솥을 사용하므로 익히는 시간이 조금 오래 걸린다.

Ready
- 붉은 꼬마 감자 … 8개(껍질 유지)
- 당근(중간 크기) … 4개(절반으로 토막)
- 마늘 … 3쪽
- 흑설탕 … 1큰술
- 월계수잎 … 1개
- 절인 소고기 가슴살 … 1.3킬로그램
- 물 … 3컵
- 맥주 … 1병
- 녹색 양배추(중간 크기) … 1개(4조각으로 토막)

How to Make
- 감자와 당근(양배추 제외), 마늘, 설탕, 월계수잎을 찜솥에 넣는다.
- 채소 위에 소고기를 얹고 물과 맥주를 붓는다.
- 뚜껑을 덮고 약한 불에 10시간 정도 찐다.
- 먹기 1시간 전에 양배추를 넣는다.
- 소고기와 채소를 꺼내 접시에 담는다.
- 월계수잎을 제거하고 겨자와 고추냉이를 곁들여 먹는다.

분량: 8인분
열량: 350칼로리(1인분)
단백질: 19그램(1인분)
탄수화물: 23그램(1인분)
지방: 17그램(포화지방 6그램, 1인분)
섬유질: 4그램(1인분)

치즈 양고기 버거

Ready
- 양고기(갈은 것) … 30그램
- 훈제 모짜렐라치즈 … 10그램
- 큰 배추상추잎 … 4개
- 소금과 후추 … 약간

How to Make
- 모짜렐라치즈를 4등분한다.
- 양고기를 골고루 4등분하고 각 조각 안에 치즈를 채워 넣는다.
- 강한 불에 약 4분 동안 앞뒤로 익힌다.
- 각각의 버거를 배추상추잎으로 싸서 먹는다.

분량: 4인분
열량: 397칼로리(1인분)
단백질: 26그램(1인분)
탄수화물: 2그램(1인분)
지방: 31그램(포화지방 14.5그램, 1인분)
섬유질: 1그램(1인분)

아시안 소스를 곁들인 그릴 참치 케밥

아시안 소스(미리 만들어 둔다.)

Ready
- 저염 간장 … 1/4컵
- 호이신 소스 … 1/2컵
- 참기름 … 1/2컵
- 설탕 … 1/2 작은술
- 저민 마늘 … 2쪽
- 저민 생강 … 1작은술

How to Make
- 재료를 프라이팬에 섞어 넣고 자작해질 때까지 중불에 익힌다.
- 식힌 다음 유리병에 담아 냉장고에서 2주 동안 숙성시킨다.

케밥

Ready
- 참치 스테이크 … 30그램
- 양송이버섯 … 12개
- 방울토마토 … 12개
- 봄양파 … 6개(5센티미터 크기로 토막 냄)
- 나무 또는 대나무 꼬챙이 … 4개

How to Make
- 꼬챙이를 30분 동안 물에 불린다.
- 참치를 한 입에 잘 들어갈 크기로 자른다.
- 참치와 채소를 골고루 4등분하여 꼬챙이에 각각 끼운다.
- 아시안 소스를 바른 다음, 6분 동안 그릴에 굽는다. 이때 재료는 한 번만 뒤집고 남은 소스는 요리를 마치고 2분 후에 다시 바른다.

분량: 4인분
열량: 220칼로리(1인분)
단백질: 30그램(1인분)
탄수화물: 14그램(1인분)
지방: 5그램(포화지방 0.5그램, 1인분)
섬유질: 2그램(1인분)

Chapter 11

로스트 라따뚜이

Ready
가지(껍질을 벗긴 중간 크기) … 1개(약 1센티미터 크기로 자름)
큰 주키니 … 1개(약 1센티미터 크기로 자름)
붉은 양파(채 썬 중간 크기) … 1개
붉은 피망 … 1개(씨를 제거하지 않고 약 5센티미터 크기로 자름)
노란 피망 … 1개(씨를 제거하지 않고 약 5센티미터 크기로 자름)
페넬 벌브(중간 크기) … 1/2개(속을 파내고 얇게 저밈)
토마토 통조림(채 썬 것) … 1개(500그램)
올리브오일 … 1큰술
오레가노 … 1½작은술
굵은 소금 … 1/2작은술
검은 후추가루 … 1/4작은술

How to Make
- 오븐을 500℃로 예열한다.
- 구이용 팬에 쿠킹 스프레이를 두른다.
- 구이용 팬에 가지, 주키니, 양파, 피망, 페넬, 토마토를 넣는다.
- 올리브오일, 오레가노, 소금, 후추를 흩뿌린다.
- 약 15분 동안 또는 채소가 부드러워질 때까지 가끔씩 저으면서 굽는다.

분량: 4인분
열량: 127칼로리(1인분)
단백질: 3.5그램(1인분)
탄수화물: 19그램(1인분)
지방: 4그램(포화지방 1그램, 1인분)
섬유질: 7그램(1인분)

디너 샐러드

디너 샐러드에는 근육을 생성하는 단백질과 양질의 탄수화물, 허기를 달래주는 지방이 각각 약 30그램씩 들어 있다. 먹고 남은 소고기 가슴살 구이로 만들면 몇 분 안에 완성할 수 있다.

Ready
소고기 가슴살(심을 빼고 구운 것) … 100그램
배추상추(채 썬 것) … 2컵
계란 완숙 … 1개(반으로 자름)
방울토마토 … 6개(반으로 자름)
아보카도(저민 것) … 1/4개
블루치즈(으깬 것) … 1큰술
삶은 완두콩 … 1컵(반으로 자름)
엑스트라 버진 올리브오일 … 1큰술
조리한 베이컨 … 1줄(데움)

How to Make
- 모든 재료를 섞어서 먹는다.

분량: 1인분
열량: 650칼로리
단백질: 49그램
탄수화물: 32그램
지방: 35그램(포화지방 13.5그램)
섬유질: 8그램

⬇

건강 옵션
이 샐러드의 섭취량을 절반으로 줄이는 대신 수프와 함께 먹으면 칼로리 섭취량을 더 줄일 수 있다. 남은 절반은 다음 날 점심 때 먹을 수 있다.

레몬 향 양배추

Ready
냉동 미니 싹 양배추 … 500그램
버터 … 1큰술
엑스트라 버진 올리브오일 … 1작은술
레몬가루 … 1/2작은술
레몬즙 … 1작은술
소금과 후추가루 … 약간

How to Make
- 큰 팬에 물을 1/4컵 넣고 싹 양배추를 넣고 끓인다. 물이 끓기 시작하면 뚜껑을 닫고 불을 줄인 후 재료가 부드러워질 때까지 또는 10분 동안 익힌다.
- 싹 양배추가 익는 동안 작은 프라이팬에 버터를 녹인다.
- 여기에 올리브오일과 레몬가루, 레몬즙을 넣고 젓는다.
- 싹 양배추가 익으면 물을 덜어내고 그 위에 레몬과 버터 혼합물을 두르고 소금과 후추가루로 간을 한다.

분량: 4인분
열량: 187칼로리(1인분)
단백질: 3그램(1인분)
탄수화물: 8그램(1인분)
지방: 16그램(포화지방 8그램, 1인분)
섬유질: 3그램(1인분)

우유 재충전

우유는 운동 후 마실 수 있는 좋은 음료일 뿐만 아니라, 지방을 연소시키는 데에도 도움이 된다. 〈스포츠와 운동의 의학과 과학 저널〉에 발표된 한 연구에 의하면, 운동 후 무지방우유를 마신 사람은 12주 동안 체중이 1.5킬로그램 낮아졌지만, 우유 대신 스포츠 음료를 마신 사람들은 오히려 체중이 늘어났다. 우유의 단백질은 칼로리를 소모하고 근육을 생성하는 인체의 능력을 향상시킨다.

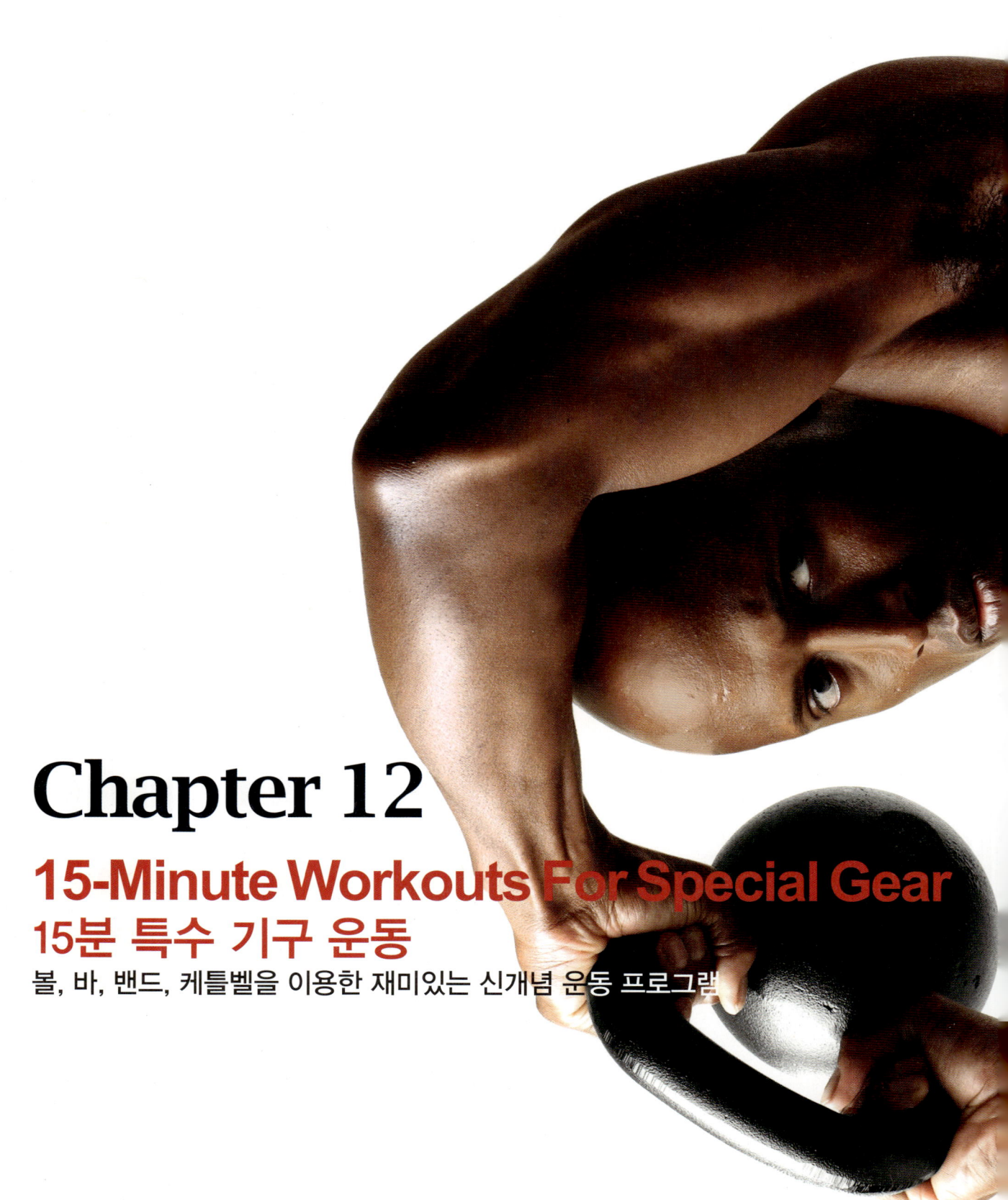

Chapter 12

15-Minute Workouts For Special Gear
15분 특수 기구 운동
볼, 바, 밴드, 케틀벨을 이용한 재미있는 신개념 운동 프로그램

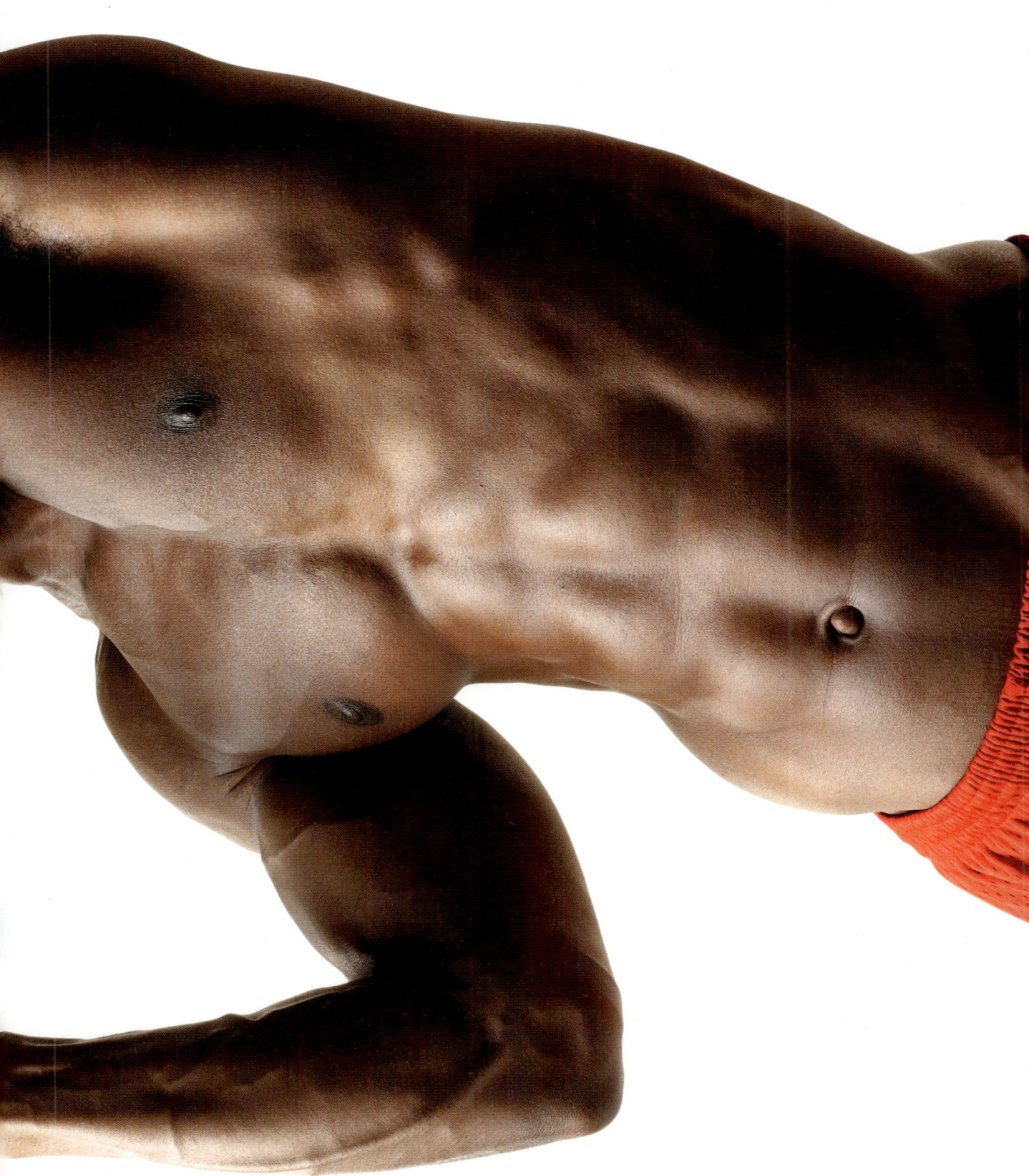

Superfast Workouts for Special Fitness GEAR
초고속 특수 기구 운동

볼, 밴드, 폼 롤러, 케틀벨은 양념 같은 역할을 하는 운동 기구로 많은 사랑을 받고 있다. 이런 기구들은 평범한 운동 루틴에 활력을 불어넣을 수도 있지만, 그 자체만으로도 완벽한 운동 프로그램을 구성할 수 있다. 이처럼 참신한 운동 기구들을 지금껏 사용하지 않고, 익숙하고 검증된 바벨과 덤벨만 다뤄왔다면 이제는 시야를 넓힐 때이다. 밴드와 케틀벨, 스태빌리티 볼이 좋은 또 다른 이유는 각 운동 기구들이 근육을 새로운 방식으로 자극하고 새로운 근섬유들을 활성화시켜 건강과 근력을 또 다른 수준으로 한 단계 끌어 올린다는 것이다. 이런 운동 기구들은 저마다 발명된 존재의 이유가 있다.

특수 기구 운동의 기본기

이번 장은 5가지 독특한 운동 기구를 사용한 51가지 운동으로 구성되어 있다. 그 중에서도 특히 케틀벨 운동은 일반적인 근력 운동보다 좀 더 어려울 수도 있다. 초보자라면 이런 기구에 천천히 익숙해지는 것이 좋을 것이다. 그러나 정체기에 머물러 있는 중급자 이상의 사람들은 이런 기구들을 사용하는 즉시 새로운 자극과 도전을 받을 수 있다. 이제 지금껏 경험해보지 못한 운동의 세계로 들어가 보자.

Chapter 12: 15분 특수 기구 운동

1분 가이드:
15분 특수 기구 운동 서킷 플랜

p.276
케틀벨 운동 프로그램 1
케틀벨 어라운드 더 바디 패스
케틀벨 스윙
케틀벨 데드리프트
케틀벨 할로

p.280
케틀벨 운동 프로그램 2
스플리트 스쿼트 케틀벨 패스
케틀벨 8자 운동
케틀벨 하프 겟-업
케틀벨 스내치, 풀, 푸시 프레스

p.284
밴드 운동 프로그램 1
밴드 리지스턴스 푸시업
밴드 스쿼트와 사이드 킥
밴드 시티드 로우
밴드 프로그 프레스

p.288
밴드 운동 프로그램 2
밴드 스쿼트
밴드 스탠딩 인클라인 플라이
밴드 리지스티드 수파인 라잉 크런치
러버 밴드 사이드스텝

p.292
메디신볼 운동 프로그램 1
메디신볼 우드 초퍼
메디신볼 스텝과 익스텐드
메디신볼 빅 서클
메디신볼 스쿼트와 프레스
메디신볼 스탠딩 러시안 트위스트
메디신볼 서클 크런치
메디신볼 싯업

p.298
메디신볼 운동 프로그램 2
메디신볼 라이징과 세팅 선
메디신볼 워킹 런지
메디신볼 토 터치
메디신볼 디클라인 토스
메디신볼 수트케이스 크런치
메디신볼 디치 디거
메디신볼 인치웜

p.302
스태빌리티 볼 운동 프로그램 1
스태빌리티 볼 롤아웃
스태빌리티 볼 파이크
스태빌리티 볼 스키어
스태빌리티 볼 리어 래터럴 레이즈
스태빌리티 볼 디클라인 푸시업
스태빌리티 볼 레그 컬
스태빌리티 볼 스트레치 런지

p.308
스태빌리티 볼 운동 프로그램 2
스태빌리티 볼 웨이크-업 크런치
스태빌리티 볼 핸드 워크
스태빌리티 볼 레그 레이즈
스태빌리티 볼 로우 콤비네이션
스태빌리티 볼 잭나이프
스태빌리티 볼 싱글-레그 밸런스 브리지
스태빌리티 볼 밸런싱 바이시클

p.312
샌드백 운동 프로그램 1
샌드백 로테이셔널 풋-백
샌드백 클린과 프레스
샌드백 제르셔 트래블링 런지

p.316
샌드백 운동 프로그램 2
샌드백 숄더 더 로드
샌드백 베어 허그 워크
샌드백 그립, 로우, 그로우
샌드백 겟-업

운동을 거르지 않는 방법

출장과 여행이 잦다 보면 운동 프로그램을 지속적으로 이어가기 어려운 상황이 발생한다. 묵고 있는 호텔에 헬스클럽이 있어도 사정은 다르지 않다. 헬스클럽까지 내려가는 것도 귀찮을 때가 있다. 그러나 운동 밴드는 여행 가방에도 쉽게 넣고 다닐 수 있고 호텔방에서도 얼마든지 사용할 수 있기 때문에 이런 변명은 이제 통하지 않는다. 휴대가 간편한 또 다른 운동 기구로는 TRX가 있다. TRX 서스펜션은 양쪽 끝에 고리가 달린 합성 수지 재질의 끈이다. TRX를 문지방 같은 곳에 단단히 고정해 놓으면 딥, 풀업, 트라이셉스 프레스, 숄더 익스텐션 등 수많은 체중 운동을 어디서나 즐길 수 있다.

케틀벨 운동 프로그램 1

케틀벨은 신진대사를 크게 상승시킨다. 대포알을 닮은 비대칭형의 운동 기구인 케틀벨은 칼로리를 연소시키는 효과가 탁월하다. 위스콘신 대학 연구진은 케틀벨로 스윙 운동을 할 때(케틀벨을 들고 단순한 스쿼트 동작과 스윙 동작을 취하는 운동, 278페이지 참조) 1분에 20칼로리가 연소된다는 사실을 발견했다. 이는 자전거, 로잉, 엘립티컬 트레이닝, 계단 오르기, 수영보다 더 많은 양이다. 여기에서 소개하는 2가지 15분 케틀벨 운동만 해도 칼로리 소모량이 각각 300칼로리에 이른다. 그러나 이는 시작에 불과하다. 이 프로그램을 진행하고 나면 근육을 생성하고, 운동 후 회복을 하는 과정에서 에너지 소모량이 50%까지 치솟는다.

케틀벨 해부

케틀벨의 놀라운 힘은 그 독특한 구조에서 나온다. 케틀벨은 모양이 비대칭이기 때문에 케틀벨을 다루고 균형을 잡는 과정에서 근육이 더 많은 힘을 발휘해야 한다. 그러므로 케틀벨은 불편함에 익숙해지고 완벽한 자세를 익힐 때까지 가벼운 중량(10킬로그램 이하)을 사용해야 한다.

손잡이: 케틀벨을 사용할 때는 대부분 손잡이 부분을 잡고 흔들거나 돌리는 동작을 취하게 된다.

손잡이 측면: 케틀벨 손잡이의 측면은 혼(Horn: 뿔이라는 뜻, 휘어진 뿔처럼 생긴 손잡이의 만곡부를 지칭)이라고 한다. 이 부분은 케틀벨을 거꾸로 잡는 등의 경우에 사용한다.

기저부(벨): 케틀벨에서 중량을 이루는 주요 부위로, 모양이 둥글고 맨 아랫부분은 평편하다.

Chapter 12: 15분 특수 기구 운동

진행 방법

중간 휴식 없이 4가지 운동을 서킷 방식으로 진행하고, 서킷을 1회 마치면 60초 동안 휴식을 취한 다음, 서킷을 2회 더 반복한다.

케틀벨 어라운드 더 바디 패스
Kettlebell Around the Body Pass

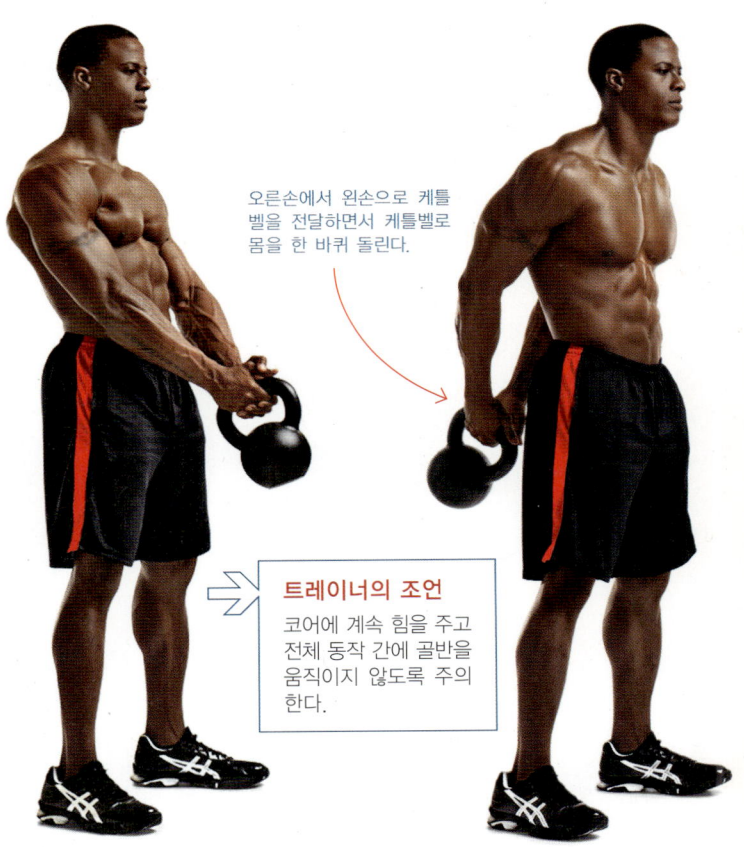

오른손에서 왼손으로 케틀벨을 전달하면서 케틀벨로 몸을 한 바퀴 돌린다.

트레이너의 조언
코어에 계속 힘을 주고 전체 동작 간에 골반을 움직이지 않도록 주의한다.

A
- 발을 골반너비로 벌리고 서서 양손으로 하나의 케틀벨을 잡고 몸통 앞으로 팔을 뻗는다.

B
- 오른손으로 케틀벨을 건네받아 잡고 양손을 등 뒤로 돌린 다음, 왼손으로 케틀벨을 잡고 다시 양팔을 몸통 앞으로 돌린다(몸을 중심으로 큰 원을 그린다.). 여기까지가 1회 반복이다.

반복: 10회 반복 후 휴식 없이 곧바로 방향을 바꾸어 같은 요령으로 반복한다.

좋아하는 운동을 하라

운동을 평생 동안 계속하려면, 자신이 좋아하고 지속할 수 있는 운동과 운동 기구를 찾아야 한다. 웨스트버지니아대학의 스포츠 코칭 교육과 부교수인 크리스텐 디펜바흐Kristen Diefenbach 박사는 이렇게 말한다. "가능하면 다양한 운동과 많은 운동 기구를 경험해봐야 합니다. 자전거부터 수영에 이르기까지 다채로운 운동을 경험하다 보면 자신에게 딱 맞는 운동을 한두 가지 발견하게 됩니다." 이런 운동을 하는 데 시간을 보내다 보면 운동을 거르는 횟수가 현저히 줄어들 것이다.

케틀벨 운동 프로그램 1

케틀벨 스윙
Kettlebell Swing

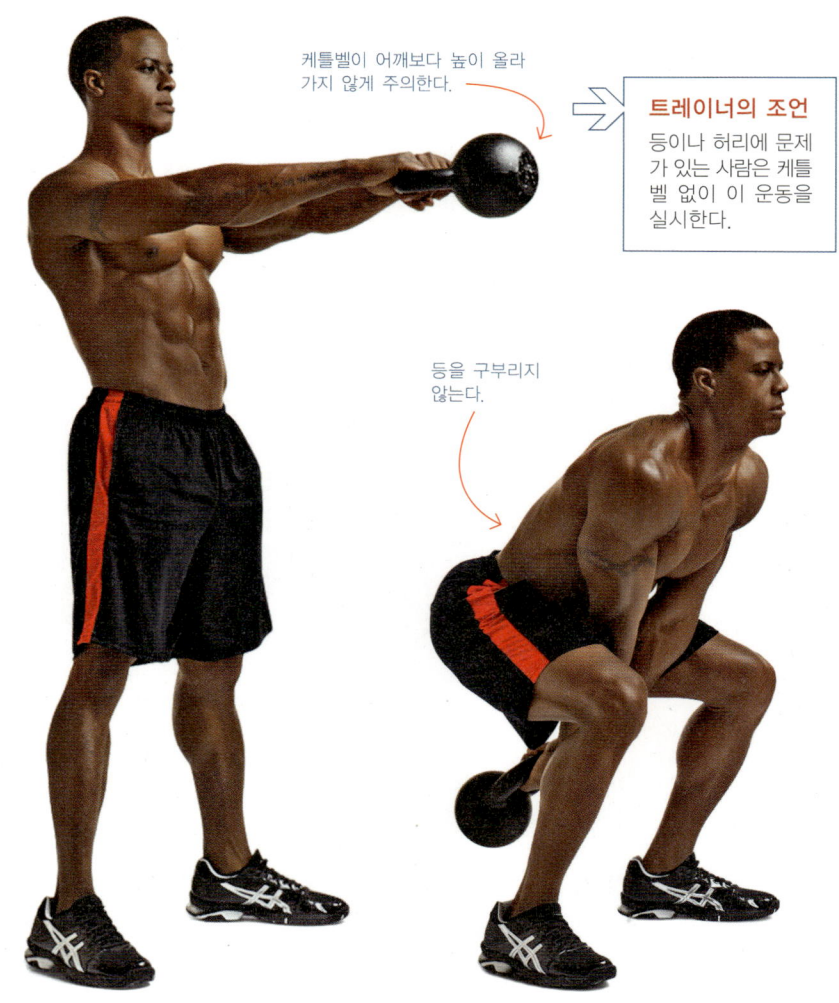
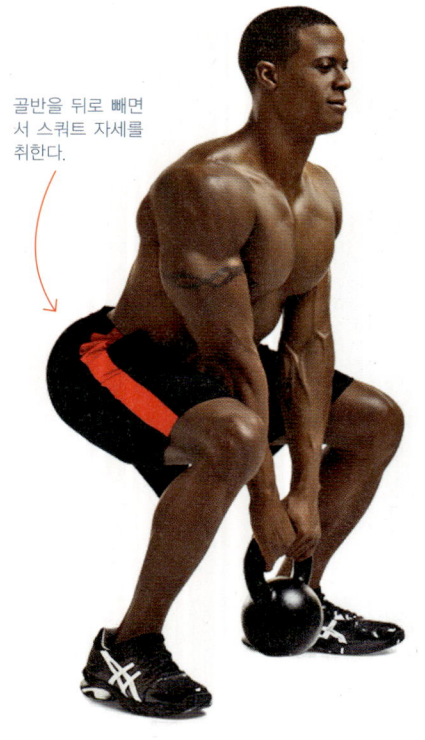

케틀벨이 어깨보다 높이 올라가지 않게 주의한다.

트레이너의 조언
등이나 허리에 문제가 있는 사람은 케틀벨 없이 이 운동을 실시한다.

등을 구부리지 않는다.

골반을 뒤로 빼면서 스쿼트 자세를 취한다.

A
- 발을 골반너비보다 약간 넓게 벌리고 서서 양손으로 케틀벨을 잡는다.
- 허벅지가 지면과 거의 수평을 이룰 때까지 쪼그려 앉는다.

B
- 즉시 일어서서 케틀벨을 어깨 높이까지 흔들어 올린다. 이때 팔은 편 상태로 유지한다.

C
- 케틀벨이 궤적을 그리면서 내려오기 시작하면 무릎을 구부려 쪼그려 앉으면서 다리 사이로 케틀벨을 통과시킨다. 여기까지가 1회 반복이다.

반복: 15~20회 반복한다.

Chapter 12: 15분 특수 기구 운동

케틀벨 데드리프트
Kettlebell Dead Lift

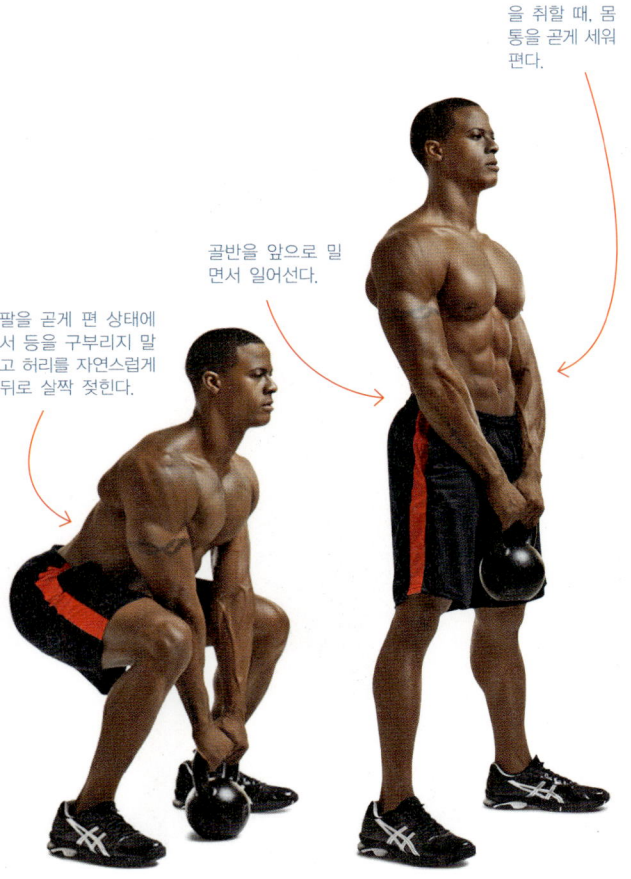

팔을 곧게 편 상태에서 등을 구부리지 말고 허리를 자연스럽게 뒤로 살짝 젖힌다.

골반을 앞으로 밀면서 일어선다.

일어서는 동작을 취할 때, 몸통을 곧게 세워 편다.

A
- 발을 골반너비로 벌리고 서서 다리 사이 지면에 케틀벨을 놓는다.
- 등을 곧게 유지하면서 쪼그려 앉아 양손으로 케틀벨의 손잡이를 잡는다.

B
- 복근과 둔근에 강하게 힘을 주고 뒤꿈치로 지면을 밀면서 천천히 일어선다. 이때 팔은 곧게 편 상태를 유지한다. 여기까지가 1회 반복이다.

반복: 10~12회 반복한다.

케틀벨 할로 Kettlebell Halo

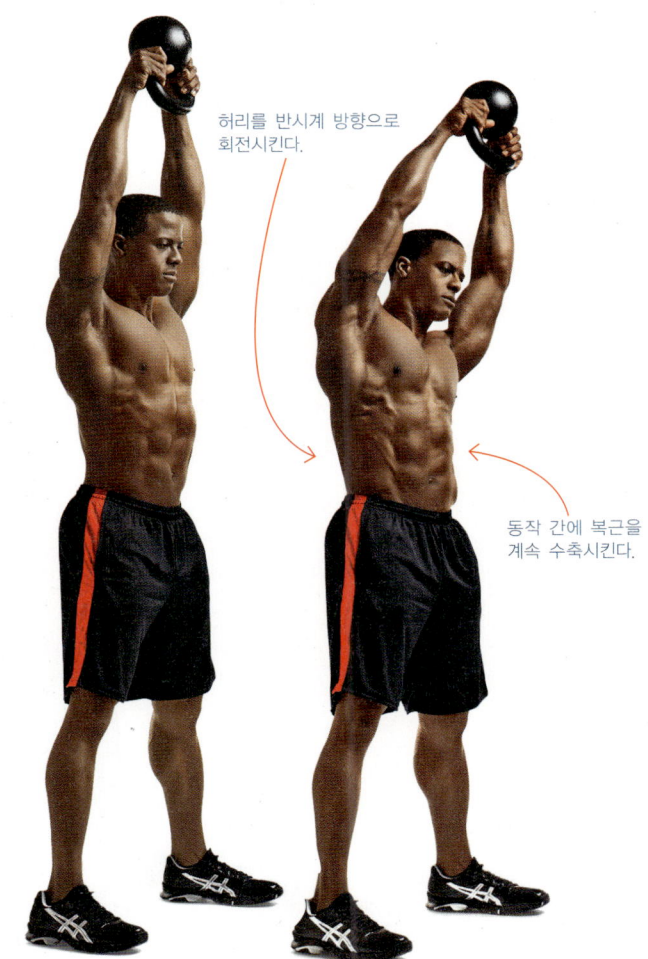

허리를 반시계 방향으로 회전시킨다.

동작 간에 복근을 계속 수축시킨다.

A
- 케틀벨의 혼 부분을 양손으로 잡고 케틀벨을 거꾸로 든 상태에서 머리 위로 팔을 곧게 뻗어 올린다.

B
- 가슴을 펴고, 복근에 힘을 주고, 어깨를 젖힌 상태를 유지하면서 왼쪽으로 허리를 틀면서 몸통을 회전시킨다.
- 머리 위에서 케틀벨로 작은 원을 그려야 한다.

반복: 6회 반복 후 방향을 바꾸어 같은 요령으로 반복한다.

케틀벨 운동 프로그램 2

이번 프로그램은 케틀벨의 독특한 손잡이와 비대칭 구조를 잘 활용할 수 있는 4가지 운동으로 구성되어 있다. 케틀벨 운동 프로그램 1과 번갈아 실시하면 운동의 다양성을 더할 수 있다.

진행 방법

중간 휴식 없이 4가지 운동을 서킷 방식으로 진행하고, 서킷을 1회 마치면 60초 동안 휴식을 취한 다음, 서킷을 2회 더 반복한다.

스플리트 스쿼트 케틀벨 패스
Split Squat Kettlebell Pass

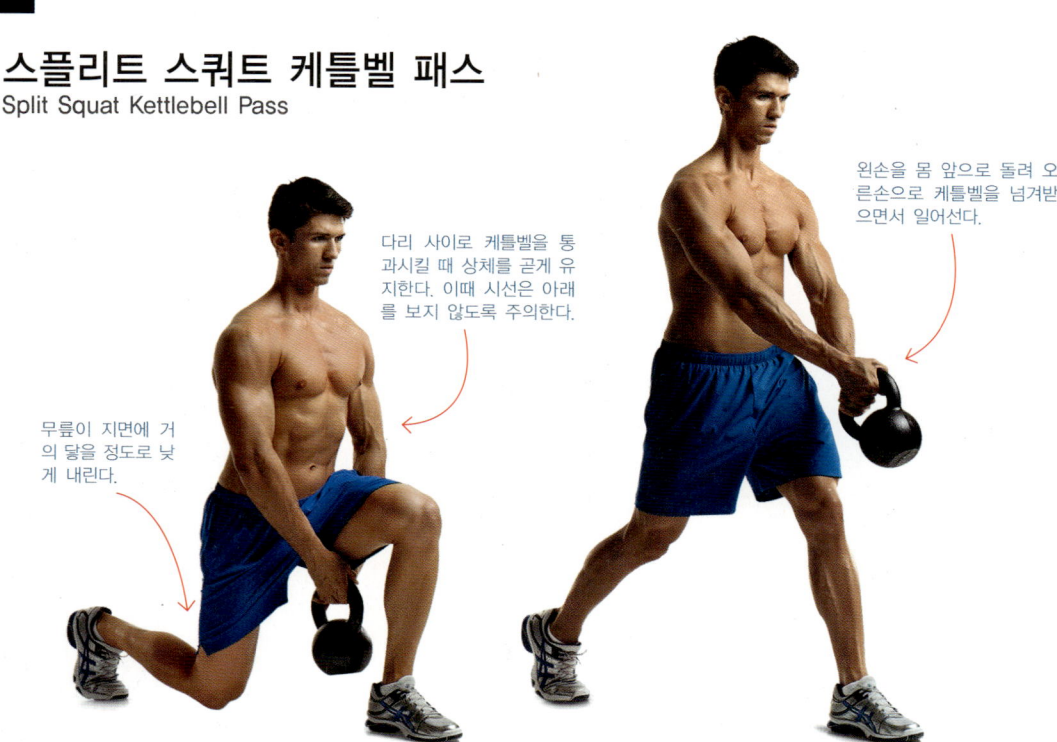

다리 사이로 케틀벨을 통과시킬 때 상체를 곧게 유지한다. 이때 시선은 아래를 보지 않도록 주의한다.

무릎이 지면에 거의 닿을 정도로 낮게 내린다.

왼손을 몸 앞으로 돌려 오른손으로 케틀벨을 넘겨받으면서 일어선다.

A
- 오른손으로 케틀벨의 손잡이를 잡은 상태에서 양팔을 몸 옆으로 내린다. 이 상태에서 왼발이 정면을 향하도록 앞으로 약 50센티미터 뻗고, 뒤쪽에 있는 오른발은 뒤꿈치를 지면에서 뗀다.
- 무릎을 구부리면서 지면을 향해 골반을 내리고 앞쪽 다리 사이를 통해 오른손의 케틀벨을 왼손으로 전달한다.

B
- 다리를 펴고 일어서면서 왼손에 들고 있던 케틀벨을 다리 앞으로 넘겨 오른손으로 건네받는다.
- 같은 방식으로 다리를 통과시키면서 시계 방향으로 8회 회전시킨 다음, 방향을 바꿔 반시계 방향으로 8회 회전시킨다.
- 그 다음에는 오른쪽 다리를 앞으로 뻗은 상태에서 같은 요령으로 동작을 반복한다.

반복: 한쪽 다리 당 아래로 총 16회 통과시키고, 8회씩 끊어서 방향을 전환한다.

Chapter 12: 15분 특수 기구 운동

케틀벨 8자 운동
Kettlebell Figure 8

트레이너의 조언
물 흐르듯이 천천히 동작을 조절하면서 진행한다.

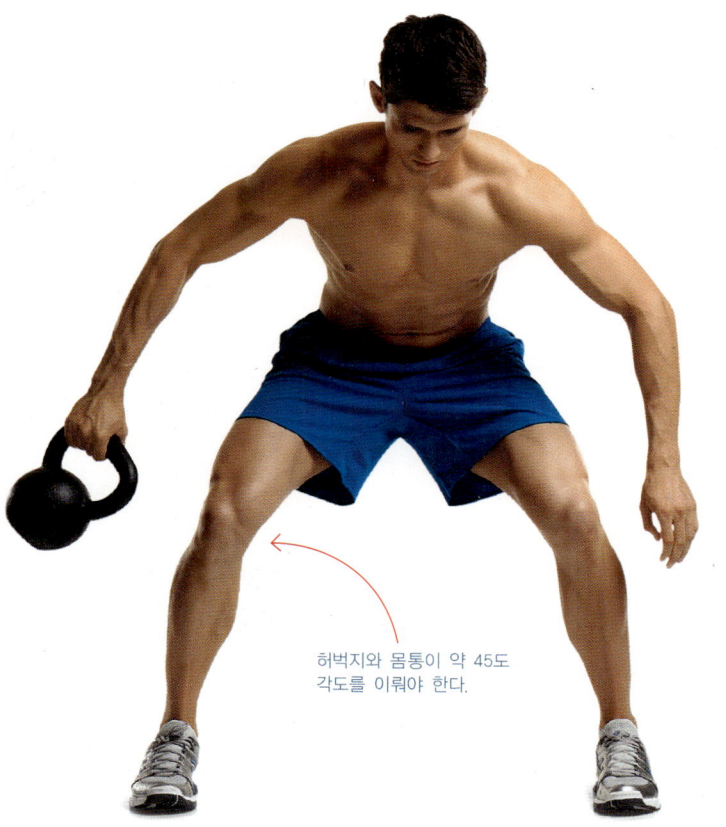

허벅지와 몸통이 약 45도 각도를 이뤄야 한다.

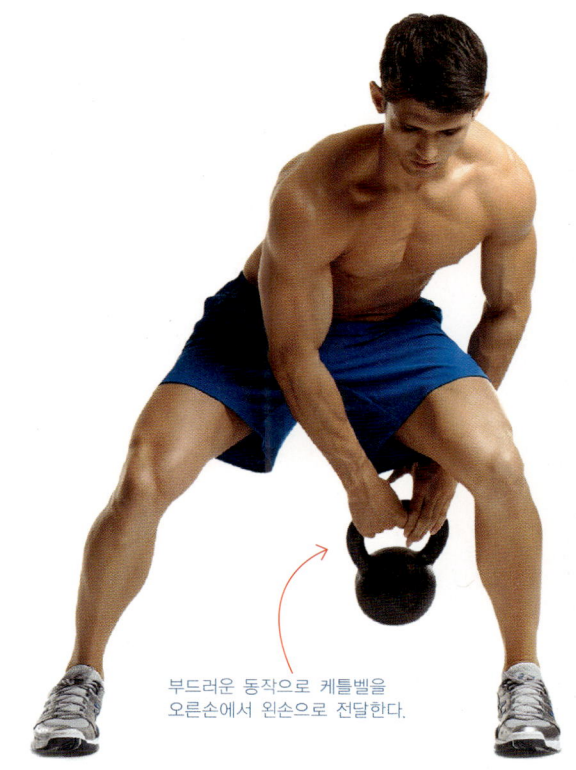

부드러운 동작으로 케틀벨을 오른손에서 왼손으로 전달한다.

A
- 발을 골반너비보다 넓게 벌리고 서서 무릎을 구부리면서 1/4 스쿼트 자세를 취한다. 이때 등과 가슴을 편 상태로 유지한다.
- 오른손에 케틀벨을 든 상태에서 오른쪽 다리 앞을 지나 다리 사이를 통과하여, 왼쪽 다리 뒤쪽까지 케틀벨을 이동시킨다.

B
- 왼손으로 케틀벨을 건네받은 상태에서 왼쪽 다리 앞을 지나 다리 사이를 통과시키면서 오른쪽 종아리 뒤 지점에서 오른손으로 케틀벨을 건네받는다. 여기까지가 1회 반복이다.

반복: 10회 반복한다.

케틀벨 운동 프로그램 2

케틀벨 하프 겟-업
Kettlebell Half Get-Up

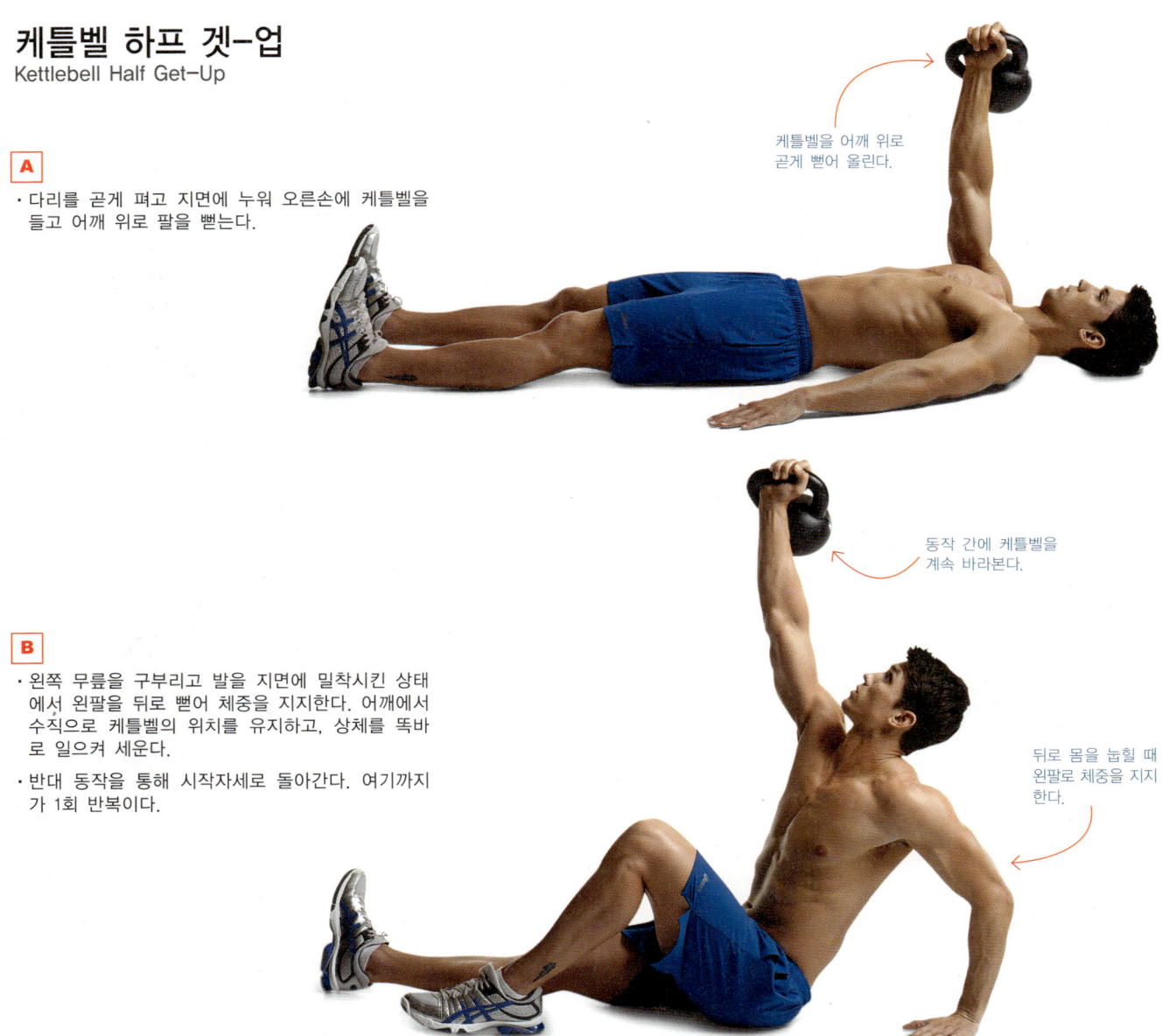

A
- 다리를 곧게 펴고 지면에 누워 오른손에 케틀벨을 들고 어깨 위로 팔을 뻗는다.

케틀벨을 어깨 위로 곧게 뻗어 올린다.

B
- 왼쪽 무릎을 구부리고 발을 지면에 밀착시킨 상태에서 왼팔을 뒤로 뻗어 체중을 지지한다. 어깨에서 수직으로 케틀벨의 위치를 유지하고, 상체를 똑바로 일으켜 세운다.
- 반대 동작을 통해 시작자세로 돌아간다. 여기까지가 1회 반복이다.

동작 간에 케틀벨을 계속 바라본다.

뒤로 몸을 눕힐 때 왼팔로 체중을 지지한다.

반복: 5회 반복 후 반대편도 같은 요령으로 반복한다.

Chapter 12: 15분 특수 기구 운동

케틀벨 스내치, 풀, 푸시 프레스
Kettlebell Snatch, Pull, and Push Press

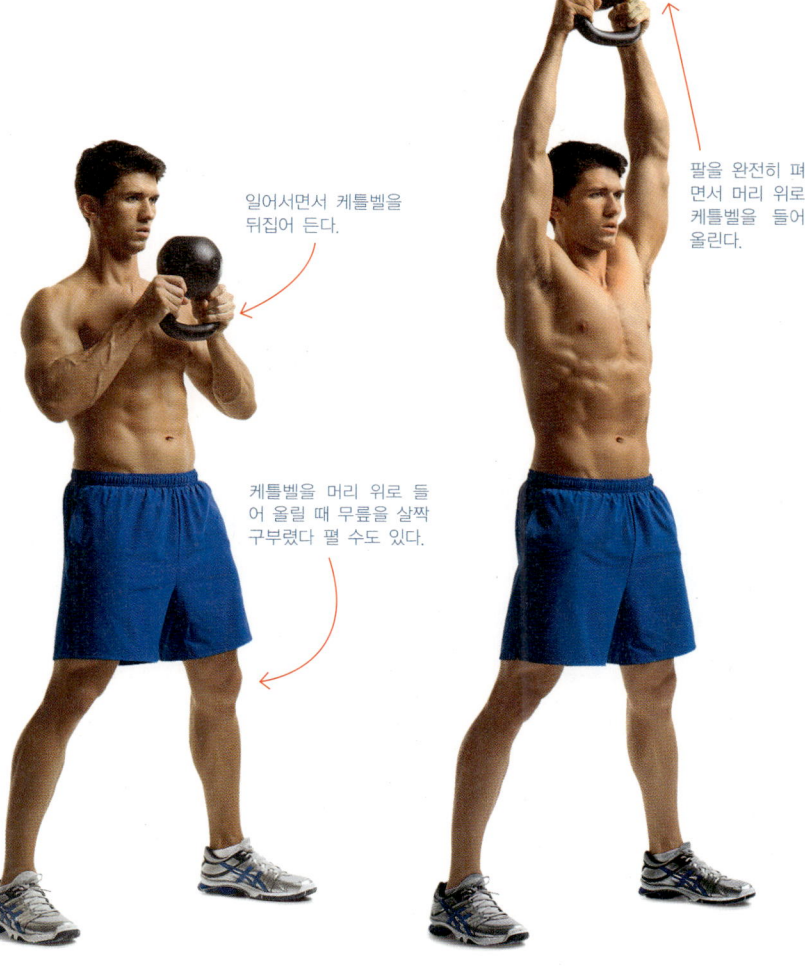

골반을 뒤로 빼고 앉으면서 스내치 시작자세를 만든다.

일어서면서 케틀벨을 뒤집어 든다.

팔을 완전히 펴면서 머리 위로 케틀벨을 들어 올린다.

케틀벨을 머리 위로 들어 올릴 때 무릎을 살짝 구부렸다 펄 수도 있다.

케틀벨의 혼 부분을 잡는다.

A
- 양손으로 케틀벨을 잡은 상태에서 발을 어깨너비로 벌리고 발끝을 약 45도 벌린다.
- 발 사이 지면에 케틀벨을 위치시킨다.

B
- 강하게 일어서면서 팔꿈치를 구부려 가슴 높이까지 케틀벨을 들어 올린다.

C
- 팔을 강하게 펴면서 케틀벨을 머리 위로 들어 올린다.
- 케틀벨을 가슴 높이까지 내린 다음, 쪼그려 앉으면서 지면에 케틀벨을 다시 내려놓는다. 여기까지가 1회 반복이다.

반복: 10회 반복한다.

283

밴드 운동 프로그램 1

운동용 밴드나 튜브는 운동 강도가 낮다는 이유로 외면당하는 경우가 종종 있다. 그러나 이런 편견은 진실을 완전히 왜곡한 것이다. 깃털처럼 가벼운 무게와 예쁜 색상과는 달리, 밴드는 프리웨이트 운동으로 강화하기 어려운 부위를 집중적으로 공략할 수 있고, 관절 가동 범위 전체에 걸쳐 근육에 지속적인 긴장을 가할 수 있다는 큰 장점을 가지고 있다. 밴드나 튜브는 다양한 제품이 있기 때문에 원하는 저항의 강도나 운동 스타일에 따라 여러 가지를 구입하여 운동에 변화를 줄 수 있다. 밴드와 튜브를 구입한다는 것은 언제 어디서나 강도 높은 운동을 할 수 있다는 것을 의미한다.

 밴드 운동을 처음 접하면 의외로 쉽지 않다는 느낌을 받을 수 있다. 이는 처음 동작과 끝 동작이 비교적 쉽고 중간 지점에서 가장 큰 저항이 발생하는 프리웨이트 운동과 달리, 밴드의 저항이 뒤로 갈수록 점진적으로 강해지기 때문이다. 밴드 운동을 할 때는 동작을 천천히 부드럽게 조절하는 데 집중해야 한다.

Chapter 12: 15분 특수 기구 운동

진행 방법

중간 휴식 없이 4가지 운동을 1세트씩 연달아 서킷 방식으로 진행하고, 서킷을 1회 마치면 30초 동안 휴식을 취한 다음, 전체 서킷을 2회 더 반복한다.

밴드 리지스턴스 푸시업
Band Resistance Pushup

A
- 팔을 어깨너비로 벌리고 다리를 곧게 편 상태로 푸시업 자세를 취한다.
- 밴드가 양쪽 견갑골을 가로지르도록 위치시키고 밴드의 양쪽 끝을 양손 아래에 각각 걸친다. 이때 밴드가 몸에 꽉 끼는 느낌이 나야 한다.

> **트레이너의 조언**
> 동작이 너무 쉬우면 더 두꺼운 밴드를 사용하거나 밴드를 하나 더 추가한다.

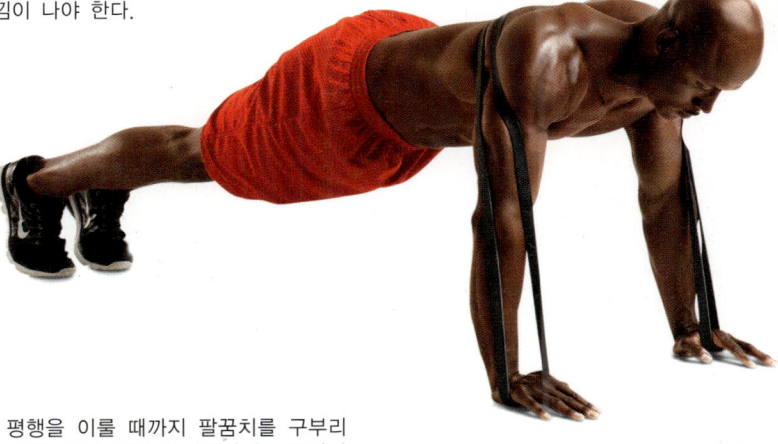

B
- 상완이 지면과 평행을 이룰 때까지 팔꿈치를 구부리면서 몸을 내린 다음, 팔을 펴면서 시작자세로 돌아간다. 여기까지가 1회 반복이다.

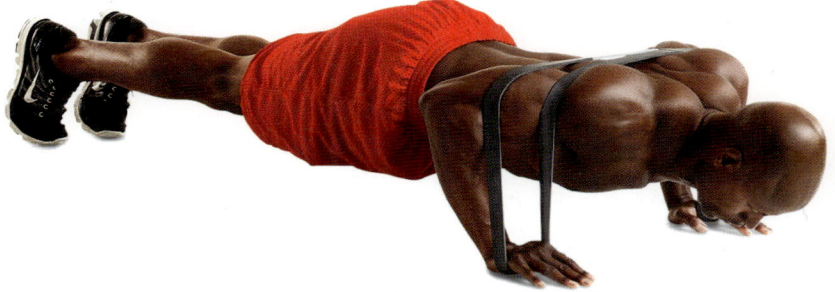

반복: 10회 반복한다(또는 60초 동안 최대한 많이 반복한다.).

밴드 운동 프로그램 1

밴드 스쿼트와 사이드 킥
Band Squat and Side Kick

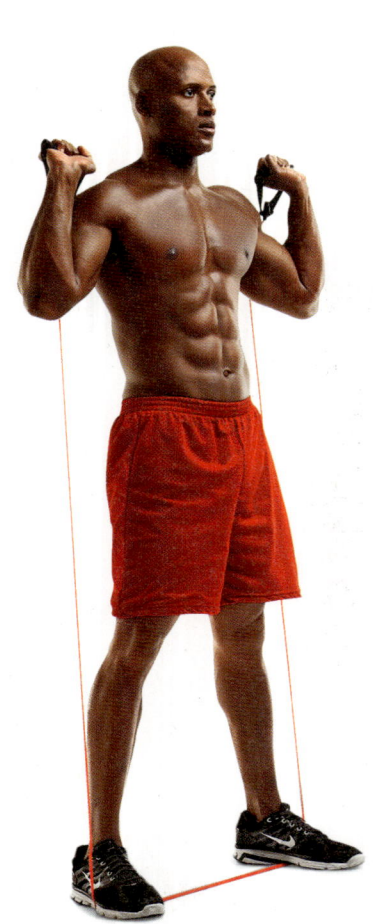
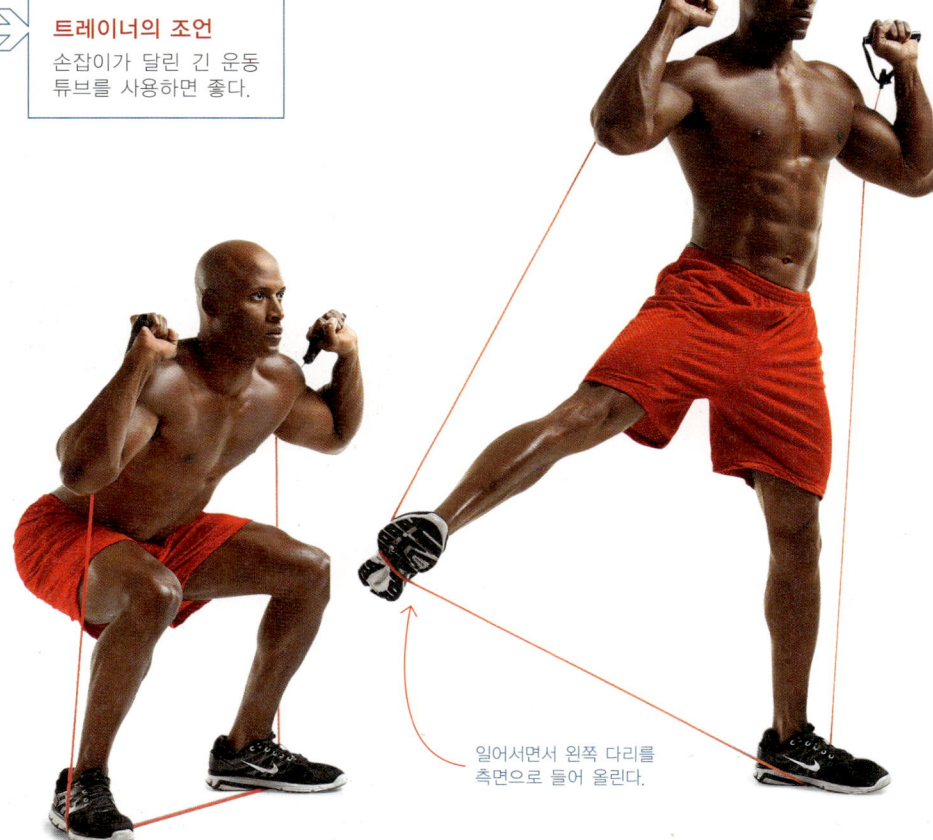

트레이너의 조언
손잡이가 달린 긴 운동 튜브를 사용하면 좋다.

일어서면서 왼쪽 다리를 측면으로 들어 올린다.

A
- 양쪽 발로 밴드를 밟고, 발을 골반너비로 벌린 상태에서 복근에 힘을 주고 손잡이를 잡은 다음, 어깨 높이까지 손을 올린다.

B
- 골반을 뒤로 빼고 무릎을 구부리면서 의자에 앉는 듯한 동작을 위한다. 이때 무릎과 발목을 일직선으로 유지해야 한다.

C
- 뒤꿈치로 지면을 밀면서 일어서서 시작자세로 돌아가면서 오른발을 측면으로 즉시 들어 올린다. 다시 쪼그려 앉았다가 일어난 다음, 왼발을 측면으로 들어 올린다. 여기까지가 1회 반복이다.

반복: 10~12회 반복한다.

Chapter 12: 15분 특수 기구 운동

밴드 시티드 로우
Band Seated Row

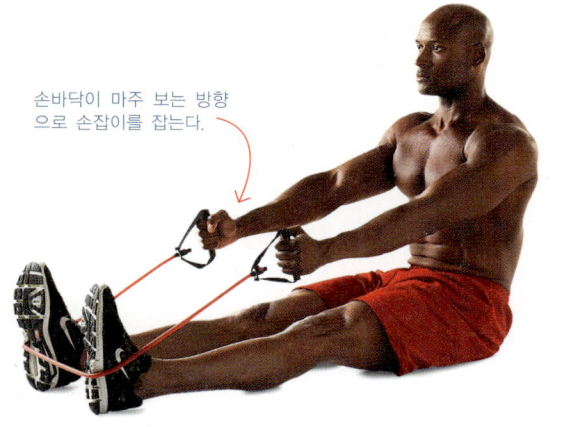
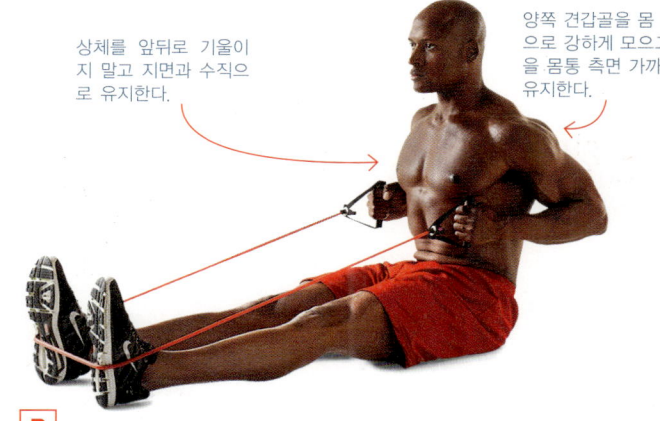

손바닥이 마주 보는 방향으로 손잡이를 잡는다.

상체를 앞뒤로 기울이지 말고 지면과 수직으로 유지한다.

양쪽 견갑골을 몸 중심으로 강하게 모으고 팔을 몸통 측면 가까이에 유지한다.

A
- 다리를 곧게 펴고 지면에 앉아 양쪽 발바닥 아래에 밴드를 건 다음, 양손으로 밴드의 양쪽 끝을 각각 잡고 팔을 앞으로 곧게 편다. 이때 허리와 어깨를 곧게 편다.

B
- 몸 중심을 향해 양쪽 견갑골을 강하게 모으고 팔꿈치를 구부리면서 몸통 측면 가까이로 팔꿈치를 끌어당긴다.
- 최대 지점에서 잠시 멈춘 다음, 천천히 시작자세로 돌아간다.

반복: 10~12회 반복한다.

밴드 프로그 프레스
Band Frog Press

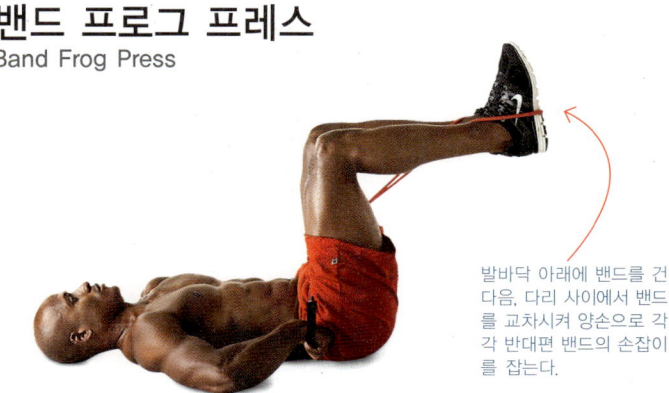

발바닥 아래에 밴드를 건 다음, 다리 사이에서 밴드를 교차시켜 양손으로 각각 반대편 밴드의 손잡이를 잡는다.

다리를 곧게 펼 때 코어에 힘을 준다.

A
- 지면에 누워 골반과 무릎을 직각으로 구부리고 발바닥 아래에 밴드를 건 다음, 다리 사이로 밴드를 교차시켜 X자 형태를 만든다.
- 양손으로 튜브의 양쪽 끝을 각각 잡고, 밴드의 길이에 따라 골반이나 어깨에 손을 올린다.

B
- 이 자세에서 코어에 힘을 주고 다리를 공중에서 천천히 곧게 편다.
- 마지막 동작에서 멈춘 다음, 시작자세로 돌아간다. 이때 발이 지면에 닿지 않게 한다. 여기까지가 1회 반복이다.

반복: 10~12회 반복한다.

밴드 운동 프로그램 2

이번 프로그램은 수퍼밴드, 손잡이와 고정장치가 있는 튜브, 납작한 루프 밴드를 활용하는 고강도 전신 서킷 프로그램이다. 이 프로그램과 프로그램 1을 번갈아가면서 실시하면 운동의 다양성을 높일 수 있다.

진행 방법

중간 휴식 없이 4가지 운동을 1세트씩 연달아 서킷 방식으로 진행하고, 서킷을 1회 마치면 30초 동안 휴식을 취한 다음, 전체 서킷을 2회 더 반복한다.

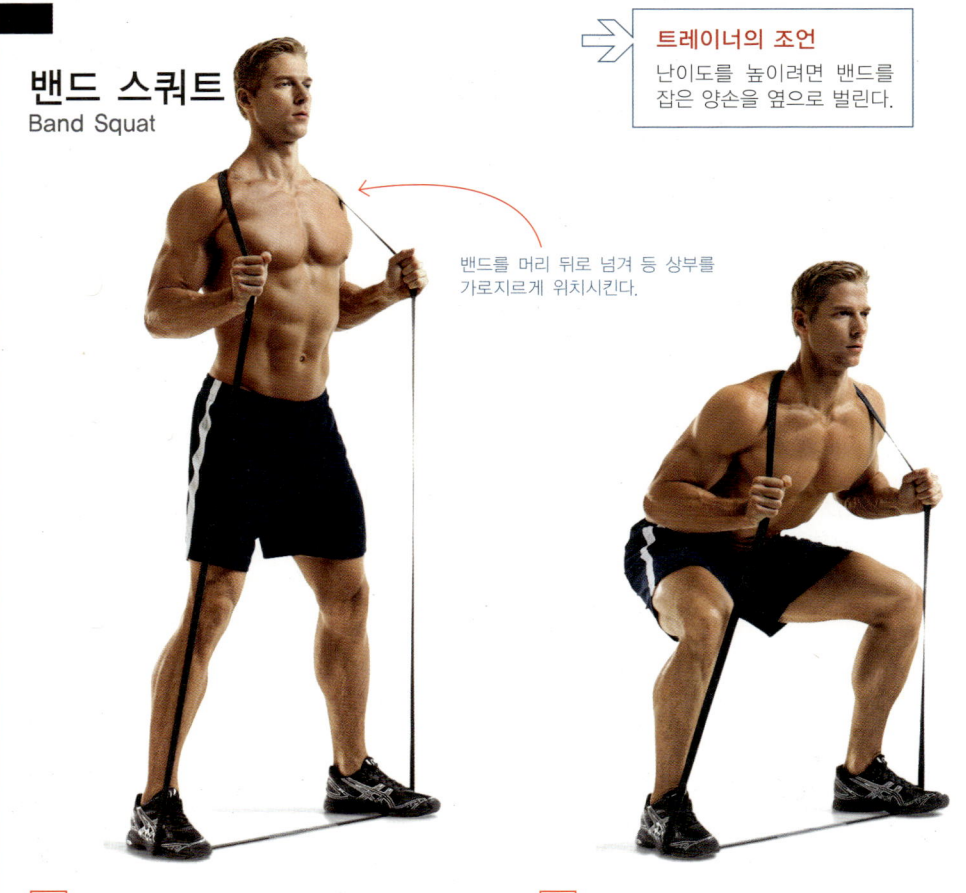

밴드 스쿼트
Band Squat

트레이너의 조언
난이도를 높이려면 밴드를 잡은 양손을 옆으로 벌린다.

밴드를 머리 뒤로 넘겨 등 상부를 가로지르게 위치시킨다.

A
- 발을 어깨너비로 벌리고 수퍼밴드 위에 선다.
- 수퍼밴드의 한쪽 끝을 머리 뒤로 넘겨 어깨와 등 상부 사이에 밴드를 위치시킨다.

B
- 엉덩이를 뒤로 빼고 허벅지가 지면과 수평을 이룰 때까지 몸을 내리면서 스쿼트 동작을 취한다.
- 일어서면서 시작자세로 돌아간다.

반복: 10~12회 반복한다.

Chapter 12: 15분 특수 기구 운동

밴드 스탠딩 인클라인 플라이
Band Standing Incline Fly

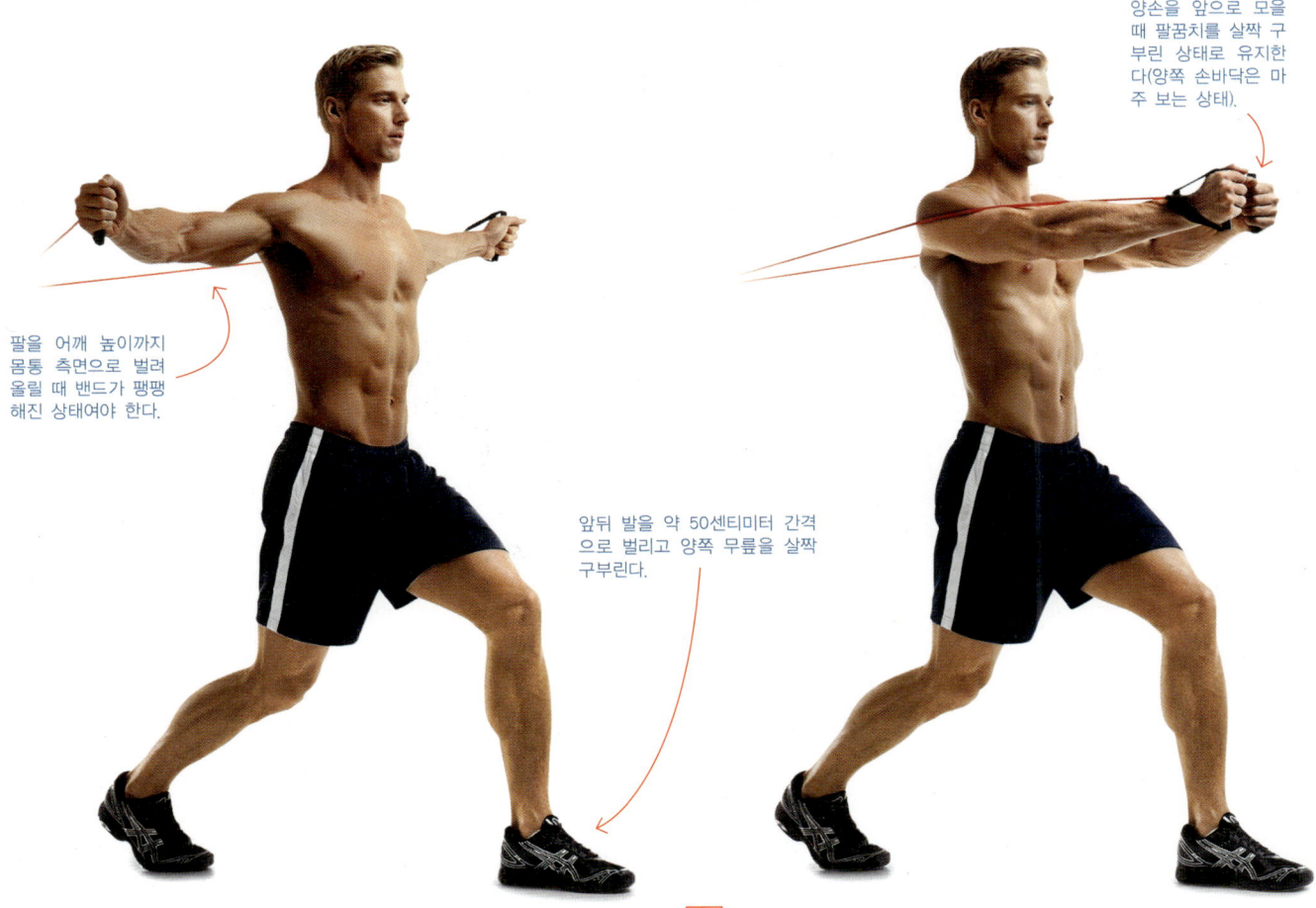

팔을 어깨 높이까지 몸통 측면으로 벌려 올릴 때 밴드가 팽팽해진 상태여야 한다.

앞뒤 발을 약 50센티미터 간격으로 벌리고 양쪽 무릎을 살짝 구부린다.

양손을 앞으로 모을 때 팔꿈치를 살짝 구부린 상태로 유지한다(양쪽 손바닥은 마주 보는 상태).

A
- 단단한 물체에 밴드나 튜브를 고정시킨다.
- 밴드가 고정된 위치를 등지고 서서 양손으로 각각 밴드의 손잡이를 잡고 양팔을 어깨 높이까지 몸통 측면으로 벌려 올린다. 이때 팔꿈치는 살짝 구부린 상태로 유지한다.
- 밴드가 팽팽해질 때까지 다리를 앞으로 내딛는다.
- 다리를 앞뒤로 벌리고, 팔꿈치를 살짝 구부린 상태로 유지한다.

B
- 팔꿈치의 각도를 유지하면서 몸 앞쪽을 향해 양손을 잡아당긴다.
- 시작자세로 돌아간다.

반복: 10~12회 반복한다.

밴드 운동 프로그램 2

밴드 리지스티드 수파인 라잉 크런치
Band Resisted Supine Lying Crunch

A
- 밴드나 튜브를 낮은 위치에 고정시킨다.
- 밴드가 고정된 위치 가까이에 머리를 두고 지면에 누워 무릎을 구부리고 발바닥을 지면에 붙인다.
- 손바닥이 마주 보도록 손잡이를 잡고 팔꿈치를 직각으로 구부린 상태에서 상완이 지면과 수직을 이루게 한 다음, 밴드가 팽팽해질 때까지 몸을 아래로 내린다.

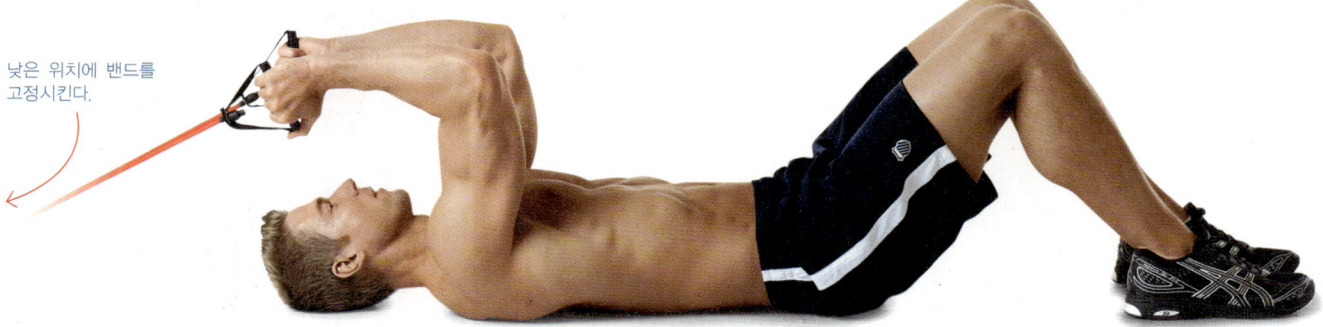

낮은 위치에 밴드를 고정시킨다.

B
- 팔의 위치를 고정시킨 상태에서 복근에 힘을 주고 등 상부를 지면에서 최대한 들어 올린다.
- 등을 내리면서 시작자세로 돌아가서 동작을 반복한다.
- 동작은 최대한 신속하게 취한다.

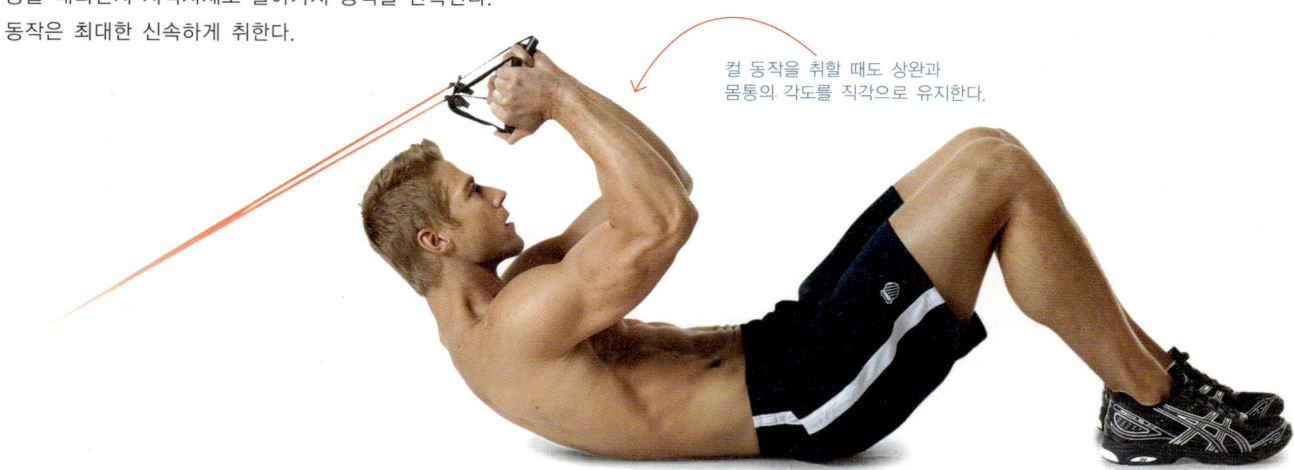

컬 동작을 취할 때도 상완과 몸통의 각도를 직각으로 유지한다.

반복: 10~12회 반복한다.

Chapter 12: 15분 특수 기구 운동

러버 밴드 사이드스텝
Rubber Band Sidesteps

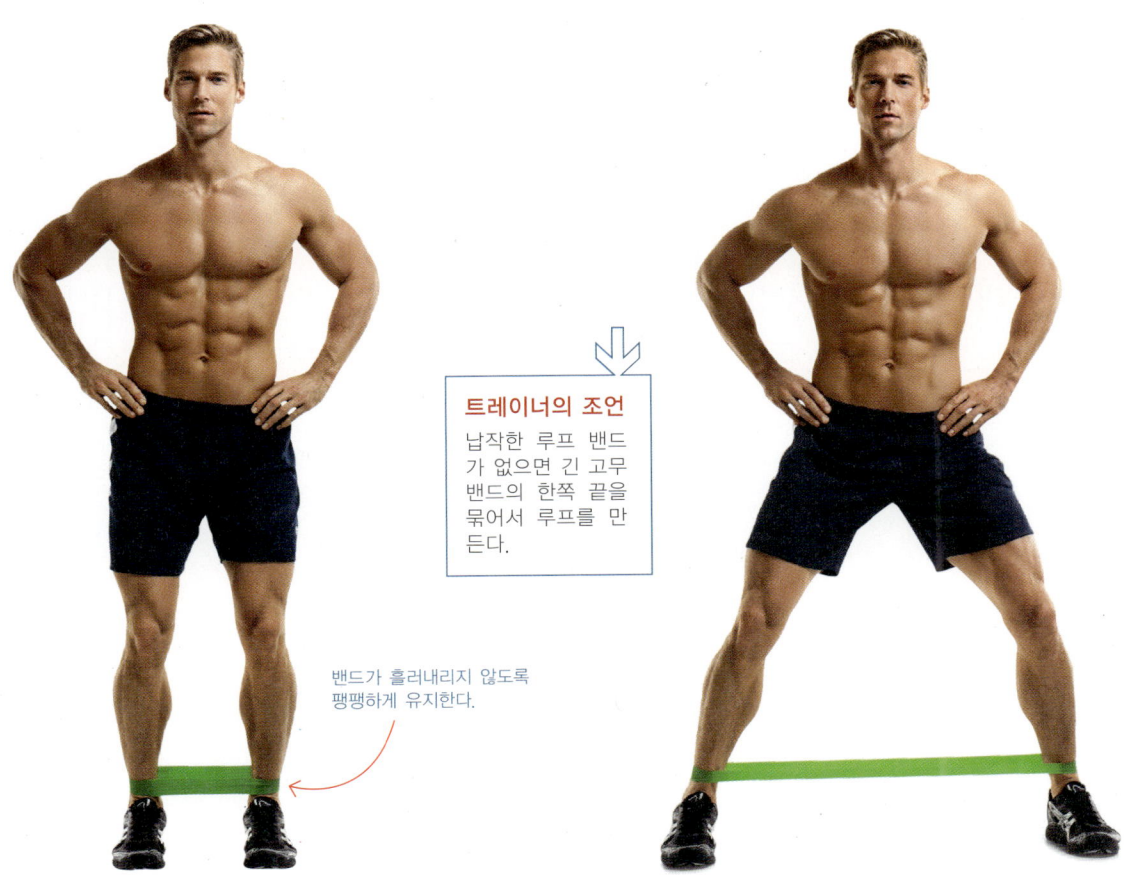

트레이너의 조언
납작한 루프 밴드가 없으면 긴 고무 밴드의 한쪽 끝을 묶어서 루프를 만든다.

밴드가 흘러내리지 않도록 팽팽하게 유지한다.

A
- 납작한 고무 루프 밴드에 양쪽 발을 넣고 다리를 골반너비로 벌린다.
- 밴드를 발목 바로 위에 위치시킨다.
- 똑바로 서서 골반 위에 손을 얹는다.

B
- 무릎을 약간 구부린 상태로 유지한 상태에서 허리를 곧게 세우고 오른발을 오른쪽 측면으로 넓게 벌린다.
- 그 다음에는 왼발을 오른쪽으로 오므리면서 시작자세로 돌아간다. 이 때도 밴드를 팽팽한 상태로 유지해야 한다.
- 그 다음에는 왼발을 왼쪽 측면으로 넓게 벌린 다음, 오른발을 왼쪽으로 오므린다. 여기까지가 1회 반복이다.

반복: 10~12회 반복한다.

메디신볼 운동 프로그램 1

메디신볼은 가장 기능적인 운동 기구일 것이다. 메디신볼을 사용하면 수영이나 테니스 같은 여러 가지 스포츠 동작을 응용하여 넓은 관절 가동 범위에 걸쳐 팔, 다리, 코어를 유동적으로 움직일 수 있기 때문이다. 무게감이 있는 메디신볼을 던지고 받으면 중추신경계 역시 활성화된다. 구형 메디신볼은 모래나 구슬이 채워져 있고, 표면이 두꺼운 가죽으로 이루어져 있었다. 그러나 신형 메디신볼은 고무 같은 재질로 만들어져 있으며, 크기와 모양, 색깔이 다양해서 환경이나 기호에 따라 선택이 가능하다. 이번 프로그램은 노스 캐롤라이나대학 타르 힐즈 스포츠센터의 근력 및 컨디셔닝 프로그램을 바탕으로 구성한 것이다.

Chapter 12: 15분 특수 기구 운동

진행 방법

중간 휴식 없이 3가지 운동을 1세트씩 연달아 서킷 방식으로 진행하고, 서킷을 1회 마치면 60초 동안 휴식을 취한 다음, 전체 서킷을 2회 더 반복한다.

메디신볼 우드 초퍼
Medicine Ball Wood Chopper

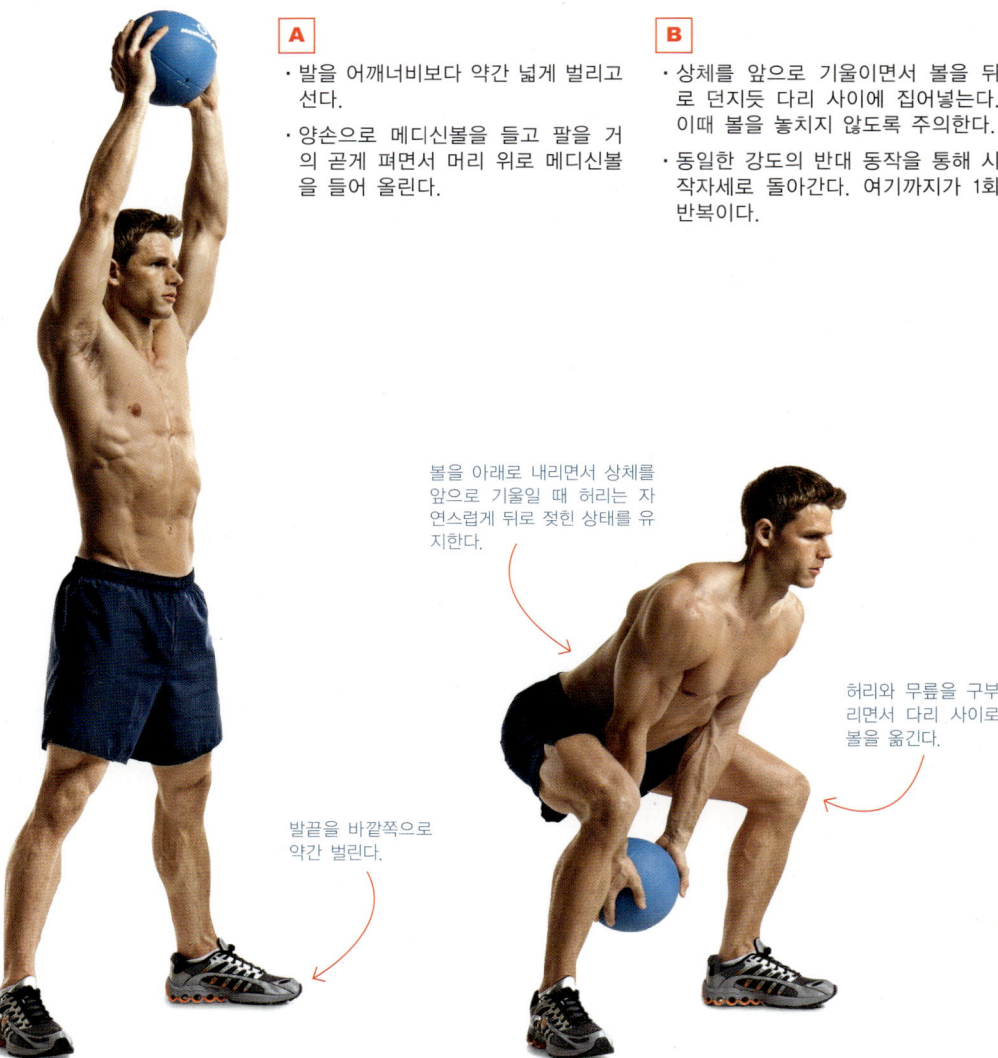

A
- 발을 어깨너비보다 약간 넓게 벌리고 선다.
- 양손으로 메디신볼을 들고 팔을 거의 곧게 펴면서 머리 위로 메디신볼을 들어 올린다.

B
- 상체를 앞으로 기울이면서 볼을 뒤로 던지듯 다리 사이에 집어넣는다. 이때 볼을 놓치지 않도록 주의한다.
- 동일한 강도의 반대 동작을 통해 시작자세로 돌아간다. 여기까지가 1회 반복이다.

볼을 아래로 내리면서 상체를 앞으로 기울일 때 허리는 자연스럽게 뒤로 젖힌 상태를 유지한다.

허리와 무릎을 구부리면서 다리 사이로 볼을 옮긴다.

발끝을 바깥쪽으로 약간 벌린다.

반복: 15~20회 반복한다.

메디신볼 운동 프로그램 1

메디신볼 스텝과 익스텐드
Medicine Ball Step and Extend

손부터 뒤꿈치까지 몸 전체가 일직선을 이뤄야 한다.

정해진 반복수를 완료한 다음에는 다리를 바꾸어 같은 요령으로 반복한다.

A
- 메디신볼을 가슴 높이로 들고 받침대로부터 30센티미터 정도 떨어진 지점에 선다.
- 오른발을 받침대 위에 올린다.

B
- 오른쪽 다리를 펴면서 머리 위로 볼을 밀어 올림과 동시에 상체를 앞으로 기울이면서 뒤쪽에 있는 왼쪽 다리를 편다.
- 최종 동작에서 잠시 멈춘 다음, 반대 동작을 취하면서 지면으로 내려온다. 정해진 반복수를 채운 다음, 다리를 바꾸어 같은 요령으로 반복한다.

반복: 한쪽 다리 당 10~12회 반복한다.

Chapter 12: 15분 특수 기구 운동

메디신볼 빅 서클
Medicine Ball Big Circles

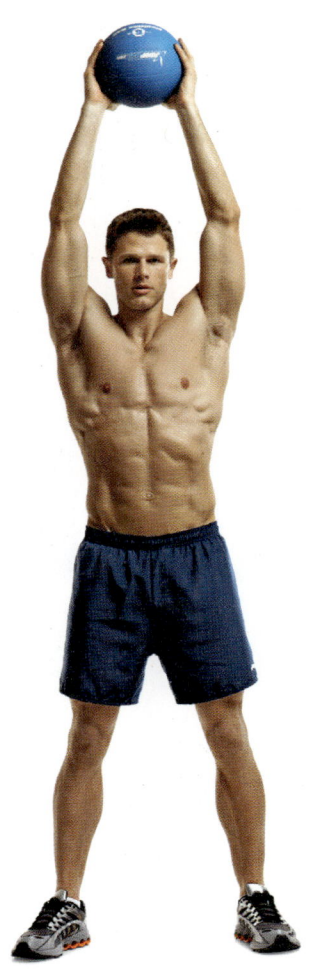

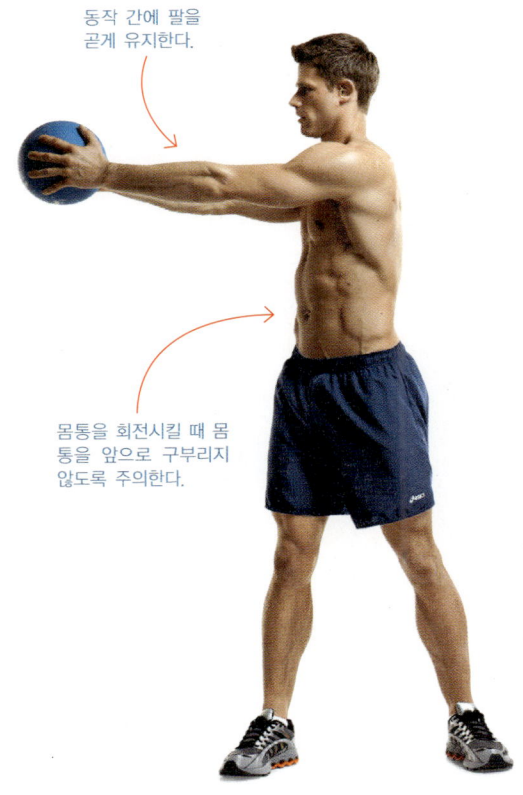

동작 간에 팔을 곧게 유지한다.

몸통을 회전시킬 때 몸통을 앞으로 구부리지 않도록 주의한다.

A
- 발을 어깨너비로 벌리고 서서 무릎을 살짝 구부린 다음, 머리 위로 팔을 뻗으면서 메디신볼을 들어 올린다.

B
- 팔을 시계 방향으로 회전시키면서 메디신볼로 몸 앞에서 크게 원을 그린다. 이때 팔꿈치를 구부리지 않도록 주의한다.
- 정해진 반복수를 완료한 다음에는 반시계 방향으로 볼을 돌린다.

반복: 한쪽 방향 당 10회 반복한다.

메디신볼 운동 프로그램 1

메디신볼 스쿼트와 프레스
Medicine Ball Squat to Press

메디신볼 스탠딩 러시안 트위스트
Medicine Ball Standing Russian Twist

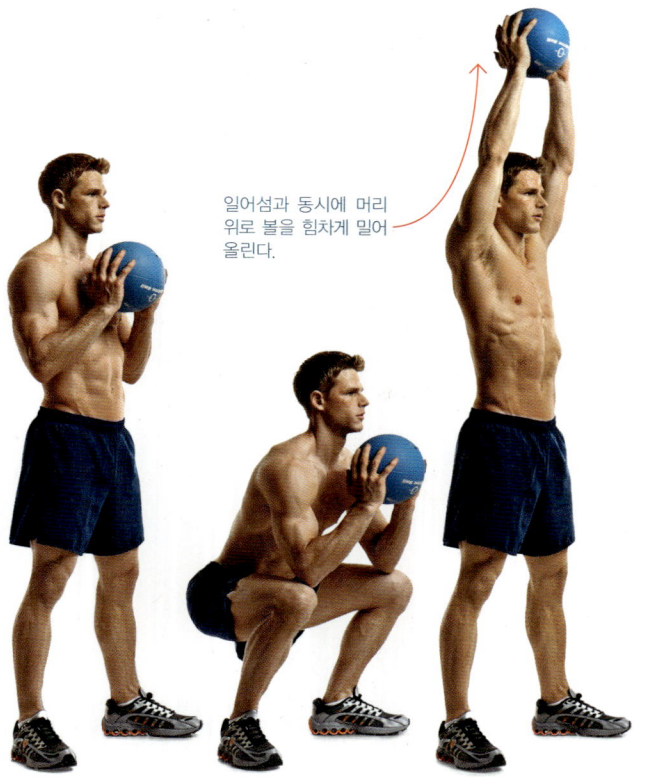

일어섬과 동시에 머리 위로 볼을 힘차게 밀어 올린다.

A
- 발을 어깨너비로 벌리고 서서 가슴 앞에 메디신볼을 든다.

B
- 골반을 뒤로 빼고 무릎을 구부리면서 허벅지가 지면과 평행을 이룰 때까지 몸을 낮춘다.

C
- 뒤꿈치로 지면을 밀면서 일어섬과 동시에 볼을 머리 위로 밀어 올린다.
- 팔을 내리면서 시작자세로 돌아간다. 여기까지가 1회 반복이다.

반복: 10~15회 반복한다.

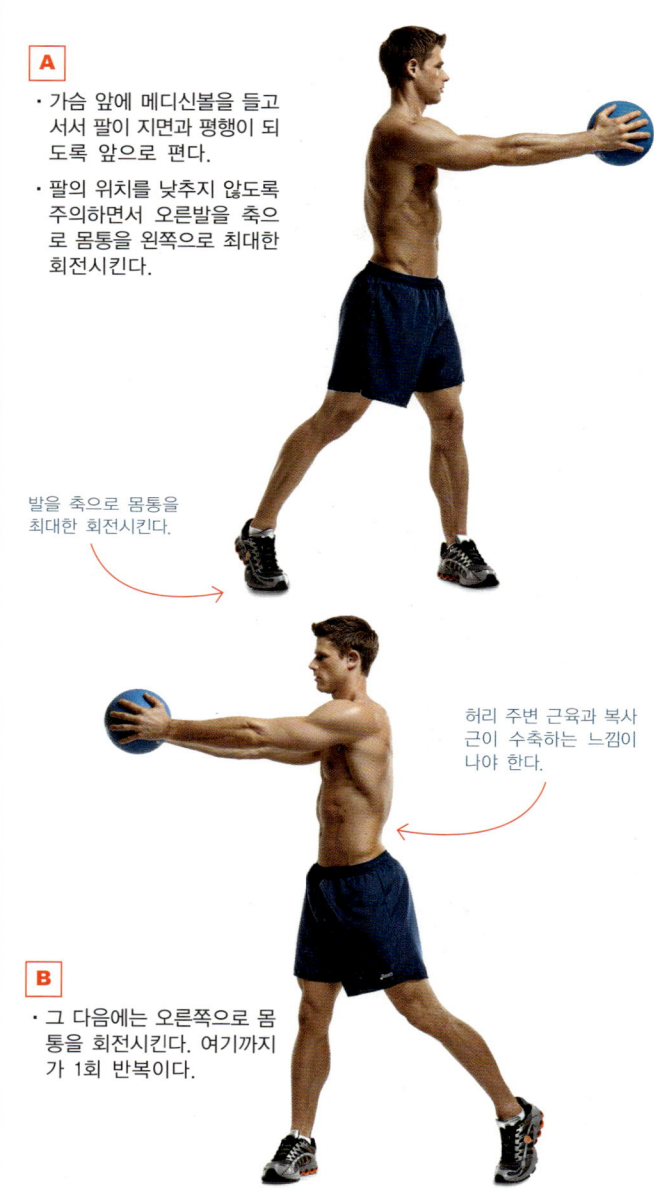

A
- 가슴 앞에 메디신볼을 들고 서서 팔이 지면과 평행이 되도록 앞으로 편다.
- 팔의 위치를 낮추지 않도록 주의하면서 오른발을 축으로 몸통을 왼쪽으로 최대한 회전시킨다.

발을 축으로 몸통을 최대한 회전시킨다.

허리 주변 근육과 복사근이 수축하는 느낌이 나야 한다.

B
- 그 다음에는 오른쪽으로 몸통을 회전시킨다. 여기까지가 1회 반복이다.

반복: 15~20회 반복한다.

Chapter 12: 15분 특수 기구 운동

메디신볼 서클 크런치
Medicine Ball Circle Crunches

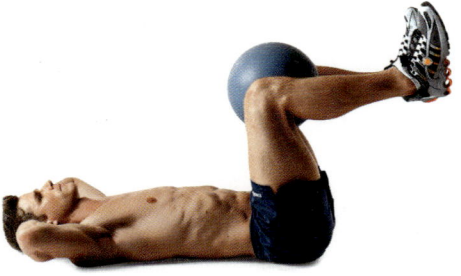
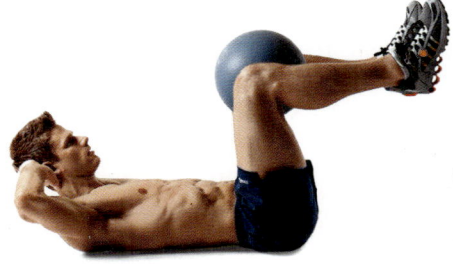
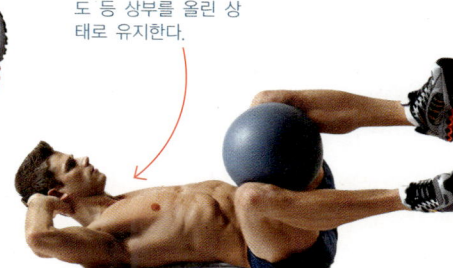

무릎을 회전시킬 때에도 등 상부를 올린 상태로 유지한다.

A
- 무릎 사이에 메디신볼을 끼고 지면에 누워서 무릎과 골반이 모두 직각이 되도록 구부리면서 다리를 들어 올린다. 이때 허벅지는 지면과 수직을 이루고 종아리는 지면과 평행을 이뤄야 한다.
- 뒤통수에 양손을 얹고 팔꿈치를 옆으로 벌린다.

B
- 복근에 힘을 주면서 머리, 어깨, 등 상부를 지면에서 약 30도 각도로 들어 올린다.

C
- 오른쪽을 향해 원을 그리듯이 양쪽 무릎을 천천히 회전시킨다. 이 동작을 5회 반복한다.
- 동작을 멈춘 다음, 왼쪽을 향해 원을 그리듯이 양쪽 무릎을 천천히 5번 회전시킨다.

반복: 10회 반복한다(오른쪽 5회, 왼쪽 5회).

메디신볼 싯업
Medicine Ball Situp

A
- 지면에 누워서 양손으로 메디신볼을 잡고 가슴 위에 올린 상태에서 무릎을 직각으로 구부리고 발바닥을 지면에 붙인다.

B
- 상체를 올리면서 일반적인 싯업 동작을 실시한다.
- 상체를 내리면서 시작자세로 돌아간다.

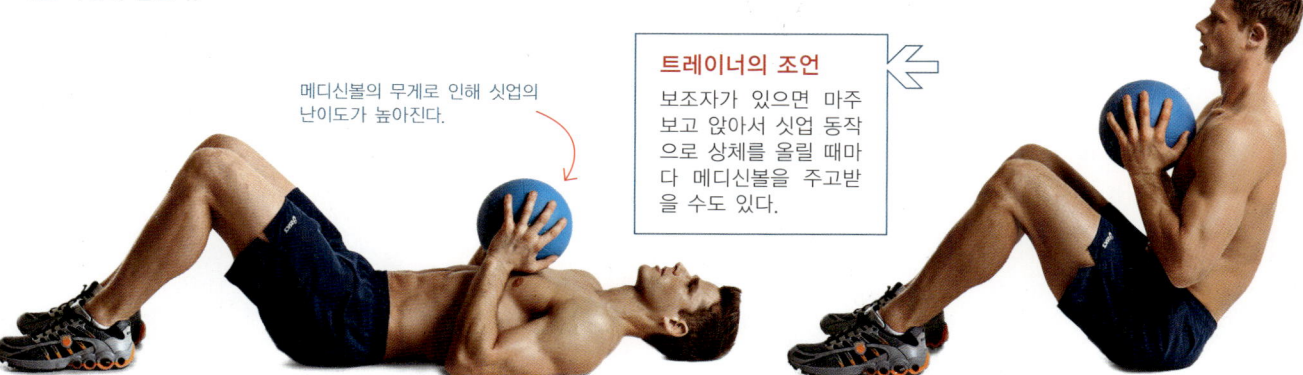

메디신볼의 무게로 인해 싯업의 난이도가 높아진다.

트레이너의 조언
보조자가 있으면 마주 보고 앉아서 싯업 동작으로 상체를 올릴 때마다 메디신볼을 주고받을 수도 있다.

반복: 15~20회 반복한다.

메디신볼 운동 프로그램 2

이번 프로그램은 메디신볼의 특성을 최대한 활용하여 넓은 관절 가동 범위에 걸쳐 신체에 다양한 자극을 줄 수 있는 운동으로 구성되어 있다. 이 프로그램을 진행할 때는 일반적으로 많이 사용하는 직경 30센티미터에 중량 2.5킬로그램짜리 메디신볼을 사용할 수도 있고, 중량을 높이거나 낮춰서 변화를 줄 수도 있다.

진행 방법

중간 휴식 없이 7가지 운동을 1세트씩 연달아 서킷 방식으로 진행하고, 서킷을 1회 마치면 60초 동안 휴식을 취한 다음, 전체 서킷을 2회 더 반복한다.

메디신볼 라이징과 세팅 선
Medicine Ball Rising and Setting Sun

A
- 발을 넓게 벌리고 발끝을 바깥쪽으로 약 45도 벌린 상태에서 메디신볼을 머리 위로 들어 올린다.

B
- 오른쪽 무릎과 양쪽 팔꿈치를 구부림과 동시에 오른쪽 허벅지를 향해 볼을 내리면서 오른쪽 무릎을 구부려 쪼그려 앉는다. 이 과정이 모두 한 동작으로 이루어져야 하며, 이때 왼쪽 다리는 계속 편 상태로 유지해야 한다.
- 발의 위치를 유지한 상태에서 오른쪽 다리를 펴 올리면서 시작자세로 돌아간다.
- 반대쪽 다리도 같은 요령으로 즉시 동작을 반복한다. 여기까지가 1회 반복이다.

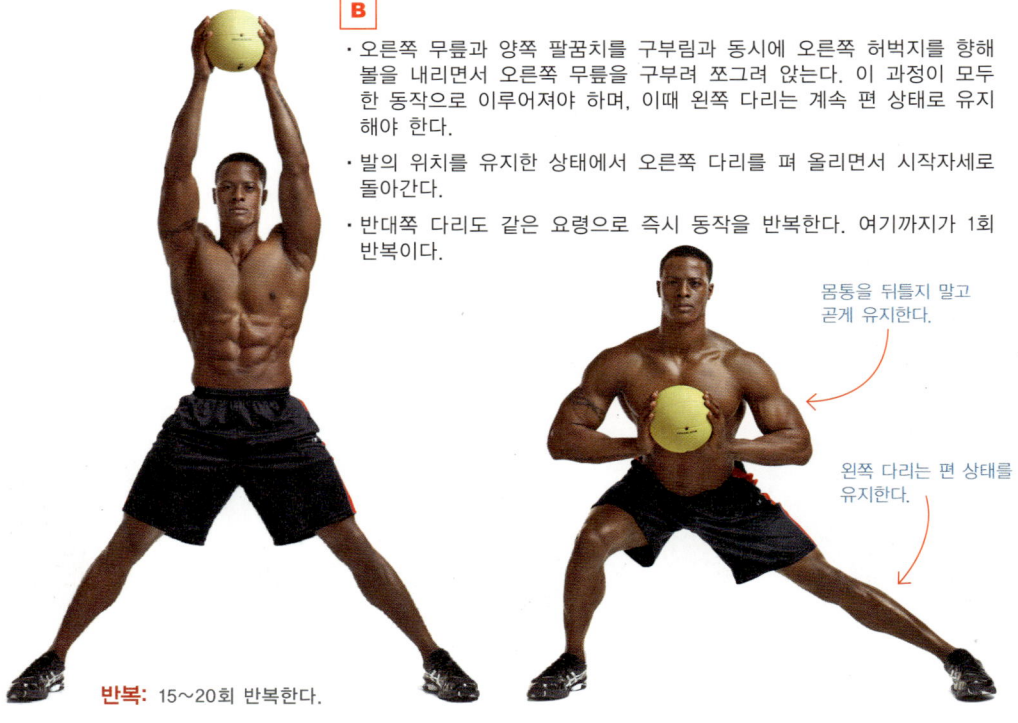

몸통을 뒤틀지 말고 곧게 유지한다.

왼쪽 다리는 편 상태를 유지한다.

반복: 15~20회 반복한다.

Chapter 12: 15분 특수 기구 운동

메디신볼 워킹 런지 Medicine Ball Walking Lunge

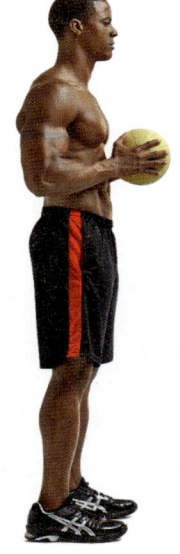
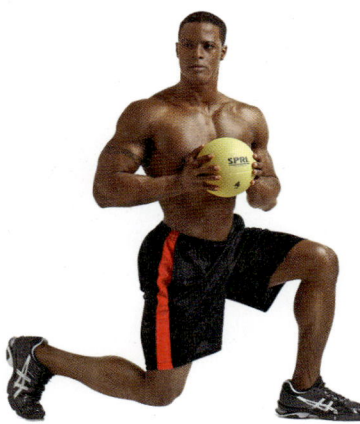

A
- 발을 어깨너비로 벌리고 서서 중간 무게의 메디신볼을 가슴 앞에 든다.

B
- 왼쪽 허벅지가 지면과 평행을 이룰 때까지 왼쪽 다리를 앞으로 내딛으면서 런지 동작을 취한다.
- 허리를 최대한 오른쪽으로 회전시킨다.
- 왼쪽 뒤꿈치로 지면을 밀고 일어서면서 시작자세로 돌아가고, 메디신볼도 다시 몸 중앙에 위치시킨다. 오른쪽 다리도 같은 요령으로 동작을 반복한다. 여기까지가 1회 반복이다.

반복: 다리를 바꿔가면서 10~12회 반복한다.

메디신볼 토 터치 Medicine Ball Toe Touch

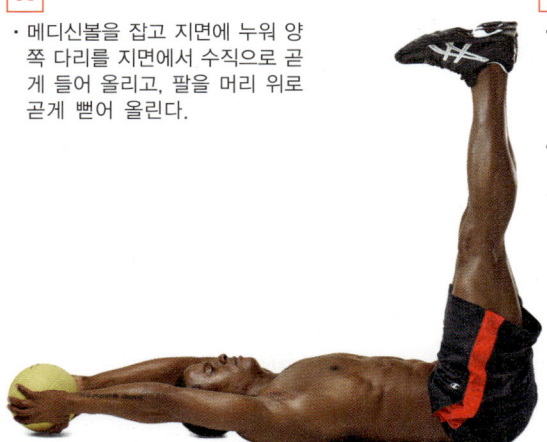
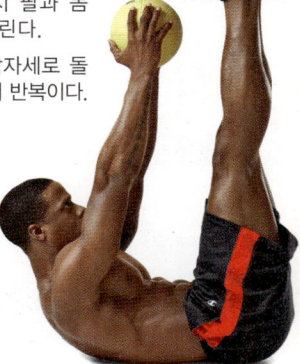

A
- 메디신볼을 잡고 지면에 누워 양쪽 다리를 지면에서 수직으로 곧게 들어 올리고, 팔을 머리 위로 곧게 뻗어 올린다.

B
- 다리를 움직이거나 팔꿈치를 구부리지 않도록 주의하면서 볼이 발가락에 닿을 때까지 팔과 몸통을 동시에 들어 올린다.
- 상체를 내리면서 시작자세로 돌아간다. 여기까지가 1회 반복이다.

반복: 10~20회 반복한다.

런지의 완성

런지는 정확한 자세를 취하기 힘든 동작 가운데 하나이다. 무엇이 문제일까? 런지 동작을 취할 때 몸통을 전방으로 과도하게 기울이면 앞쪽 뒤꿈치가 들려 올라간다. 이럴 때는 앞뒤 발 사이의 간격을 좁히면서 자세를 조정해야 한다. 앞뒤 발 사이의 간격이 좁아질수록 몸을 안정시키기 위해서 코어의 근육에 힘이 더 많이 들어간다. 캘리포니아 산타 클라리타에 있는 리절트 피트니스의 전문 트레이너인 크레이그 라스뮤센Craig Rasmussen은 또 이렇게 말했다. "런지를 할 때는 몸통을 앞으로 내밀지 말고, 몸통의 상하 동작에만 신경을 써야 합니다." 이렇게 몸통의 동작을 안정시키면 동작을 취하는 중에 체중이 균등하게 분포하면서 균형을 잘 잡을 수 있고, 이로 인해 뒤꿈치로 지면을 밀면서 일어서는 동작을 취할 때에도 하체의 근육을 보다 정교하게 다듬을 수 있다.

메디신볼 운동 프로그램 2

메디신볼 디클라인 토스
Medicine Ball Decline Toss

A
- 싯업 벤치를 45도 각도로 조절하고 머리가 아래를 향하도록 누워서 다리받침에 무릎을 고정시킨 다음, 메디신볼을 양손으로 잡고 가슴 위에 올린다.

B
- 컬 동작을 통해 벤치에서 등과 머리를 떼면서 메디신볼을 수직으로 던져 올린다.
- 컬 동작의 최고 지점에서 볼을 잡은 다음, 상체를 내리고 전체 동작을 반복한다.

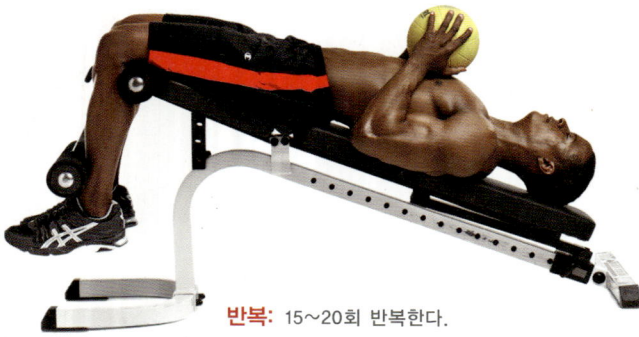
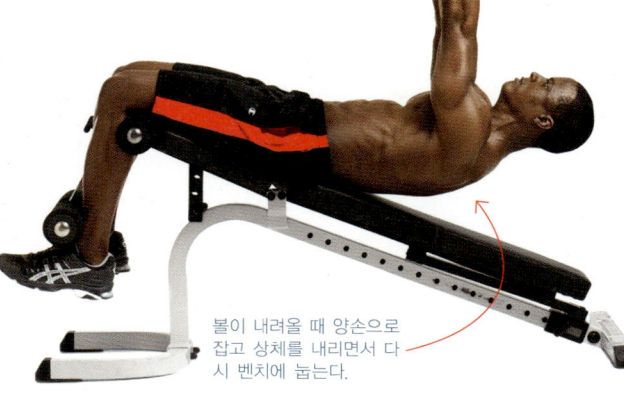

볼이 내려올 때 양손으로 잡고 상체를 내리면서 다시 벤치에 눕는다.

반복: 15~20회 반복한다.

메디신볼 수트케이스 크런치 Medicine Ball Suitcase Crunch

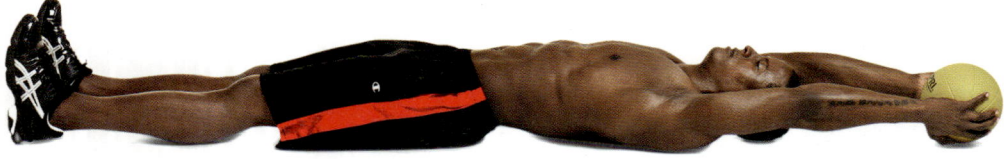

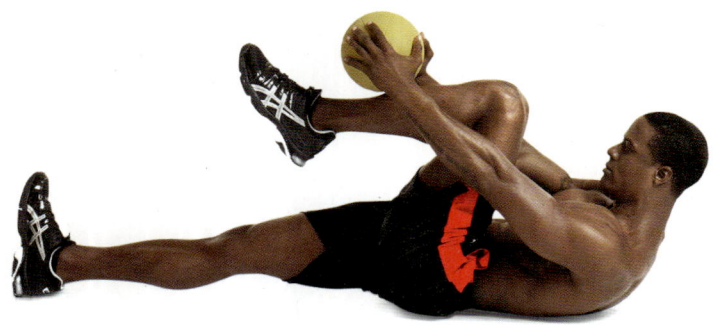

A
- 다리를 곧게 펴고 지면에 누워서 양손으로 메디신볼을 잡고, 머리 위로 들어 올린 상태에서 볼을 지면에서 살짝 띄운다.

B
- 팔과 어깨를 들어 올림과 동시에 가슴을 향해 왼쪽 무릎을 구부리면서 무릎 위를 지나 발을 향해 볼을 내린다. 반대 동작을 통해 시작자세로 돌아간다.
- 오른쪽 다리도 같은 요령으로 반복한다. 여기까지가 1회 반복이다.

반복: 15~20회 반복한다.

Chapter 12: 15분 특수 기구 운동

메디신볼 디치 디거 Medicine Ball Ditch Digger

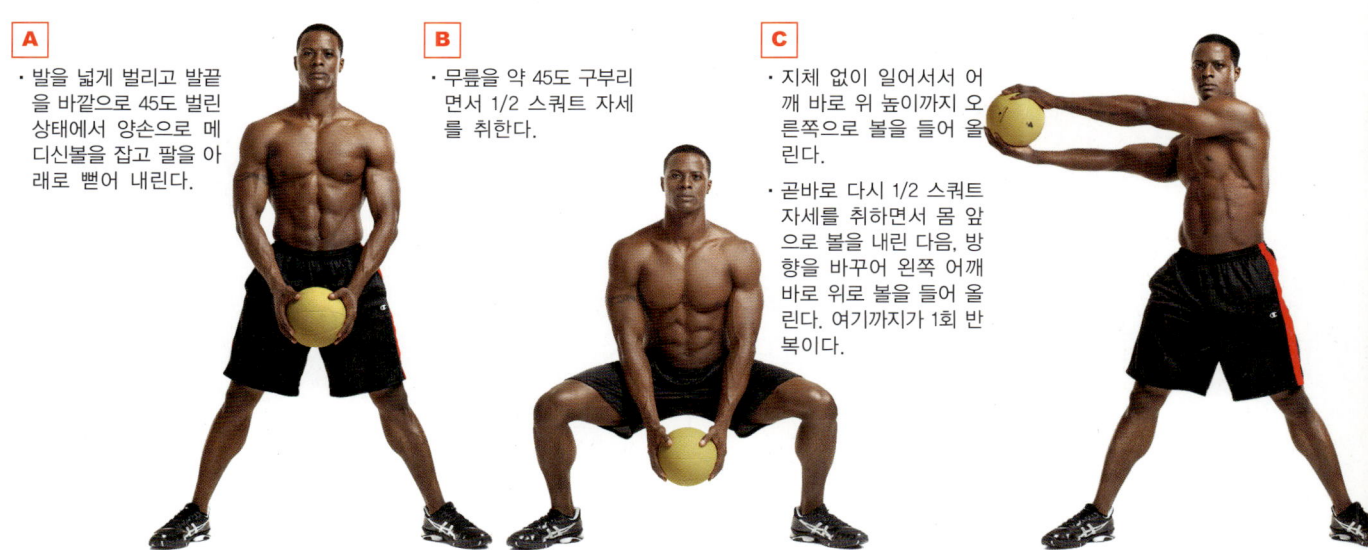

A
- 발을 넓게 벌리고 발끝을 바깥으로 45도 벌린 상태에서 양손으로 메디신볼을 잡고 팔을 아래로 뻗어 내린다.

B
- 무릎을 약 45도 구부리면서 1/2 스쿼트 자세를 취한다.

C
- 지체 없이 일어서서 어깨 바로 위 높이까지 오른쪽으로 볼을 들어 올린다.
- 곧바로 다시 1/2 스쿼트 자세를 취하면서 몸 앞으로 볼을 내린 다음, 방향을 바꾸어 왼쪽 어깨 바로 위로 볼을 들어 올린다. 여기까지가 1회 반복이다.

반복: 15~20회 반복한다.

메디신볼 인치웜 Medicine Ball Inchworm

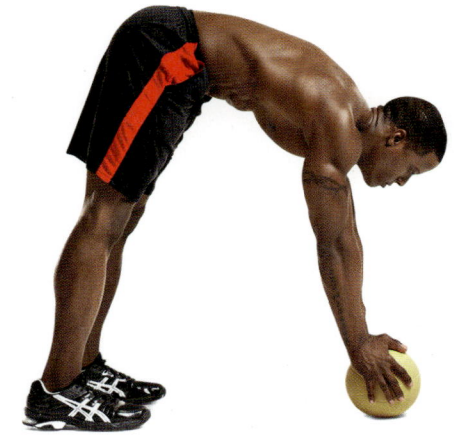
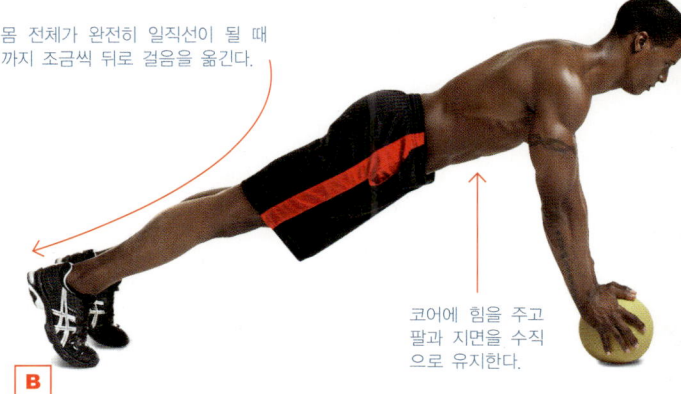

몸 전체가 완전히 일직선이 될 때까지 조금씩 뒤로 걸음을 옮긴다.

코어에 힘을 주고 팔과 지면을 수직으로 유지한다.

A
- 발을 어깨너비로 벌리고 서서 무릎을 살짝 구부리고 상체를 앞으로 기울이면서 지면에 놓인 메디신볼 위에 양손을 올린다.

B
- 머리부터 뒤꿈치까지 몸 전체가 일직선을 이룰 때까지 한 걸음에 10센티미터 이내로 천천히 뒷걸음질 친다.
- 다리가 완전히 펴진 상태에서 1초 동안 멈춘 다음, 천천히 앞으로 걸음을 옮기면서 시작자세로 돌아간다. 여기까지가 1회 반복이다.

반복: 10회 반복한다.

스태빌리티 볼 운동 프로그램 1

스태빌리티 볼(스위스볼이라고도 함)은 공기를 주입한 대형 고무공으로, 복근 강화에 탁월한 효과가 있다. 스태빌리티 볼은 흔들리거나 구르면서 인체에 불안정한 자극을 가하고, 그로 인해 코어의 근육이 더욱 강하고 다양하게 수축하기 때문에 크런치를 비롯한 여러 가지 코어 동작을 취할 때 효과가 극대화된다. 사실, 스태빌리티 볼을 사용한 복근 운동은 다른 어떤 크런치 동작보다 더 효과적이다. 캘리포니아 주립대학 연구진에 의하면, 싯업이나 크런치는 말할 것도 없고 스태빌리티 볼 위에서 단순히 푸시업만 실시해도 복근과 복사근이 수축하고 가슴, 어깨, 팔의 근육이 강화된다. 이는 남자나 여자나 마찬가지이다.
 그러나 스태빌리티 볼을 사용할 때는 크기가 너무 크거나 작지 않도록 자신에게 가장 잘 맞는 제품을 선택해야 한다. 스태빌리티 볼을 선택할 때는 볼 위에 앉았을 때 골반과 무릎이 직각을 이루는 정도의 크기가 적당하다. 여기에서 소개하는 두 가지 프로그램을 잘 활용하면 그 어느 때보다 코어와 복근에 참신한 활력을 불어넣을 수 있을 것이다.

Chapter 12: 15분 특수 기구 운동

진행 방법

중간 휴식 없이 7가지 운동을 1세트씩 연달아 서킷 방식으로 진행하고, 서킷을 1회 마치면 60초 동안 휴식을 취한 다음, 전체 서킷을 한 번 더 반복한다.

스태빌리티 볼 롤아웃
Stability Ball Rollout

A
- 스태빌리티 볼 앞에 무릎을 꿇고 앉는다.
- 주먹을 쥐고 볼의 맨 위에 양손이 마주 보도록 주먹을 올려놓는다.
- 양쪽 발목을 서로 교차시키고 지면에서 발을 띄운다.
- 몸 전체를 앞으로 살짝 기울인다.

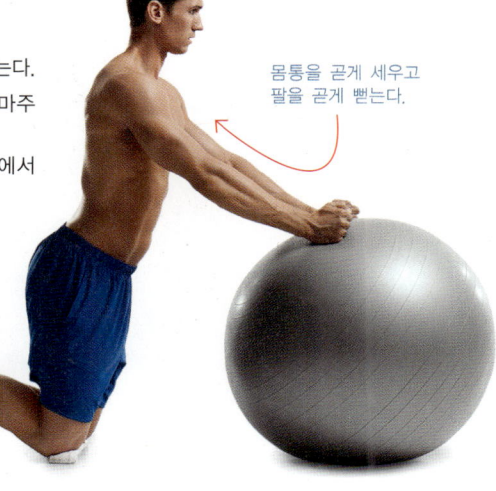

몸통을 곧게 세우고 팔을 곧게 뻗는다.

B
- 무릎을 축으로 몸을 앞으로 기울이면서 골반을 펴고 볼을 향해 가슴을 내밀고 전완을 따라 몸을 향해 볼을 굴린다.
- 어깨부터 무릎까지 몸 전체가 대각선으로 일직선을 이루는 지점에서 멈춘다.
- 복근에 힘을 주고 양팔의 아랫부분으로 볼을 굴리면서 시작자세로 돌아간다.

반대 동작을 통해 시작자세로 돌아가기 전에 어깨부터 무릎까지 몸 전체가 일직선을 이뤄야 한다.

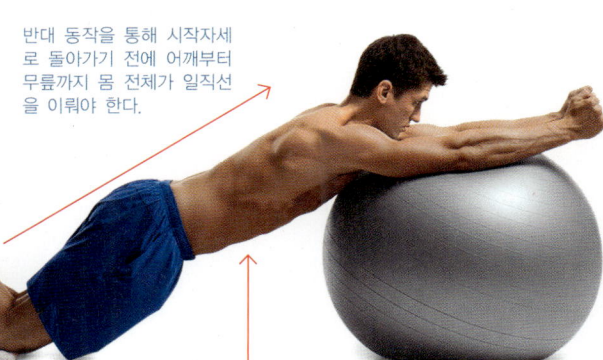

복근에 집중하면서 몸을 당겨 시작자세로 돌아간다.

반복: 10~15회 반복한다.

스태빌리티 볼 운동 프로그램 1

스태빌리티 볼 파이크
Stability Ball Pike

A
- 양손을 지면에 대고 스태빌리티 볼 위에 엎드린다.
- 전방을 향해 양손으로 걸음을 걸으면서 스태빌리티 볼이 정강이 아래에 올 때까지 몸 아래에서 볼을 굴린다.
- 이때 양손은 푸시업을 할 때처럼 어깨로부터 수직인 위치에 있어야 한다.
- 뒤꿈치부터 머리까지 몸 전체가 일직선을 이뤄야 한다.

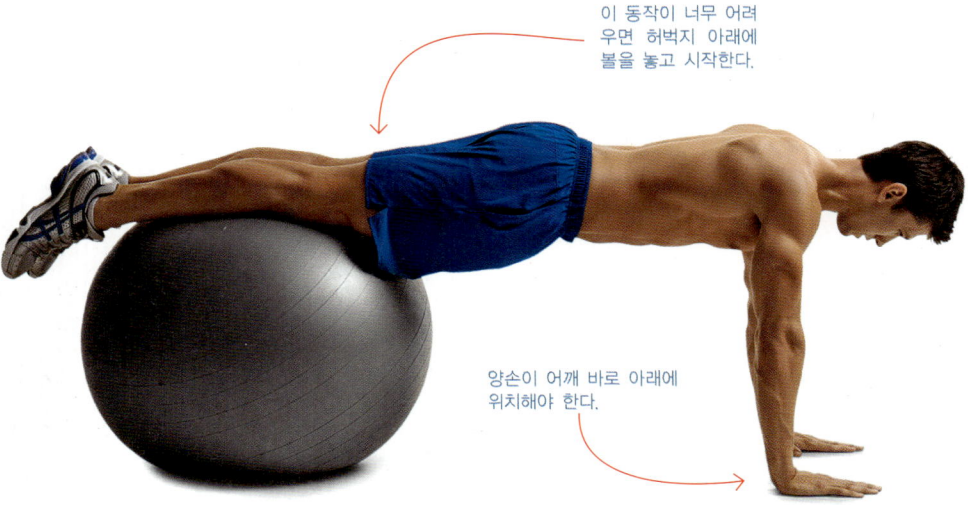

이 동작이 너무 어려우면 허벅지 아래에 볼을 놓고 시작한다.

양손이 어깨 바로 아래에 위치해야 한다.

B
- 다리를 곧게 편 상태로 유지하면서 복근에 힘을 주고 호흡을 내뱉은 다음, 천정을 향해 골반을 높이 들어 올리면서 편안한 느낌이 드는 한도 내에서 손을 향해 볼을 최대한 가까이 끌어당긴다.
- 최대 지점에서 잠시 멈춘 다음, 골반을 내리면서 시작자세로 돌아간다.

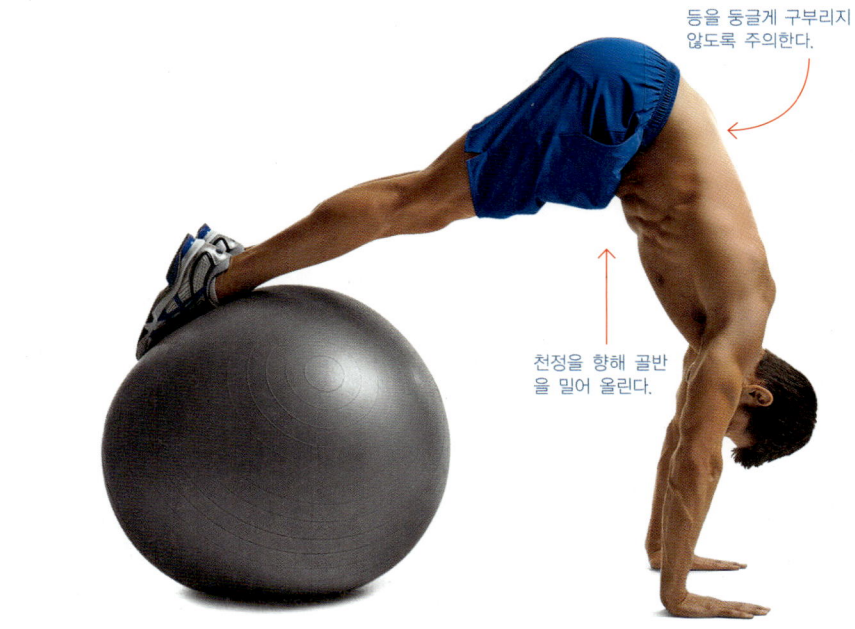

등을 둥글게 구부리지 않도록 주의한다.

천정을 향해 골반을 밀어 올린다.

반복: 10회 반복한다.

Chapter 12: 15분 특수 기구 운동

스태빌리티 볼 스키어
Stability Ball Skier

A
- 양손을 지면에 대고 스태빌리티 볼 위에 엎드린 다음, 손을 어깨너비보다 약간 더 넓게 벌린다.
- 전방을 향해 양손으로 걸음을 걸으면서 스태빌리티 볼이 정강이 아래에 올 때까지 몸 아래에서 볼을 굴린다.

B
- 발이 볼의 맨 위에 오고 골반이 천정을 향할 때까지 무릎을 구부리면서 볼을 앞으로 굴린다.

C
- 골반을 몸의 왼쪽 측면으로 천천히 기울이면서 볼이 오른쪽으로 구르고 무릎이 오른쪽을 향하게 한다. 즉시 골반을 원위치 시키면서 시작자세로 돌아가고 반대쪽도 같은 요령으로 반복한다. 여기까지가 1회 반복이다.
- 동작이 몸에 익으면 약간 더 빠른 템포로 동작을 취한다.

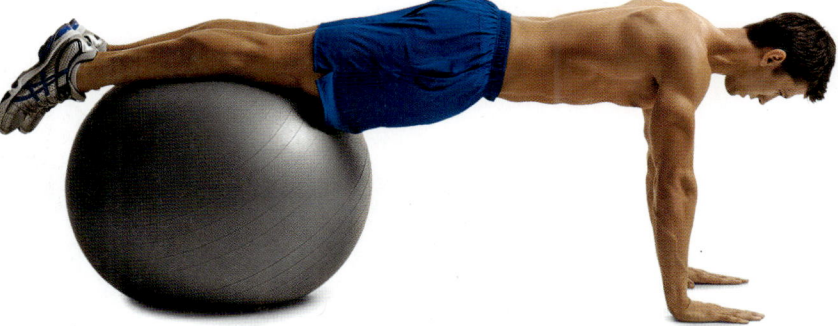

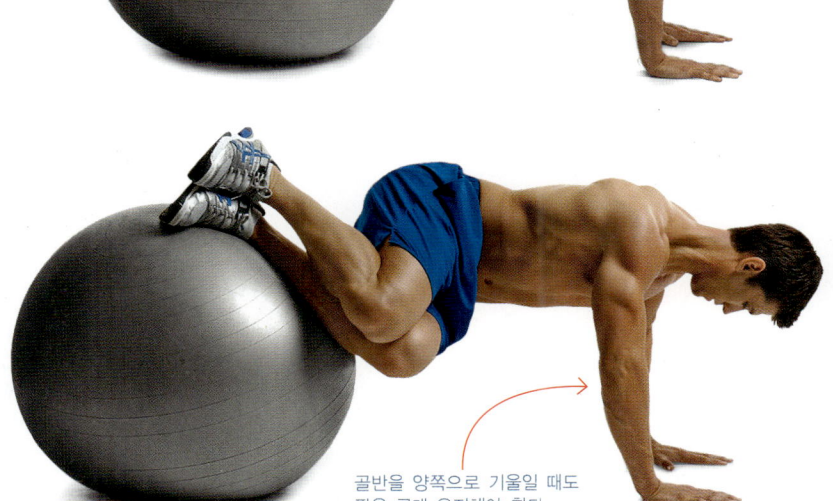

골반을 양쪽으로 기울일 때도 팔은 곧게 유지해야 한다.

반복: 10~15회 반복한다.

스태빌리티 볼 운동 프로그램 1

스태빌리티 볼 리어 래터럴 레이즈
Stability Ball Rear Lateral Raise

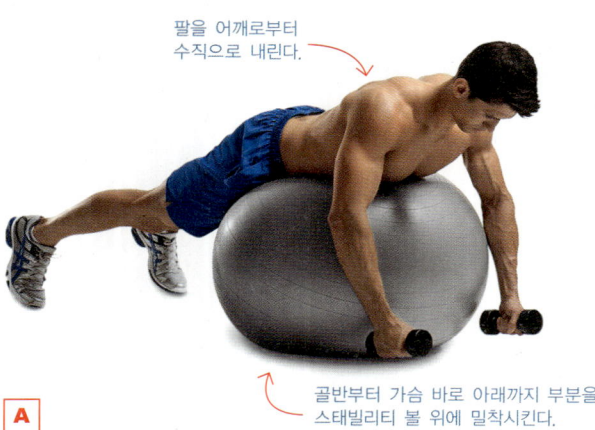

팔을 어깨로부터 수직으로 내린다.

골반부터 가슴 바로 아래까지 부분을 스태빌리티 볼 위에 밀착시킨다.

A
- 스태빌리티 볼 위에 엎드려 양손에 덤벨(2.5킬로그램 이하)을 하나씩 들고 지면을 향해 팔을 내리고 손바닥이 마주 보게 한다.

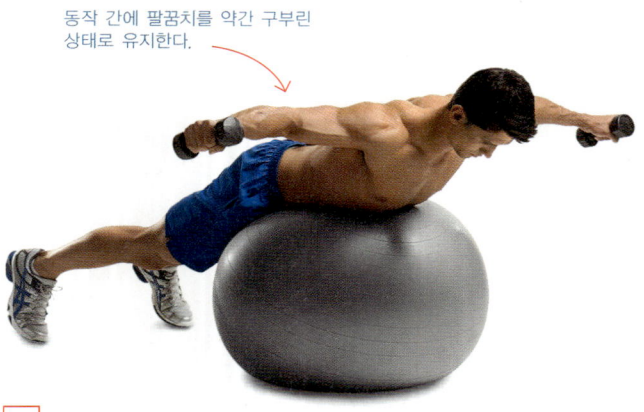

동작 간에 팔꿈치를 약간 구부린 상태로 유지한다.

B
- 몸 중심을 향해 양쪽 견갑골을 강하게 모으면서 어깨 높이까지 양팔을 측면으로 들어 올린다.
- 최고 지점에서 2~3초 동안 멈춘 다음, 팔을 내리면서 시작자세로 돌아간다.

반복: 10~15회 반복한다.

스태빌리티 볼 디클라인 푸시업
Stability Ball Decline Pushup

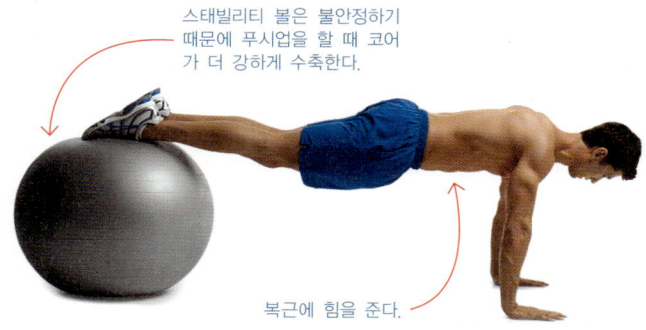

스태빌리티 볼은 불안정하기 때문에 푸시업을 할 때 코어가 더 강하게 수축한다.

복근에 힘을 준다.

A
- 양손을 지면에 대고 스태빌리티 볼 위에 엎드린다.
- 전방을 향해 양손으로 걸음을 걸으면서 스태빌리티 볼이 정강이 아래에 올 때까지 몸 아래에서 볼을 굴린다.
- 이때 양손은 푸시업을 할 때처럼 어깨로부터 수직인 위치에 있어야 한다.

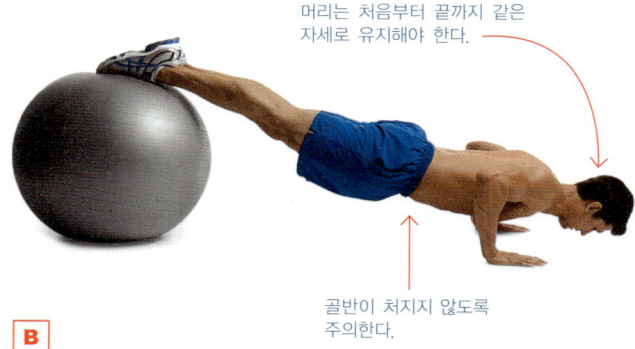

머리는 처음부터 끝까지 같은 자세로 유지해야 한다.

골반이 처지지 않도록 주의한다.

B
- 몸통을 곧게 유지하고 복근에 힘을 준 상태에서 팔꿈치를 구부리면서 지면을 향해 몸을 내린다.
- 상완이 지면과 평행이 되는 지점에서 잠시 동작을 멈춘 다음, 팔꿈치를 펴면서 시작자세로 돌아간다.

반복: 10~15회 반복한다.

Chapter 12: 15분 특수 기구 운동

스태빌리티 볼 레그 컬
Stability Ball Leg Curl

발목부터 어깨까지 몸 전체가 일직선을 이루도록 골반을 들어 올린다.

트레이너의 조언
한 번에 한쪽 다리를 움직이면 난이도가 높아진다.

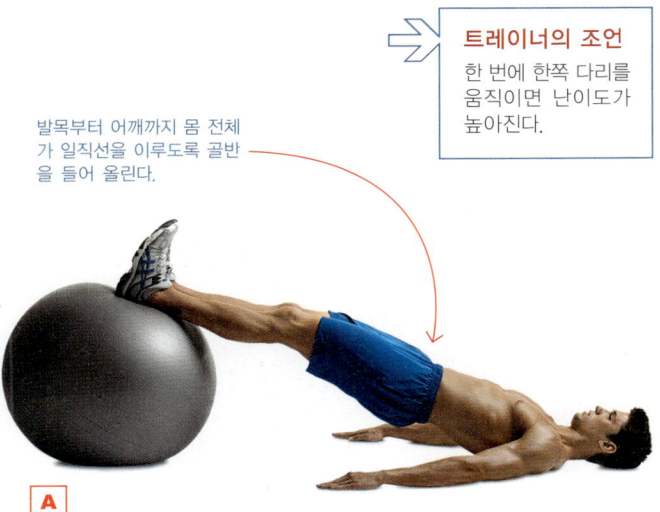

A
- 지면에 누워 팔을 몸통 옆으로 내리고 볼 위에 뒤꿈치를 올려놓는다.
- 골반을 들어 올리면서 몸 전체를 일직선으로 만든다.

무릎을 구부리면서 엉덩이에도 힘을 준다.

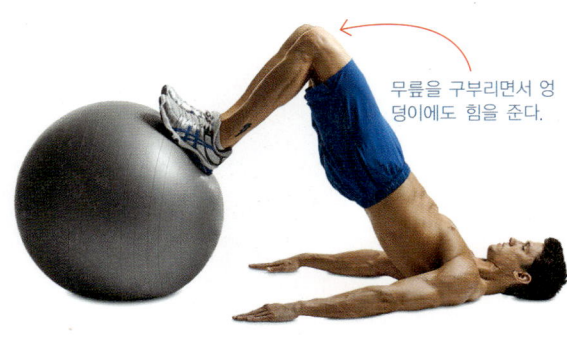

B
- 허벅지 뒷면에 힘을 주면서 무릎을 구부린 다음, 다시 시작자세로 돌아간다. 이때 골반이 아래로 처지지 않도록 주의한다.

반복: 10~15회 반복한다.

스태빌리티 볼 스트레치 런지
Stability Ball Stretch Lunge

몸 뒤에 있는 스태빌리티 볼 위에 발등을 올린다.

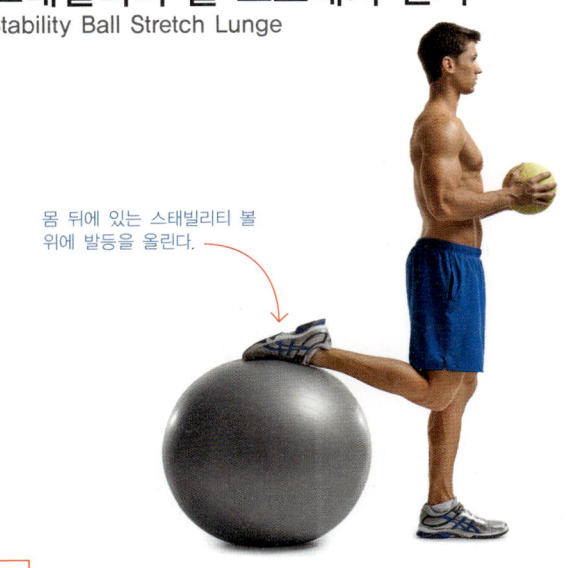

A
- 양손으로 메디신볼을 든다.
- 오른쪽 발등을 스태빌리티 볼 맨 위에 올린다. 이때 왼발은 지면에 밀착시킨 상태를 유지한다.

엉덩이와 대퇴사두근이 스트레칭 되는 느낌이 나야 한다.

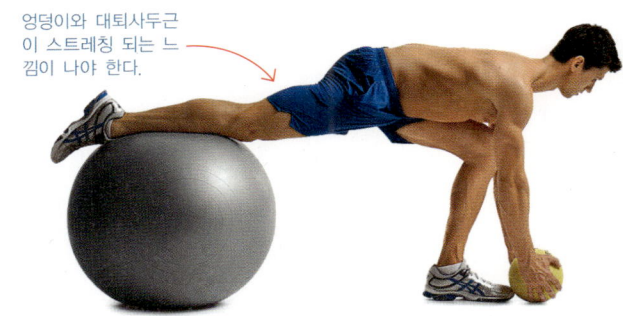

B
- 왼쪽 무릎을 구부리면서 골반을 아래로 내린다.
- 오른쪽 다리를 뒤로 곧게 펴면서 몸을 앞으로 기울여 메디신볼로 지면을 터치한다.
- 시작자세로 돌아가서 같은 요령으로 정해진 반복수를 완료한 다음, 반대쪽도 같은 요령으로 반복한다.

반복: 한쪽 다리 당 8~10회 반복한다.

스태빌리티 볼 운동 프로그램 2

스태빌리티 볼을 사용하면 매우 다양한 동작을 취할 수 있다. 이번 프로그램은 그 중에서도 코어와 골반, 햄스트링을 강하게 자극하는 운동으로 구성되어 있다. 일주일 동안 프로그램 1과 프로그램 2를 번갈아 실시해도 좋을 것이다.

진행 방법

중간 휴식 없이 7가지 운동을 1세트씩 연달아 서킷 방식으로 진행하고, 서킷을 1회 마치면 60초 동안 휴식을 취한 다음, 전체 서킷을 한 번 더 반복한다.

스태빌리티 볼 웨이크-업 크런치
Stability Ball Wake-Up Crunch

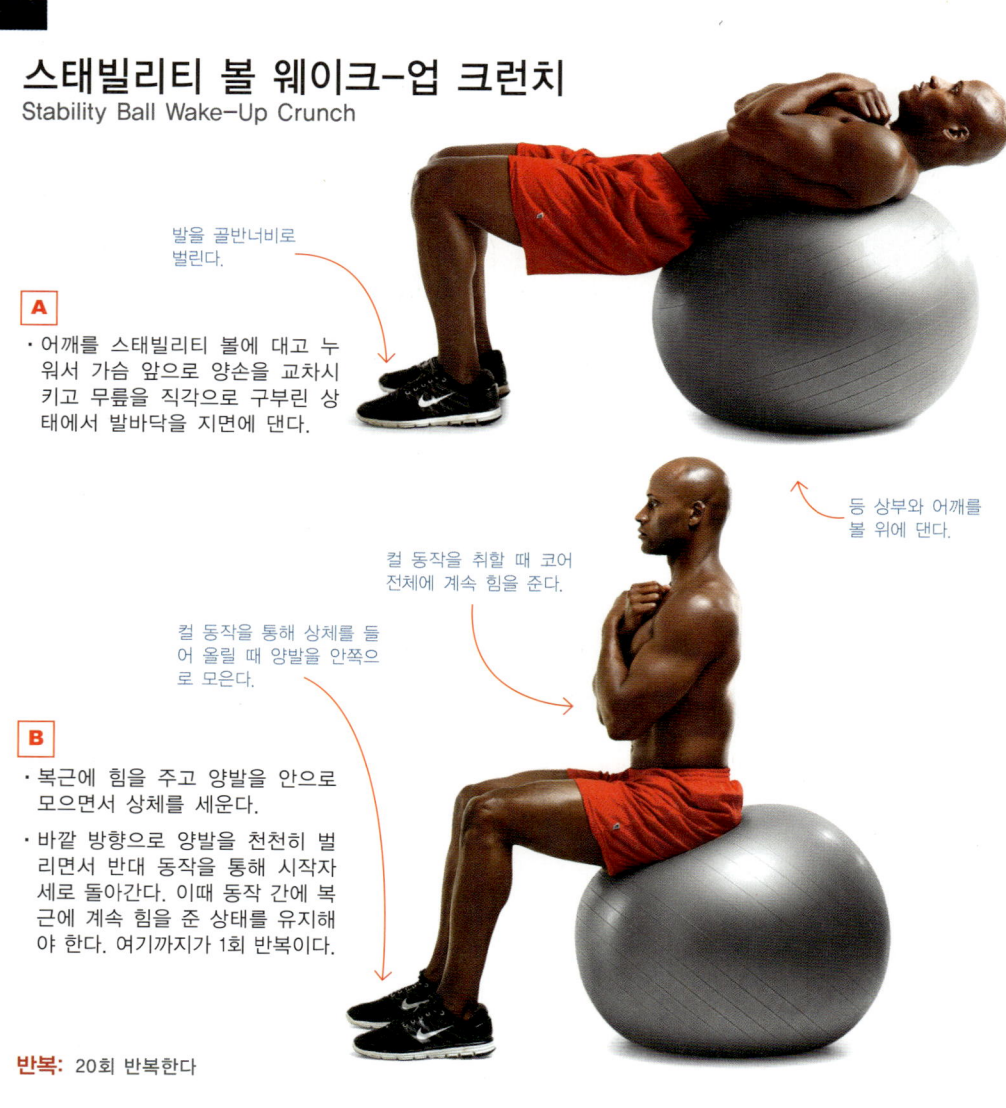

발을 골반너비로 벌린다.

A
- 어깨를 스태빌리티 볼에 대고 누워서 가슴 앞으로 양손을 교차시키고 무릎을 직각으로 구부린 상태에서 발바닥을 지면에 댄다.

등 상부와 어깨를 볼 위에 댄다.

컬 동작을 취할 때 코어 전체에 계속 힘을 준다.

컬 동작을 통해 상체를 들어 올릴 때 양발을 안쪽으로 모은다.

B
- 복근에 힘을 주고 양발을 안으로 모으면서 상체를 세운다.
- 바깥 방향으로 양발을 천천히 벌리면서 반대 동작을 통해 시작자세로 돌아간다. 이때 동작 간에 복근에 계속 힘을 준 상태를 유지해야 한다. 여기까지가 1회 반복이다.

반복: 20회 반복한다

Chapter 12: 15분 특수 기구 운동

스태빌리티 볼 핸드 워크
Stability Ball Hand Walk

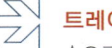

트레이너의 조언
손으로 최대한 멀리까지 걸음을 걷는다. 앞으로 더 많이 갈수록 난이도가 높아진다.

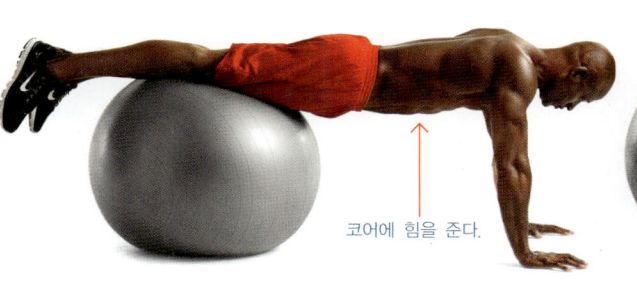
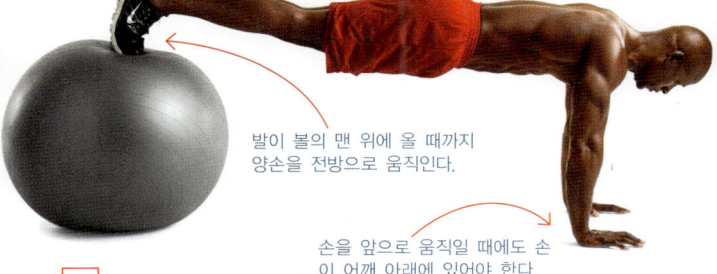

코어에 힘을 준다.

발이 볼의 맨 위에 올 때까지 양손을 전방으로 움직인다.

손을 앞으로 움직일 때에도 손이 어깨 아래에 있어야 한다.

A
- 몸통을 볼 위에 대고 엎드려 양손으로 지면을 짚고 다리를 지면과 수평이 되도록 곧게 뻗은 상태에서 허벅지가 볼 위에 올 때까지 걸음을 걷듯이 손을 앞으로 움직인다.

반복: 10~15회 반복한다.

B
- 엉덩이에 힘을 주고 발이 볼 위에 올 때까지 걸음을 걷듯이 손을 앞으로 움직여서 플랭크 자세를 취한다.
- 이때 복근에 힘을 주고 몸 전체를 일직선으로 안정되게 유지한다.
- 5초 동안 멈춘 다음, 걸음을 걷듯이 손을 뒤로 움직여서 시작자세로 돌아간다. 여기까지가 1회 반복이다.

스태빌리티 볼 레그 레이즈
Stability Ball Leg Raise

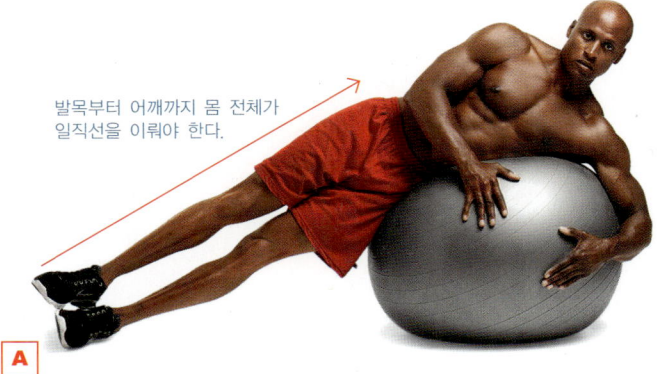

발목부터 어깨까지 몸 전체가 일직선을 이뤄야 한다.

최소한 지면과 평행이 될 때까지 다리를 들어 올린다.

A
- 몸의 왼쪽 측면으로 스태빌리티 볼 위에 누워서 다리를 곧게 펴고 양발을 서로 포갠다.
- 왼손으로 볼을 편안하게 감싸고 골반을 들어 올려 몸을 일직선으로 만든다.

반복: 60초 동안 최대한 많이 반복한 다음, 반대쪽도 같은 요령으로 반복한다.

B
- 몸의 자세를 유지하면서 오른쪽 다리를 천천히 들어 올린 다음, 잠시 멈췄다가 다리를 천천히 내리면서 시작자세로 돌아간다.

스태빌리티 볼 운동 프로그램 2

스태빌리티 볼 로우 콤비네이션
Stability Ball Row Combination

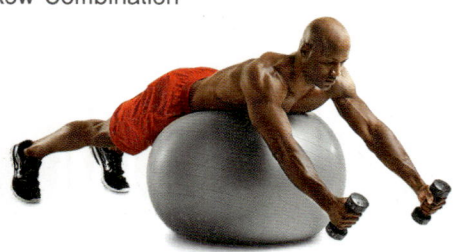

A
- 스태빌리티 볼 위에 누워서 손바닥이 서로 마주 보는 방향으로 양손에 가벼운 덤벨(2.5킬로그램 이하)을 하나씩 들고 지면을 향해 45도 각도로 팔을 내린다.

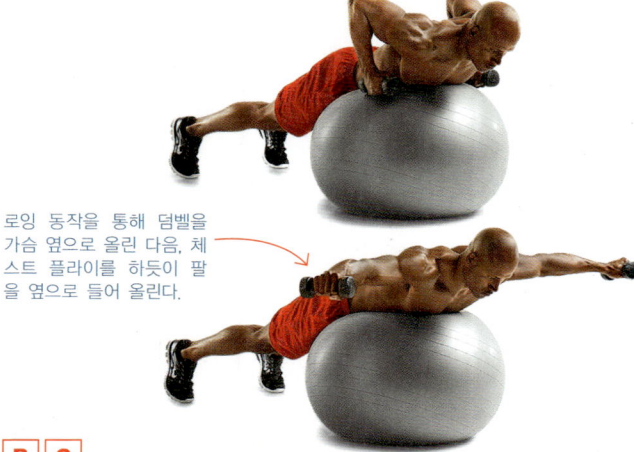

로잉 동작을 통해 덤벨을 가슴 옆으로 올린 다음, 체스트 플라이를 하듯이 팔을 옆으로 들어 올린다.

B **C**
- 가슴 옆으로 덤벨을 당겨 올린 다음, 양팔을 옆으로 넓게 펼친다.

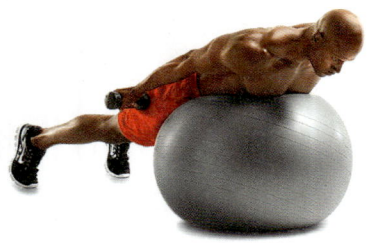

D
- 엉덩이 옆으로 덤벨을 끌어 내린다.
- 양팔을 정면 45도로 뻗어 내리면서 시작자세로 돌아간다. 여기까지가 1회 반복이다.

반복: 10~15회 반복한다.

스태빌리티 볼 잭나이프
Stability Ball Jackknife

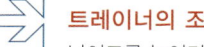

트레이너의 조언
난이도를 높이려면 스텝이나 벤치 위에 손을 올리고 동작을 취한다.

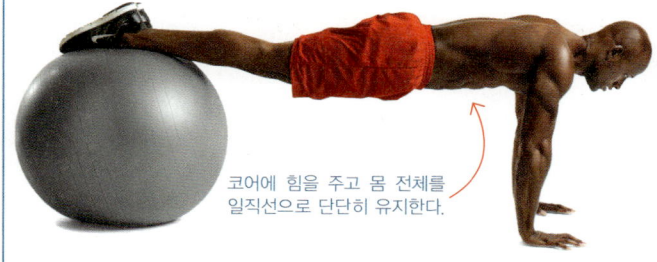

코어에 힘을 주고 몸 전체를 일직선으로 단단히 유지한다.

A
- 양손을 지면에 대고 스태빌리티 볼 위에 엎드린다.
- 전방을 향해 양손으로 걸음을 걸으면서 스태빌리티 볼이 정강이 아래에 올 때까지 몸 아래에서 볼을 굴린다.
- 이때 양손은 푸시업을 할 때처럼 어깨로부터 수직인 위치에 있어야 한다.

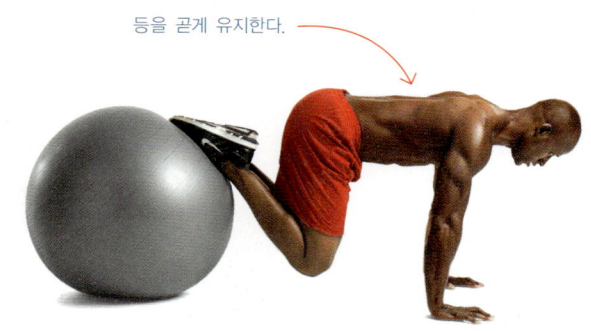

등을 곧게 유지한다.

B
- 복근에 힘을 주고 무릎을 구부려 볼과 다리를 몸통 가까이 붙이면서 볼을 앞으로 굴린다. 최종 자세에서 1초 동안 멈춘다.
- 다리를 펴면서 시작자세로 돌아간다.

반복: 10~15회 반복한다.

Chapter 12: 15분 특수 기구 운동

스태빌리티 볼 싱글-레그 밸런스 브리지
Stability Ball Single-Leg Balance Bridge

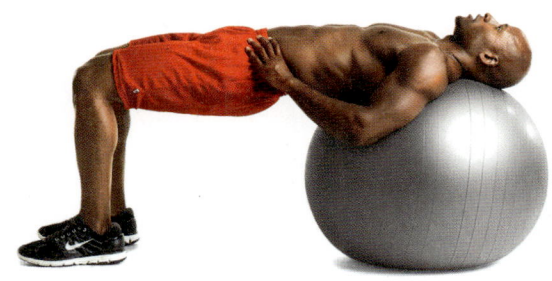

A
- 스태빌리티 볼 위에 누워서 골반을 들어 올리고 다리를 구부린 상태에서 발바닥을 지면에 밀착시켜 몸을 전체적으로 책상 형태처럼 만든다.
- 팔을 몸통 측면으로 벌리고 손을 골반 위에 올린다.
- 양쪽 견갑골 사이에 볼이 자리를 잡을 때까지 발을 움직여 자세를 취한다.
- 양발을 한데 모으고, 허벅지가 지면과 평행을 이루게 한다.

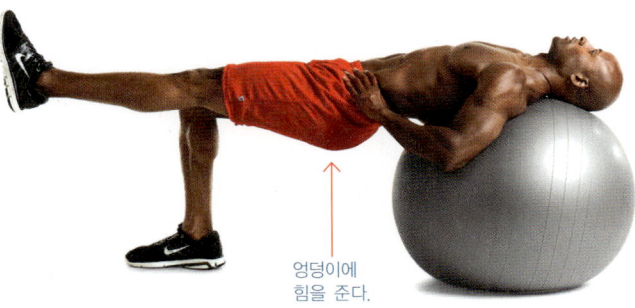

엉덩이에 힘을 준다.

B
- 엉덩이에 힘을 주고 왼쪽 다리를 펴면서 왼발을 천천히 들어 올린다.
- 최고 지점에서 10초 동안 멈춘 다음, 반대쪽도 같은 요령으로 반복한다.

반복: 다리를 바꿔가면서 5~6회 반복한다.

스태빌리티 볼 밸런싱 바이시클
Stability Ball Balancing Bicycle

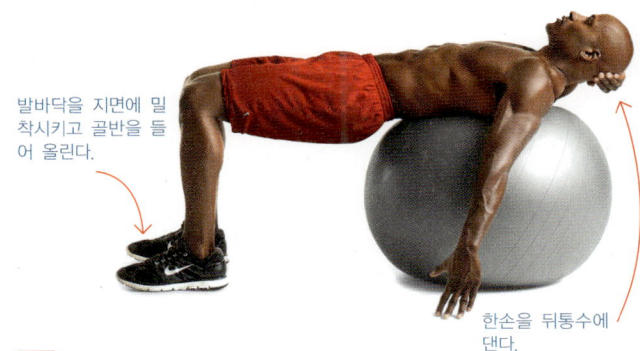

발바닥을 지면에 밀착시키고 골반을 들어 올린다.

한손을 뒤통수에 댄다.

A
- 스태빌리티 볼 위에 누워서 무릎을 구부리고 발바닥을 지면에 밀착시킨다.
- 오른손을 뒤통수에 올리고 왼팔을 뻗어 좌측 측면으로 내린다. 이 때 왼쪽 손가락 끝을 지면에 대고 균형을 잡는다.

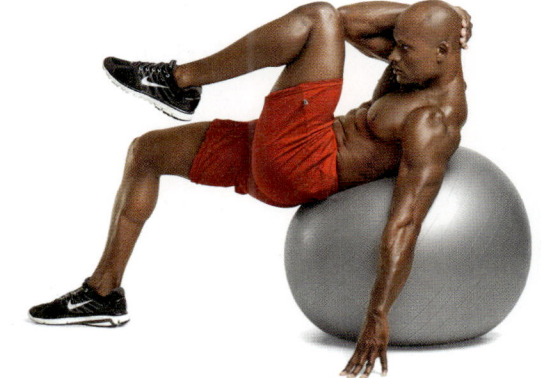

B
- 복근에 힘을 주면서 오른쪽 어깨를 왼쪽으로 들어 올림과 동시에 오른쪽 팔꿈치를 향해 왼쪽 무릎을 들어 올린다. 시작자세로 돌아간다.

반복: 10회 반복 후 반대쪽도 같은 요령으로 반복한다.

샌드백 운동 프로그램 1

여러분이 상상하는 것처럼 프로 스포츠 선수들의 체력단련실에는 최신식 운동 기구들이 즐비하다. 그러나 선수들은 시즌이 끝나면 번쩍번쩍한 최신 기구들을 뒤로한 채 밖으로 나가 모래가 담긴 주머니를 이고, 끌고, 던지기 시작한다. 샌드백에 쏟아지는 끊임없는 선수들의 몸동작은 결국 샌드백의 모양마저 바꿔버려 원래의 형체는 온데간데없을 정도가 되어버린다. 모든 운동은 저마다 독특한 장점이 있다. 이번 프로그램에서는 샌드백을 활용하여 실생활과 유사한 자극을 근육에 가하게 된다. 사실, 덤벨처럼 들어 올리기 편한 모양으로 생긴 것들은 실생활 속에서 찾아보기 힘들다. 이번 프로그램은 복근과 척추 주위의 근육들을 집중적으로 강화하는 운동으로 구성되어 있다.

　철물점에 들러 20킬로그램짜리 모래주머니를 골라 계산대에 올린 다음, 자동차로 옮기고, 다시 집에 내려놓는 장면을 생각해보자. 상상만 해도 삭신이 쑤실지 모른다. 이번 프로그램은 바로 이런 동작을 통해 머리부터 발끝까지 전신을 강화할 것이다.

Chapter 12: 15분 특수 기구 운동

진행 방법

중간 휴식 없이 3가지 운동을 1세트씩 연달아 서킷 방식으로 진행하고, 서킷을 1회 마치면 90~120초 동안 휴식을 취한 다음, 전체 서킷을 2회 더 반복한다.

샌드백 로테이셔널 풋-백
Sandbag Rotational Put-Back

트레이너의 조언

이 운동은 건초 더미나 쌀 포대를 트럭에 올리는 동작을 모방한 것이다. 이 운동을 할 때는 다리를 사용하여 신속하게 움직이고, 코어에 힘을 주어 부상을 예방해야 한다.

A
- 골반 정도 높이의 작업대를 몸의 왼편에 둔 상태에서 발을 어깨너비로 벌리고 선다(작업대가 없으면 샌드백을 올릴 수 있도록 단단히 고정된 물체를 준비한다.).
- 오른발 옆에 샌드백을 위치시킨다.
- 샌드백 쪽으로 상체를 회전시키면서 쪼그려 앉아 양손으로 샌드백의 양쪽 끝을 잡는다.

B
- 샌드백을 들어 올리면서 다리를 펴고 왼쪽으로 몸통을 회전시킨 다음, 작업대 위에 샌드백을 올려놓는 시늉을 한다.
- 샌드백에서 손을 떼지 말고 작업대 위에 잠시 올리거나, 작업대가 없는 경우에는 샌드백을 든 상태로 동작을 1초 동안 멈춘 다음, 반대 동작을 통해 몸을 내리면서 시작자세로 돌아간다.

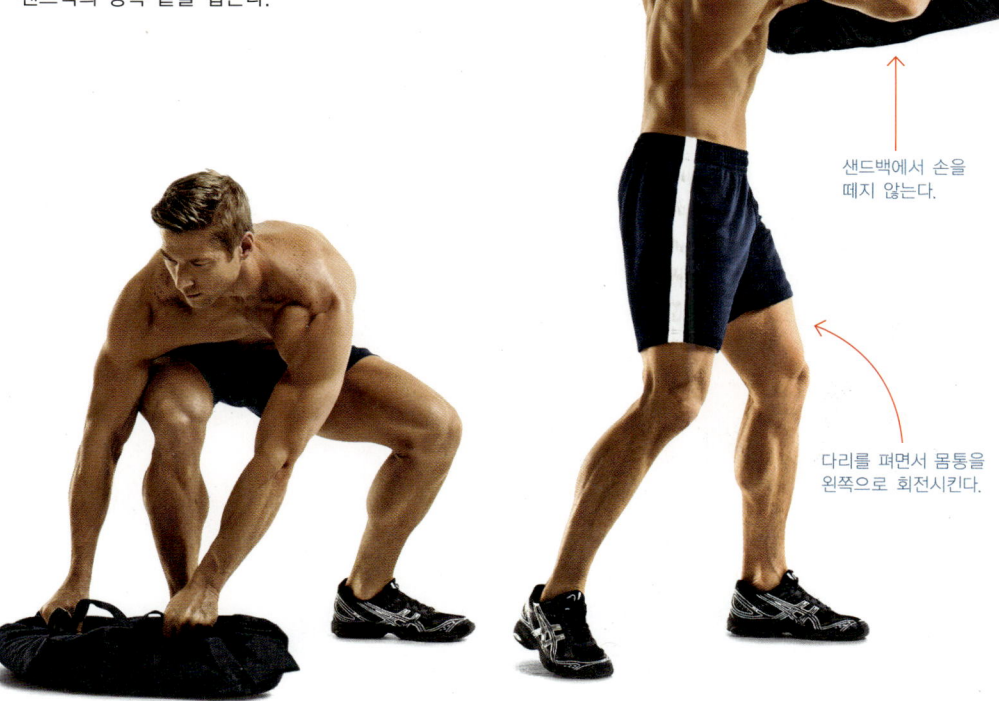

샌드백에서 손을 떼지 않는다.

다리를 펴면서 몸통을 왼쪽으로 회전시킨다.

반복: 10회 반복 후 반대쪽도 같은 요령으로 반복한다.

샌드백 운동 프로그램 1

샌드백 클린과 프레스
Sandbag Clean and Press

A
- 샌드백을 앞에 놓은 상태에서 발을 어깨너비로 벌리고 쪼그려 앉는다.
- 샌드백의 양쪽 끝을 잡은 다음, 어깨를 들어 올리고 발끝에 힘을 주면서 가슴 높이로 샌드백을 들어 올린다.

B
- 샌드백이 가슴까지 올라오면 무릎을 구부리면서 전완을 샌드백 아래에 위치시키고 손목을 뒤로 젖혀 샌드백을 어깨 앞에서 받쳐 든다.

C
- 무릎을 강하게 펴면서 머리 위로 샌드백을 밀어 올린다.
- 샌드백을 어깨 앞으로 내린 다음, 양쪽 전완을 안쪽으로 회전시키고 손목을 원위치시키면서 쪼그려 앉아 샌드백을 내려놓는다.

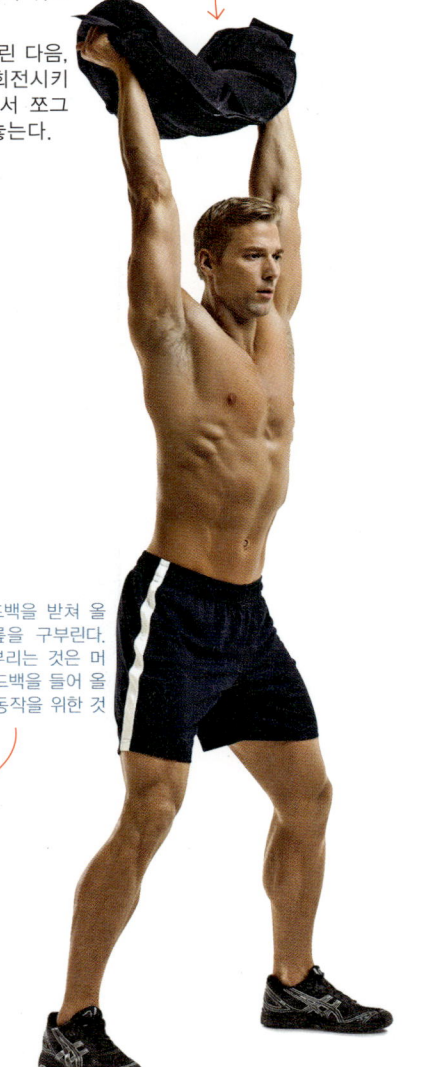

어깨에서 수직으로 샌드백을 들어 올린다.

몸으로 샌드백을 받쳐 올리면서 무릎을 구부린다. 무릎을 구부리는 것은 머리 위로 샌드백을 들어 올리는 다음 동작을 위한 것이다.

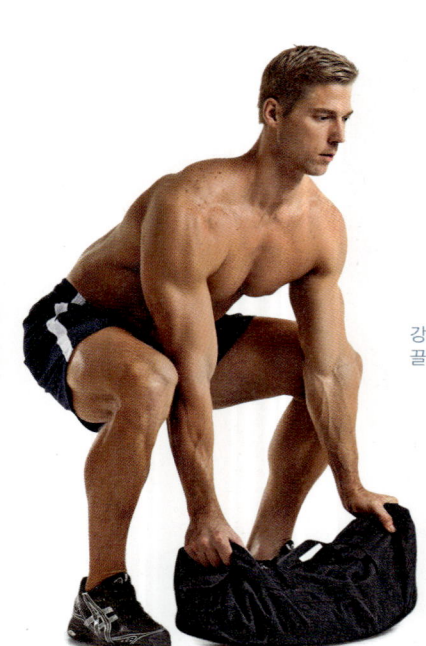

강한 힘으로 샌드백을 끌어 올린다.

반복: 6~8회 반복한다.

Chapter 12: 15분 특수 기구 운동

샌드백 제르셔 트래블링 런지
Sandbag Zercher Traveling Lunge

A
- 발을 골반너비로 벌리고 서서 샌드백을 양쪽 팔오금 사이에 올리고 팔꿈치를 구부려 샌드백을 가슴 가까이로 당겨 잡는다.

B
- 왼발을 앞으로 내딛으면서 왼쪽 허벅지가 지면과 평행을 이룰 때까지 몸을 낮춘다. 이때 몸통은 계속 곧게 유지해야 한다.
- 왼발로 지면을 밀고 오른발을 앞으로 내딛으면서 시작자세로 돌아간다.
- 그 다음에는 오른발로 런지 동작을 취한다.

런지 동작을 취하는 동안 상체를 계속 곧게 유지한다.

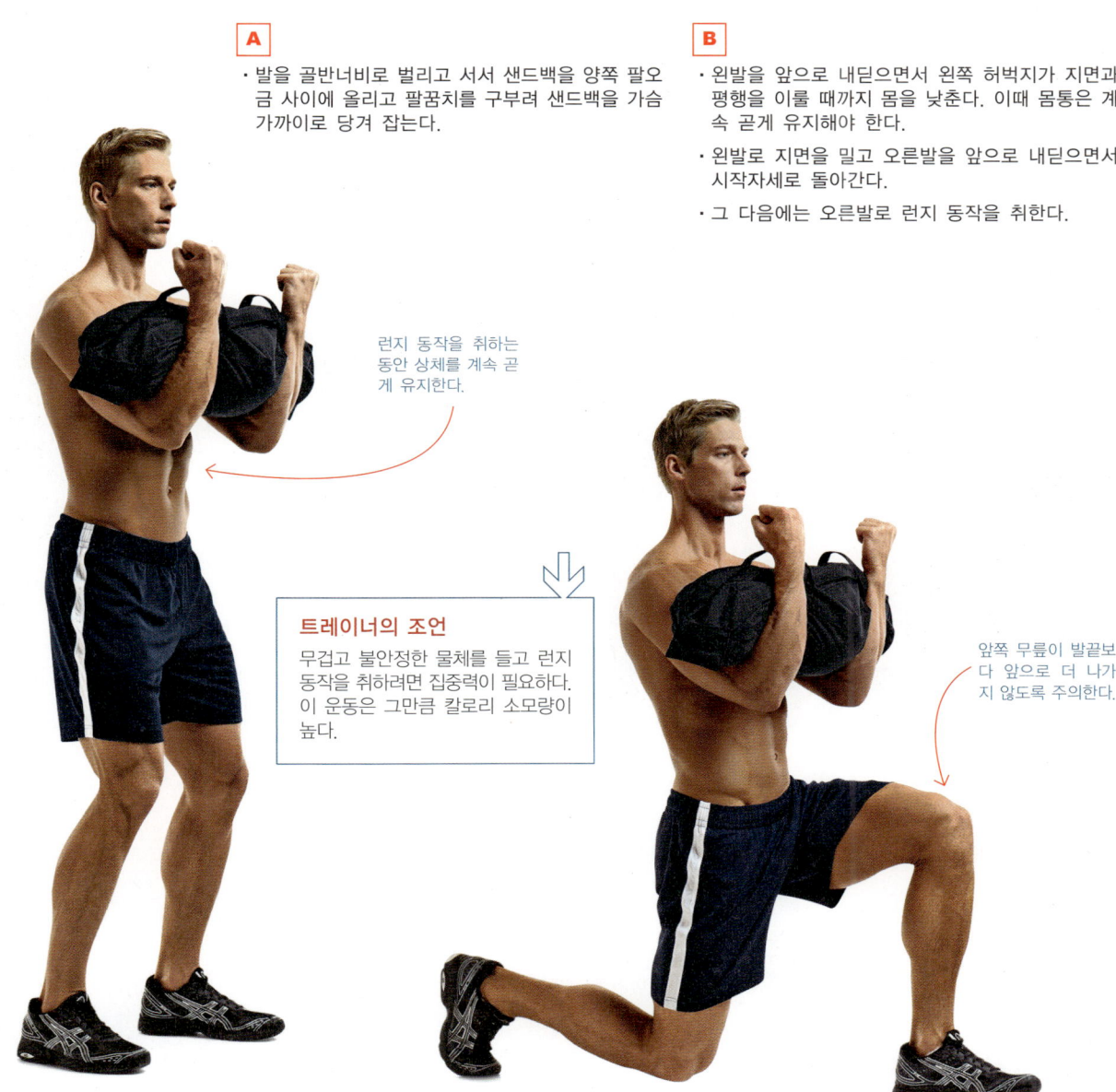

트레이너의 조언
무겁고 불안정한 물체를 들고 런지 동작을 취하려면 집중력이 필요하다. 이 운동은 그만큼 칼로리 소모량이 높다.

앞쪽 무릎이 발끝보다 앞으로 더 나가지 않도록 주의한다.

반복: 한쪽 다리 당 6~8회 반복한다.

샌드백 운동 프로그램 2

샌드백 숄더 더 로드
Sandbag Shoulder the Load

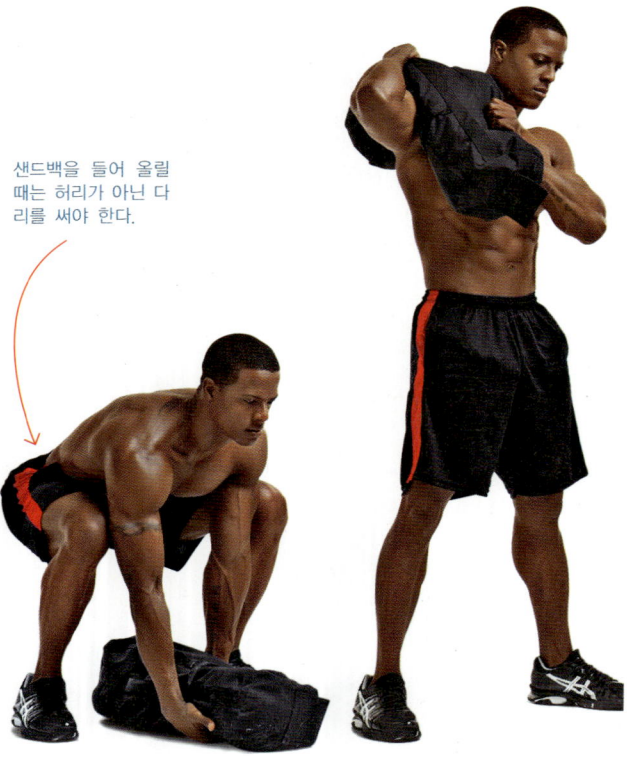

샌드백을 들어 올릴 때는 허리가 아닌 다리를 써야 한다.

A
- 무거운 샌드백을 지면에 놓고 그 앞에 선다.
- 발을 어깨너비로 벌리고 서서 무릎을 구부리고 쪼그려 앉아 샌드백을 잡는다.

B
- 무릎을 강하게 펴면서 추진력을 이용하여 한쪽 어깨 위에 샌드백을 올린다.
- 반대 동작을 통해 시작자세로 돌아가서 반대쪽도 같은 요령으로 동작을 반복한다. 여기까지가 1회 반복이다.

반복: 8~10회 반복한다.

샌드백 베어 허그 워크
Sandbag Bear Hug Walk

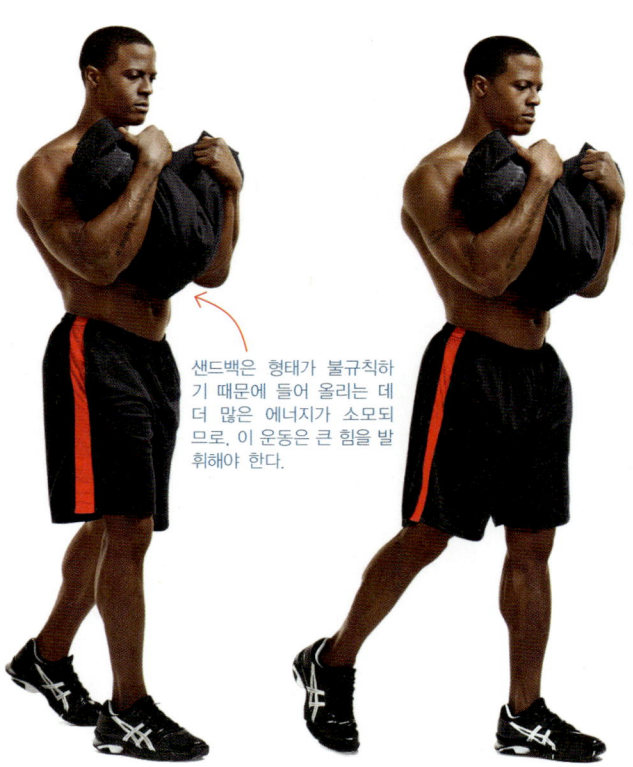

샌드백은 형태가 불규칙하기 때문에 들어 올리는 데 더 많은 에너지가 소모되므로, 이 운동은 큰 힘을 발휘해야 한다.

A B
- 양팔로 샌드백을 감싸 안고 약 20미터를 걷는다. 이때는 복근에 힘을 주고 가슴을 편 상태에서 양쪽 견갑골을 뒤, 아래쪽으로 모은다. 걸음을 걸을 때 이 자세를 완벽하게 유지해야 한다.

 트레이너의 조언
난이도를 높이려면 팔을 뻗어 샌드백을 머리 위로 들어 올린다.

반복: 20미터를 3회 걷는다.

Chapter 12: 15분 특수 기구 운동

샌드백 그립, 로우, 그로우
Sandbag Grip, Row, and Grow

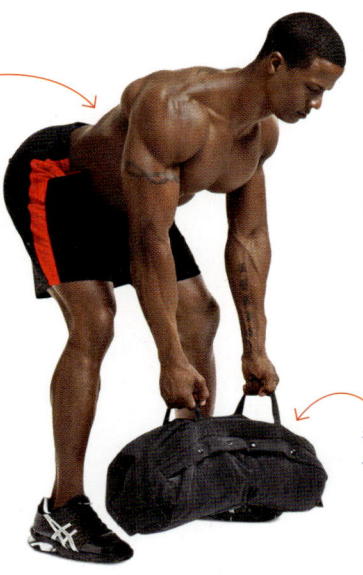
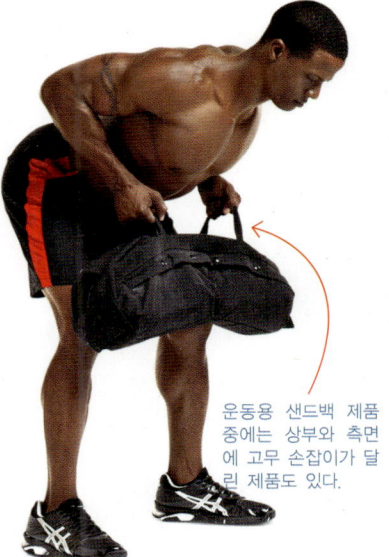

허리를 자연스럽게 뒤로 젖힌 상태를 유지한다.

A
- 양손으로 샌드백을 잡은 상태에서 무릎을 살짝 구부리고 선다.
- 상체가 지면과 평행을 이룰 때까지 상체를 앞으로 기울이고 양팔을 아래로 내린다.

팔을 어깨로부터 수직으로 내린다.

B
- 몸통을 움직이지 않도록 주의하면서 흉곽 아래부분을 향해 샌드백을 당겨 올린다.
- 최고 지점에서 잠시 멈춘 다음, 팔을 폈다 구부리는 동작을 반복한다.

운동용 샌드백 제품 중에는 상부와 측면에 고무 손잡이가 달린 제품도 있다.

반복: 8~10회 반복한다.

샌드백 겟-업 Sandbag Get-Up

A
- 지면에 무릎을 꿇고 앉아서 15~25킬로그램짜리 샌드백을 양팔로 끌어안는다.
- 이때 팔은 샌드백 아래에 위치하고 손바닥을 위로 향하게 하여 샌드백을 감싸는 자세가 돼야 한다.
- 샌드백을 가슴에 밀착시킨다.

B
- 오른쪽 다리를 들어 올리고 오른발을 지면에 밀착시키면서 일어설 준비를 한다.

C
- 오른쪽 뒤꿈치로 지면을 밀고 일어서면서 왼발을 오른발 옆으로 당겨 완전히 일어선 자세를 취한다.

D
- 양쪽 무릎을 구부리면서 스쿼트 자세를 취한 다음, 오른쪽 무릎을 꿇은 후에 왼쪽 무릎을 꿇으면서 시작자세로 돌아간다.
- 왼쪽 다리를 시작으로 해서 같은 요령으로 동작을 반복한다.

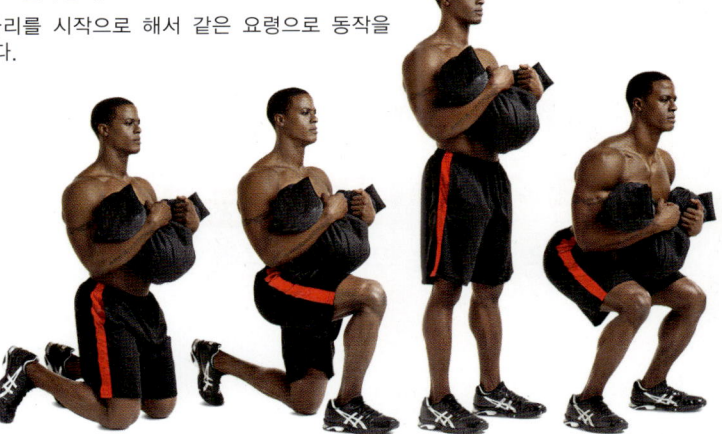

반복: 한쪽 다리 당 8~10회 반복한다.

317

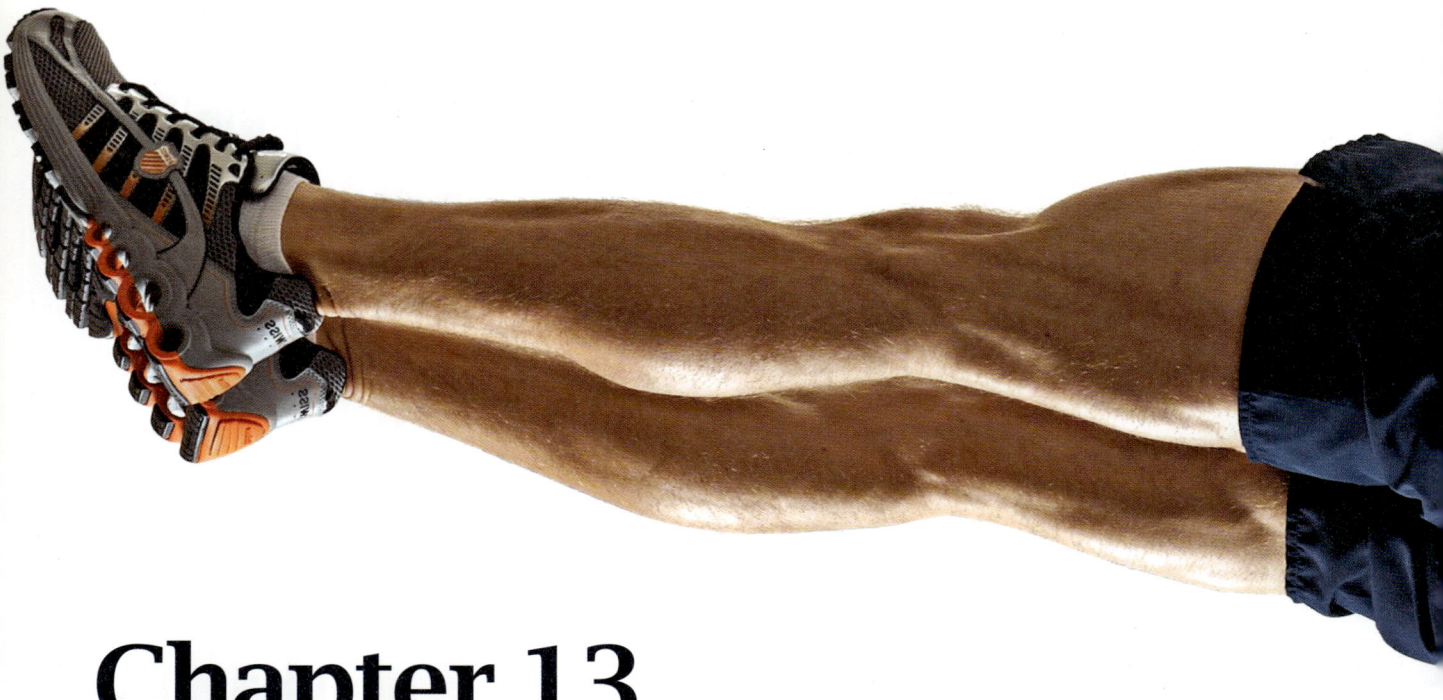

Chapter 13

15-Minute Workouts For Better Sex
15분 정력 강화 운동
아름다운 사랑을 위한 지구력, 유연성, 근력 운동 프로그램

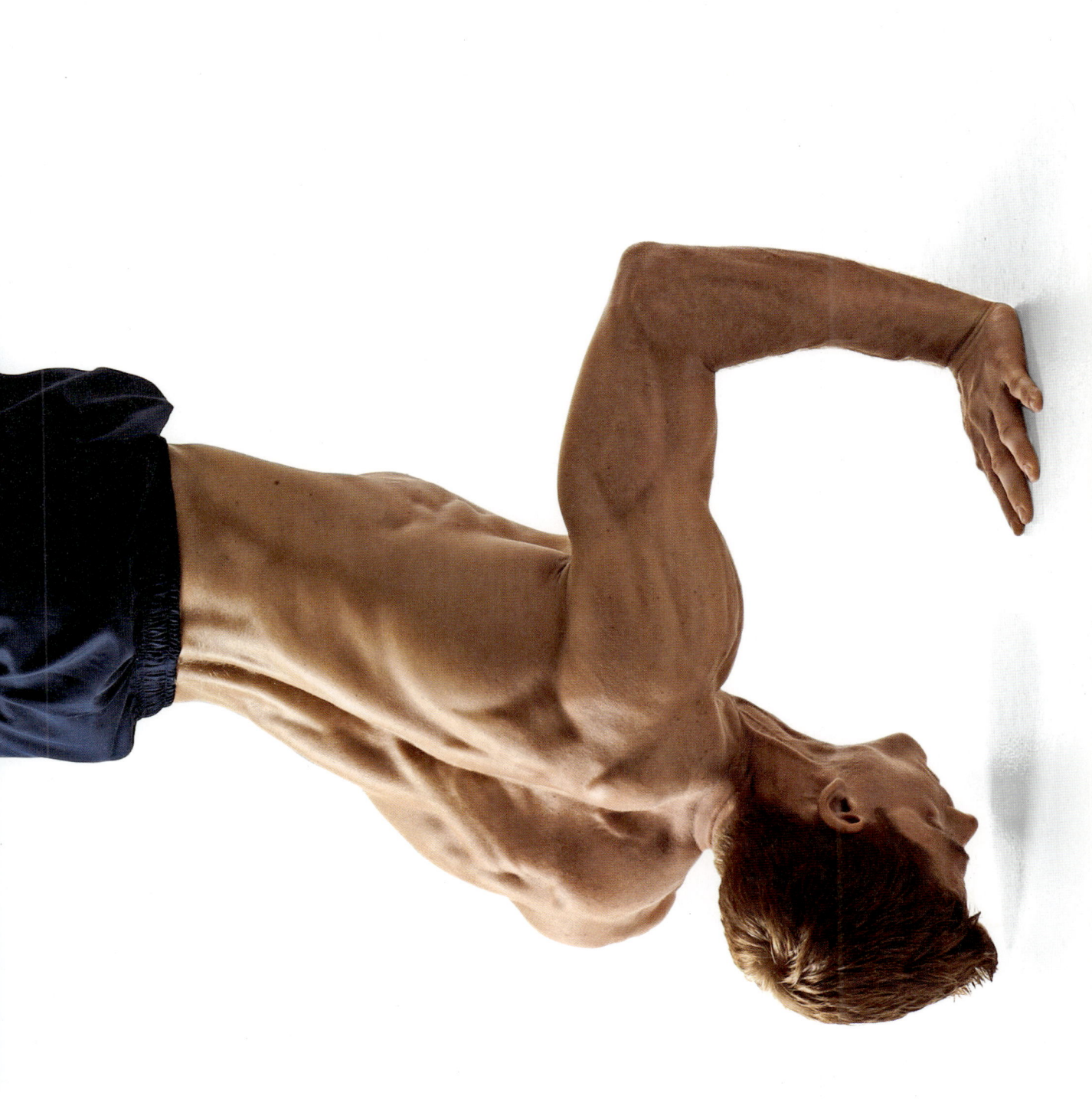

Superfast Better-Sex Workouts
초고속 정력 운동

훌륭한 섹스는 한 편의 스포츠 경기와도 같다. 여기에는 팔과 다리, 가슴, 등, 복근, 둔근뿐만 아니라 거울로도 볼 수 없고, 일상생활에서조차 자주 사용하지 않는 수많은 미세 근육들이 동원된다. 새로운 자세를 세련되게 구사하려면 허리가 다치지 않도록 골반을 올바르게 움직여야 하고, 섣불리 절정에 도달하지 않도록 동작을 잘 조절해야 한다. 이런 일이 가능하려면 겉보기만 좋은 몸이 아니라 속이 알찬 몸을 만들어야 한다. 이번 장에서 소개하는 운동 프로그램들은 어려운 자세를 취하는 데 필요한 유연성, 그녀의 몸을 들어 올릴 수 있는 상체의 근력, 중요한 반복 동작을 취할 수 있는 코어의 파워, 끊임없는 지구력을 높이기 위한 유산소 스태미너 운동으로 구성되어 있다. 그러나 한 가지 더 알아야 할 사항이 있다. 이 프로그램들은 다른 훌륭한 운동 프로그램들과 겉보기에는 큰 차이가 없기 때문에 여러분의 숨은 의도를 아무도 알아채지 못할 것이라는 점이다.

어디서나 할 수 있는 섹스 엑서사이즈

딱 5분이면 된다. 당신이 이것을 하고 있는지 아무도 모르겠지만, 이것은 당신에게 더 강력한 오르가즘을 선사할 것이다! 이것은 과연 무엇일까? 바로 케겔 운동이다. 케겔 운동이란 의사였던 아놀드 케겔Arnold Kegel 박사의 이름을 딴 운동으로, PC근이라고도 하는 치골미골근Pubococcygeus Muscle을 강화하는 운동을 뜻한다. 치골미골근은 소변을 멈출 때 요도를 조이는 역할을 한다. 케겔 운동은 단순한 동작으로 이루어져 있지만 사정 능력을 조절하는 데 큰 도움이 되기 때문에 사정과 오르가즘의 질을 높여 성생활의 즐거움을 향상시키는 효과가 있다. 방법은 이렇다. 엉덩이의 근육을 사용하지 않고 소변을 멈추는 근육을 15초 동안 수축시켰다가 이완시키는 과정을 반복하는 것이다. 그리고 15초가 익숙해지면 30초로, 1분으로 수축 시간을 늘린다. 케겔 운동은 아무도 눈치 채지 못하기 때문에 언제든, 어디서든 실시할 수 있다.

Chapter 13: 15분 정력 강화 운동

1분 가이드: 15분 정력 운동

p.322
스태미너 운동 프로그램
복서 펀치와 덤벨 스쿼트(워밍업)
푸시업과 프론 로우
점프 스쿼트와 컬

p.326
오버 더 탑 운동 프로그램
체중 점프 스쿼트
아이소메트릭 스쿼트
싱글-암 덤벨 스윙
스쿼트 트러스트
익스플로시브 푸시업

p.330
맨 온 더 미션 운동 프로그램
힌지
스태빌리티 볼 디클라인 푸시업
라잉 글루티얼 브리지
삭스 슬라이드
닐링 레그 크로스오버

p.334
프레첼-포지션 운동 프로그램
스탠딩 힙 트러스트
로우어-백 라이-다운
스태빌리티 볼 힙 익스텐션
로우 사이드-투-사이드 런지
코르크스크루 푸시업

p.338
포 온 더 플로어 운동 프로그램
라잉 크로스오버 스트레칭
인치웜
레니게이드 로우
샌드백 스탠드업

당신의 바지 속에는 카나리아가 있습니까?

발기의 강도는 심장과 동맥 건강의 척도이다. 만약 여러분이 바지 속에서 키우고 있는 카나리아가 어느 날인가부터 자주 나타나지 않는다면 위험이 임박했다는 신호일 수도 있다. 이때는 예방책을 세워야 한다. 음경의 동맥은 심장에 있는 관상동맥보다 훨씬 좁기 때문에, 이 동맥에 이물질이 쌓이기 시작하면 제일 먼저 발기의 강도가 약해진다. 이런 증상이 나타나면 중요한 곳을 의사에게 점검받아야 한다는 신호로 받아들이는 것이 좋다.

스태미너 운동 프로그램

1회 성교 시 평균 지속시간은 15~20분이다(걱정할 필요는 없다. 여기에는 전희 시간도 포함된다.). 섹스는 강도와 체위의 숫자, 자세의 복잡성에 따라 그 자체가 하나의 유산소운동이라 해도 과언이 아니다. 이 프로그램은 피라미드 반복 방식으로 지구력을 강화하도록 구성되어 있다. 반복되는 동작이 많은 만큼 처음부터 지치지 않도록 마음을 단단히 먹어야 한다.

진행 방법

이 프로그램은 피라미드 반복 방식으로 진행한다. 우선 첫 번째 운동으로 워밍업을 실시한 후, 두 번째 운동을 1회 반복하고, 2회 반복한 다음, 3회 반복하고, 4회 반복한 후에, 다시 1회를 반복한다. 이런 방식을 피라미드 반복이라고 한다. 그 다음에는 세 번째 운동도 피라미드 반복 방식으로 진행한다. 여기까지를 1서킷으로 보고, 15분 동안 최대한 많은 서킷을 반복한다.

Chapter 13: 15분 정력 강화 운동

운동1
복서 펀치와 덤벨 스쿼트(워밍업)
Boxer's Punch and Dumbbell Squat(warmup)

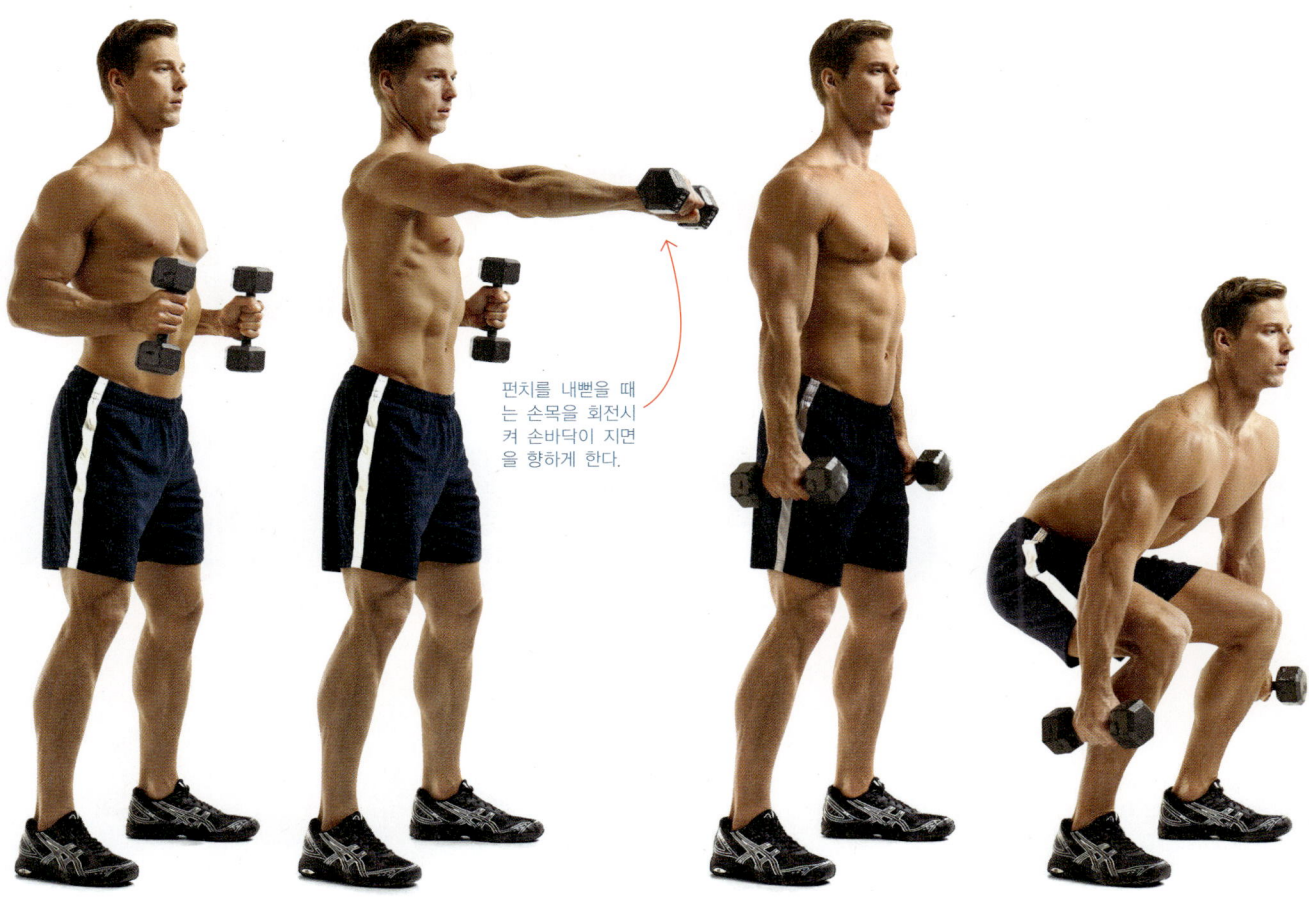

펀치를 내뻗을 때는 손목을 회전시켜 손바닥이 지면을 향하게 한다.

A **B**
- 양손에 2.5킬로그램짜리 덤벨을 하나씩 들고 서서 좌우를 번갈아가며 펀치를 총 32회 내뻗는다.

C
- 팔을 몸통 옆으로 내리고 발을 골반너비보다 약간 넓게 벌린다.

D
- 골반을 뒤로 빼고 무릎을 구부리면서 허벅지가 지면과 평행을 이룰 때까지 몸을 내렸다가 다리를 펴면서 일어선다.
- 이러한 스쿼트 동작을 16회 반복한 다음, 전체 과정을 다시 반복한다.

반복: 펀치 32회, 스쿼트 16회를 반복한다.

스태미너 운동 프로그램

운동2
푸시업과 프론 로우
Pushup and Prone Row

A
- 두 개의 육각 덤벨을 지면에 놓고 손바닥이 마주 보는 방향으로 덤벨을 잡은 다음, 푸시업 자세를 취한다.

B
- 가슴이 지면에서 약 5센티미터 위에 올 때까지 2초에 걸쳐서 천천히 몸을 내린다.
- 팔을 강하게 펴면서 올라온다.

C
- 최고 지점에서 겨드랑이를 향해 덤벨을 든 오른손을 끌어당긴다. 이때는 왼쪽 덤벨로 균형을 잡으면서 견갑골을 뒤로 당긴다.
- 덤벨을 내린 다음, 왼손도 같은 요령으로 동작을 반복한다.(덤벨을 올릴 때는 1초, 덤벨을 내릴 때는 2초를 할애한다.)

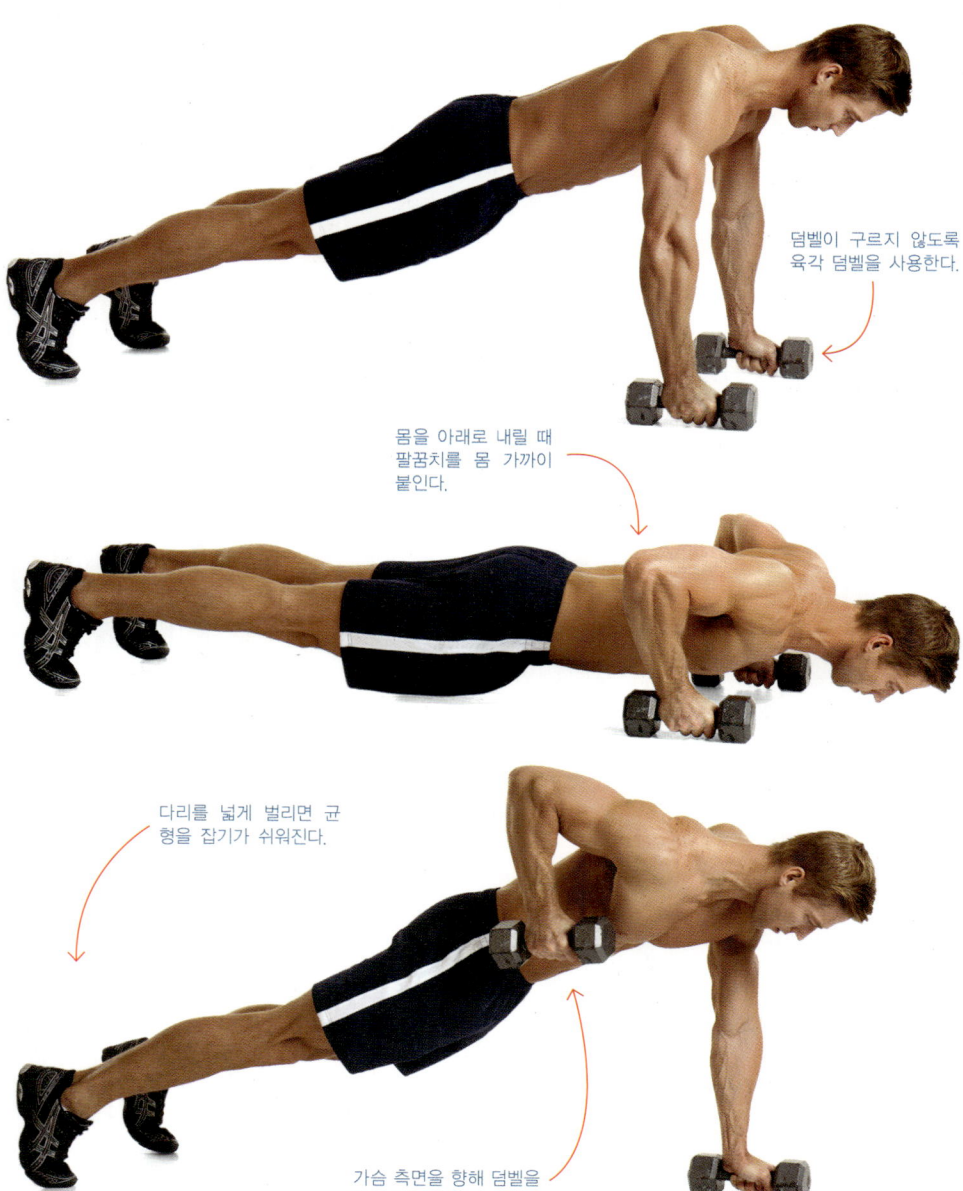

덤벨이 구르지 않도록 육각 덤벨을 사용한다.

몸을 아래로 내릴 때 팔꿈치를 몸 가까이 붙인다.

다리를 넓게 벌리면 균형을 잡기가 쉬워진다.

가슴 측면을 향해 덤벨을 당겨 올린다.

반복: 피라미드 반복 방식을 적용한다('진행 방법' 참조).

Chapter 13: 15분 정력 강화 운동

운동3
점프 스쿼트와 컬
Jump Squat and Curl

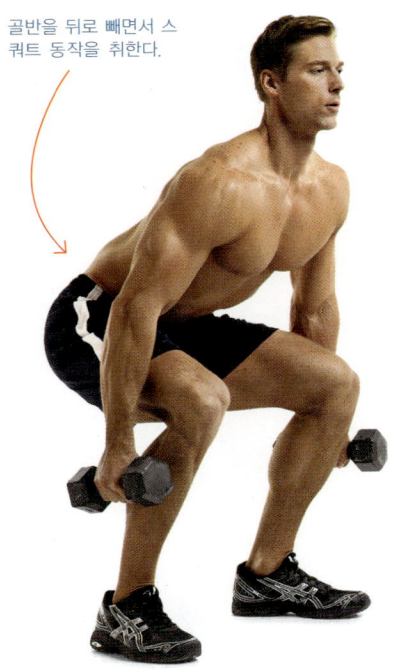

골반을 뒤로 빼면서 스쿼트 동작을 취한다.

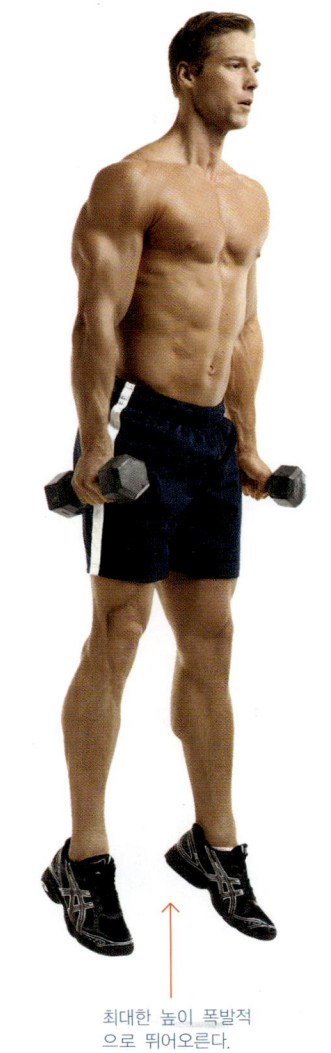

최대한 높이 폭발적으로 뛰어오른다.

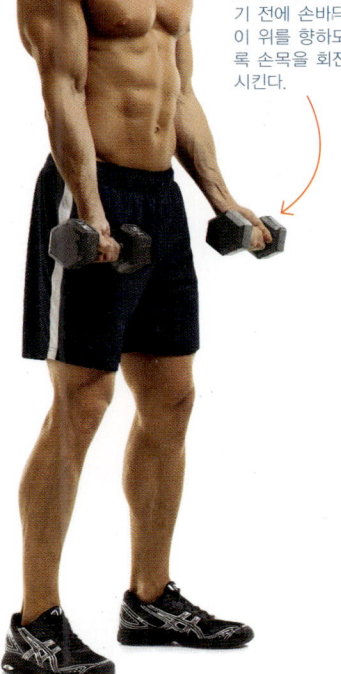

컬 동작을 취하기 전에 손바닥이 위를 향하도록 손목을 회전시킨다.

A
- 발을 골반너비로 벌리고 덤벨을 몸통 측면으로 내린 상태에서 스쿼트 동작을 취한다.

B
- 뒤꿈치로 지면을 빠르고 강하게 밀어 올리면서 뛰어오른 후에 부드럽게 착지한다. 착지 시에는 발의 볼 부분으로 착지한 후에 무게중심을 뒤꿈치로 옮긴다.

C
- 착지 후에는 덤벨을 몸통 측면으로 내린다.
- 상완을 움직이지 않도록 주의하면서 컬 동작으로 덤벨을 들어 올린다(덤벨을 올릴 때는 1초, 덤벨을 내릴 때는 2초를 할애한다.).

반복: 피라미드 반복 방식을 적용한다('진행 방법' 참조).

오버 더 탑 운동 프로그램

이 프로그램은 단시간에 끝낼 수 있는 유산소 운동으로 주로 긴 운동의 막바지에 활용하지만, 서킷 방식으로 3서킷을 진행하면 훌륭한 15분 운동이 된다. 이 프로그램은 특히 지방을 효과적으로 연소시키기 때문에 이 운동을 열심히 하면 남아도는 지방을 침실까지 가지고 들어갈 필요가 없어진다.

진행 방법

중간 휴식 없이 5가지 운동을 서킷 방식으로 진행하고, 서킷을 총 3회 반복한다.

체중 점프 스쿼트
Bodyweight Jump Squat

A
• 허벅지가 지면과 평행을 이룰 때까지 몸을 낮춘다.

B
• 최대한 높이 뛰어오르고, 착지 후 즉시 다시 뛰어오른다.

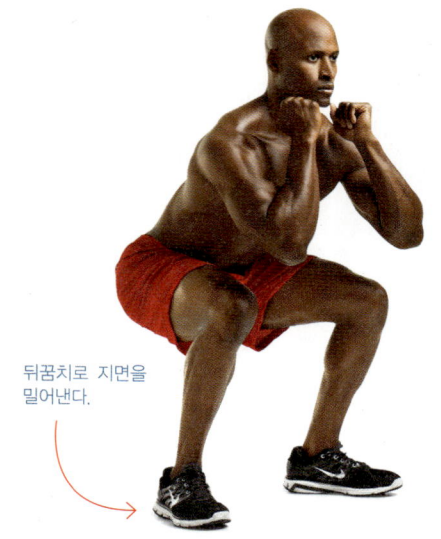

뒤꿈치로 지면을 밀어낸다.

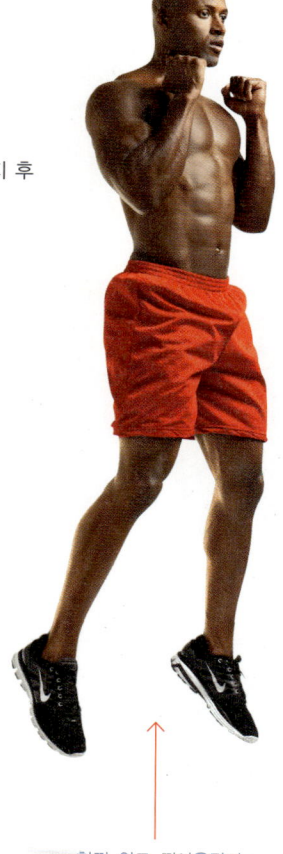

힘껏 위로 뛰어올랐다가 발의 볼 부분으로 부드럽게 착지한다.

반복: 30~60초 동안 최대한 많이 반복한다.

Chapter 13: 15분 정력 강화 운동

아이소메트릭 스쿼트
Isometric Squat

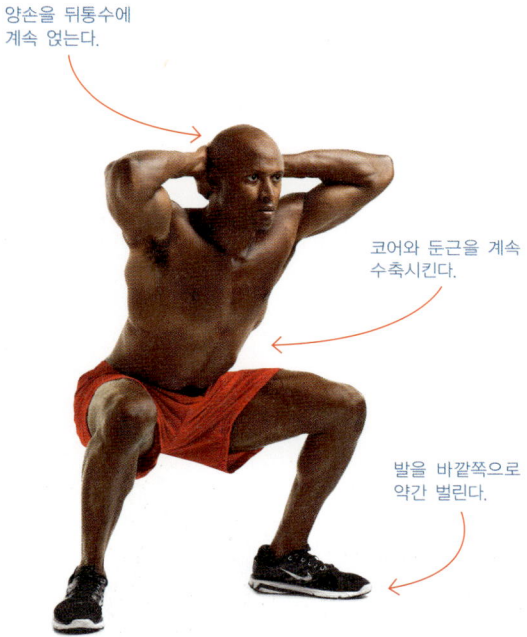

양손을 뒤통수에 계속 얹는다.

코어와 둔근을 계속 수축시킨다.

발을 바깥쪽으로 약간 벌린다.

A
- 허벅지가 지면과 평행을 이룰 때까지 몸을 낮춘 상태로 동작을 멈춘다. 이 자세를 30~60초 동안 유지한다.
- 다리를 펴고 일어서면서 운동을 마친다.

반복: 1회 반복한다.

싱글-암 덤벨 스윙
Single-Arm dumbbell Swing

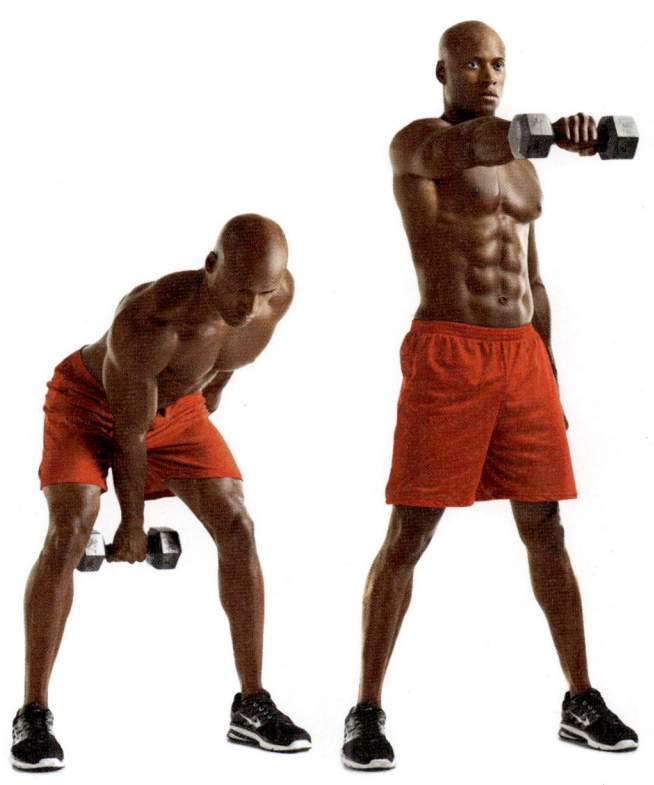

A
- 오버핸드 그립으로 한 손에 덤벨을 잡고 팔을 아래로 내린다.
- 골반을 뒤로 빼고 무릎을 구부리면서 몸통이 지면과 45도 각도를 이룰 때까지 몸을 낮춘다.
- 다리 사이로 덤벨을 스윙시킨다.

B
- 골반을 앞으로 내밀고 일어서면서 스윙 동작으로 가슴 높이까지 덤벨을 들어 올린다. 반대 동작을 통해 동작을 반복한다.
- 도중에 팔을 바꾼다.

반복: 30~60초 동안 최대한 많이 반복한다.

오버 더 탑 운동 프로그램

스쿼트 트러스트
Squat Thrust

트레이너의 조언
이 운동은 버피Burpees라는 별칭으로도 알려져 있다. 스쿼트 트러스트는 이 책에서 가장 강도 높은 운동 가운데 하나이며, 칼로리 소모량도 그만큼 많다.

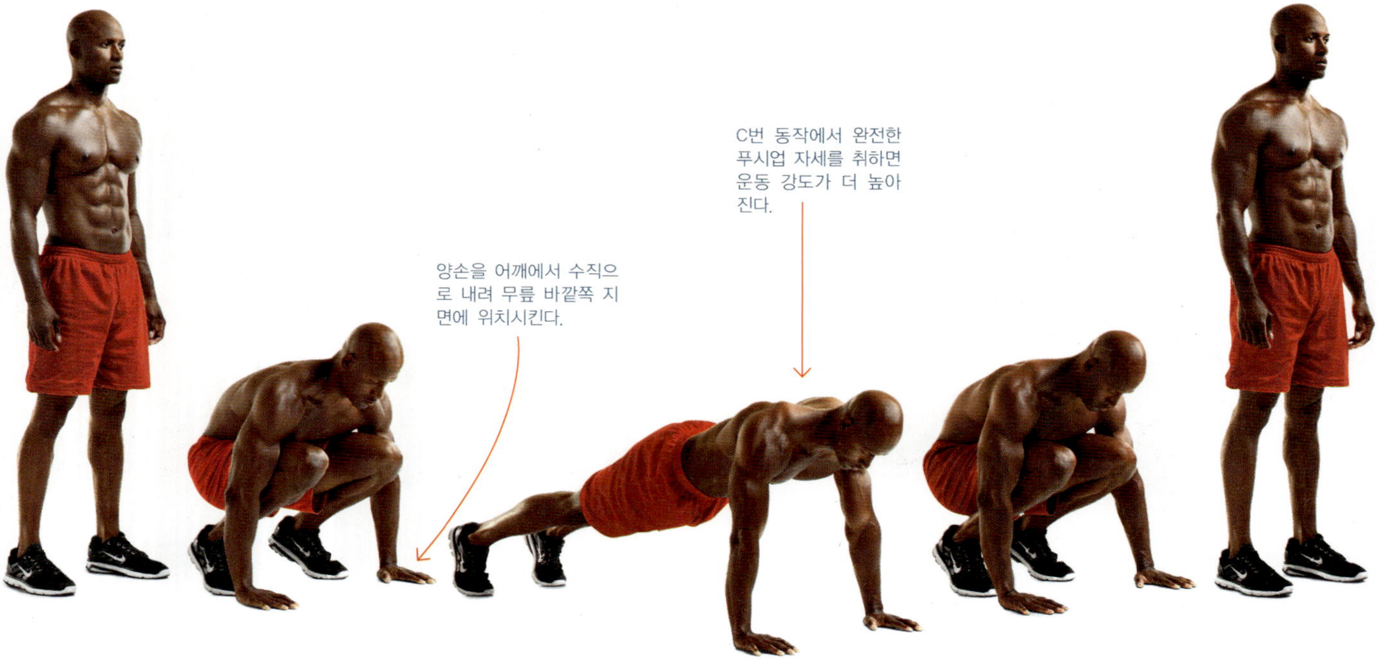

C번 동작에서 완전한 푸시업 자세를 취하면 운동 강도가 더 높아진다.

양손을 어깨에서 수직으로 내려 무릎 바깥쪽 지면에 위치시킨다.

A
· 발을 어깨너비로 벌리고 서서 팔을 몸통 측면으로 내린다.

B
· 골반을 뒤로 빼고 무릎을 구부리면서 몸을 최대한 낮춘다.

C
· 다리를 뒤로 차 내리면서 푸시업 자세를 취한다.

D
· 신속히 다리를 앞으로 당기면서 다시 스쿼트 동작을 취한다.

E
· 신속히 일어난 다음, 전체 동작을 반복한다.

반복: 30~60초 동안 최대한 많이 반복한다.

Chapter 13: 15분 정력 강화 운동

익스플로시브 푸시업
Explosive Pushup

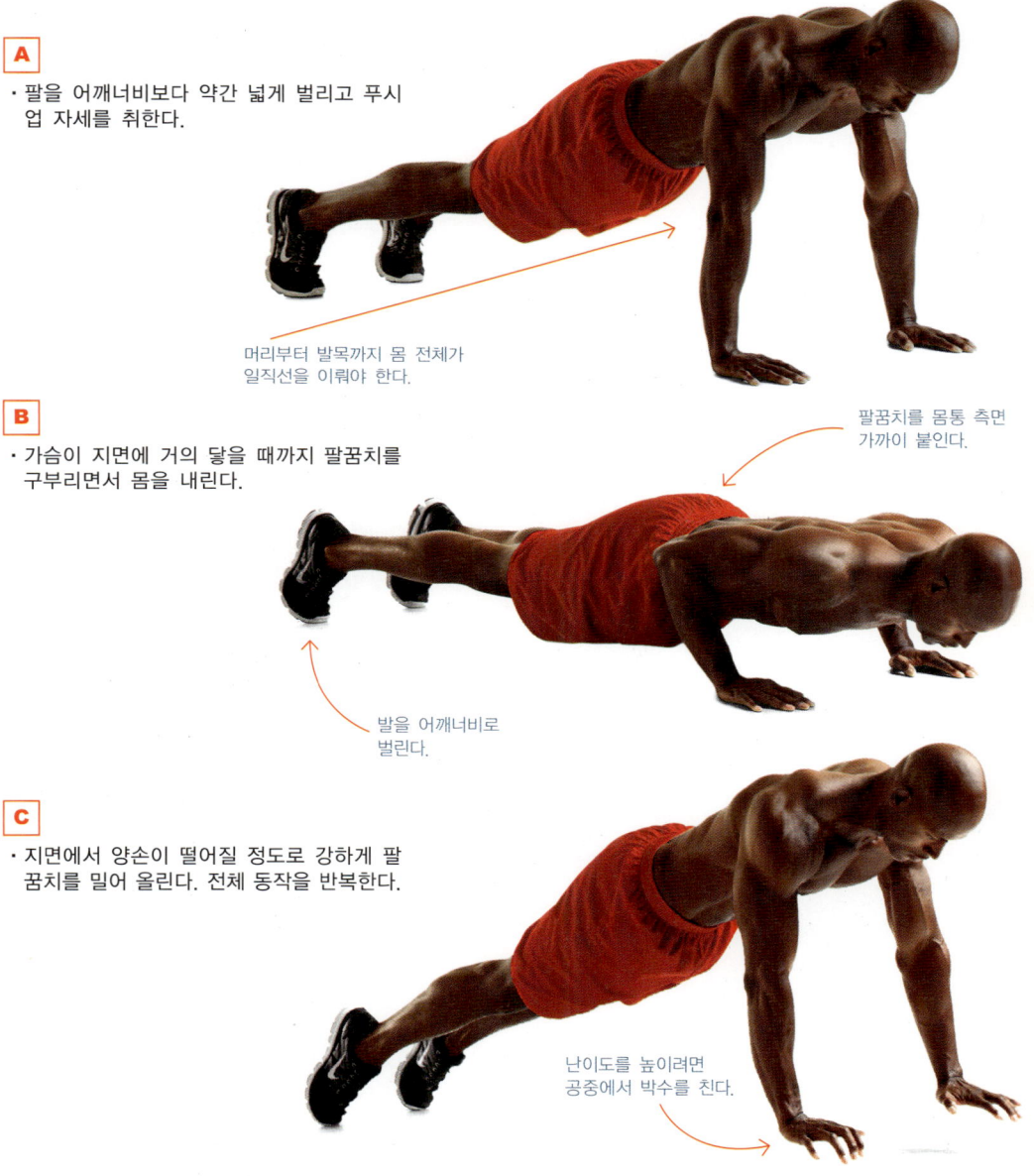

A
- 팔을 어깨너비보다 약간 넓게 벌리고 푸시업 자세를 취한다.

머리부터 발목까지 몸 전체가 일직선을 이뤄야 한다.

B
- 가슴이 지면에 거의 닿을 때까지 팔꿈치를 구부리면서 몸을 내린다.

팔꿈치를 몸통 측면 가까이 붙인다.

발을 어깨너비로 벌린다.

C
- 지면에서 양손이 떨어질 정도로 강하게 팔꿈치를 밀어 올린다. 전체 동작을 반복한다.

난이도를 높이려면 공중에서 박수를 친다.

반복: 30~60초 동안 최대한 많이 반복한다.

발기력 강화

하버드대학 과학자들이 31,000명 이상의 남성을 대상으로 조사한 바에 따르면 매일 걷기만 해도 발기력을 유지할 수 있다. 연구진은 하루에 3킬로미터를 빠르게 걷거나 그에 버금가는 강도의 유산소운동을 한 남성들의 경우, 발기와 관련된 문제가 나타날 가능성이 30%까지 감소한다는 사실을 발견했다. 단순한 걷기라도 인터벌 트레이닝을 적용하면 15분 안에 더 좋은 효과를 볼 수 있다. 방법도 간단하다. 이때는 걷기의 속도를 저, 중, 고로 나누어 90초나 180초 간격으로 번갈아가면서 산책을 실시한다. 이를 통해 지구력이 향상되면 본격적인 고강도 인터벌 트레이닝에 돌입한다.

맨 온 더 미션 운동 프로그램

카마수트라를 연마하고 성에 대해 아무리 많은 지식을 쌓은 사람일지라도 가장 자주 애용하는 체위는 정상위일 것이다. 이번 프로그램은 정상위의 지속시간과 쾌락의 강도를 높이는 데 도움이 되는 운동으로 구성되어 있다. 이번 프로그램에서는 팔과 가슴의 근력을 향상시키고, 엉덩이와 허리의 근력과 지구력을 향상시키는 운동을 진행한다.

진행 방법

중간 휴식 없이 5가지 운동을 1세트씩 연달아 서킷 방식으로 진행하고, 서킷을 1회 마치면 60초 동안 휴식을 취한 다음, 전체 서킷을 2회 더 반복한다.

힌지
Hinge

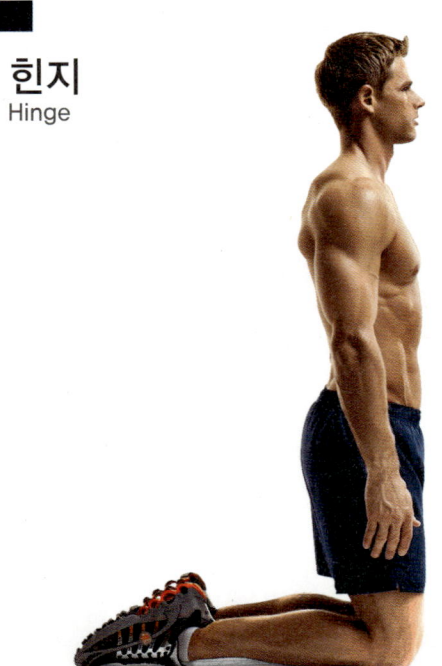

골반 굽힘근에 집중하면서 동작을 천천히 조절한다. 몸을 앞뒤로 움직일 때 치골미골근에 힘을 준다.

A
- 지면에 무릎을 꿇고 앉아 양손을 몸 옆으로 내린다.
- 골반을 밀면서 상체를 세우고 무릎과 발로 체중을 지탱한다.
- 등을 곧게 펴고 무릎을 직각으로 유지한다.

B
- 머리와 등을 허벅지와 일직선으로 유지한 상태에서 천천히 몸 전체를 뒤로 기울인다.
- 최저 지점에서 2~3초 동안 멈춘 다음, 천천히 시작 자세로 돌아간다.

반복: 10~12회 반복한다.

Chapter 13: 15분 정력 강화 운동

스태빌리티 볼 디클라인 푸시업
Stability Ball Decline Pushup

A
- 팔을 어깨너비로 벌려 지면을 짚은 상태에서 스태빌리티 볼을 등지고 앉는다.
- 스태빌리티 볼 위에 정강이를 올린 상태에서 팔을 어깨 아래로 곧게 뻗고 푸시업 자세를 취한다.
- 등을 곧게 펴고 복근에 힘을 준다.

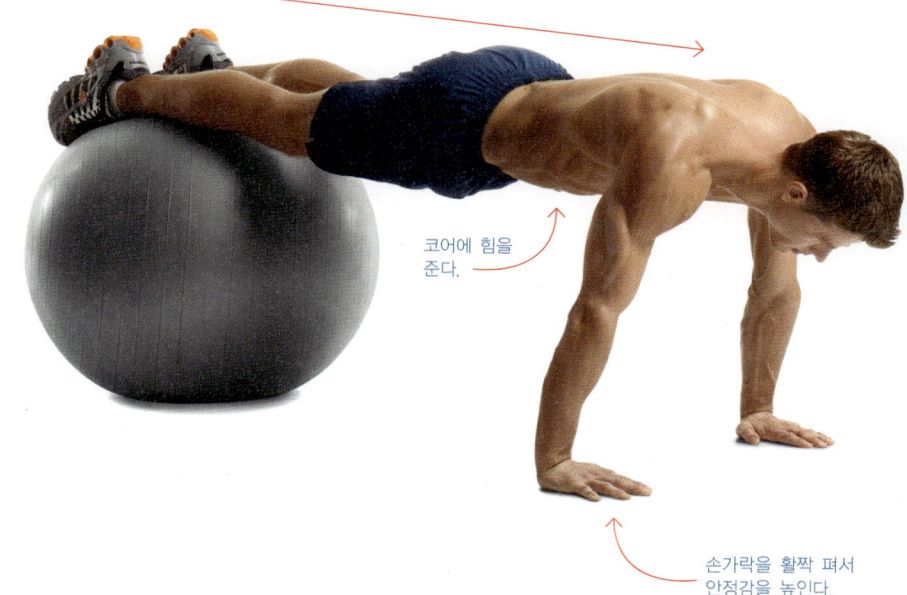

어깨부터 뒤꿈치까지 몸 전체가 일직선을 이뤄야 한다.

코어에 힘을 준다.

손가락을 활짝 펴서 안정감을 높인다.

B
- 턱을 당기고 지면을 향해 가슴으로부터 몸을 내린다.
- 팔꿈치를 펴면서 시작자세로 돌아가서 동작을 반복한다.

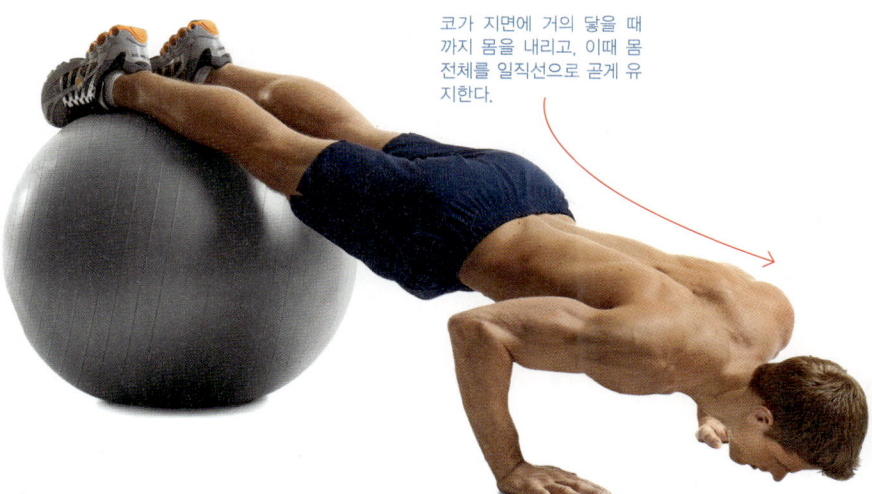

코가 지면에 거의 닿을 때까지 몸을 내리고, 이때 몸 전체를 일직선으로 곧게 유지한다.

볼이 불안정하기 때문에 균형을 잡기 위해 더 많은 근섬유가 동원된다.

반복: 15~20회 반복한다.

맨 온 더 미션 운동 프로그램

라잉 글루티얼 브리지
Lying Gluteal Bridge

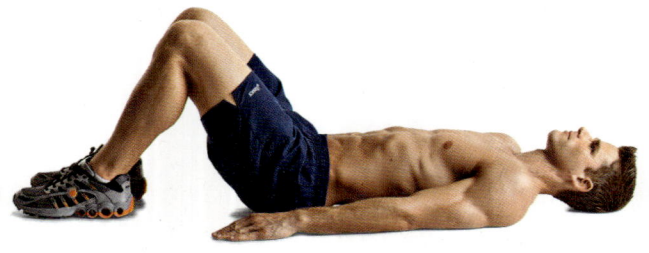
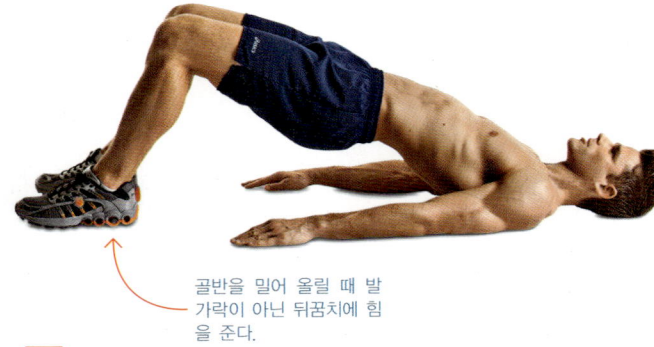

골반을 밀어 올릴 때 발가락이 아닌 뒤꿈치에 힘을 준다.

A
· 지면에 누워 무릎을 구부리고 발바닥을 지면에 붙인다.
· 손바닥이 지면을 향하도록 몸통 옆에 팔을 내려놓는다.

B
· 엉덩이에 힘을 주고 어깨부터 무릎까지 몸 전체가 일직선이 될 때까지 골반을 밀어 올린다.
· 최고 지점에서 3~5초 동안 멈춘 다음, 천천히 몸을 내리면서 시작자세로 돌아간다.

반복: 10~12회 반복한다.

삭스 슬라이드
Socks Slide

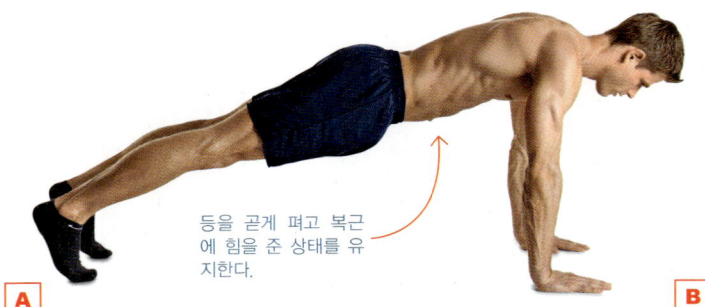
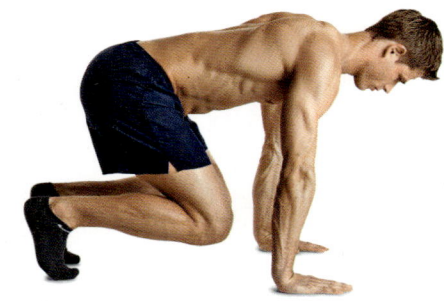

등을 곧게 펴고 복근에 힘을 준 상태를 유지한다.

A
· 이 운동은 미끄러지는 동작을 취하기 위해 양말을 신어야 한다.
· 팔을 어깨너비로 벌리고 손바닥을 지면에 밀착시킨 상태에서 팔과 다리를 곧게 펴고 발을 모으면서 푸시업 자세를 취한다.
· 손을 움직이지 않도록 주의하면서 코가 손 사이의 지면을 향할 때까지 몸을 뒤로 미끄러뜨린다.

B
· 복근에 힘을 주고 무릎을 구부리면서 양발을 앞으로 천천히 미끄러뜨린다. 여기까지가 1회 반복이다.

반복: 10~15회 반복한다.

Chapter 13: 15분 정력 강화 운동

닐링 레그 크로스오버
Kneeling Leg Crossover

A
- 손과 무릎을 지면에 대고 네 발 기기 자세를 취한다. 이때 손과 무릎을 모두 어깨너비로 벌린 상태에서 지면을 바라본다.
- 오른발을 뒤로 곧게 뻗는다.

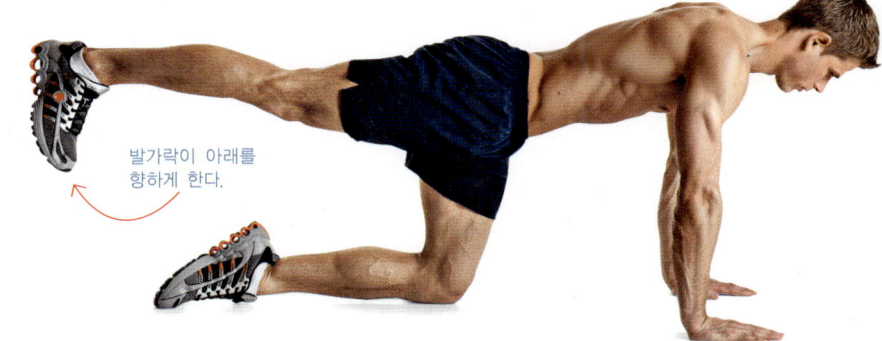

발가락이 아래를 향하게 한다.

B
- 왼발 위로 오른발을 교차시킨 상태에서 발가락이 지면에 닿을 때까지 오른쪽 다리를 내린다.
- 오른쪽 다리를 곧게 유지한 상태에서 A번 시작자세로 돌아간다.

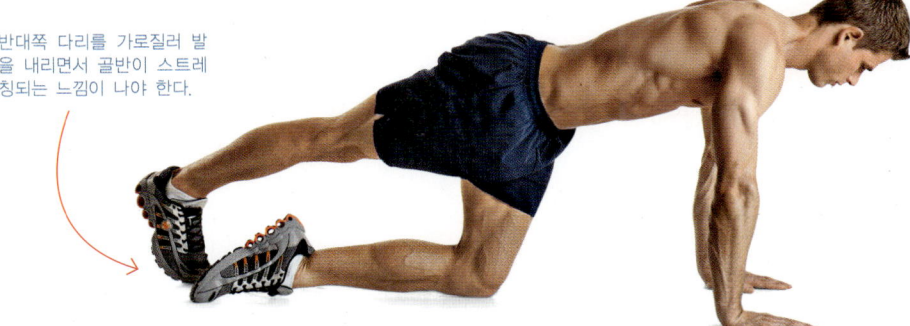

반대쪽 다리를 가로질러 발을 내리면서 골반이 스트레칭되는 느낌이 나야 한다.

C
- 오른쪽 다리를 오른쪽 측면으로 뻗고 발가락이 지면에 닿을 때까지 다리를 내린다. 여기까지가 1회 반복이다. 정해진 반복수를 완료한 다음에는 반대쪽도 같은 요령으로 반복한다.

동작 간에 척추를 곧게 유지한다.

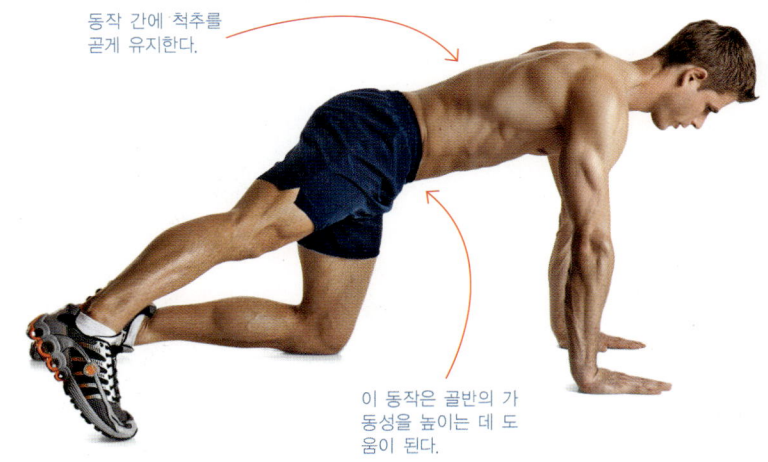

이 동작은 골반의 가동성을 높이는 데 도움이 된다.

반복: 한쪽 다리 당 10회 반복한다.

프레첼-포지션 운동 프로그램

골반 주위 근육에 통증이 있거나 허벅지 뒤쪽 근육이 뻣뻣하면 사랑하는 그녀를 가뿐히 들어 올리기 어렵다. 사랑에 강해지려면 유연성이 필요하다. 이번 프로그램은 찌르고, 뒤틀고, 회전시키는 동작에 관여하는 모든 주요 근육들을 강화하고 스트레칭하여 통증과 주저함 없이 긴 밤을 보낼 수 있는 남성을 만들 수 있는 운동으로 구성되어 있다.

진행 방법

중간 휴식 없이 5가지 운동을 1세트씩 연달아 서킷 방식을 진행한 다음, 전체 서킷을 2~3회 더 반복한다.

스탠딩 힙 트러스트
Standing Hip Thrust

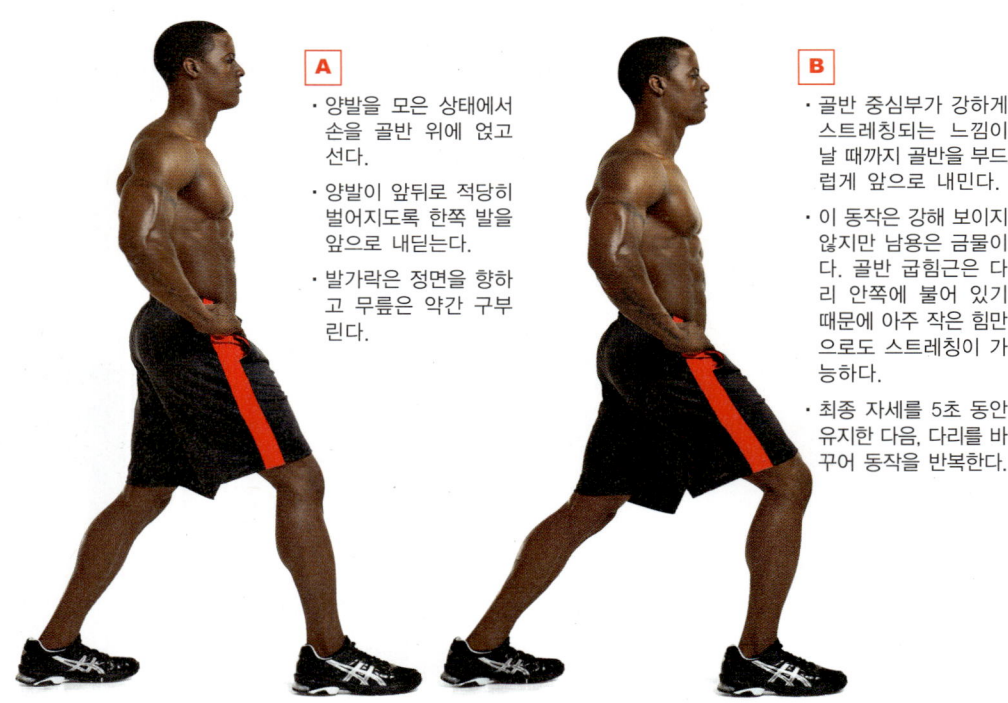

A
- 양발을 모은 상태에서 손을 골반 위에 얹고 선다.
- 양발이 앞뒤로 적당히 벌어지도록 한쪽 발을 앞으로 내딛는다.
- 발가락은 정면을 향하고 무릎은 약간 구부린다.

B
- 골반 중심부가 강하게 스트레칭되는 느낌이 날 때까지 골반을 부드럽게 앞으로 내민다.
- 이 동작은 강해 보이지 않지만 남용은 금물이다. 골반 굽힘근은 다리 안쪽에 붙어 있기 때문에 아주 작은 힘만으로도 스트레칭이 가능하다.
- 최종 자세를 5초 동안 유지한 다음, 다리를 바꾸어 동작을 반복한다.

반복: 한쪽 다리 당 3회 반복한다.

Chapter 13: 15분 정력 강화 운동

로우어-백 라이-다운
Lower-Back Lie-Down

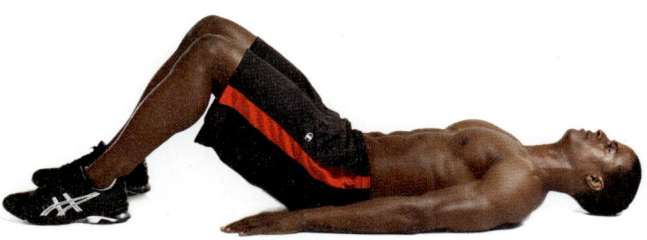

A
- 지면에 누워 무릎을 구부리고 발바닥을 지면에 붙인 상태에서 양팔을 몸통 측면에 붙인다.

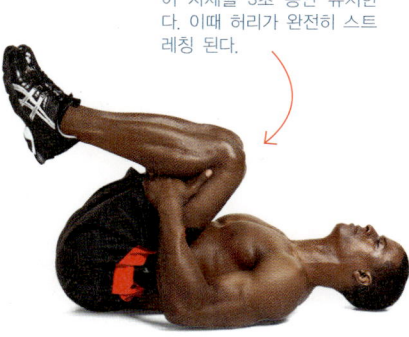

이 자세를 3초 동안 유지한다. 이때 허리가 완전히 스트레칭 된다.

B
- 가슴을 향해 무릎을 들어 올리고 무릎 바로 뒤를 양손으로 부드럽게 잡는다.
- 천천히 가슴을 향해 무릎을 최대한 끌어당긴다. 이때 등을 지면에 계속 붙인 상태로 유지한다.
- 스트레칭 상태를 2~3초 동안 유지한 다음, 다리를 천천히 내린다.

반복: 12~15회 반복한다.

스태빌리티 볼 힙 익스텐션
Stability Ball Hip Extension

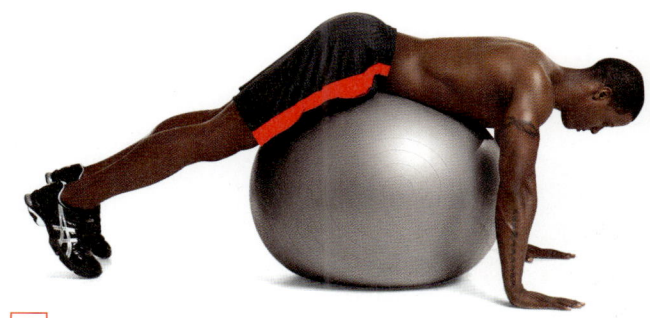

A
- 골반을 볼 꼭대기에 대고 스태빌리티 볼 위에 엎드린다.
- 어깨에서 수직으로 팔을 뻗고 손바닥을 지면에 붙인다.
- 발을 골반너비로 벌린 상태에서 다리를 펴 올리고 발로 균형을 잡는다.

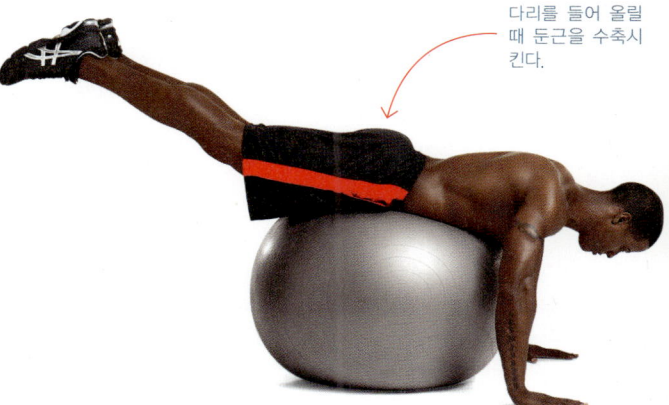

다리를 들어 올릴 때 둔근을 수축시킨다.

B
- 둔근을 수축시키면서 몸 전체가 일직선이 되도록 다리를 들어 올린다.
- 시작자세로 돌아간다. 여기까지가 1회 반복이다.

반복: 12~15회 반복한다.

프레첼-포지션 운동 프로그램

로우 사이드-투-사이드 런지
Low Side-to-Side Lunge

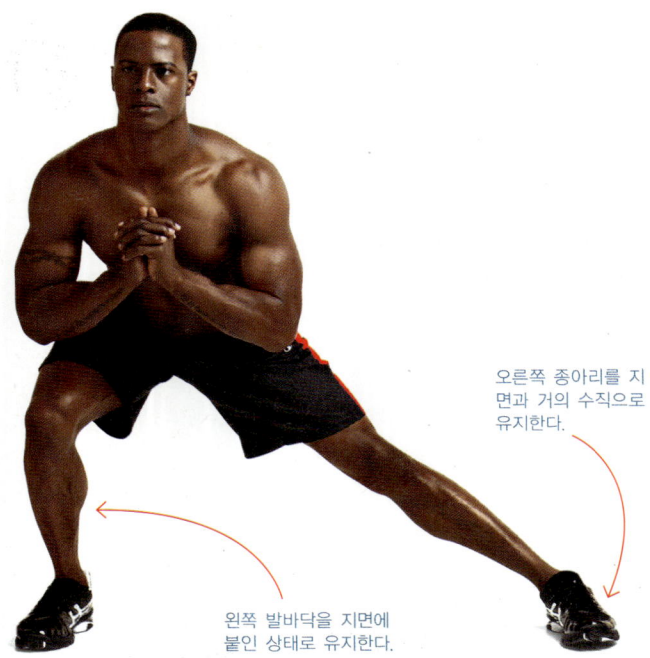
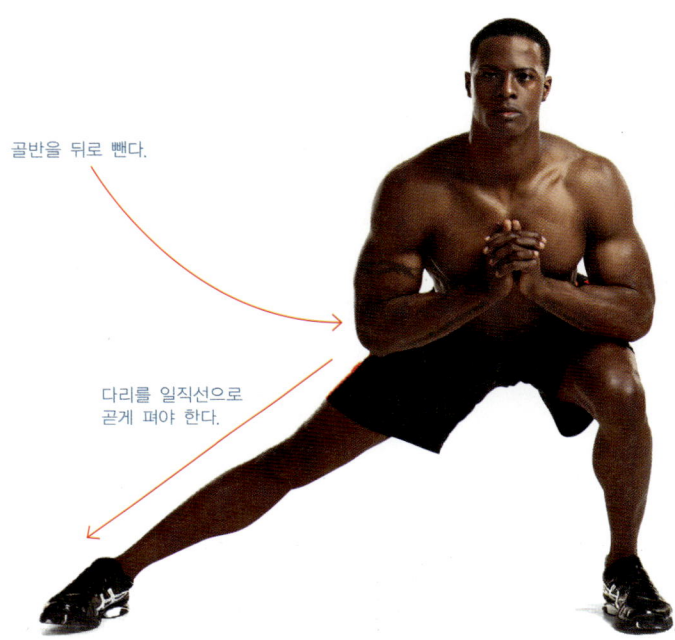

A
- 발을 어깨너비보다 약 두 배로 넓게 벌리고 서서 발끝을 정면으로 향하게 한다.
- 허리를 약간 구부리고 가슴 앞에서 양손으로 깍지를 낀다.
- 골반을 뒤로 빼고 오른쪽 무릎을 구부리고 앉으면서 체중을 오른쪽 다리로 옮긴다.
- 곧바로 반대 동작을 통해 선 자세로 돌아간다.

B
- 왼쪽도 같은 요령으로 동작을 반복한다. 왼발로 체중을 옮길 때 오른쪽 발바닥이 계속 지면에 붙어 있어야 한다.
- 좌우 동작을 번갈아 실시하면서 일어선 동작을 취할 때만 잠시 동작을 멈춘다.

반복: 한쪽 당 10~20회 반복한다.

Chapter 13: 15분 정력 강화 운동

코르크스크루 푸시업
Corkscrew Pushup

A
- 푸시업 자세에서 무릎을 직각으로 구부리면서 양발을 앞으로 가져간다. 이 때 골반이 머리보다 약간 높게 올라가야 한다.

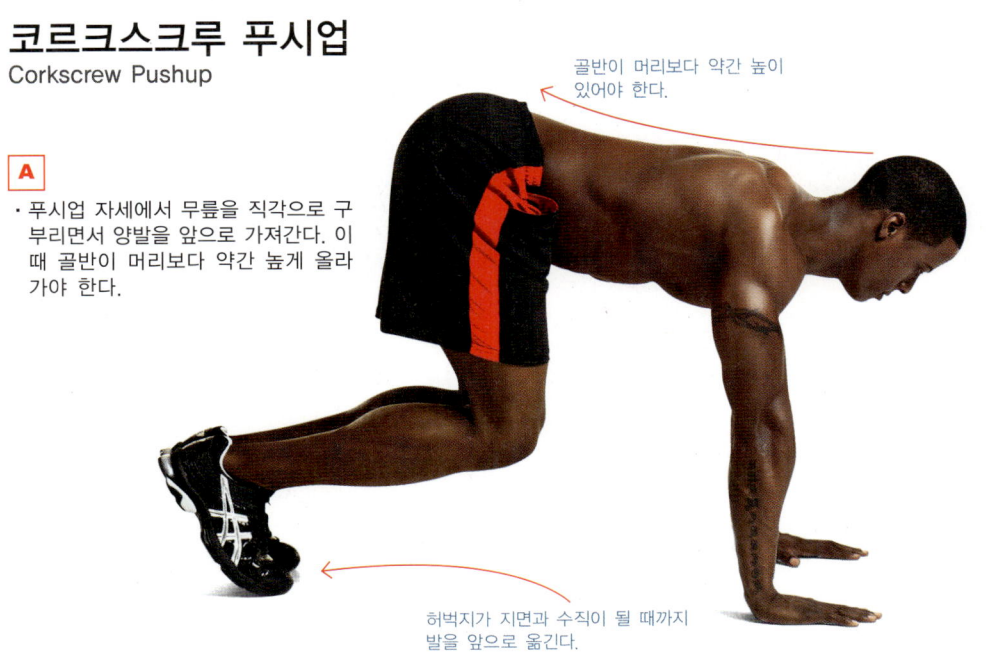

골반이 머리보다 약간 높이 있어야 한다.

허벅지가 지면과 수직이 될 때까지 발을 앞으로 옮긴다.

B
- 팔꿈치를 구부려 왼쪽 어깨를 지면 가까이 내리면서 몸을 오른쪽으로 회전시킨다.
- 최저 지점에서 잠시 멈춘 다음, 팔을 살짝 펴고 지면을 향해 몸의 오른쪽을 내린다.
- 최저 지점에서 다시 멈춘 다음, 팔을 곧게 펴면서 시작자세로 돌아간다. 여기까지가 1회 반복이다.

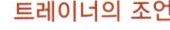

트레이너의 조언
이 동작에는 대퇴사두근, 종아리, 코어, 상체 전체의 근육이 동원된다.

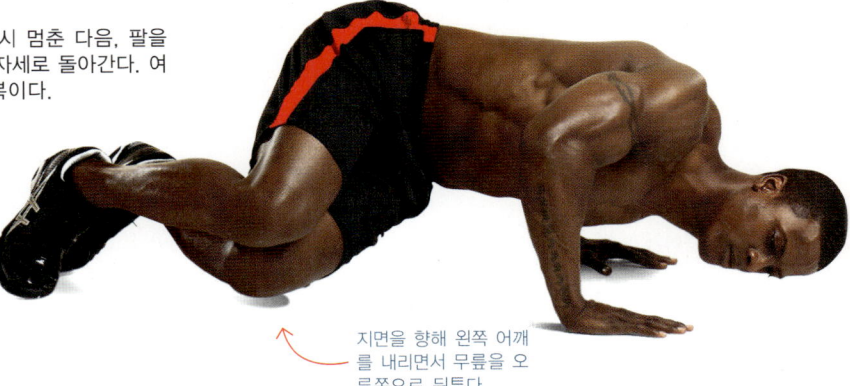

지면을 향해 왼쪽 어깨를 내리면서 무릎을 오른쪽으로 뒤튼다.

반복: 8~10회 반복한다.

체중은 가볍게, 즐거움은 크게

체중이 무거울수록 성생활도 무거워진다. 듀크대학 의학센터 연구진은 1,210명을 대상으로 조사를 진행한 후, 체중이 정상인 사람들에 비해 비만인 사람들이 성생활에 불만을 느낄 가능성이 25배나 높다는 사실을 발견했다. 그러나 반드시 체질이 완전히 바뀌어야만 성생활의 만족도가 올라가는 것은 아니다. 체중을 10%만 줄여도 성생활의 만족도가 현저하게 올라간다는 사실은 많은 연구를 통해 이미 증명되어 있다.

포 온 더 플로어 운동 프로그램

이 프로그램은 골반의 가동성 및 엉덩이 깊은 곳에 있는 이상근이라는 근육의 유연성을 향상시키는 3가지 운동과 1가지 스트레칭으로 구성되어 있다. 레니게이드 로우와 인치웜은 코어, 등, 가슴의 지구력을 높여준다. 이 부위의 지구력은 남성 상위 체위를 시행할 때 반드시 필요하다. 또, 샌드백 스탠드업은 파트너를 들어 올린 상태를 유지하는 데 필요한 팔과 다리의 근력을 강화하는 운동이다. 이런 운동들은 성생활뿐만 아니라 다른 활동에서도 반드시 필요한 기본적인 신체 기능을 향상시키는 효과가 있다.

진행 방법

중간 휴식 없이 1가지 스트레칭과 3가지 운동을 1세트씩 연달아 서킷 방식으로 진행하고, 서킷을 1회 마치면 60초 동안 휴식을 취한 다음, 전체 서킷을 2회 더 반복한다.

라잉 크로스오버 스트레칭
Lying Crossover Stretch

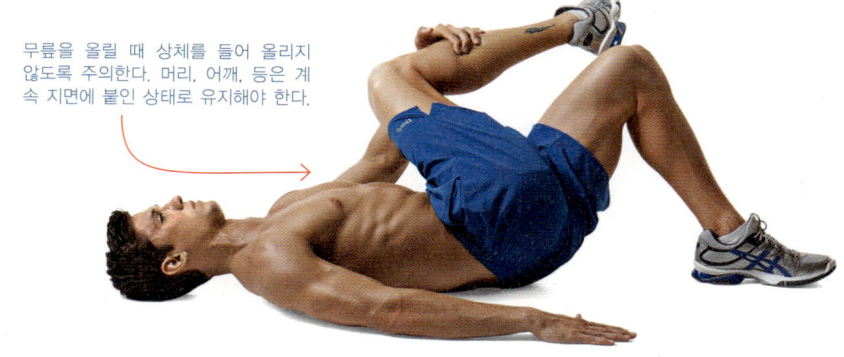

무릎을 올릴 때 상체를 들어 올리지 않도록 주의한다. 머리, 어깨, 등은 계속 지면에 붙인 상태로 유지해야 한다.

A
- 지면에 누워 무릎을 구부리고 발바닥을 지면에 붙인 상태에서, 손바닥이 아래를 향하도록 양팔을 몸통 측면에 붙인다.
- 천천히 가슴을 향해 오른쪽 무릎을 들어 올린다.
- 왼손으로 오른쪽 무릎의 바깥쪽을 잡고 편안한 한도 내에서 왼쪽 어깨를 향해 무릎을 최대한 끌어당긴다.
- 최종 자세를 20초 동안 유지한 다음, 다리를 내리면서 시작자세로 돌아간다.
- 반대쪽도 같은 요령으로 동작을 반복한다. 여기까지가 1회 반복이다.

반복: 2회 반복한다.

Chapter 13: 15분 정력 강화 운동

인치웜
Inchworm

A
- 발을 골반너비로 벌리고 똑바로 선다.

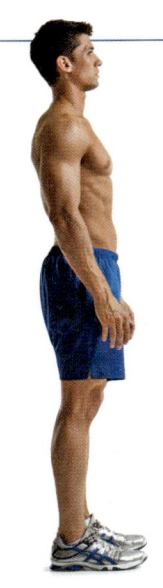

> **트레이너의 조언**
> 인치웜은 허벅지, 골반, 복사근을 이완시키는 훌륭한 워밍업 운동이기도 하다.

B
- 허리를 구부리고 양손을 지면에 붙인다.

무릎을 펼 수 없을 때는 약간 구부려도 좋다.

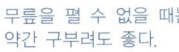

C
- 다리를 곧게 편 상태로 유지하면서 전방을 향해 손으로 걸음을 걷는다. 이때 복근과 허리에 힘을 준 상태를 유지한다.

손을 최대한 앞으로 옮긴다. 이 때 골반이 아래로 처지지 않도록 주의한다.

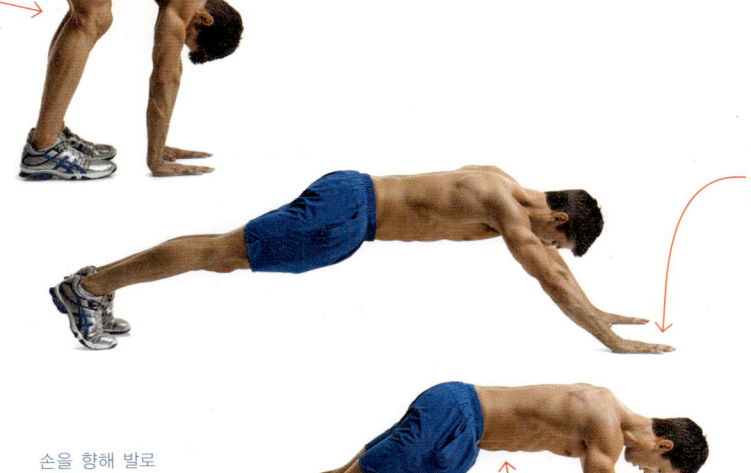

D
- 아주 작은 보폭으로 손을 향해 발을 가져간다. 여기까지가 1회 반복이다. 손걸음과 발걸음을 반복한다.

손을 향해 발로 걸음을 옮긴다.

코어에 힘을 준 상태를 유지한다.

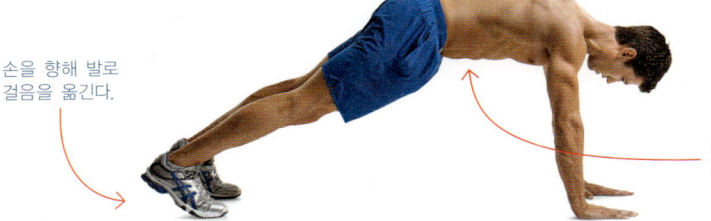

반복: 6회 반복한다.

339

포 온 더 플로어 운동 프로그램

레니게이드 로우
Renegade Row

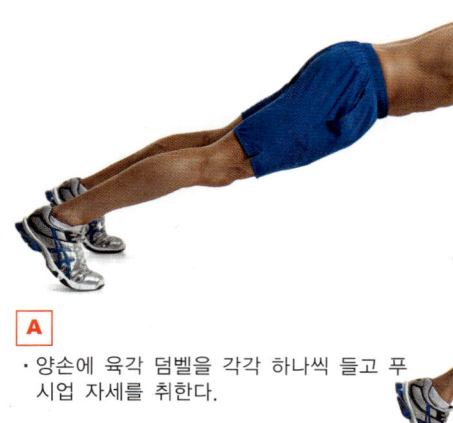

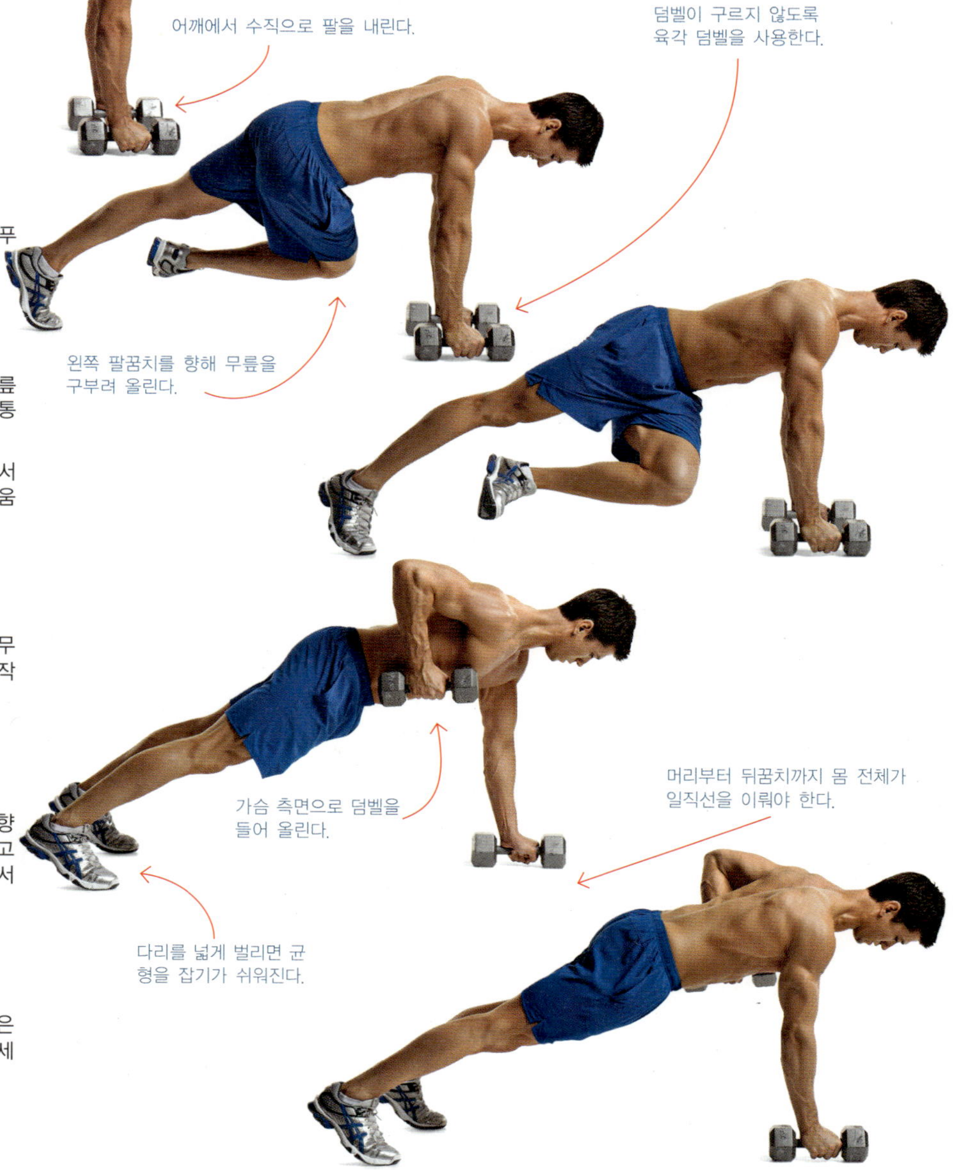

A
- 양손에 육각 덤벨을 각각 하나씩 들고 푸시업 자세를 취한다.

B
- 팔을 곧게 유지한 상태에서 오른쪽 무릎을 구부리면서 왼쪽 팔꿈치를 향해 몸통을 가로질러 무릎을 들어 올린다.
- 동작을 멈춘 다음, 오른쪽 무릎을 펴면서 시작자세로 돌아간다. 동작 간에 골반을 움직이지 않도록 주의한다.

C
- 이번에는 오른쪽 팔꿈치를 향해 왼쪽 무릎을 들어 올리면서 같은 요령으로 동작을 반복한 다음, 시작자세로 돌아간다.

D
- 왼팔로 균형을 잡으면서 오른쪽 어깨를 향해 오른쪽 덤벨을 들어 올린 후에 최고 지점에서 잠시 멈춘 다음, 팔을 내리면서 시작자세로 돌아간다.

E
- 이번에는 오른팔로 균형을 잡으면서 같은 요령으로 동작을 반복한 다음, 시작자세로 돌아간다. 여기까지가 1회 반복이다.

반복: 8~10회 반복한다.

Chapter 13: 15분 정력 강화 운동

샌드백 스탠드업
Sandbag Standup

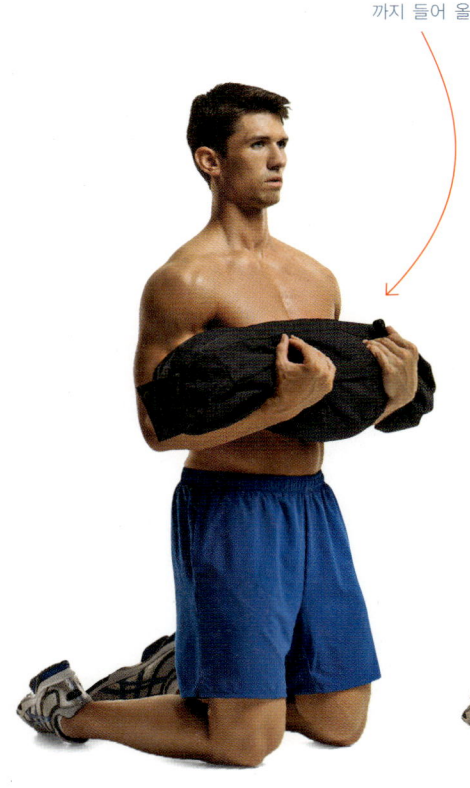
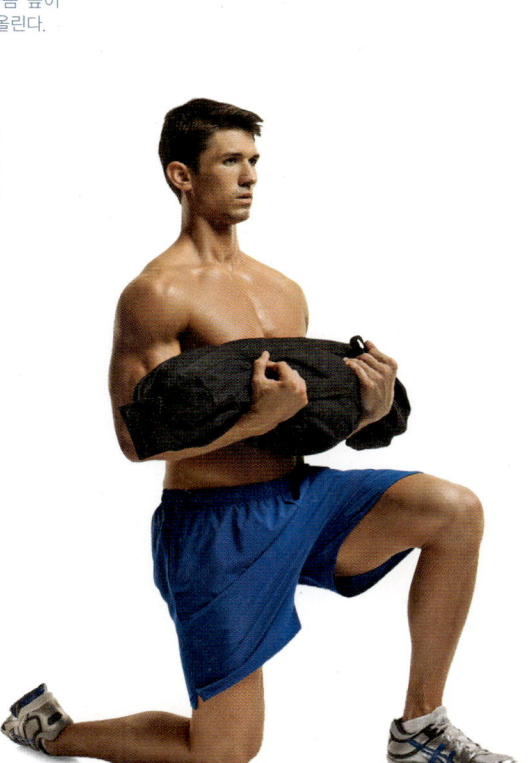
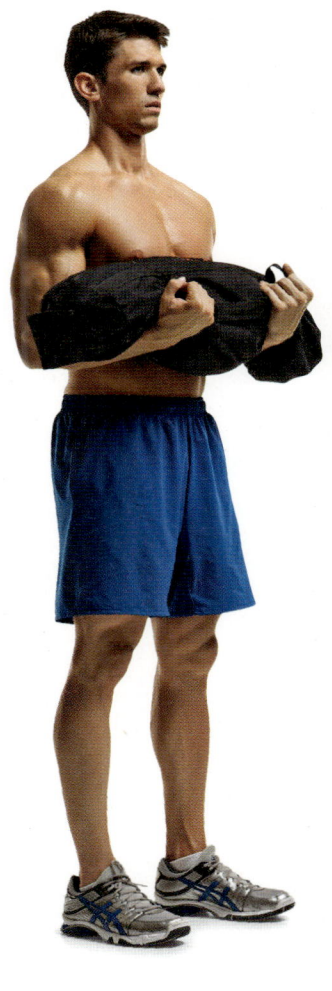

샌드백을 가슴 높이 까지 들어 올린다.

뒤꿈치로 지면을 밀면서 일어선다.

A
- 양팔로 무거운 샌드백을 든 상태에서 지면에 무릎을 꿇는다.
- 이때 팔은 샌드백 아래에 위치하고 손바닥을 위로 향하게 하여 샌드백을 감싸는 자세가 돼야 한다.

B
- 왼쪽 무릎을 들어 올리고 왼발을 지면에 붙이면서 일어설 준비를 한다.

C
- 왼쪽 뒤꿈치로 지면을 밀고 일어서면서 오른발을 왼발 옆에 붙인다.
- 쪼그려 앉아서 왼쪽 무릎을 지면에 댄 다음, 오른쪽 무릎을 지면에 붙이면서 다시 무릎을 꿇는다. 반대 동작을 통해 같은 요령으로 동작을 반복한다.

반복: 한쪽 다리 당 8~10회 반복한다.

Chapter 14

15-Minute Healing Workouts
15분 힐링 운동

통증을 가라앉히고 엔돌핀을 분비시키는 예방 및 치유 운동 프로그램

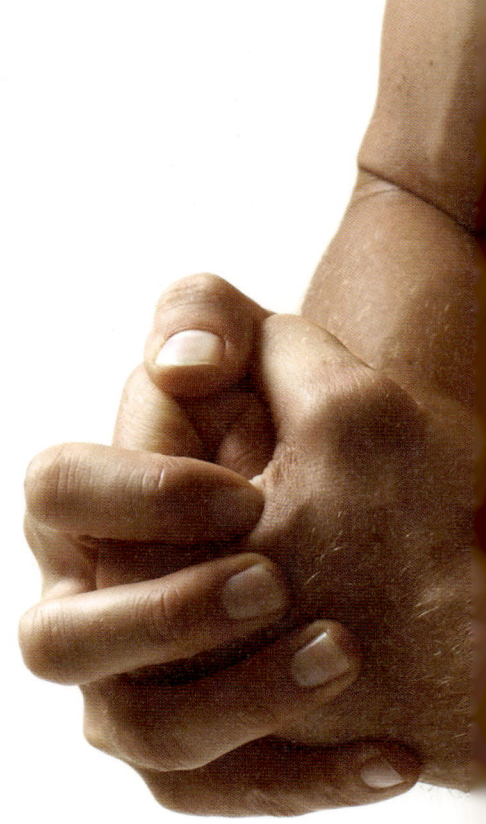

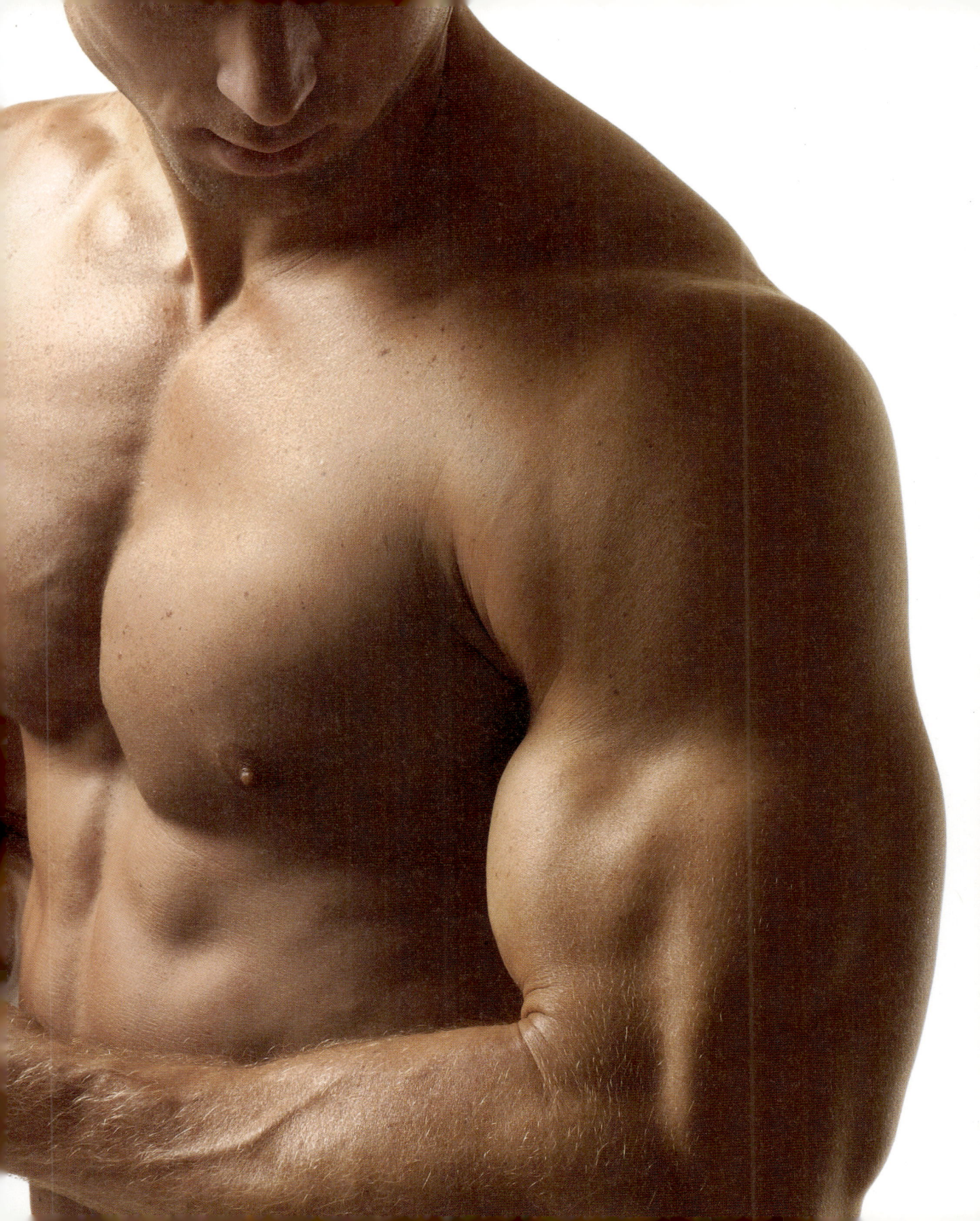

Superfast Workouts That Heal
초고속 치유 운동

"공격이, 최선의 방어이다." 이 말은 동서고금을 막론하고 많은 사람들이 인용하는 격언이다. 그러나 이 말은 인간의 몸에도 적용할 수 있다. 한 발 앞서 행동을 취하는 것이야말로 통증과 질병과 노화로부터 몸을 방어하는 최선의 방책일 것이다. 우리가 운동을 열심히 하는 이유도 바로 이것이다. 규칙적으로 운동을 하고 영양이 풍부한 음식을 섭취하는 사람들은 스트레스를 덜 받고 면역체계도 더 강해진다. 이번 장에서 소개하는 프로그램은 현재 여러분을 괴롭히고 있는 신체적인 문제뿐만 아니라, 앞으로 발생할 수 있는 건강상의 문제점들을 예방할 수 있는 운동으로 구성되어 있다. 특히 360페이지부터 나오는 노화 방지 운동 프로그램은 매달 운동 계획에 반드시 포함시켜야 한다. 이 프로그램은 플라이오메트릭이라는 운동 기법을 적용한 것이다. 플라이오메트릭 운동은 강한 점프와 민첩성 훈련을 통해 속근을 강화한다. 속근은 노화에 따라 가장 빨리 약해지는 근육이기 때문에 노화를 막으려면 플라이오메트릭 운동이 반드시 필요하다.

Chapter 14: 15분 힐링 운동

1분 가이드:
15분 힐링 서킷 플랜

p.346
어깨 스트레칭 & 강화 운동 프로그램
숄더-어덕터 스트레칭
필
스태빌리티 볼 T
닐링 랫 스트레칭
인클라인 덤벨 V 레이즈
숄더 PNF
스탠딩 케이블 리버스 플라이

p.352
무릎 보호 운동 프로그램
런지와 프론트 킥
헤드 크러셔
오프셋 스쿼트
싱글-레그 플랭크
사이드-투-사이드 레그 스윙

p.356
허리 강화 운동 프로그램
포암 플랭크
사이드 포암 플랭크
포암 플랭크와 암 레이즈
플랫-백
수퍼맨
코브라

p.360
노화 방지 운동 프로그램
파워 스케이터
실 잭
클락 워크
로우-스텝 래터럴 셔플

p.364
폼 롤러 운동 프로그램
종아리 마사지
햄스트링 마사지
대퇴근 마사지
둔근(이상근) 마사지
등 마사지
골반 외측과 허벅지 마사지

운동을 통한 통증 관리

일반적으로 강도 높은 운동 후에는 하루 동안 휴식을 취하는 것이 좋다고 알려져 있다. 그러나 통증이 심할 때는 체조나 스트레칭 같이 가벼운 운동을 하는 것이 오히려 도움이 될 수도 있다. 호주의 연구진은 강도 높은 운동을 한 다음 날 운동을 전혀 안 한 사람들에 비해, 가벼운 웨이트트레이닝을 한 사람들의 근육통이 40% 감소했다는 연구 결과를 발표했다. 가벼운 운동을 하면 손상된 근육 조직으로 향하는 혈류량이 증가하면서 회복이 빨라질 수 있다. 고강도 가슴 훈련을 한 다음 날 푸시업을 10회씩 2세트 정도 하거나 힘겨운 다리 운동을 한 다음 날 체중 스쿼트를 하는 것도 좋은 방법이다.

어깨 스트레칭 & 강화 운동 프로그램

농구 슛을 하거나, 낚싯대를 던지거나, 등을 긁는 동작을 취할 수 있는 것은 어깨의 관절 가동 범위가 매우 넓기 때문이다. 그러나 어깨는 구조 또한 매우 복잡하기 때문에 불안정성도 높다. 게다가 어깨 관절은 잘못 사용하거나 남용되는 경향이 있고, 특히 사무직 근로자들은 어깨에 좋지 않은 자세로 많은 시간을 보낸다. 사람의 평균적인 머리 무게는 약 3.5킬로그램이다. 그런데 만약, 컴퓨터에 몰입할 때 종종 나타나는 자세처럼 턱을 앞으로 5센티미터 이상 내민다면 목과 어깨와 등 상부의 근육에 약 5킬로그램의 하중이 가해진다. 이는 평소보다 근육에 가해지는 부담이 40%나 증가하는 것이다. 하지만 현대인들은 몇 시간 동안이나 이런 자세를 유지하는 경우가 적지 않다. 더욱이 이런 상태를 개선하지 않고 만성적으로 방치해두면 어깨와 등이 굽은 상태로 자세가 아예 굳어진다. 이번 프로그램은 이처럼 열악한 어깨의 자세를 교정하는 데 도움이 되는 운동으로 구성되어 있다.

진행 방법

중간 휴식 없이 7가지 운동을 1세트씩 연달아 서킷 방식으로 진행한 다음, 서킷을 1회 더 반복한다.

숄더-어덕터 스트레칭
Shoulder-Adductor Stretch

A
- 지면에 누워 무릎을 구부리고 팔을 정면으로 뻗어 올린다.

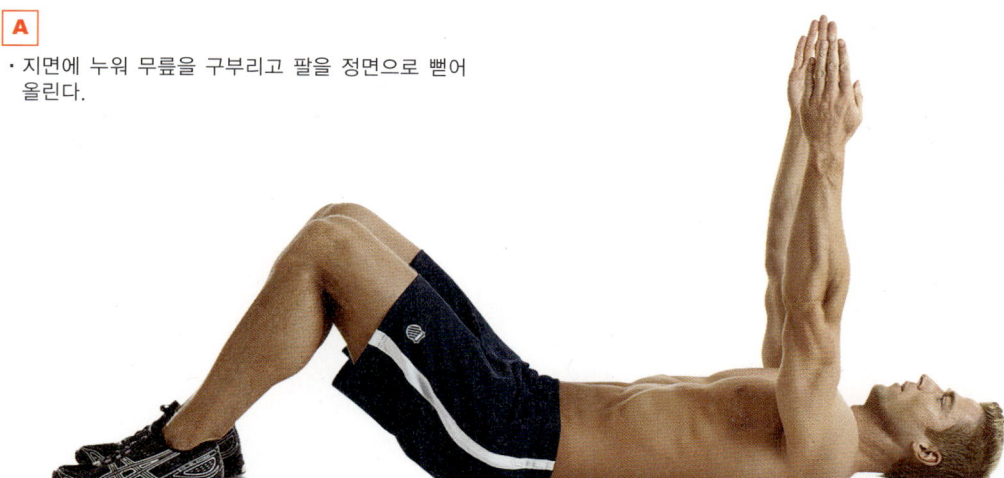

B
- 허리를 지면에 밀착시킨 상태에서 머리 위 지면을 향해 팔을 천천히 들어 올린다. 이때 팔을 곧게 펴고 머리 가까이 유지하도록 주의한다. 이 자세를 20초 동안 유지한다.

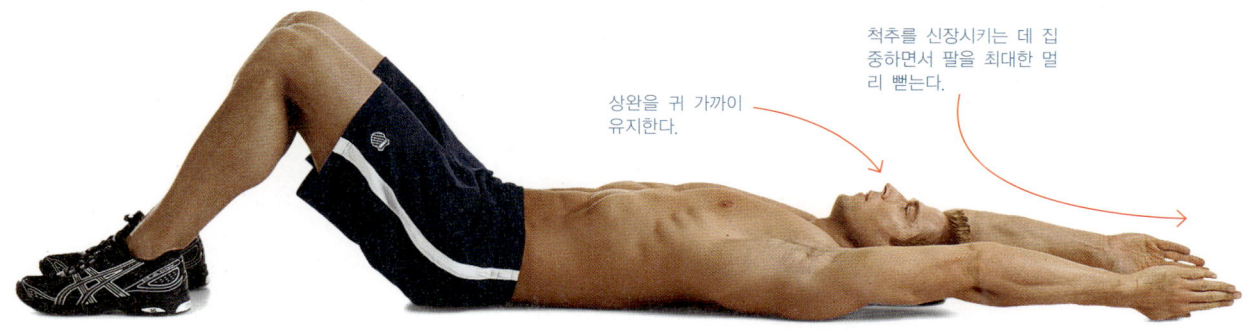

상완을 귀 가까이 유지한다.

척추를 신장시키는 데 집중하면서 팔을 최대한 멀리 뻗는다.

반복: 12회 반복한다.

어깨 스트레칭 & 강화 운동 프로그램

필
Peel

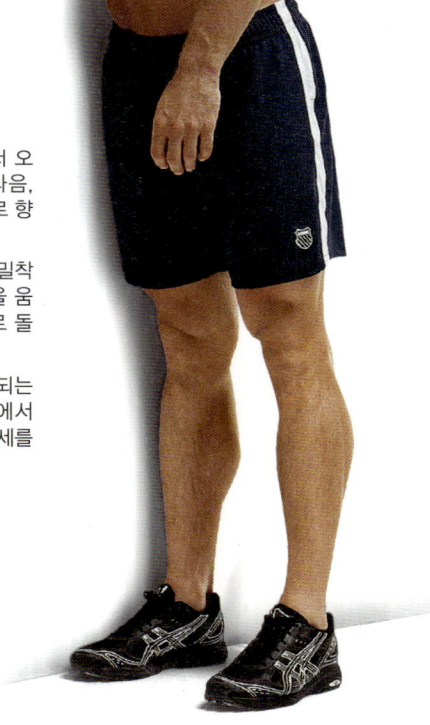

> **트레이너의 조언**
> 팔과 몸통이 수직을 이룰 수 있을 정도로 유연성이 향상된 다음에는 팔을 2시 방향에 놓고 연습을 하고, 그 다음에는 팔을 1시 방향에 놓고 연습을 진행한다.

A
- 벽을 마주보고 서서 오른팔을 벽에 댄 다음, 손끝을 3시 방향으로 향하게 한다.
- 어깨와 팔을 벽에 밀착시킨 상태에서 발을 움직여 몸을 왼쪽으로 돌린다.
- 가슴이 스트레칭되는 느낌이 나는 자세에서 20~30초 동안 자세를 유지한다.

반복: 한쪽 팔 당 6회 반복한다.

스태빌리티 볼 T
Stability Ball T

A
- 1~2.5킬로그램짜리 덤벨을 양손에 각각 하나씩 들고 스태빌리티 볼 위에 엎드린다.
- 등을 곧게 펴면서 볼에서 가슴을 떼고 손바닥이 앞을 향하도록 팔을 아래로 내린다.

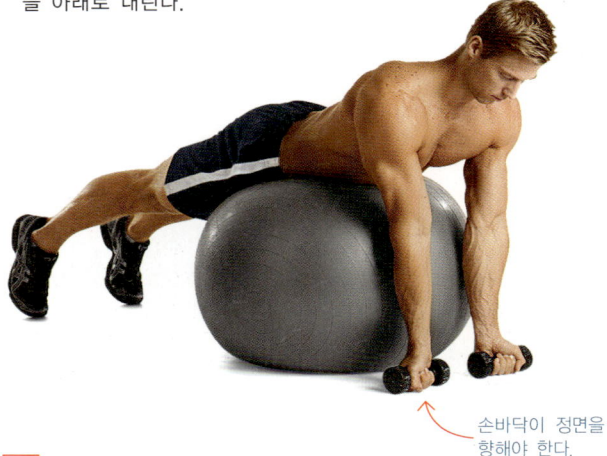

손바닥이 정면을 향해야 한다.

B
- 몸 중심을 향해 양쪽 견갑골을 모으면서 팔을 측면으로 펴 올려 T자 형태를 만든다.
- 이 자세에서 잠시 멈춘 다음, 시작자세로 돌아간다.

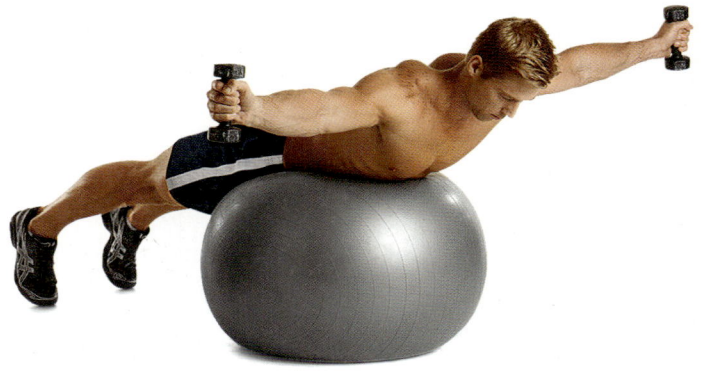

반복: 12회 반복한다.

Chapter 14: 15분 힐링 운동

닐링 랫 스트레칭
Kneeling Lat Stretch

A

- 스티빌리티 볼 앞에 무릎을 꿇고, 왼팔을 볼 위에 올리고 오른손은 지면을 짚는다.
- 팔이 약간 스트레칭되는 느낌이 날 때까지 왼팔을 앞으로 움직인다. 이 자세를 20~30초 동안 유지한다.
- 오른팔도 같은 요령으로 반복한다. 여기까지가 1회 반복이다.

팔이 완전히 펴진 최종 스트레칭 동작에서 팽팽한 느낌이 날 때까지 몸 반대편 대각선 방향을 향해 안쪽으로 천천히 팔을 움직인다.

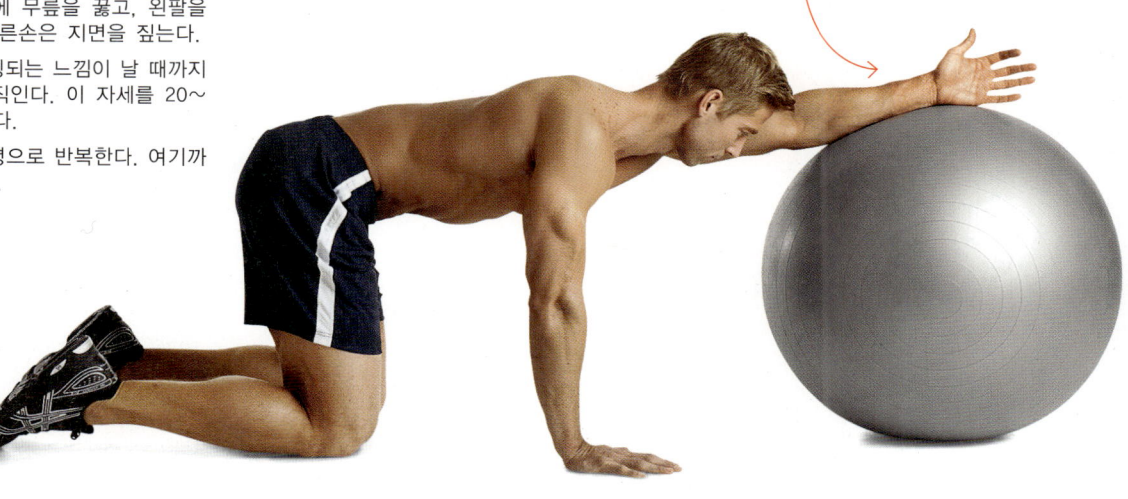

반복: 12회 반복한다.

인클라인 덤벨 V 레이즈 Incline Dumbbell V Raise

A

- 인클라인 벤치를 45도로 조정하고 그 위에 엎드려 양손에 가벼운 덤벨을 각각 하나씩 든다.
- 팔을 아래로 곧게 내리고 손바닥이 서로 마주 보는 상태에서 엄지손가락이 지면을 향하게 한다.

B

- 팔이 지면과 수평이 되는 위치까지 전면 45도 방향으로 양팔을 들어 올려 V자를 만든다.
- 최고 지점에서 잠시 멈춘 다음, 시작자세로 돌아간다.

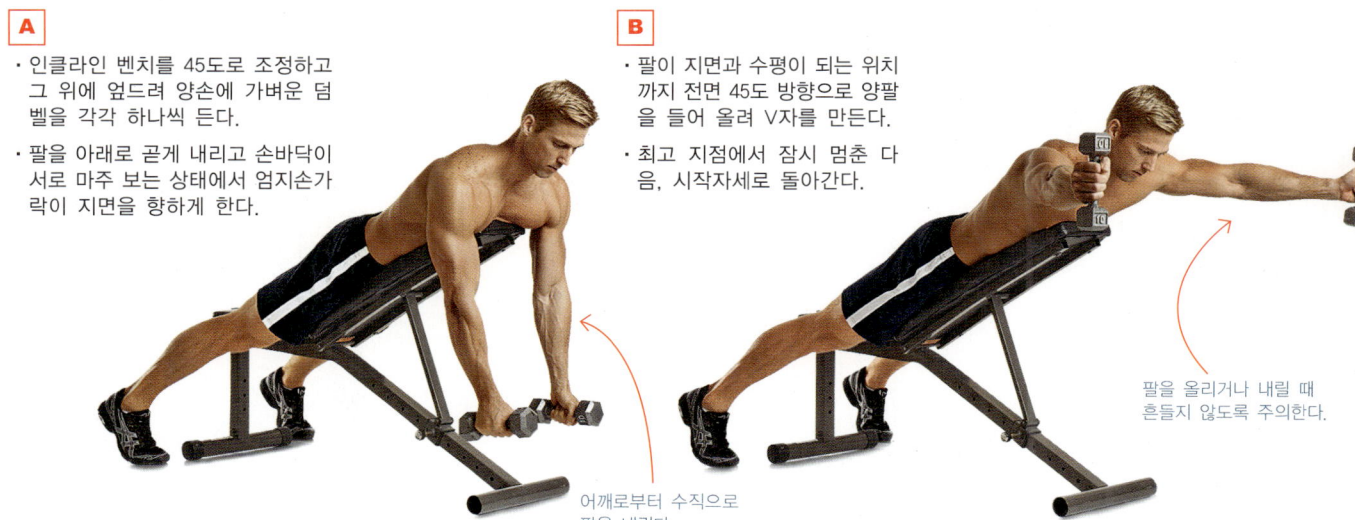

어깨로부터 수직으로 팔을 내린다.

팔을 올리거나 내릴 때 흔들지 않도록 주의한다.

반복: 12회 반복한다.

어깨 스트레칭 & 강화 운동 프로그램

숄더 PNF
Shoulder PNF

A
- 오른손에 가벼운 덤벨을 들고 왼쪽 골반 뼈 옆에 오른손을 위치시킨다.

오른쪽 대각선 방향을 향해 머리 위로 덤벨을 들어 올린다. 이때 손을 회전시켜 최고 지점에서 주먹이 천정을 향하게 한다.

주먹이 지면을 향하게 한다.

B
- 엄지손가락을 오른쪽으로 회전시키면서 대각선 방향으로 덤벨을 당겨 올린다. 최고 지점에서는 오른팔이 어깨 옆으로 곧게 뻗어 있어야 한다.
- 반대 동작을 통해 시작자세로 돌아간 후에 정해진 반복수를 완료한 다음, 반대쪽도 같은 요령으로 반복한다.

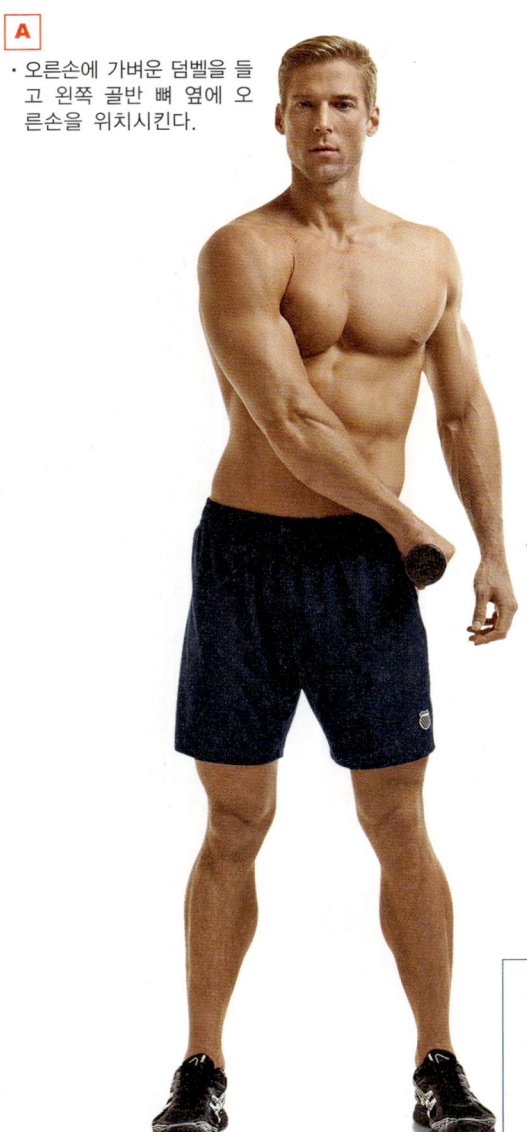

트레이너의 조언
PNF는 Proprioceptive Neuromuscular Facilitation의 약자로, 고유수용성 신경근 촉진법이라고 하며, 물리치료사들이 재활 훈련에 사용하는 능동적 스트레칭 방법이다. PNF의 목적은 과도한 관절 가동 범위에서 근육과 관절을 움직일 때 발생하는 부상을 치료하고 예방하는 것이다. 숄더 PNF에서는 어깨의 생체역학적 기능성을 향상시키기 위해 대각선 패턴으로 동작을 진행한다.

반복: 한쪽 팔 당 12회 반복한다.

Chapter 14: 15분 힐링 운동

스탠딩 케이블 리버스 플라이
Standing Cable Reverse Fly

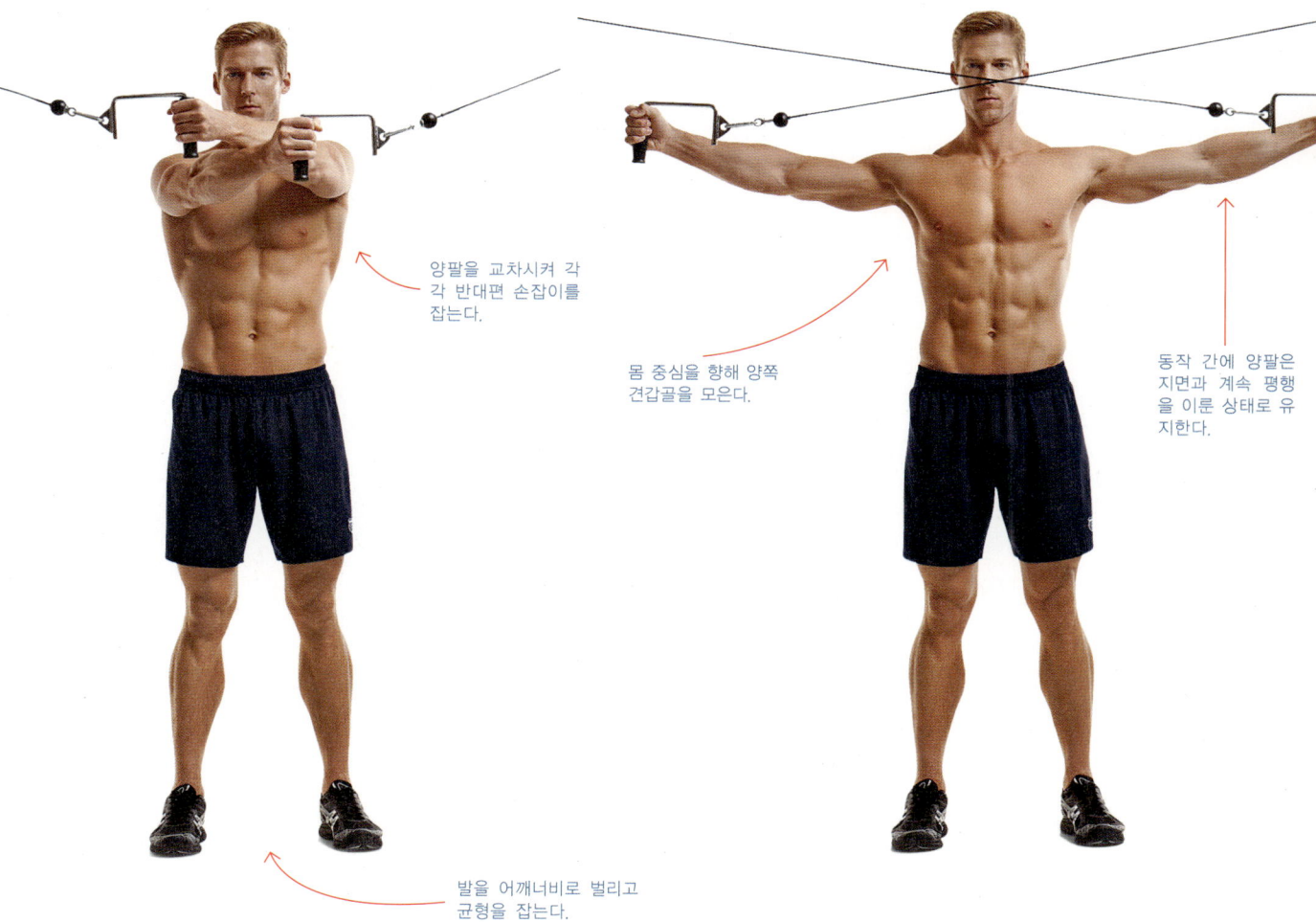

- 양팔을 교차시켜 각각 반대편 손잡이를 잡는다.
- 몸 중심을 향해 양쪽 견갑골을 모은다.
- 발을 어깨너비로 벌리고 균형을 잡는다.
- 동작 간에 양팔은 지면과 계속 평행을 이룬 상태로 유지한다.

A
- 발을 어깨너비로 벌리고 서서 케이블-크로스오버 스테이션의 오른쪽 손잡이를 왼손에 잡고, 왼쪽 손잡이를 오른손에 잡는다.

B
- 몸을 약간 기울이고, 몸 중심을 향해 양쪽 견갑골을 잡아당기면서 양팔을 측면으로 넓게 편다.
- 최종 동작에서 잠시 멈춘 다음, 시작자세로 돌아간다.

반복: 12회 반복한다.

무릎 보호 운동 프로그램

〈근력과 컨디셔닝 연구 저널 Journal of Strength and Conditioning〉에 발표된 최근 연구에 의하면, 일반적인 생각과 달리 킥은 무릎 부상의 위험을 오히려 감소시킨다. 왜 그럴까? 킥은 뛰거나, 계단을 오르거나, 무거운 짐을 들 때 무릎을 안정시키는 허벅지 뒷면의 근육들, 즉 햄스트링을 강화하기 때문이다. 이 연구에서는 대조군에 비해 무술가들의 햄스트링이 약 20% 더 강한 것으로 나타났다. 무술을 배울 때 훈련하는 다양한 킥 동작들은 햄스트링을 분명 강하게 단련한다. 이번 프로그램은 그러한 원리를 적용한 운동들로 구성되어 있다.

진행 방법

중간 휴식 없이 5가지 운동을 1세트씩 연달아 서킷 방식으로 진행한 다음, 서킷을 2회 더 반복한다.

Chapter 14: 15분 힐링 운동

런지와 프론트 킥
Lunge and Front Kick

런지 동작을 취할 때 등을 곧게 유지한다.

양팔은 펀치를 내뻗을 수 있는 방어 자세를 유지한다.

다리를 전방으로 최대한 높이 올린다.

A
- 무릎이 지면에 거의 닿을 때까지 오른발을 뒤로 크게 뻗고 런지 동작을 취한다.
- 등을 곧게 유지한다.

B
- 왼발로 지면을 단단히 짚은 상태에서 오른발을 앞으로 최대한 높이 들어 올리면서 킥을 한다.
- 선 자세로 돌아가서 발을 바꾸어 같은 요령으로 반복한다.

반복: 한쪽 다리 당 12회 반복한다.

353

무릎 보호 운동 프로그램

헤드 크러셔
Head Crusher

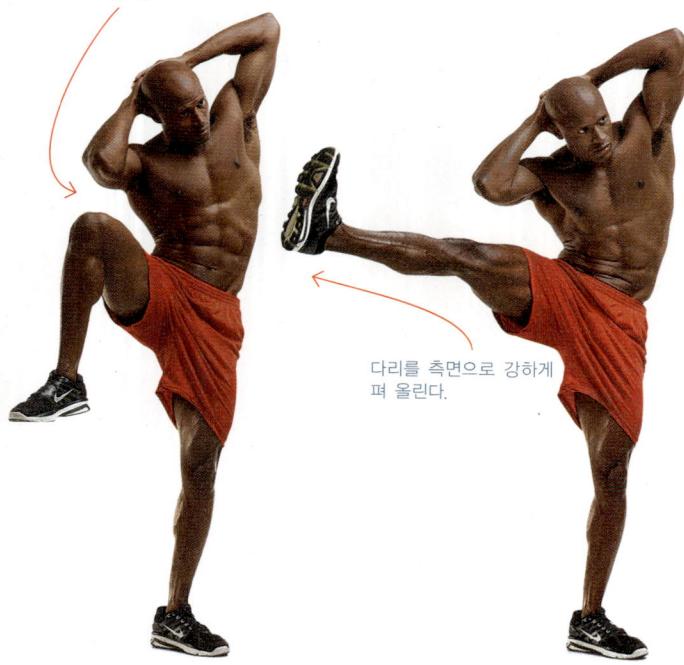

팔꿈치와 무릎이 만나도록 몸통을 오른쪽으로 구부린다.

다리를 측면으로 강하게 펴 올린다.

A
- 뒤통수에 손을 얹고 선다.
- 오른쪽 측면으로 몸통을 구부리고 팔꿈치를 향해 오른쪽 무릎을 들어 올린다.

B
- 오른발을 측면으로 차올린 다음, 신속하게 내린다.
- 시작자세로 돌아가서 왼쪽도 같은 요령으로 동작을 반복한다.

반복: 한쪽 다리 당 12회 반복한다.

오프셋 스쿼트
Offset Squat

> **트레이너의 조언**
> 엉덩이의 근육을 더 강하게 수축시키기 위해서 쪼그려 앉는 동작을 취할 때 덤벨을 든 팔을 앞으로 뻗은 상태로 계속 유지한다.

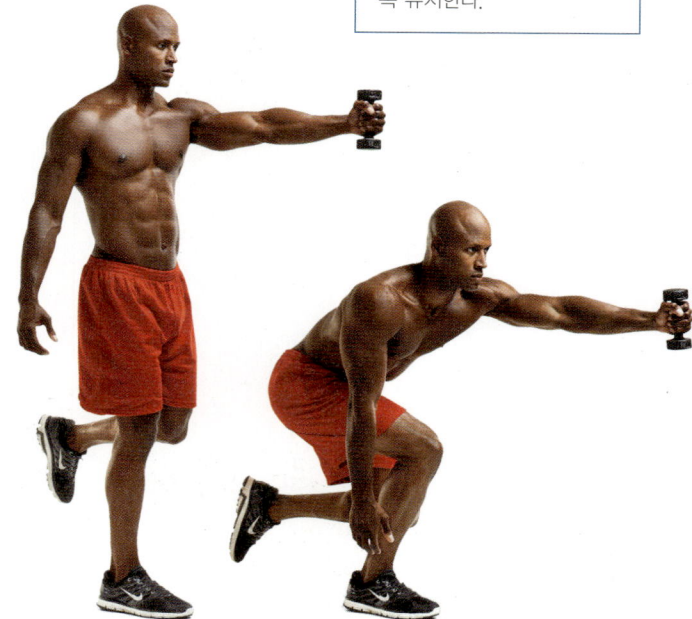

A
- 왼손에 2~4킬로그램짜리 덤벨을 들고 팔이 지면과 평행을 이룰 때까지 팔을 앞으로 뻗는다.
- 왼쪽 다리를 뒤로 들어 올리고 오른쪽 다리로 균형을 잡는다.

B
- 가능하면 오른쪽 허벅지가 지면과 평행을 이룰 때까지 오른쪽 무릎을 최대한 구부린다.
- 최저 지점에서 1초 동안 멈춘 다음, 다리를 펴면서 시작자세로 돌아간다.

반복: 한쪽 당 8~10회 반복한다.

Chapter 14: 15분 힐링 운동

싱글-레그 플랭크
Single-Leg Plank

A
- 전완과 발가락으로 체중을 지탱하면서 플랭크 자세를 취한다. 이때 팔꿈치는 어깨로부터 수직으로 내린다.

B
- 복근에 힘을 주고 오른쪽 다리를 약 30 센티미터 들어 올린다.
- 왼쪽 다리와 전완으로 균형을 잡는다. 이 자세를 60초 동안 유지한다.

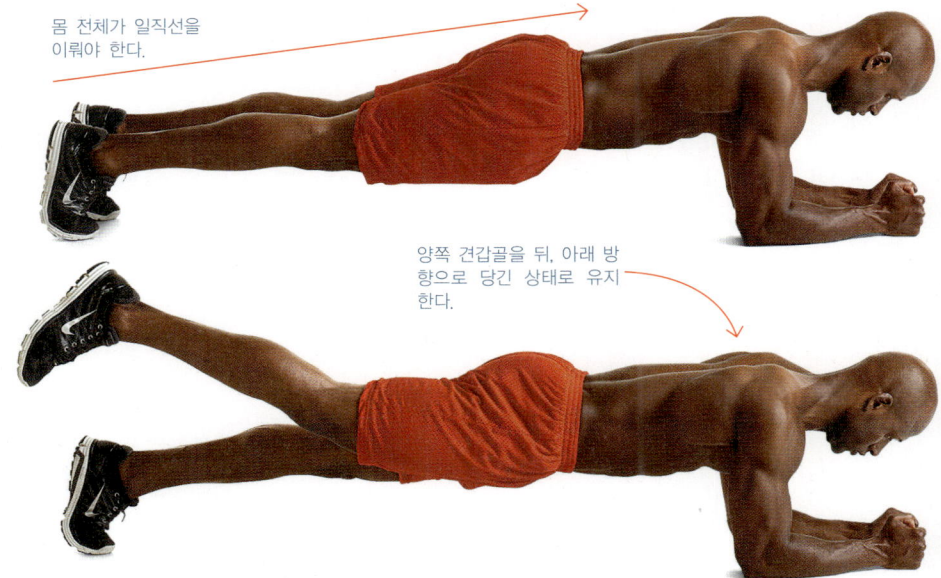

몸 전체가 일직선을 이뤄야 한다.

양쪽 견갑골을 뒤, 아래 방향으로 당긴 상태로 유지한다.

반복: 한쪽 다리 당 1회 반복한다.

사이드-투-사이드 레그 스윙
Side-to-Side Leg Swing

A
- 양손으로 고정된 물체를 잡고 선다.
- 오른쪽 다리를 오른쪽 측면으로 최대한 높이 들어 올린 다음, 다리를 내리면서 왼쪽 다리를 가로질러 반대편으로도 최대한 높이 스윙시킨다. 여기까지가 1회 반복이다.

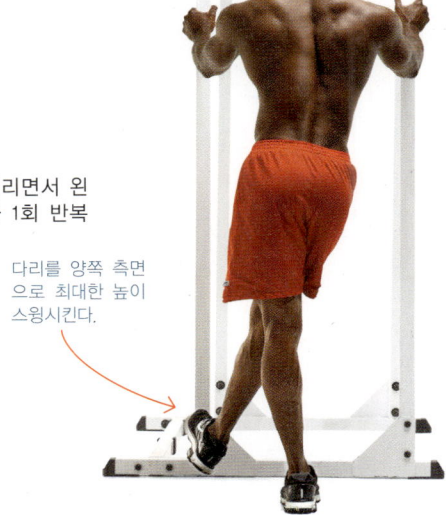

다리를 양쪽 측면으로 최대한 높이 스윙시킨다.

반복: 12~20회 반복 후 다리를 바꾸어 같은 요령으로 반복한다.

355

허리 강화 운동 프로그램

복사근과 복근을 비롯한 코어 근육 전체를 강화하면 허리를 더욱 잘 보호할 수 있고, 허리가 강해지면 장시간 활동을 지속해도 피로감 없이 잘 견뎌낼 수 있다. 이런 목적으로 운동을 할 때 가장 좋은 것은 한 동작을 오랫동안 유지하는 등척성 수축 운동이다. 이번 프로그램은 척수를 지탱하는 모든 근육의 지구력을 향상시키는 등척성 운동으로 구성되어 있다.

진행 방법

각 운동을 2세트씩 실시하고, 세트 사이에는 30초 동안 휴식을 취한다.

포암 플랭크
Forearm Plank

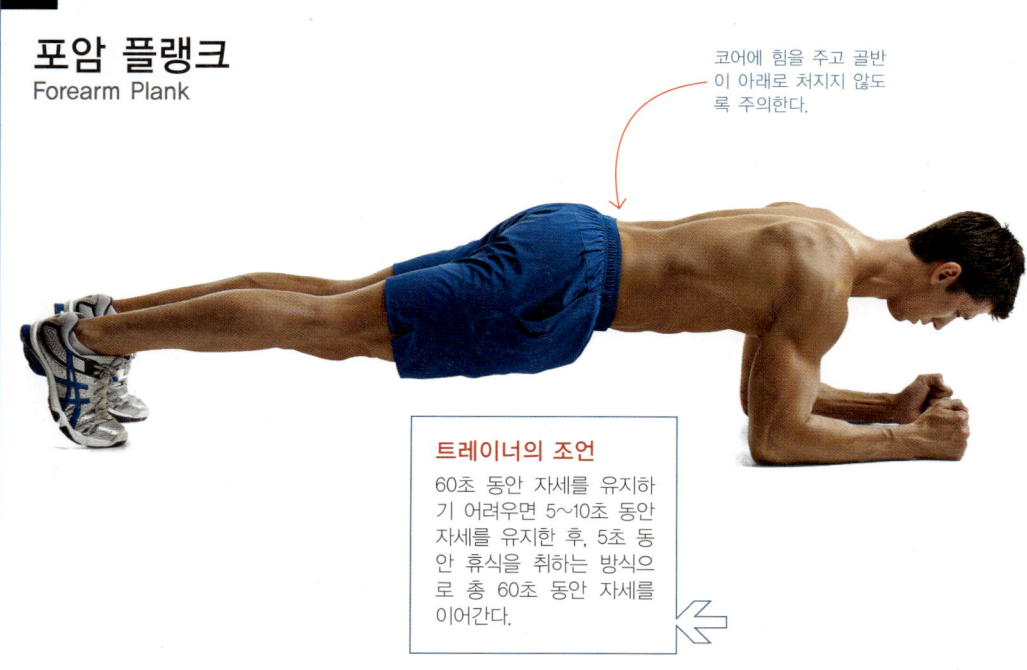

코어에 힘을 주고 골반이 아래로 처지지 않도록 주의한다.

트레이너의 조언
60초 동안 자세를 유지하기 어려우면 5~10초 동안 자세를 유지한 후, 5초 동안 휴식을 취하는 방식으로 총 60초 동안 자세를 이어간다.

A
- 푸시업 자세를 취한 다음, 팔꿈치를 구부려서 전완과 손으로 체중을 지탱한다.
- 골반이 처지거나 올라가지 않도록 주의하면서 몸 전체를 일직선으로 유지한다.
- 복부에 펀치를 맞는다는 상상을 하면서 복근에 힘을 준 상태에서 자세를 60초 동안 유지한다.

반복: 60초 동안 자세를 유지한다.

Chapter 14: 15분 힐링 운동

사이드 포암 플랭크
Side Forearm Plank

- 몸의 왼쪽 측면으로 누워 다리를 곧게 뻗고 발을 포갠다.
- 왼쪽 전완으로 체중을 지지하고 상체와 지면이 대각선을 이루게 한다. 이때 오른손은 골반 위에 얹는다.

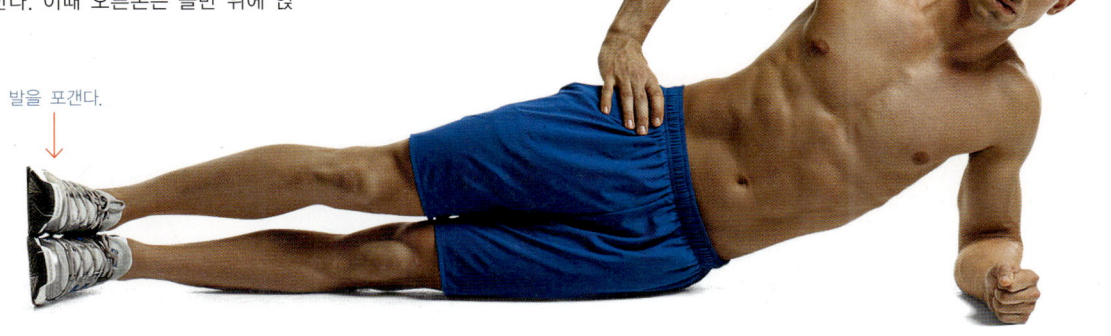

발을 포갠다.

팔꿈치는 어깨 바로 밑에 위치해야 한다.

B

- 복근에 힘을 주고 지면에서 골반을 들어 올려 몸 전체가 일직선이 되게 한다. 이 자세를 60초 동안 유지한다.
- 60초 동안 자세를 유지하기 어려우면 5~10초 동안 자세를 유지한 후, 5초 동안 휴식을 취하는 방식으로 총 60초 동안 자세를 이어간다. 반대편도 같은 요령으로 반복한다.

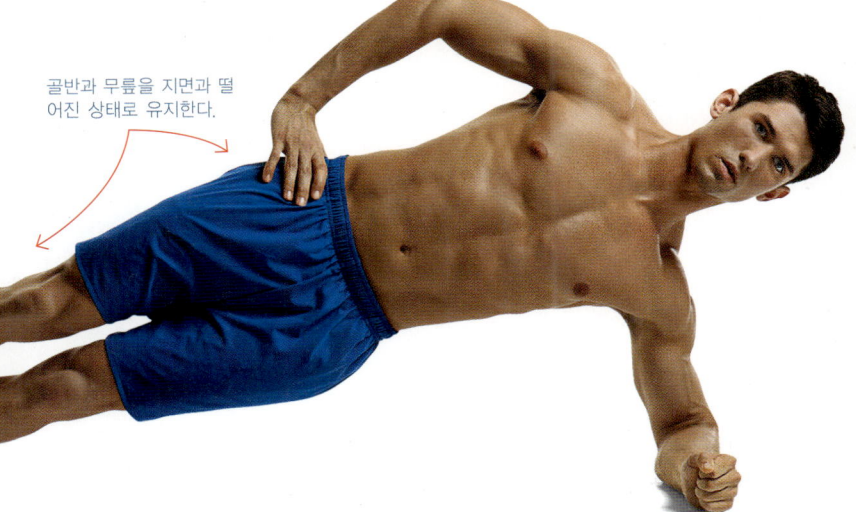

골반과 무릎을 지면과 떨어진 상태로 유지한다.

반복: 60초 동안 자세를 유지한다.

허리 강화 운동 프로그램

포암 플랭크와 암 레이즈
Forearm Plank with Arm Raise

A
- 발과 전완으로 체중을 지지하고 플랭크 자세를 취한다.
- 몸 전체가 일직선을 이루게 한다.

B
- 복근에 힘을 주고 조심스럽게 체중을 왼쪽 전완으로 옮긴다.
- 오른팔을 앞으로 뻗고 이 자세를 3~10초 동안 유지한다.
- 천천히 팔을 원위치시킨다.
- 왼팔도 같은 요령으로 반복한다. 여기까지가 1회 반복이다.

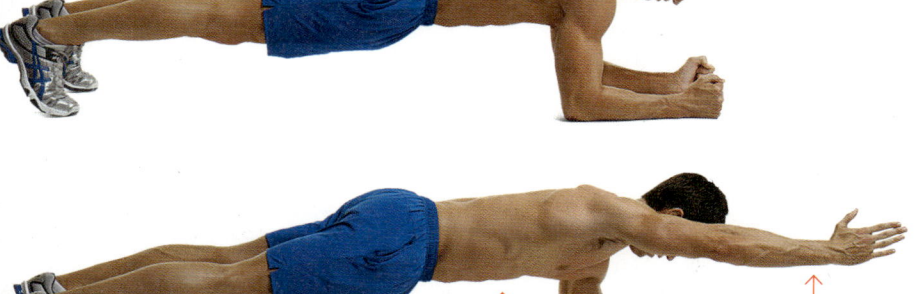

꽉 끼는 바지를 입은 느낌으로 복근에 힘을 준다.

엄지손가락이 위를 향하도록 팔을 앞으로 들어 올린다.

반복: 5~10회 반복한다.

플랫-백
Flat-Back

A
- 바르게 선 상태에서 무릎을 살짝 구부리고, 등이 지면과 평행을 이룰 때까지 허리를 구부린다.
- 팔을 양옆으로 뻗어 올리고 등 근육을 수축시킨다.
- 턱 아래 오렌지를 끼우고 있다는 상상을 하면서 척추를 향해 복근을 수축시키고 등을 최대한 평편하게 만든다. 이 자세를 10~20초 동안 유지한다.
- 다리를 곧게 펴고 시작자세로 돌아간다.

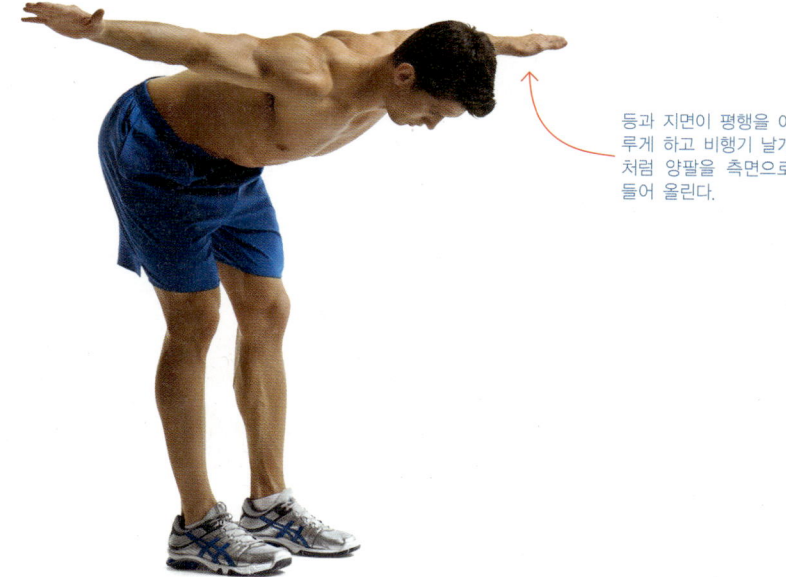

등과 지면이 평행을 이루게 하고 비행기 날개처럼 양팔을 측면으로 들어 올린다.

반복: 5회 반복한다.

Chapter 14: 15분 힐링 운동

수퍼맨
Superman

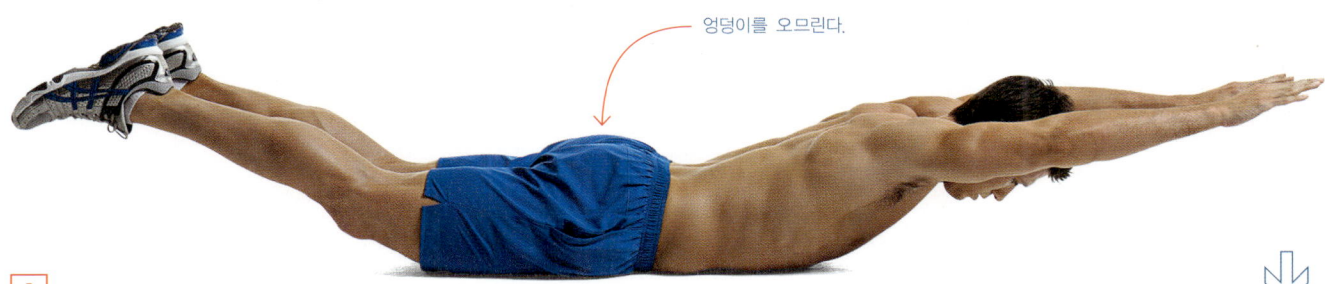

엉덩이를 오므린다.

A
- 지면에 엎드려서 양팔을 앞으로 들어 올리고, 다리를 뒤로 들어 올리면서 하늘을 날고 있는 수퍼맨 같은 자세를 취한다.
- 이 자세를 3초 동안 유지한 다음, 지면으로 몸을 편안히 내린다.
- 오른팔과 왼쪽 다리만 들어 올린 다음, 3초 동안 자세를 유지한다. 그 다음에는 왼팔과 오른쪽 다리만 들어 올린 다음, 3초 동안 자세를 유지한다. 여기까지가 1회 반복이다.

반복: 10회 반복한다.

> **트레이너의 조언**
> 두 번째 동작을 취할 때는 팔, 등, 다리를 곧게 펴면서 몸 전체를 대각선으로 깊이 스트레칭시킨다.

코브라
Cobra

A
- 지면에 엎드려 어깨 아래에 손을 놓고 숨을 들이마시면서 머리와 몸통을 뒤로 높이 들어 올려 코브라 같은 자세를 취한다.
- 이때 팔꿈치를 안쪽으로 모으고 어깨를 아래로 내린다. 이 자세에서 호흡을 5회 들이쉬고 내쉰다.
- 숨을 내쉬면서 전완이 지면에 닿을 때까지 상체를 내린다.

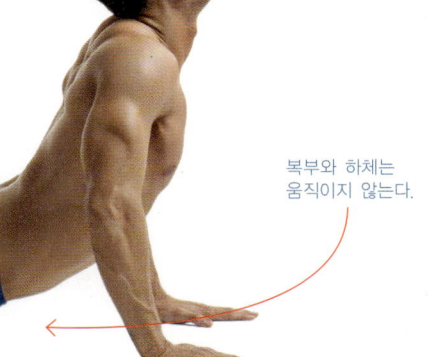

복부와 하체는 움직이지 않는다.

반복: 5회 반복한다.

노화 방지 운동 프로그램

노화를 방지하는 데 가장 좋은 운동 방법은 플라이오메트릭 운동이다. 플라이오메트릭 운동은 강한 점프와 민첩성 훈련을 통해 노화에 따라 가장 빨리 약해지는 근육인 속근을 강화하는 데 매우 효과적이다. 또, 강력한 동작을 통해 골격에 자극을 주면 뼈의 성장이 촉진될 뿐만 아니라 근육이 생성되면서 신진대사도 크게 활발해진다.

진행 방법

중간 휴식 없이 4가지 운동을 1세트씩 서킷 방식으로 진행하고, 서킷을 1회 마치면 60초 동안 휴식을 취한 다음, 전체 서킷을 2회 더 반복한다.

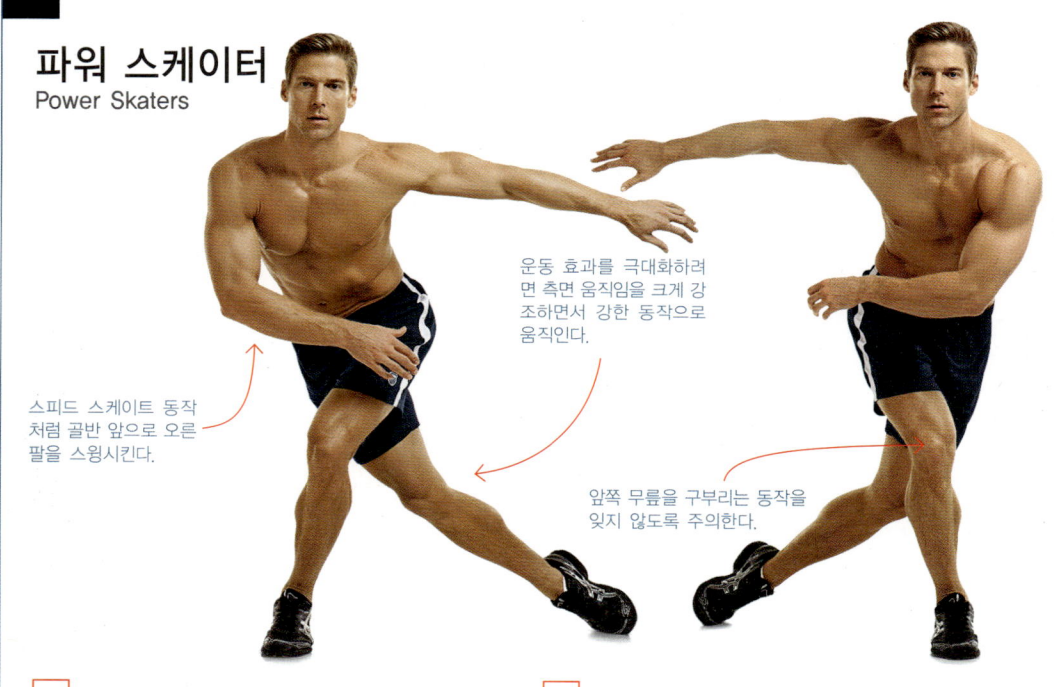

파워 스케이터
Power Skaters

- 스피드 스케이트 동작처럼 골반 앞으로 오른팔을 스윙시킨다.
- 운동 효과를 극대화하려면 측면 움직임을 크게 강조하면서 강한 동작으로 움직인다.
- 앞쪽 무릎을 구부리는 동작을 잊지 않도록 주의한다.

A
- 발을 어깨너비로 벌리고 선 다음, 왼쪽 무릎을 구부리면서 1/2 스쿼트 자세를 취함과 동시에 왼쪽 다리 뒤로 오른쪽 다리를 교차시키면서 가볍게 왼쪽으로 뛰어 오른다.

B
- 팔다리의 자세를 바꾸면서 오른쪽으로 일정 거리만큼 깡충 뛰어오른다. 여기까지가 1회 반복이다.
- 동작을 멈추거나 발의 위치를 다시 잡지 않도록 주의하면서 양쪽 측면으로 뛰는 동작을 반복한다.

반복: 10회 반복한다.

실 잭
Seal Jacks

Chapter 14: 15분 힐링 운동

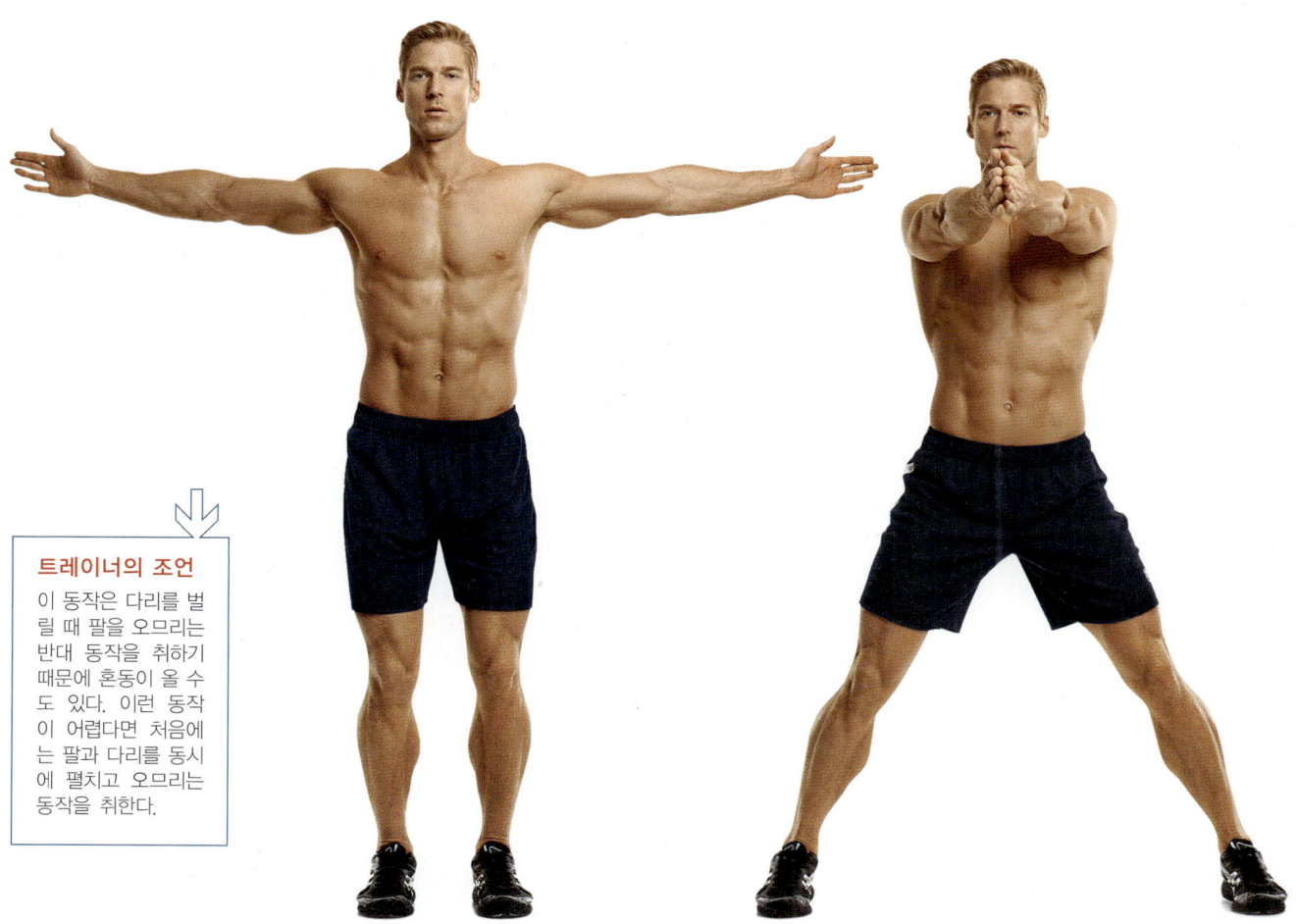

트레이너의 조언
이 동작은 다리를 벌릴 때 팔을 오므리는 반대 동작을 취하기 때문에 혼동이 올 수도 있다. 이런 동작이 어렵다면 처음에는 팔과 다리를 동시에 펼치고 오므리는 동작을 취한다.

A
· 발을 골반너비로 벌리고 양팔을 어깨 높이까지 곧게 들어 올린다.

B
· 뛰어 오르면서 양옆으로 발을 넓게 벌림과 동시에 가슴 앞으로 손을 모아 박수를 친다.
· 중간에 멈추지 말고 신속히 시작자세로 돌아가서 동작을 반복한다.

반복: 동작을 잘 조절하면서 빠르게 20회 반복한다.

노화 방지 운동 프로그램

클락 워크
Clock Walk

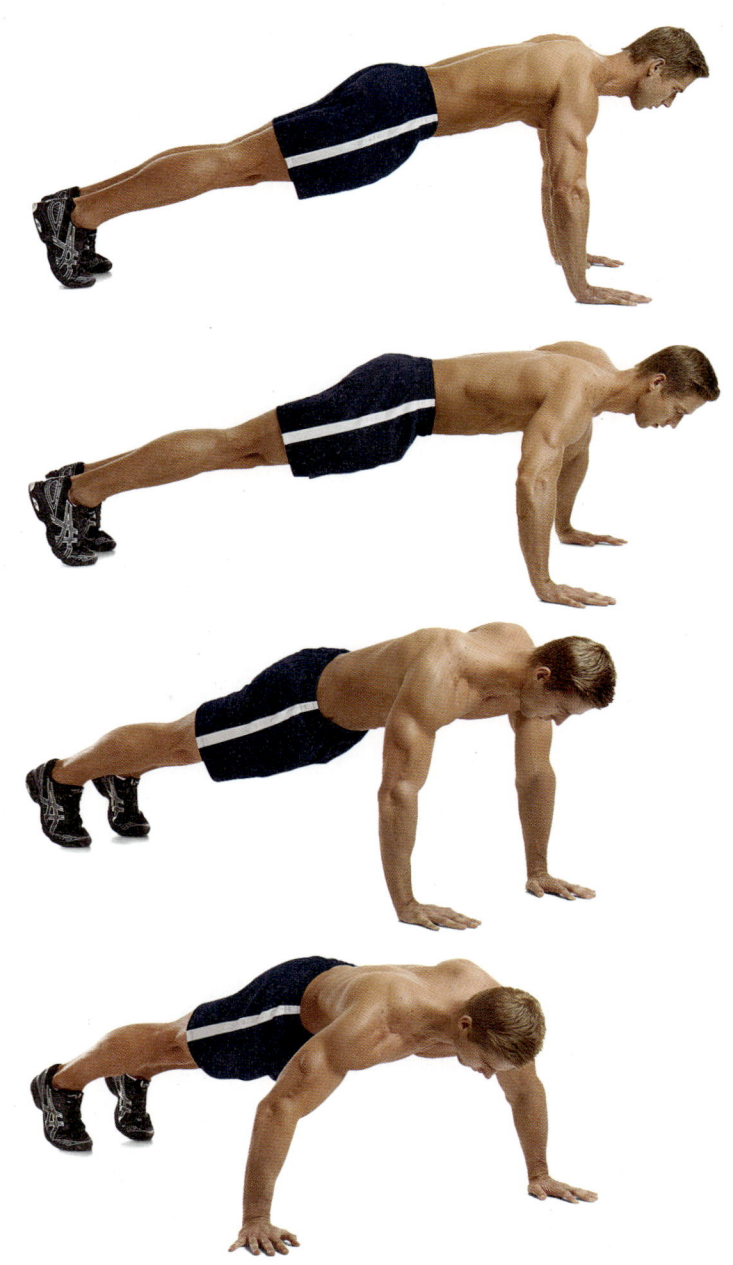

A B
- 발을 골반너비로 벌리고 어깨로부터 수직으로 손을 뻗어 푸시업 자세를 취한다.
- 이 자세에서 팔을 구부리거나 몸을 내리지 말고, 오른팔을 오른쪽 옆으로 내딛으면서 팔 간격을 넓게 벌린 다음, 오른손을 향해 왼손을 안쪽으로 짚으면서 다시 어깨너비로 팔 간격을 좁힌다.

C D
- 이런 패턴으로 오른팔을 계속 먼저 내딛으면서 발을 축으로 몸 전체를 시계 방향으로 크게 한 바퀴 돌린다. 그 다음에는 같은 요령으로 왼팔을 먼저 내딛으면서 반시계 방향으로 몸을 크게 한 바퀴 돌린다.

반복: 양쪽 방향으로 원을 1바퀴씩 완성한다.

Chapter 14: 15분 힐링 운동

로우-스텝 래터럴 셔플
Low-Step Lateral Shuffle

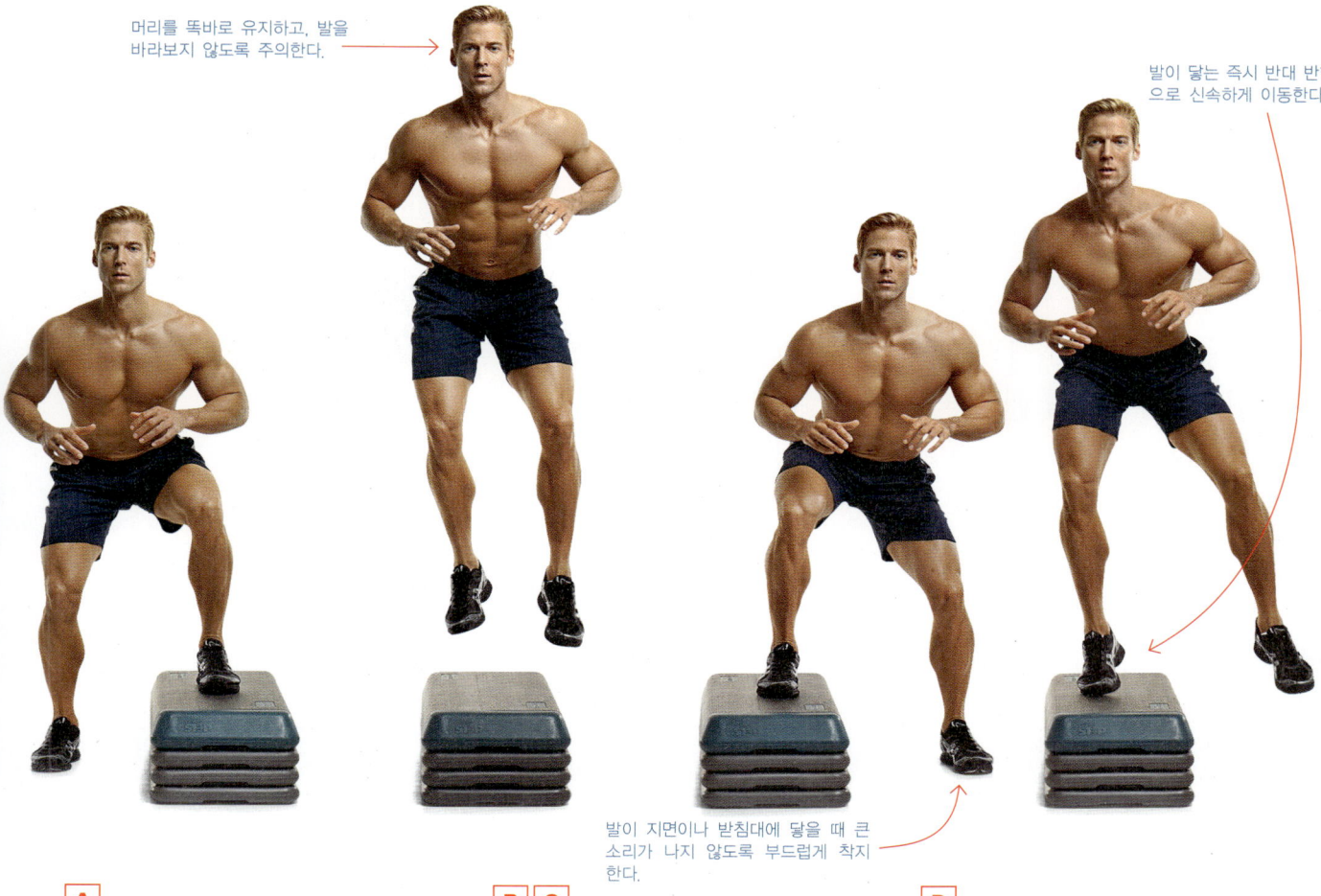

머리를 똑바로 유지하고, 발을 바라보지 않도록 주의한다.

발이 닿는 즉시 반대 방향으로 신속하게 이동한다.

발이 지면이나 받침대에 닿을 때 큰 소리가 나지 않도록 부드럽게 착지한다.

A
- 낮은 받침대 위에 왼발을 올리고, 받침대에서 약 30센티미터 떨어진 지면에 오른발을 붙이고 선다.
- 무릎을 약간 구부리고 가슴을 편 상태에서 팔을 직각으로 구부린다.

B C
- 왼발로 받침대를 밀면서 왼쪽 측면을 향해 뛰어 오른 다음, 오른발을 받침대 위에 올리고 왼발을 지면에 붙이면서 무릎을 구부리고 착지한다.

D
- 오른발로 받침대를 밀면서 왼쪽 측면을 향해 뛰어 오르면서 시작자세로 돌아간다. 여기까지가 1회 반복이다.

반복: 10회 반복한다.

폼 롤러 운동 프로그램

장시간 운동을 하면 결국에는 몸이 지치게 되어 있다. 이런 상태에서는 근육이 뭉치고 구축(관절 운동이 비정상적으로 제한되는 경우)이 일어나서 뻣뻣해지거나 통증이 생긴다. 폼 롤러는 이렇게 뭉친 근육을 스스로 마사지로 풀 수 있는 운동 기구이다. 폼 롤러를 사용하면 구축이 일어난 근육을 필요할 때마다 즉시 풀고 스트레칭할 수 있다. 또, 가격도 저렴하기 때문에 굳이 비싼 돈을 주고 마사지를 받지 않아도 된다는 장점이 있다. 방법도 간단하다. 특별히 아픈 부위가 있다면, 폼 롤러 위에 해당 부위를 몇 초 동안 지긋이 댄 다음에 폼 롤러를 부드럽게 롤링시키면 된다.

진행 방법

몸의 각 부위를 폼 롤러에 대고 5~10회 롤링시킨 다음, 각 부위에 해당하는 반복수를 완료하면 다음 마사지로 넘어간다.

Chapter 14: 15분 힐링 운동

종아리 마사지
Calf Massage

A
- 다리를 곧게 펴고 지면에 앉아서 손을 몸 뒤로 뻗어 상체를 지탱한다.
- 폼 롤러를 종아리 아래 놓은 다음, 오른쪽 다리 위로 왼쪽 다리를 교차시켜 올린다.

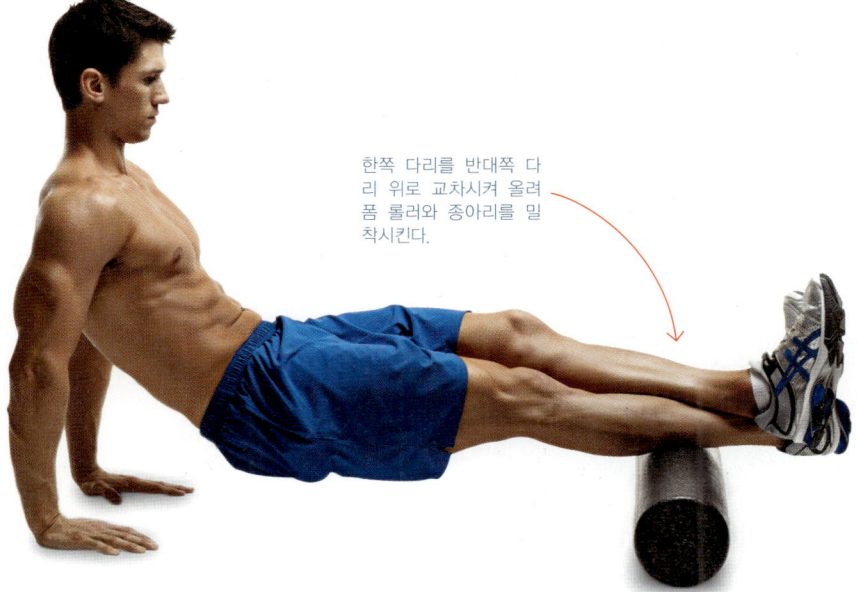

한쪽 다리를 반대쪽 다리 위로 교차시켜 올려 폼 롤러와 종아리를 밀착시킨다.

B
- 오른쪽 종아리의 무릎부터 발목 사이에서 폼 롤러를 천천히 앞뒤로 롤링시킨다. 정해진 반복수를 완료하면 다리를 바꾸어 같은 요령으로 반복한다.

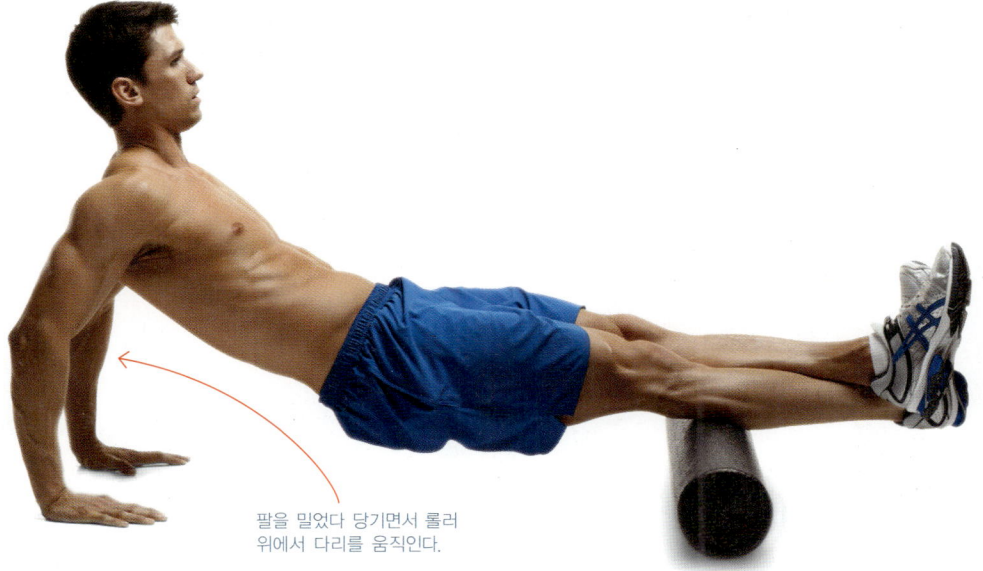

팔을 밀었다 당기면서 롤러 위에서 다리를 움직인다.

반복: 5~10회 반복한다.

폼 롤러 운동 프로그램

햄스트링 마사지 Hamstring Massage

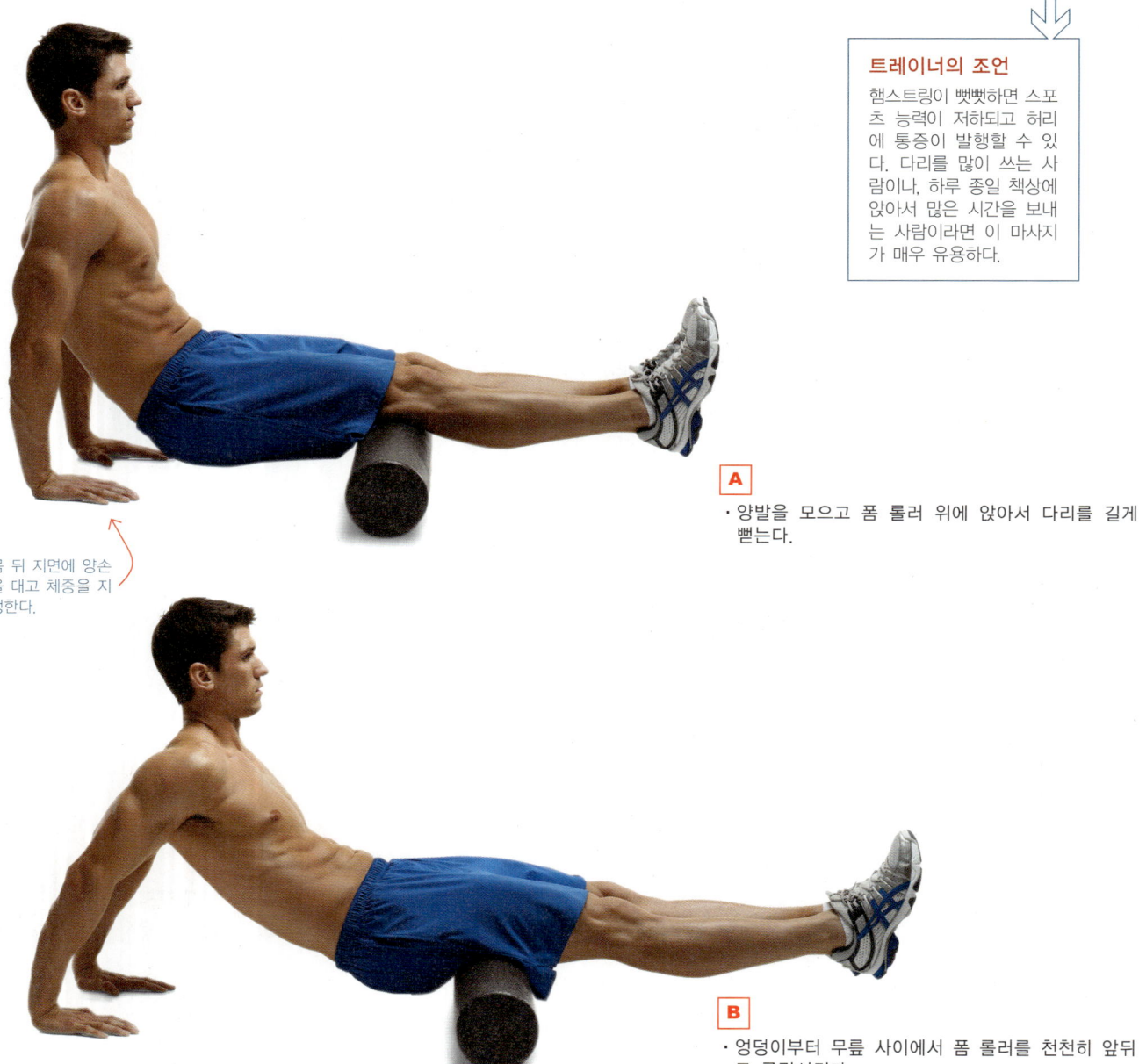

트레이너의 조언
햄스트링이 뻣뻣하면 스포츠 능력이 저하되고 허리에 통증이 발행할 수 있다. 다리를 많이 쓰는 사람이나, 하루 종일 책상에 앉아서 많은 시간을 보내는 사람이라면 이 마사지가 매우 유용하다.

몸 뒤 지면에 양손을 대고 체중을 지탱한다.

A
- 양발을 모으고 폼 롤러 위에 앉아서 다리를 길게 뻗는다.

B
- 엉덩이부터 무릎 사이에서 폼 롤러를 천천히 앞뒤로 롤링시킨다.

반복: 5~10회 반복한다.

Chapter 14: 15분 힐링 운동

대퇴근 마사지
Quads Massage

A
- 폼 롤러를 골반 아래 위치시키고 지면에 엎드린다.
- 오른쪽 다리에 체중을 싣는다.
- 골반부터 무릎 사이에서 폼 롤러를 천천히 앞뒤로 롤링시킨 다음, 왼쪽 다리도 같은 요령으로 반복한다.

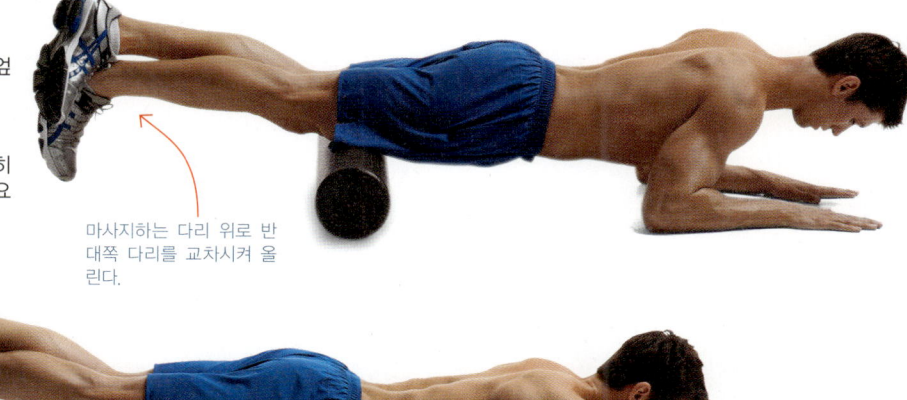

마사지하는 다리 위로 반대쪽 다리를 교차시켜 올린다.

무릎을 구부리면 대퇴근에 가해지는 압력이 높아진다.

반복: 한쪽 다리 당 5~10회 반복한다.

둔근(이상근) 마사지
Butt-Piriformis Massage

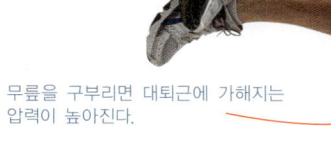

A
- 폼 롤러 위에 앉아서 왼쪽 무릎 위에 오른쪽 다리를 교차시켜 올리고, 오른쪽 엉덩이의 볼기 부분에 체중을 실으면서 골반을 향해 몸을 기울인다.
- 오른손을 뒤로 짚어 체중을 지탱한다.
- 이상근이 있는 부위 위에서 폼 롤러를 롤링시킨 다음, 반대쪽도 같은 요령으로 반복한다.

오른손을 뒤로 짚어 체중을 지탱한다.

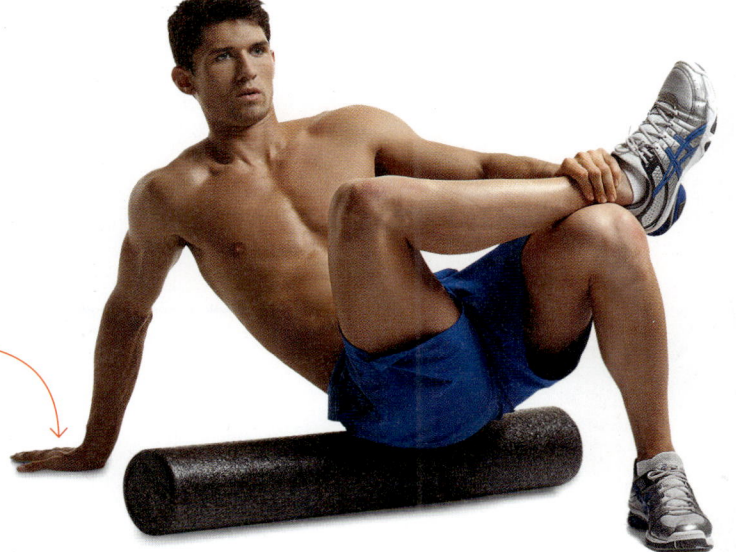

반복: 한쪽 당 5~10회 반복한다.

폼 롤러 운동 프로그램

등 마사지
Back Massage

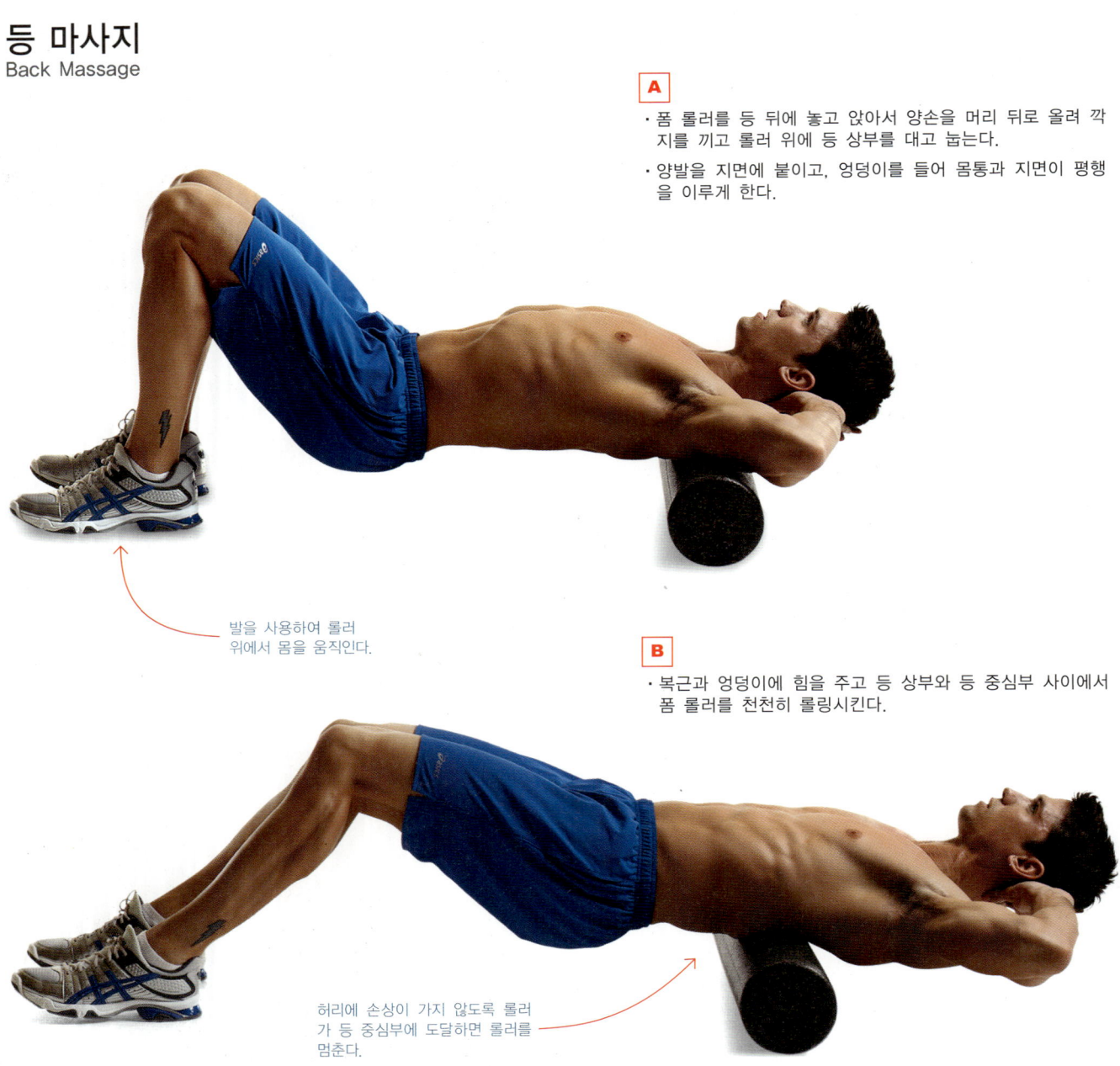

A
- 폼 롤러를 등 뒤에 놓고 앉아서 양손을 머리 뒤로 올려 깍지를 끼고 롤러 위에 등 상부를 대고 눕는다.
- 양발을 지면에 붙이고, 엉덩이를 들어 몸통과 지면이 평행을 이루게 한다.

발을 사용하여 롤러 위에서 몸을 움직인다.

B
- 복근과 엉덩이에 힘을 주고 등 상부와 등 중심부 사이에서 폼 롤러를 천천히 롤링시킨다.

허리에 손상이 가지 않도록 롤러가 등 중심부에 도달하면 롤러를 멈춘다.

반복: 5~10회 반복한다.

Chapter 14: 15분 힐링 운동

골반 외측과 허벅지 마사지
Outer Hip and Thigh Massage

A
- 롤러를 왼쪽 골반 아래에 놓고 몸의 왼쪽 측면으로 지면에 눕는다.
- 왼쪽 다리를 길게 뻗고 그 위로 오른쪽 다리를 교차해 올린 다음, 오른쪽 무릎을 구부려 오른쪽 발바닥을 지면에 붙인다.

트레이너의 조언
이 동작을 통해 골반부터 무릎까지 이어져 있는 장경인대를 마사지할 수 있다. 이 동작은 장경인대가 뻣뻣하고 쑤시는 장경인대 증후군을 완화하는 효과가 뛰어나다.

아래로 뻗고 있는 다리의 발이 지면에서 약간 떨어져 있어야 한다.

왼쪽 전완으로 상체를 지탱한다.

B
- 복근과 엉덩이에 힘을 주어 균형을 잡으면서 골반과 무릎 사이에서 폼 롤러를 천천히 롤링시킨 다음, 반대쪽도 같은 요령으로 반복한다.

오른발을 움직여 폼 롤러로 왼쪽 다리를 마사지한다.

골반부터 무릎 위까지 부분을 마사지한다.

반복: 한쪽 다리 당 5~10회 반복한다.

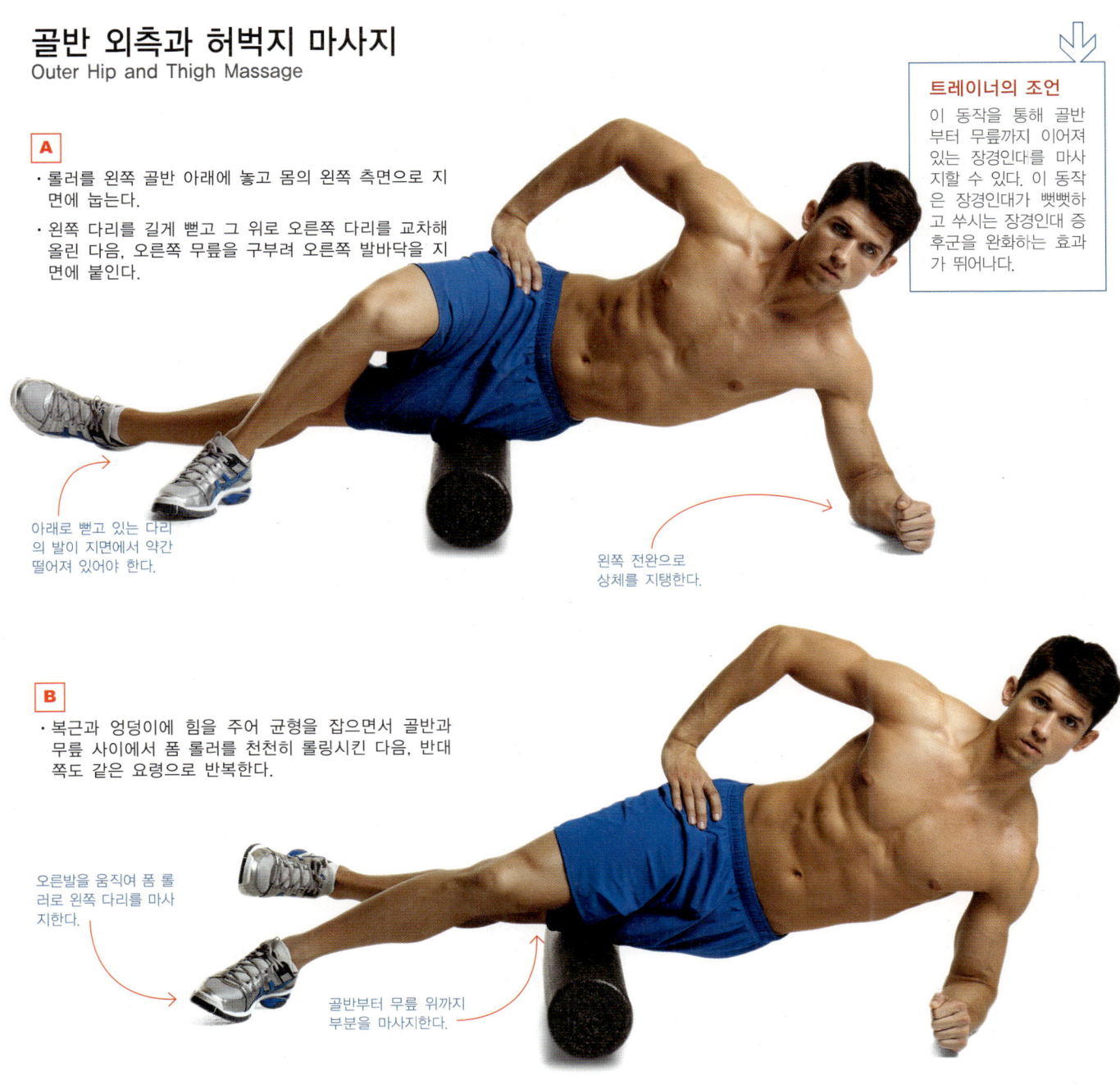

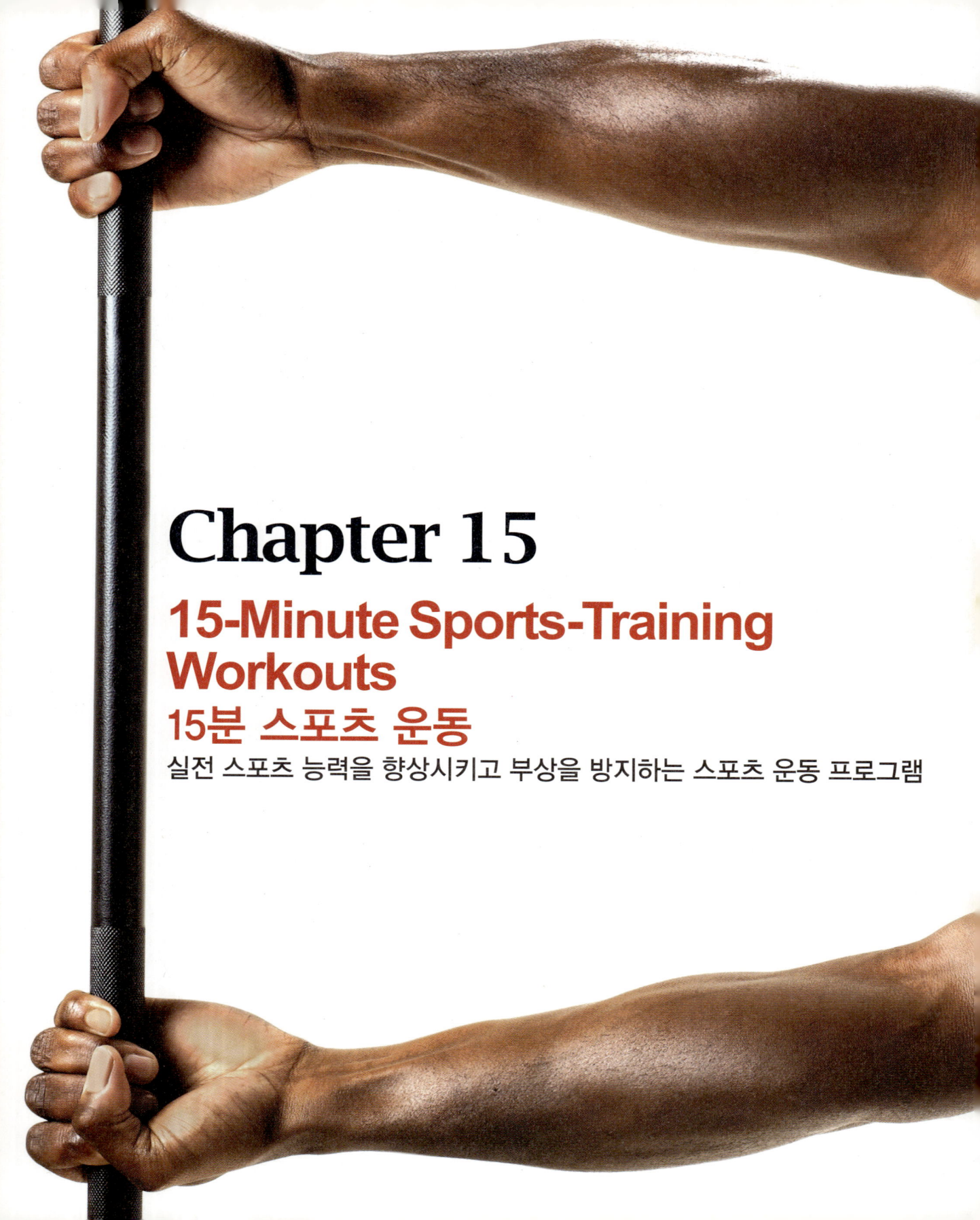

Chapter 15

15-Minute Sports-Training Workouts
15분 스포츠 운동
실전 스포츠 능력을 향상시키고 부상을 방지하는 스포츠 운동 프로그램

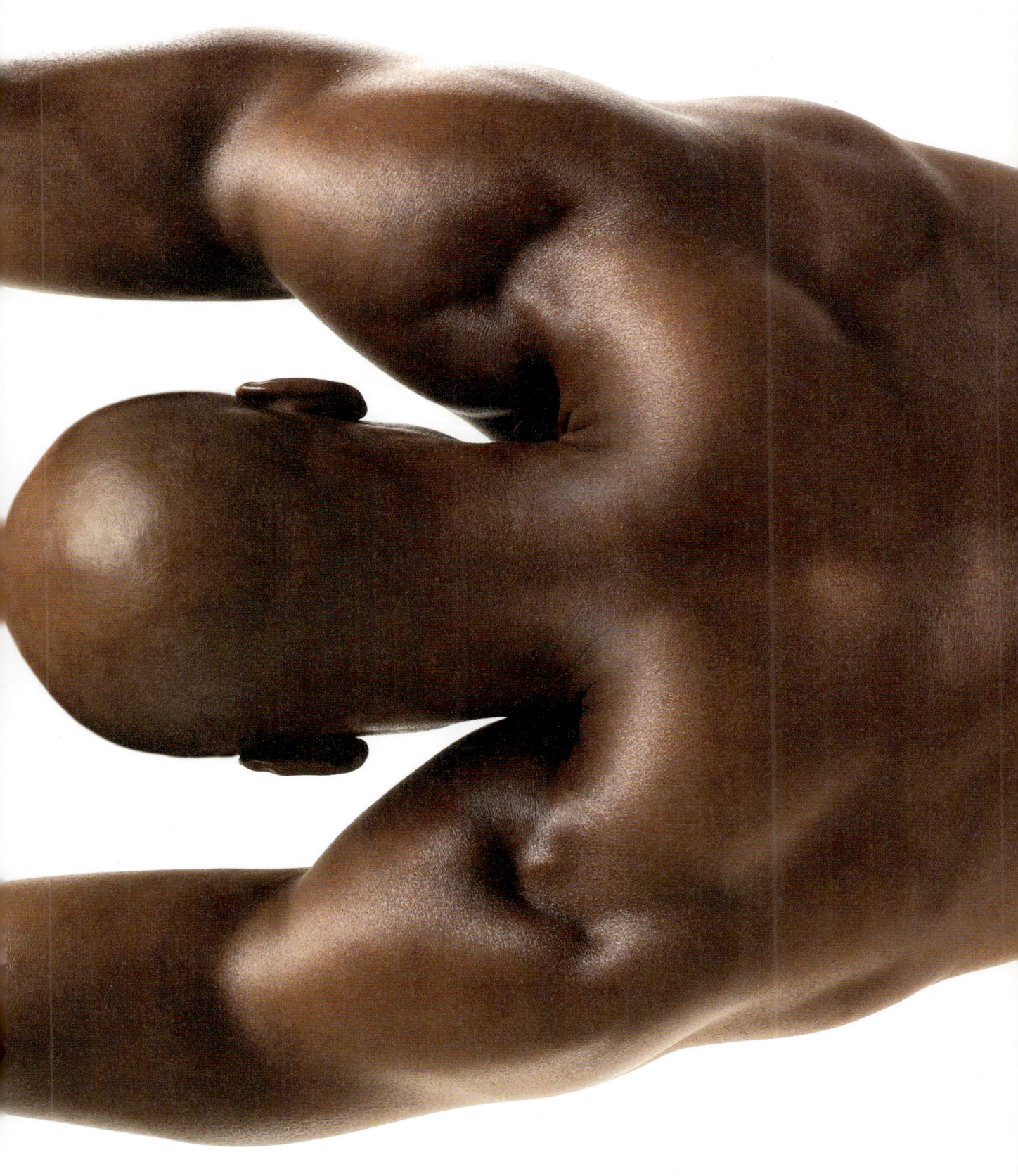

Superfast Workouts for Sports
초고속 스포츠 운동

일반인이든 전문 스포츠인이든, 바쁘게 살다보면 자신이 선택한 스포츠에서 필요한 신체 능력이 결국은 몇 가지 기본기를 반복적으로 연습하면서 생겨난다는 사실을 잊어버리기 쉽다. 스포츠에 필요한 기본적인 능력은 수천 번, 수만 번의 반복을 통해 습득되는 것이기 때문에 익숙해진 뒤에는 기본기를 따로 연습할 필요가 없다. 그러나 좋아하는 스포츠를 잊고 지내다가 오랜만에 경기에 참여하면 생각대로 몸이 움직이지 않거나, 운동 후에 통증이 생기는 경우가 많다. 이는 스포츠에 필요한 근육 동작의 숙련도가 떨어질 때 나타나는 현상이다. 스포츠는 근육의 준비 상태와 근육에 기억된 동작에 의해 좌우된다고 해도 과언이 아니다. 이번 장에서 다양한 스포츠에 특화된 운동 프로그램을 소개하는 것도 바로 그 때문이다. 이 프로그램은 각 스포츠에 필요한 근육을 강화할 뿐만 아니라, 각 스포츠 특유의 동작에 따른 근육의 움직임을 재구성할 수 있도록 고안되어 있다. 이 프로그램이 실제 경기나 전문적인 동작을 대신할 수 있는 것은 아니다. 그러나 스포츠에 필요한 방식으로 근육을 강화하는 데는 큰 효과가 있을 것이다.

Chapter 15: 15분 스포츠 운동

1분 가이드:
1초 고속 스포츠 트레이닝 서킷

p.374
골프 운동 프로그램
론 모우어
윈드밀
리닝 햄스트링 컬
메디신볼 트랜스퍼

p.378
테니스 운동 프로그램
파워 런지와 풀
카프 레이즈
로테이션 스윙
래터럴 립과 리치

p.382
스키 & 스노보드 운동 프로그램
보수 점프
스키 호프
래터럴 메디신볼 호프
드롭 런지
보수 메디신볼 트위스트

p.386
러닝 운동 프로그램
점프 스쿼트
스탠딩 레그 리프트
불가리안 스플리트 스쿼트
힙 하이크
플레이트 푸시

p.390
트라이애슬론 운동 프로그램
바이시클
힌두 푸시업
스위치 런지
하이퍼익스텐션과 로테이션

p.394
사이클링 운동 프로그램
스파이더
스쿱 스쿼트
밸런스, 딥, 익스텐션
싱글-레그 스텝다운

p.398
농구 운동 프로그램
스모 슬라이드
투 다운 & 원 백
덤벨 파워 클린

민첩성 훈련

민첩성을 향상시키면 어떤 스포츠에서도 좋은 경기력을 발휘할 수 있다. 민첩성을 기르는 데 꼭 복잡한 훈련이 필요한 것은 아니다. 단순한 훈련을 통해 속도와 지구력과 고양이 같은 반사신경을 기를 수 있는 방법에 대해 잠시 살펴보자. 이 훈련은 'T-훈련'이라고 이름 붙여 보았다.

준비: 4개의 플라스틱 콘으로 크게 T자 형태를 만든다. 먼저, 2.5미터 간격으로 콘 세 개를 나란히 놓고(T자의 윗부분), 중간에 놓인 콘으로부터 수직으로 5미터 거리에 마지막 네 번째 콘을 놓는다(T자의 아랫부분).

방법: 먼저, 맨 아래에 있는 네 번째 콘에서 위쪽 중간에 있는 콘까지 최대한 빠르게 이동한 다음, 즉시 방향을 바꾸어 왼쪽 콘을 향해 달려간다. 그 다음, 뒤로 돌아서 중간 콘을 지나 오른쪽 콘을 향해 달려갔다가, 다시 뒤로 돌아서 중간 콘까지 달려간 다음, 다시 방향을 바꾸어 맨 아래에 있는 네 번째 콘을 향해 달려간다. 단, 각 콘을 지날 때는 반드시 상체를 숙여 손으로 콘을 터치해야 한다.

골프 운동 프로그램

취미 삼아 가끔이라고 해도, 골프를 칠 때는 평소 잘 사용하지 않던 골반 주위 근육들과 복사근들을 사용해서 몸을 틀고 회전시키면서 상당한 힘을 발휘해야 한다. 이번 프로그램은 골프에 필요한 코어, 어깨, 햄스트링의 근육을 강화하여 드라이브와 스트로크 능력을 향상시킬 수 있도록 구성되어 있다.

진행 방법

각 운동의 정해진 반복수를 완료하면서 4가지 운동을 서킷 방식으로 진행하고, 서킷을 1회 마치면 60초 동안 휴식을 취한 다음, 전체 서킷을 2회 더 반복한다.

🏁 론 모우어
Lawn Mower

> **트레이너의 조언**
> 명칭에서 알 수 있듯이 이 운동은 잔디깎기의 시동을 거는 동작을 모방한 것이다. 이 운동은 복사근, 등 상부, 어깨의 근육들을 강화한다.

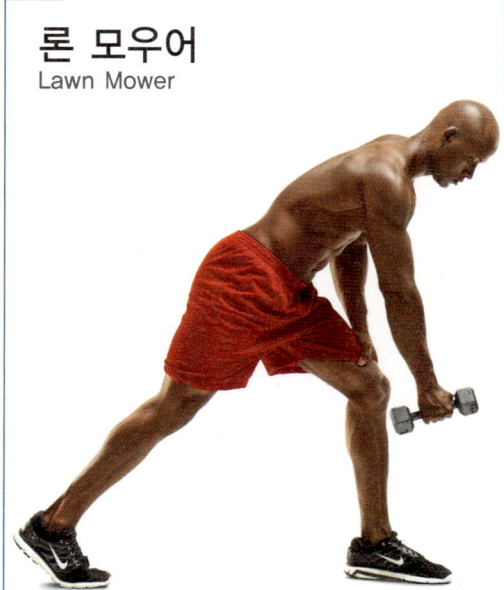

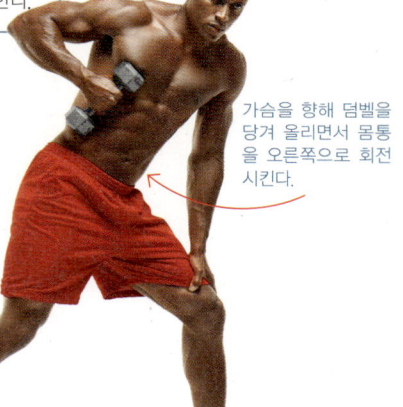

가슴을 향해 덤벨을 당겨 올리면서 몸통을 오른쪽으로 회전시킨다.

A
- 5~10킬로그램짜리 덤벨을 오른손에 들고 팔을 몸통 측면으로 내린다. 이때 손바닥은 안쪽을 향하게 한다.
- 오른쪽 다리가 곧게 펴질 때까지 왼쪽 다리를 내딛으면서 런지 자세를 취한다. 이 상태에서 허리를 앞으로 기울인다.
- 왼손을 왼쪽 무릎 위에 올린다.

B
- 오른팔을 구부리면서 흉곽을 향해 덤벨을 당겨 올림과 동시에 몸통을 오른쪽으로 회전시킨다.
- 덤벨을 내리면서 다시 런지 자세로 돌아간다. 여기까지가 1회 반복이다.

반복: 12회 반복 후 반대쪽도 같은 요령으로 반복한다.

Chapter 15: 15분 스포츠 운동

윈드밀
Windmill

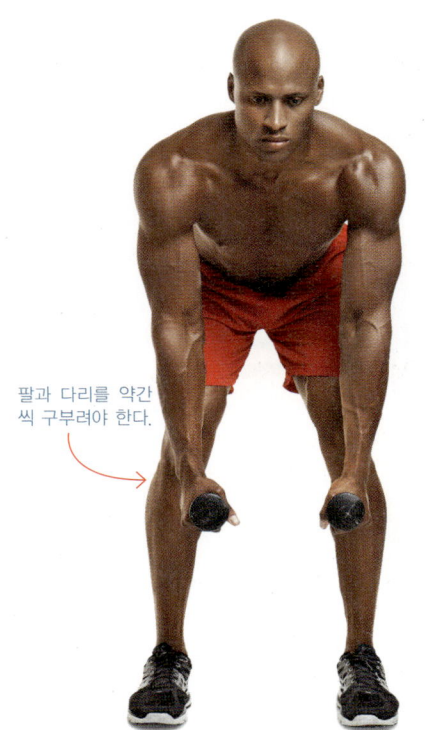
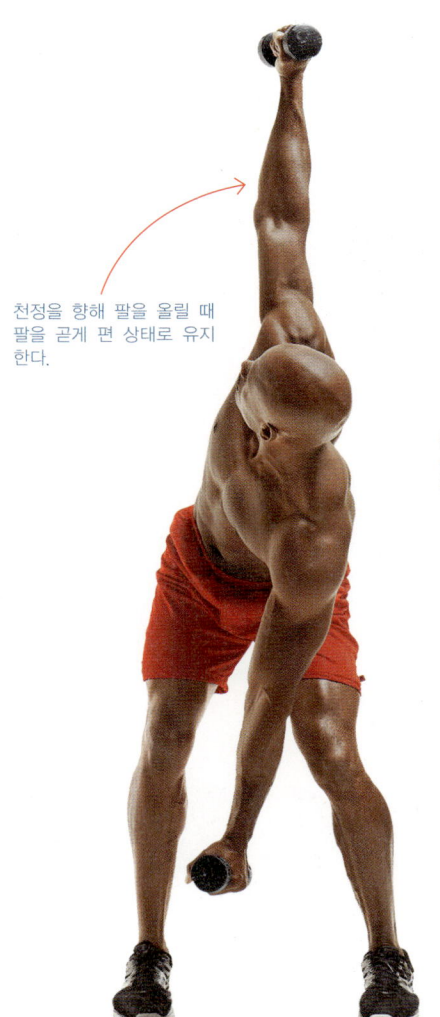
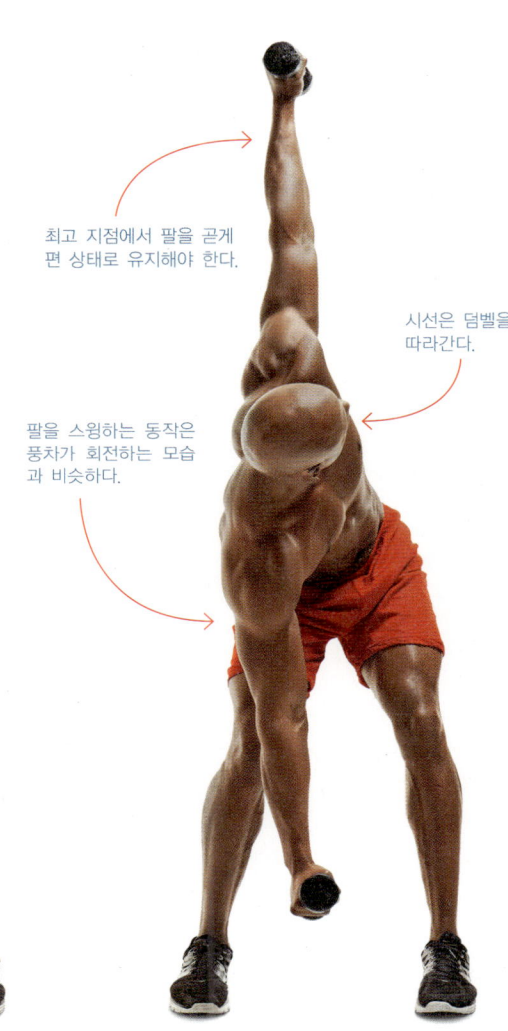

팔과 다리를 약간씩 구부려야 한다.

천정을 향해 팔을 올릴 때 팔을 곧게 편 상태로 유지한다.

최고 지점에서 팔을 곧게 편 상태로 유지해야 한다.

시선은 덤벨을 따라간다.

팔을 스윙하는 동작은 풍차가 회전하는 모습과 비슷하다.

A
- 발을 골반너비보다 약간 넓게 벌리고 서서 양손에 덤벨을 각각 하나씩 들고 팔꿈치를 약간 구부린 다음, 몸통을 앞으로 기울인다. 이때 양쪽 손바닥이 서로 마주보게 한다.

B
- 천정을 향해 오른팔을 들어 올리면서 몸통을 오른쪽으로 회전시킨다.
- 최고 지점에서 잠시 멈춘 다음, 덤벨을 내리면서 시작자세로 돌아간다.

C
- 천정을 향해 왼팔을 들어 올리면서 몸통을 왼쪽으로 회전시킨다.
- 팔을 바꿔가면서 스윙 동작을 반복한다.

반복: 방향을 바꿔가며 총 20회 실시한다.

골프 운동 프로그램

리닝 햄스트링 컬
Leaning Hamstring Curl

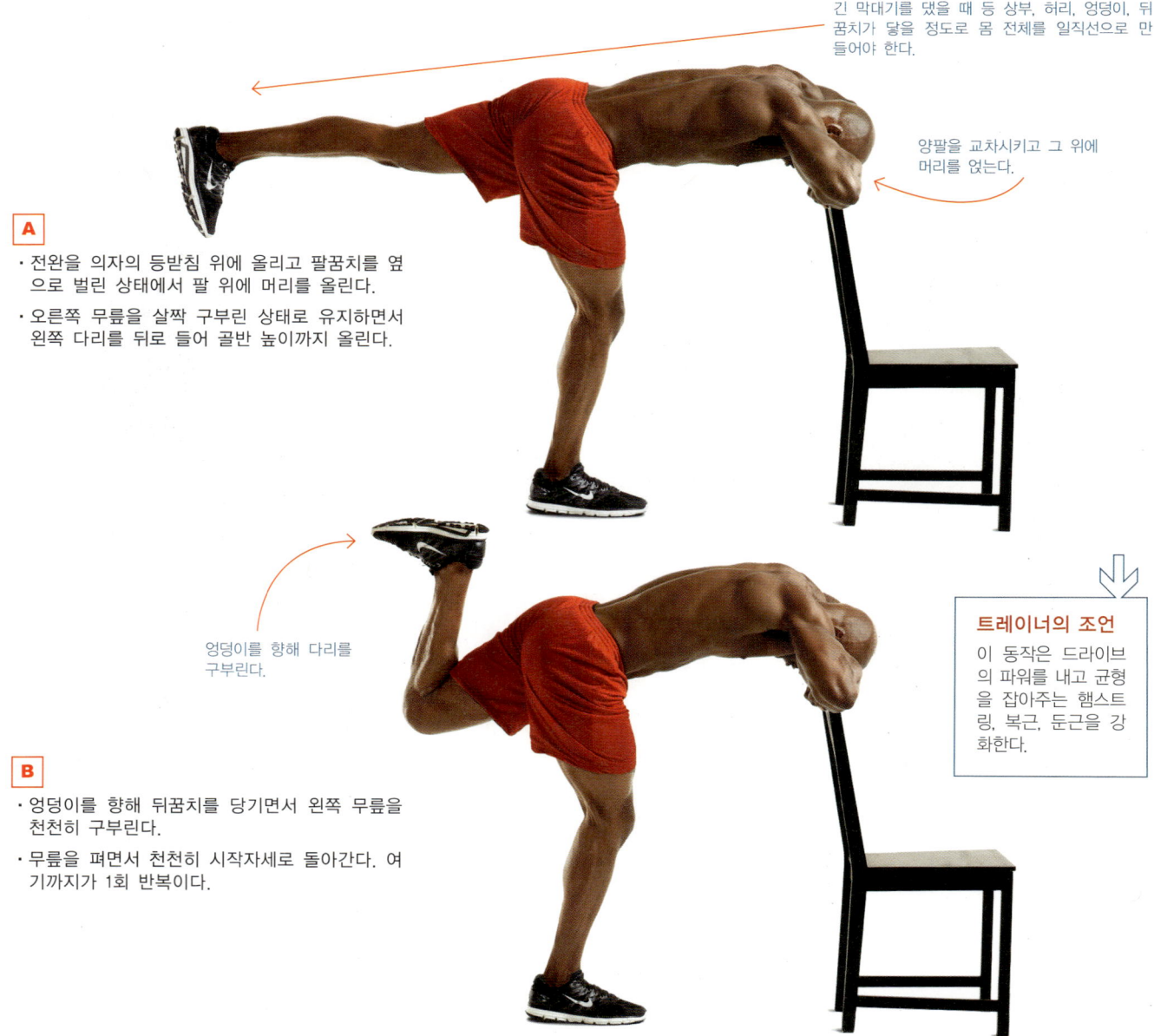

긴 막대기를 댔을 때 등 상부, 허리, 엉덩이, 뒤 꿈치가 닿을 정도로 몸 전체를 일직선으로 만들어야 한다.

양팔을 교차시키고 그 위에 머리를 얹는다.

A
- 전완을 의자의 등받침 위에 올리고 팔꿈치를 옆으로 벌린 상태에서 팔 위에 머리를 올린다.
- 오른쪽 무릎을 살짝 구부린 상태로 유지하면서 왼쪽 다리를 뒤로 들어 골반 높이까지 올린다.

엉덩이를 향해 다리를 구부린다.

B
- 엉덩이를 향해 뒤꿈치를 당기면서 왼쪽 무릎을 천천히 구부린다.
- 무릎을 펴면서 천천히 시작자세로 돌아간다. 여기까지가 1회 반복이다.

트레이너의 조언
이 동작은 드라이브의 파워를 내고 균형을 잡아주는 햄스트링, 복근, 둔근을 강화한다.

반복: 10~15회 반복 후 반대쪽도 같은 요령으로 반복한다.

Chapter 15: 15분 스포츠 운동

메디신볼 트랜스퍼
Medicine Ball Transfer

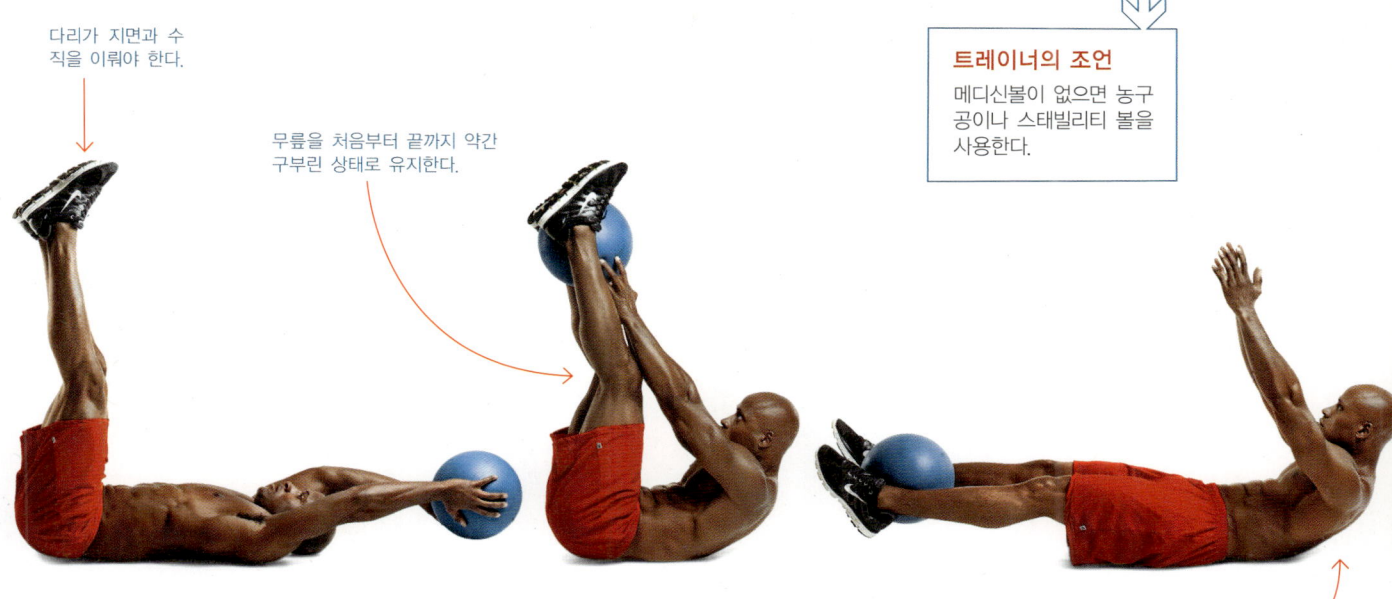

다리가 지면과 수직을 이뤄야 한다.

무릎을 처음부터 끝까지 약간 구부린 상태로 유지한다.

트레이너의 조언
메디신볼이 없으면 농구공이나 스태빌리티 볼을 사용한다.

지면을 향해 다리를 내릴 때 어깨와 등 상부가 지면에서 떨어진 상태를 유지해야 한다.

A
- 지면에 누워 양손으로 메디신볼을 잡고 머리 위로 팔을 곧게 올린다. 이때 팔과 몸통이 일직선을 이뤄야 한다.
- 상체와 하체가 직각을 이루도록 천정을 향해 다리를 들어 올린다.

B
- 머리와 어깨가 지면에서 떨어지도록 컬 동작을 통해 상체를 들어 올린다.
- 메디신볼을 발 사이에 끼운다.

C
- 메디신볼을 발 사이에 끼운 채로 지면에서 약간 떨어진 높이까지 다리를 내린다. 이때 지면에서 어깨를 들고 팔을 앞으로 올린 상태로 유지한다.
- 최저 지점에서 잠시 멈춘 다음, 손을 향해 다리를 들어 올리면서 메디신볼을 손으로 전달한다.
- 어깨와 팔을 지면에 내리면서 시작자세로 돌아간다.

반복: 10~15회 반복한다.

테니스 운동 프로그램

테니스에서는 라켓을 다루는 기술이 다소 부족해도 스피드와 민첩성을 통해 이를 보완할 수 있다. 이때는 어깨의 근력이 도움이 된다. 이번 프로그램은 반사신경을 강화하고 좌우로 움직이며 공을 따라가는 능력을 향상시킬 수 있도록 구성되어 있다. 이런 능력을 갖추면 경기에서 이미 절반은 이긴 셈이다. 이 프로그램은 다리, 골반, 어깨, 코어 운동을 통해 파워와 유연성, 그리고 민첩성을 향상시킨다.

진행 방법

중간 휴식 없이 4가지 운동을 1세트씩 연달아 서킷 방식으로 진행하고, 서킷을 1회 마치면 60초 동안 휴식을 취한 다음, 전체 서킷을 2회 더 반복한다.

파워 런지와 풀
Power Lunge and Pull

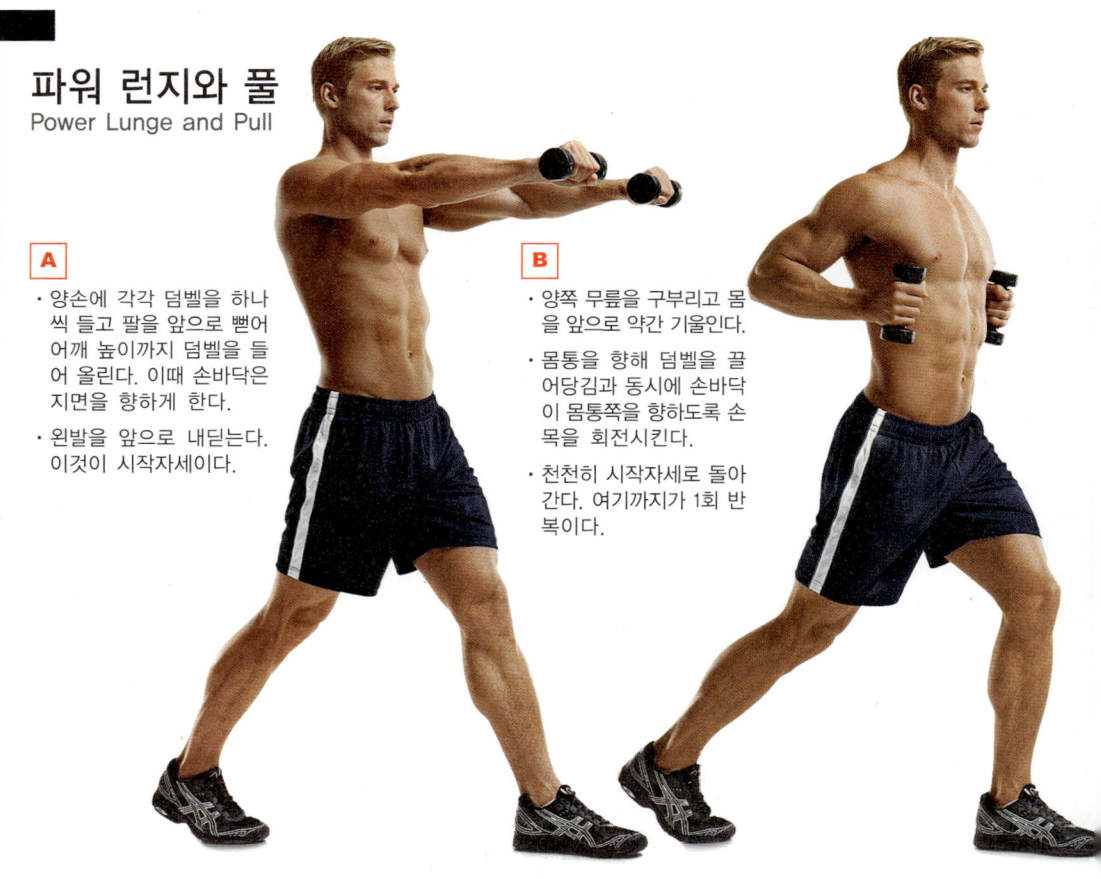

A
- 양손에 각각 덤벨을 하나씩 들고 팔을 앞으로 뻗어 어깨 높이까지 덤벨을 들어 올린다. 이때 손바닥은 지면을 향하게 한다.
- 왼발을 앞으로 내딛는다. 이것이 시작자세이다.

B
- 양쪽 무릎을 구부리고 몸을 앞으로 약간 기울인다.
- 몸통을 향해 덤벨을 끌어당김과 동시에 손바닥이 몸통쪽을 향하도록 손목을 회전시킨다.
- 천천히 시작자세로 돌아간다. 여기까지가 1회 반복이다.

반복: 10~12회 반복 후 반대쪽도 같은 요령으로 반복한다.

Chapter 15: 15분 스포츠 운동

카프 레이즈
Calf Raise

A
- 양손에 각각 덤벨을 하나씩 들고 몸통 옆으로 팔을 내린 상태에서, 약 5센티미터 높이의 발판 위에 양발의 볼 부분을 올리고 선다.

B
- 뒤꿈치를 최대한 높이 들어 올린다.
- 최고 지점에서 잠시 멈춘 다음, 천천히 몸을 내리면서 시작자세로 돌아간다.

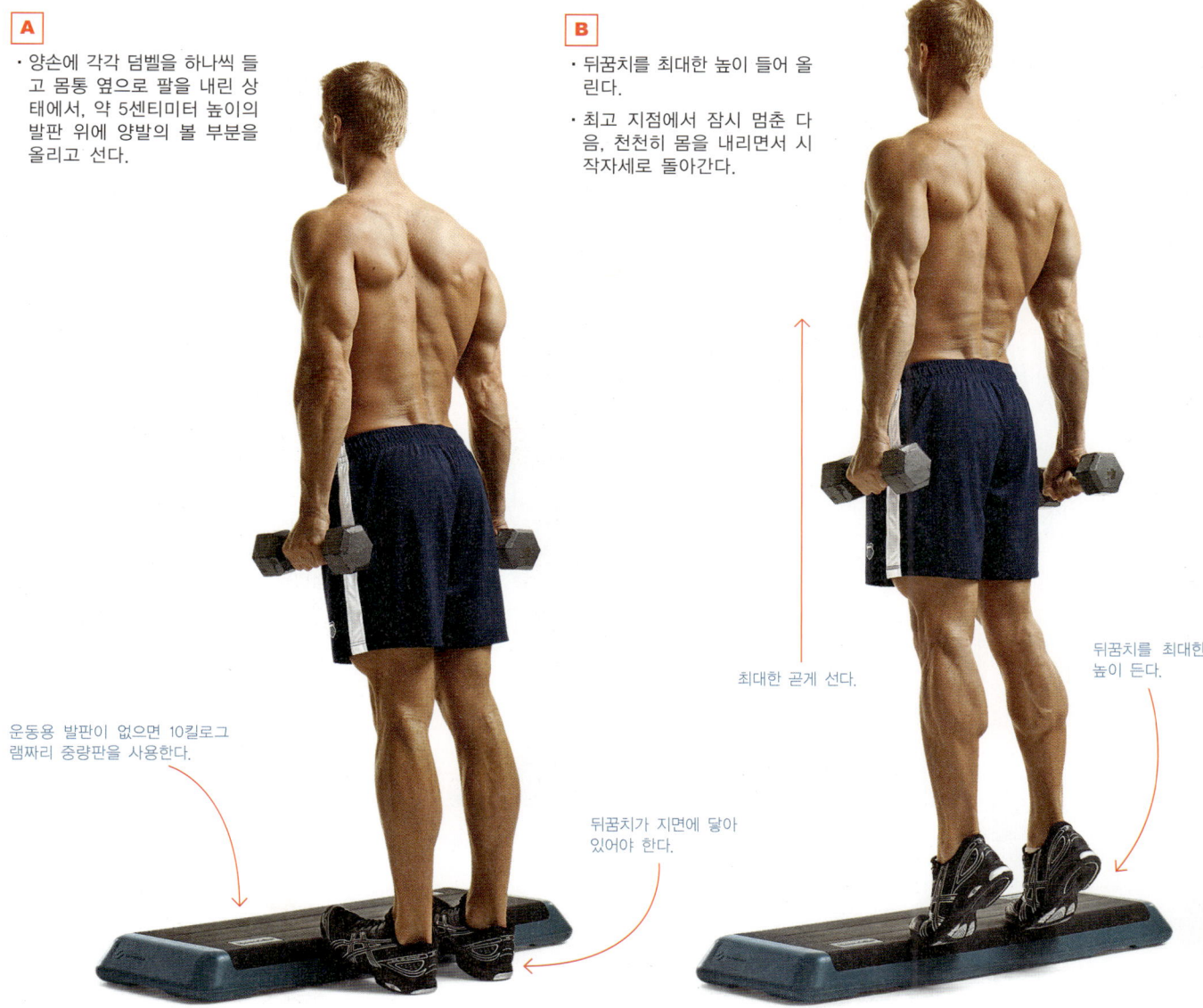

운동용 발판이 없으면 10킬로그램짜리 중량판을 사용한다.

뒤꿈치가 지면에 닿아 있어야 한다.

최대한 곧게 선다.

뒤꿈치를 최대한 높이 든다.

반복: 10~12회 반복한다.

379

테니스 운동 프로그램

로테이션 스윙
Rotation Swing

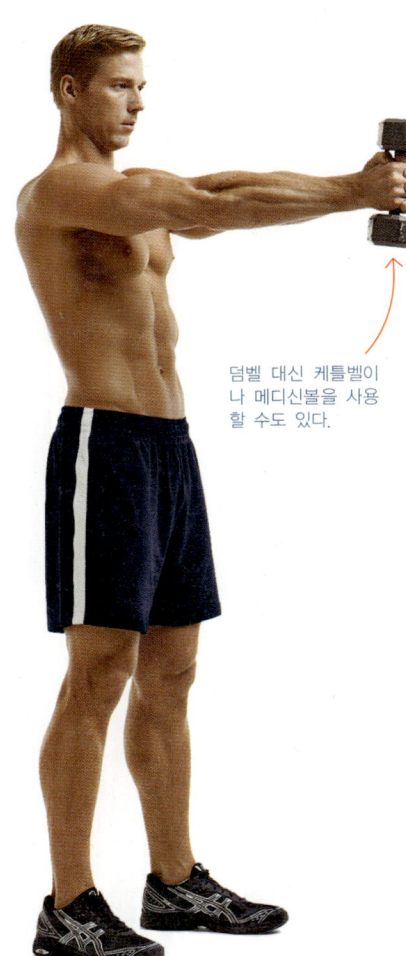

덤벨 대신 케틀벨이나 메디신볼을 사용할 수도 있다.

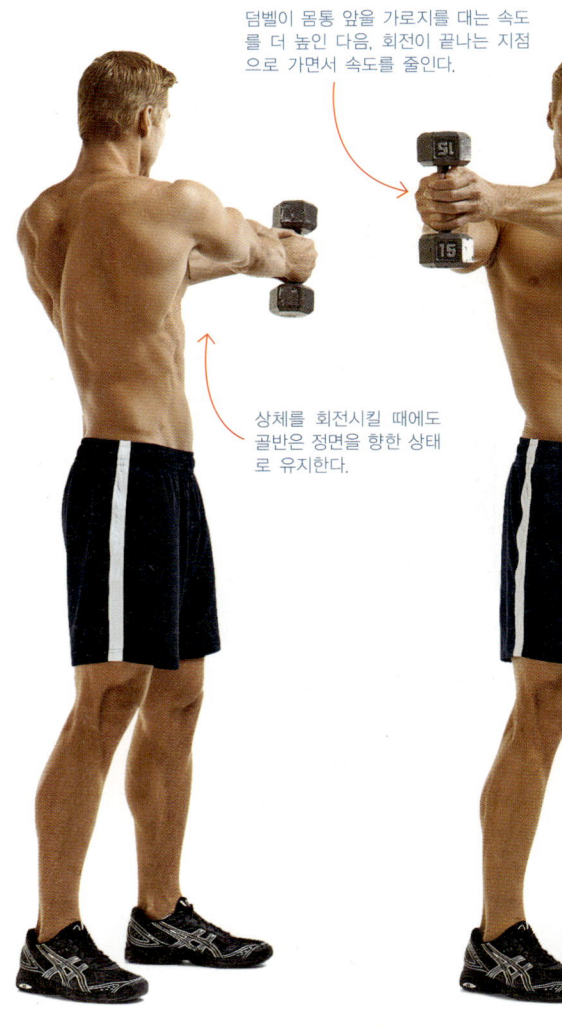

상체를 회전시킬 때에도 골반은 정면을 향한 상태로 유지한다.

덤벨이 몸통 앞을 가로지를 대는 속도를 더 높인 다음, 회전이 끝나는 지점으로 가면서 속도를 줄인다.

A
- 2~5킬로그램짜리 덤벨 하나를 양손으로 들고 발을 어깨너비로 벌린 상태로 선다.
- 팔을 앞으로 뻗어 어깨 높이까지 덤벨을 들어 올린다.

B
- 팔을 앞으로 들고 골반이 정면으로 향한 상태를 유지하면서, 양팔을 왼쪽으로 최대한 보내면서 몸통을 회전시킨다.

C
- 덤벨을 오른쪽으로 최대한 스윙시킨다.
- 덤벨이 몸통 앞을 가로지를 때는 속도를 더 높이고, 몸통 측면 끝 지점에 도달할 때는 속도를 즐인다. 여기까지가 1회 반복이다.

반복: 10회 반복 후 회전을 시작하는 방향을 바꾸어 다시 10회 반복한다.

Chapter 15: 15분 스포츠 운동

래터럴 립과 리치
Lateral Leap with Reach

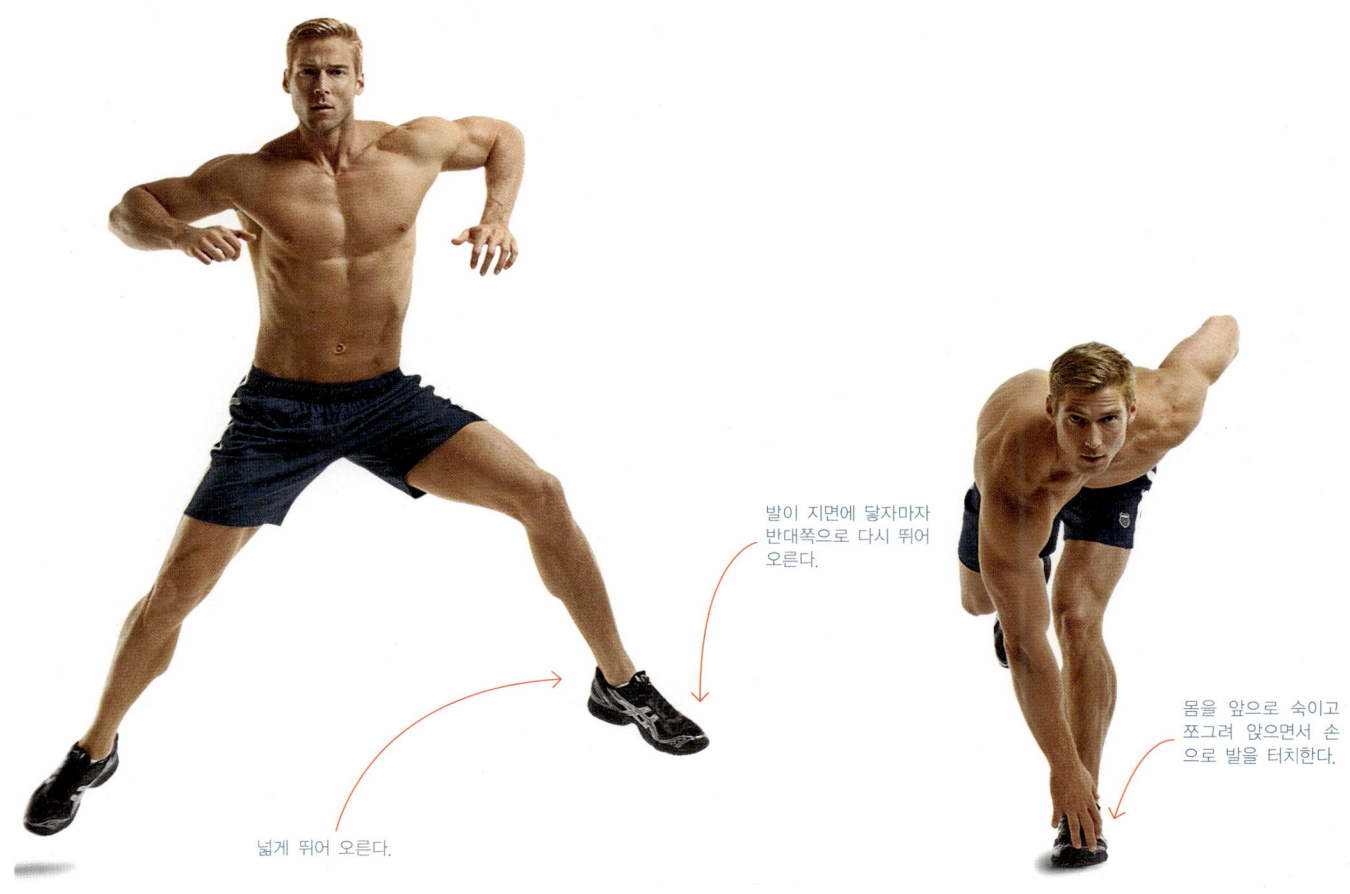

넓게 뛰어 오른다.

발이 지면에 닿자마자 반대쪽으로 다시 뛰어 오른다.

몸을 앞으로 숙이고 쪼그려 앉으면서 손으로 발을 터치한다.

A
- 발을 모으고 서서 무릎을 살짝 구부리고, 팔꿈치를 직각으로 구부려 손이 몸 앞쪽을 향하게 한다.
- 왼쪽으로 뛰어 올라 왼발로 착지한 다음, 다시 오른쪽으로 뛰어 올라 오른발로 착지한다. 이 동작을 5회 반복한다.

B
- 그 다음에는 왼발로 착지하고 쪼그려 앉으면서 오른손으로 왼쪽 발등을 터치한다.
- 다시 오른쪽으로 뛰어 올라 오른발로 착지하면서 왼손으로 오른쪽 발등을 터치한다. 여기까지가 1회 반복이다.

반복: 5회 반복 후 점프를 시작하는 발을 바꾸어 다시 5회 반복한다.

스키 & 스노보드 운동 프로그램

겨울철 스포츠를 즐긴 다음 날, 다리가 후들거리는 경험을 해본 사람들은 눈 위에서 운동을 할 때 다리의 힘이 얼마나 중요한지 잘 알 것이다. 산의 경사면을 굽이굽이 휘저으며 스키나 스노보드를 탈 때는 다리가 코어 근육과 함께 움직이면서 충격을 흡수하는 역할을 한다. 이 프로그램은 스키나 스노보드를 탈 때 충격을 흡수하고 몸을 더욱 잘 통제하는 능력을 갖추는 데 필요한 운동으로 구성되어 있다.

진행 방법

각 운동의 정해진 반복수를 완료하면서 5가지 운동을 서킷 방식으로 진행하고, 서킷을 1회 마치면 60초 동안 휴식을 취한 다음, 전체 서킷을 2회 더 반복한다.

보수 점프
Bosu Jumps

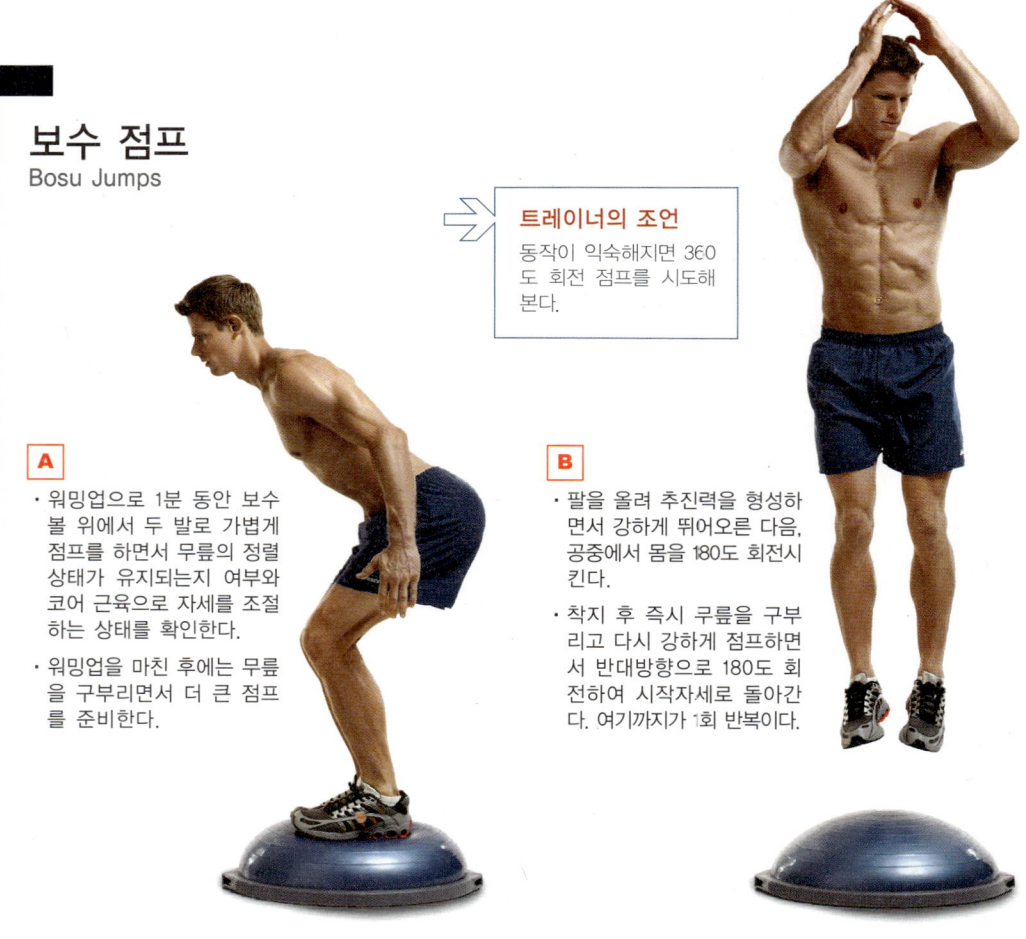

A
- 워밍업으로 1분 동안 보수 볼 위에서 두 발로 가볍게 점프를 하면서 무릎의 정렬 상태가 유지되는지 여부와 코어 근육으로 자세를 조절하는 상태를 확인한다.
- 워밍업을 마친 후에는 무릎을 구부리면서 더 큰 점프를 준비한다.

B
- 팔을 올려 추진력을 형성하면서 강하게 뛰어오른 다음, 공중에서 몸을 180도 회전시킨다.
- 착지 후 즉시 무릎을 구부리고 다시 강하게 점프하면서 반대방향으로 180도 회전하여 시작자세로 돌아간다. 여기까지가 1회 반복이다.

트레이너의 조언
동작이 익숙해지면 360도 회전 점프를 시도해 본다.

반복: 10회 반복한다.

Chapter 15: 15분 스포츠 운동

스키 호프
Ski Hops

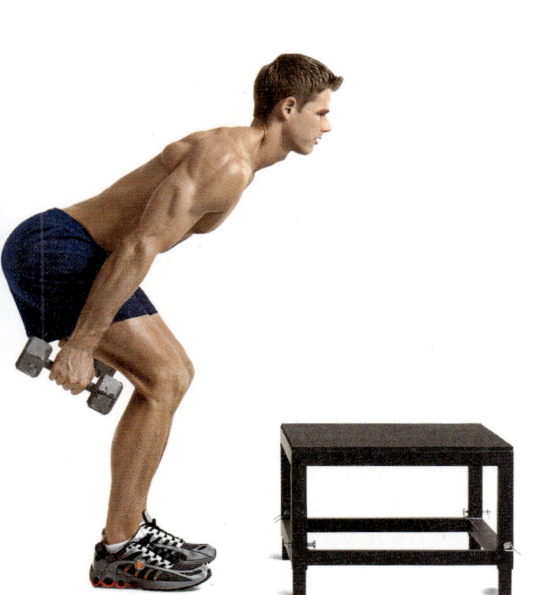
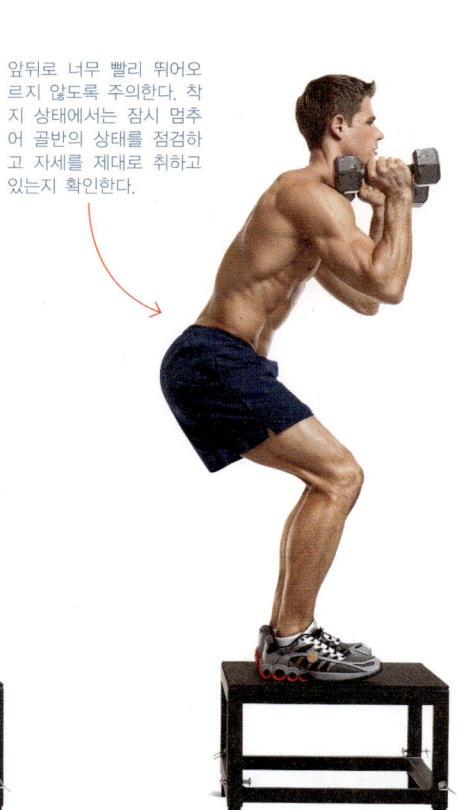
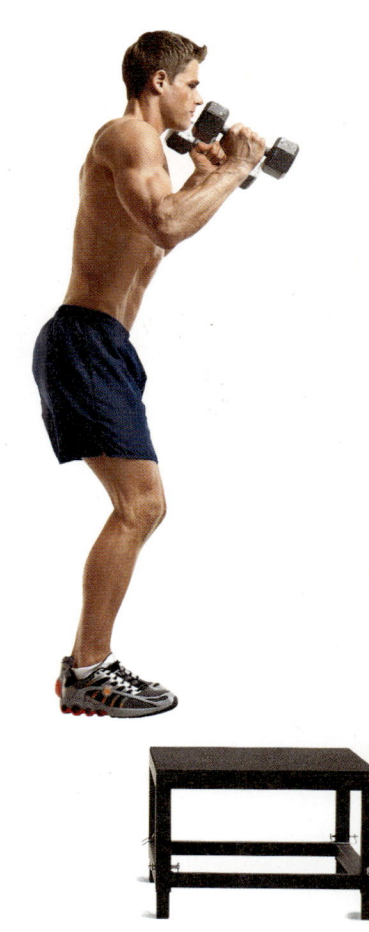

앞뒤로 너무 빨리 뛰어오르지 않도록 주의한다. 착지 상태에서는 잠시 멈추어 골반의 상태를 점검하고 자세를 제대로 취하고 있는지 확인한다.

A
- 5킬로그램짜리 덤벨을 양손에 각각 하나씩 들고 손바닥이 다리를 마주 보도록 덤벨을 몸통 측면으로 내린다.
- 약 50센티미터 높이의 받침대 앞에서 발을 골반너비로 벌리고 선다.
- 무릎을 구부리고 몸을 앞으로 기울이면서 점프를 준비한다.

B
- 발로 지면을 밀면서 강하게 뛰어오른다.
- 팔꿈치를 구부려 어깨를 향해 덤벨을 들어 올리면서 받침대 위로 뛰어오른다.
- 발의 볼 부분으로 부드럽게 착지함과 동시에 무릎을 구부리면서 다시 뛰어오를 준비를 한다.

C
- 받침대를 발로 밀고 다리를 펴면서 뒤로 점프한 다음, 시작자세로 돌아간다.
- 무릎을 구부려 충격을 흡수하면서 부드럽게 착지하고 덤벨을 몸 옆으로 내린다. 여기까지가 1회 반복이다.

반복: 20회 반복한다.

스키 & 스노보드 운동 프로그램

래터럴 메디신볼 호프 Lateral Medicine Ball Hops

- 메디신볼을 가슴 앞에 들고 발을 모은 상태로 선다.
- 오른쪽 측면으로 껑충 뛴다.
- 오른발이 지면에 닿을 때, 오른쪽 무릎을 구부리고 허리를 숙이면서 오른발 바깥쪽 지면에 볼이 닿게 한다.

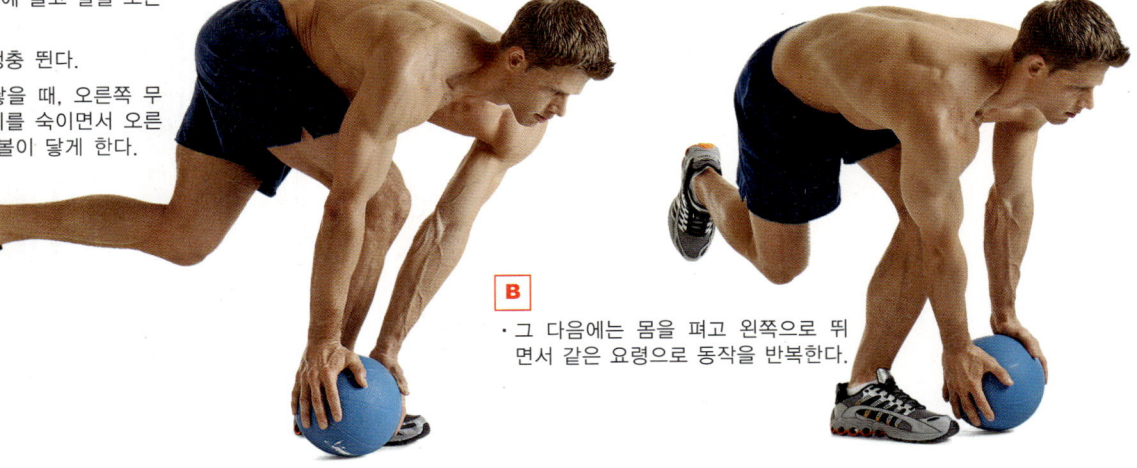

- 그 다음에는 몸을 펴고 왼쪽으로 뛰면서 같은 요령으로 동작을 반복한다.

반복: 한쪽 당 5~6회 반복한다.

드롭 런지
Drop Lunge

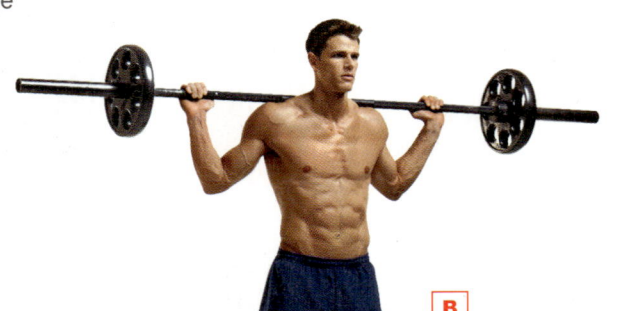

- 바벨을 목 뒤에서 어깨 위에 얹고 오버핸드 그립으로 잡는다.
- 양발을 골반너비로 벌리고 서서 발끝이 정면을 향하게 한다.

- 오른발을 왼발 뒤로 최대한 멀리 빼면서 깊은 런지 동작을 취한다.
- 뒤쪽 무릎이 지면에 거의 닿을 때까지 자세를 낮춘 다음, 곧바로 일어서면서 시작자세로 돌아간다.
- 정해진 반복수를 완료한 다음에는 다리를 바꾸어 같은 요령으로 동작을 반복한다.

트레이너의 조언
프론트 스쿼트처럼 어깨 앞쪽에 바벨을 얹고 동작을 취할 수도 있다.

바벨이 돌아가지 않고 양쪽 측면으로만 움직여야 한다.

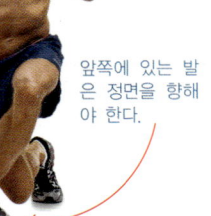

앞쪽에 있는 발은 정면을 향해야 한다.

반복: 한쪽 다리 당 8~10회 반복한다.

384

Chapter 15: 15분 스포츠 운동

보수 메디신볼 트위스트
Bosu Medicine Ball Twist

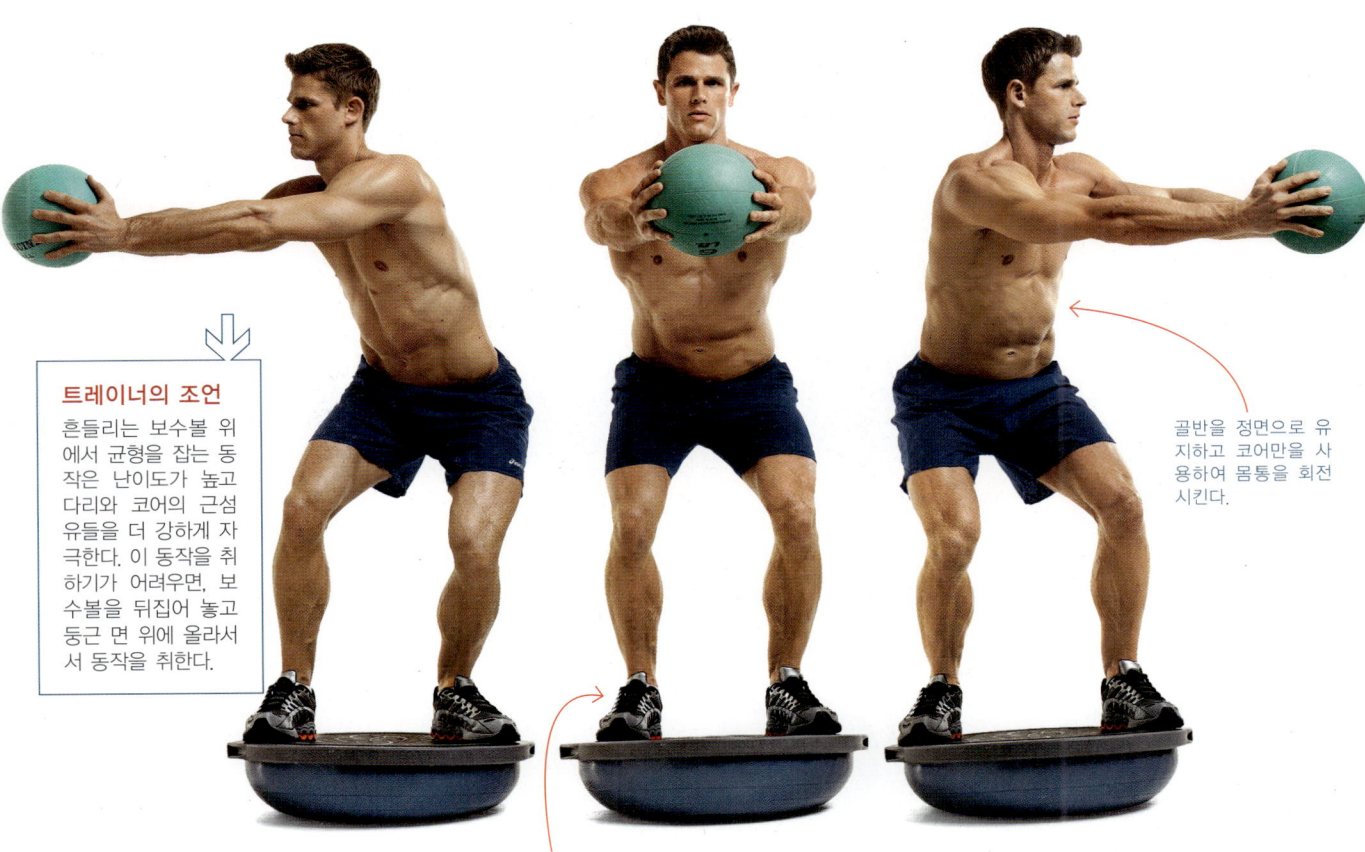

트레이너의 조언
흔들리는 보수볼 위에서 균형을 잡는 동작은 난이도가 높고 다리와 코어의 근섬유들을 더 강하게 자극한다. 이 동작을 취하기가 어려우면, 보수볼을 뒤집어 놓고 둥근 면 위에 올라서서 동작을 취한다.

운동 준비자세를 취한다.

골반을 정면으로 유지하고 코어만을 사용하여 몸통을 회전시킨다.

A
- 보수볼의 평편한 면 위에 올라서서 무릎과 골반을 약간 구부린다.
- 양손으로 메디신볼을 들고 어깨 높이까지 팔을 곧게 들어 올린다.

B
- 골반이 정면을 향한 상태를 유지하면서, 코어 근육만을 사용하여 상체를 오른쪽으로 최대한 회전시킨다.

C
- 정면으로 돌아온 다음 상체만 왼쪽으로 최대한 회전시킨다. 여기까지가 1회 반복이다.

반복: 5~8회 반복한다.

러닝 운동 프로그램

달리기에는 다리 근육만 필요한 것이 아니다. 달리기를 할 때 피로감이 느껴지는 시점에서 몸이 앞으로 무너지지 않게 유지하려면 복근, 복사근, 등 근육이 강해야 한다. 어깨 역시 매우 중요하다. 다리를 힘차게 뻗으려면 팔을 강하게 흔들어야 하기 때문이다. 이 프로그램은 달리기에 필요한 다양한 근육들을 강화하는 운동으로 구성되어 있다.

진행 방법

각 운동의 정해진 반복수를 완료하면서 5가지 운동을 서킷 방식으로 진행하고, 서킷을 1회 마치면 60초 동안 휴식을 취한 다음, 전체 서킷을 2회 더 반복한다.

점프 스쿼트
Jump Squat

A
- 발을 어깨너비로 벌리고 서서 뒤통수에 손을 얹는다.
- 골반을 뒤로 빼면서 쪼그려 앉는다.

허벅지가 지면과 거의 수평을 이뤄야 한다.

B
- 뒤꿈치로 지면을 밀고 다리를 펴면서 최대한 강하게 높이 뛰어오른다.
- 무릎으로 충격을 흡수하면서 착지한다.
- 즉시 다시 뛰어오른다.

트레이너의 조언
더 높이 뛰어오르려면 팔을 몸통 측면에 위치시킨 상태에서 천정을 향해 팔을 흔들어 올린다.

반복: 60초 동안 최대한 많이 반복한다.

Chapter 15: 15분 스포츠 운동

스탠딩 레그 리프트
Standing Leg Lift

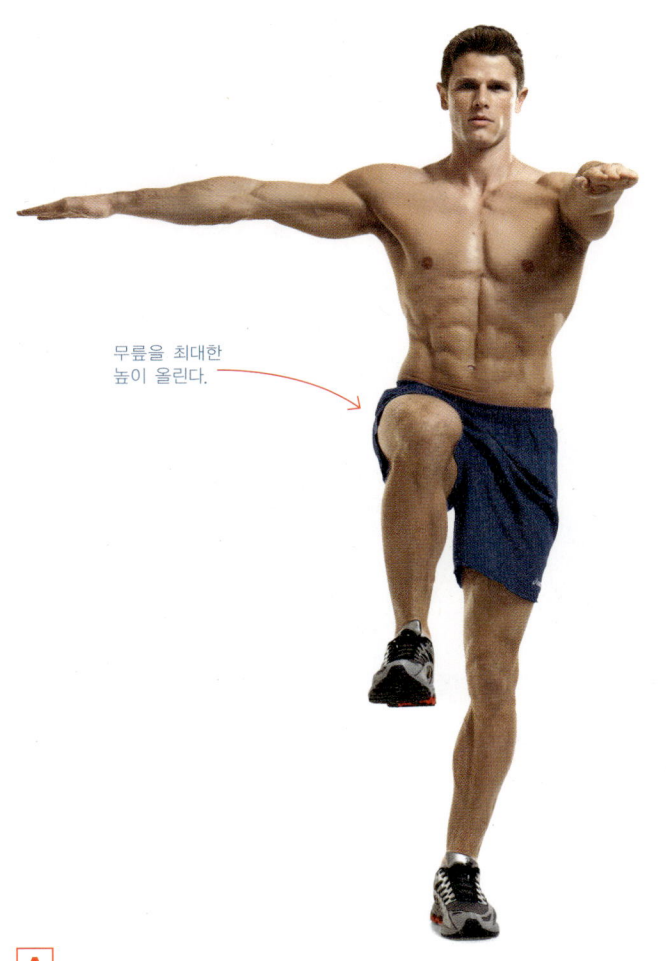

무릎을 최대한 높이 올린다.

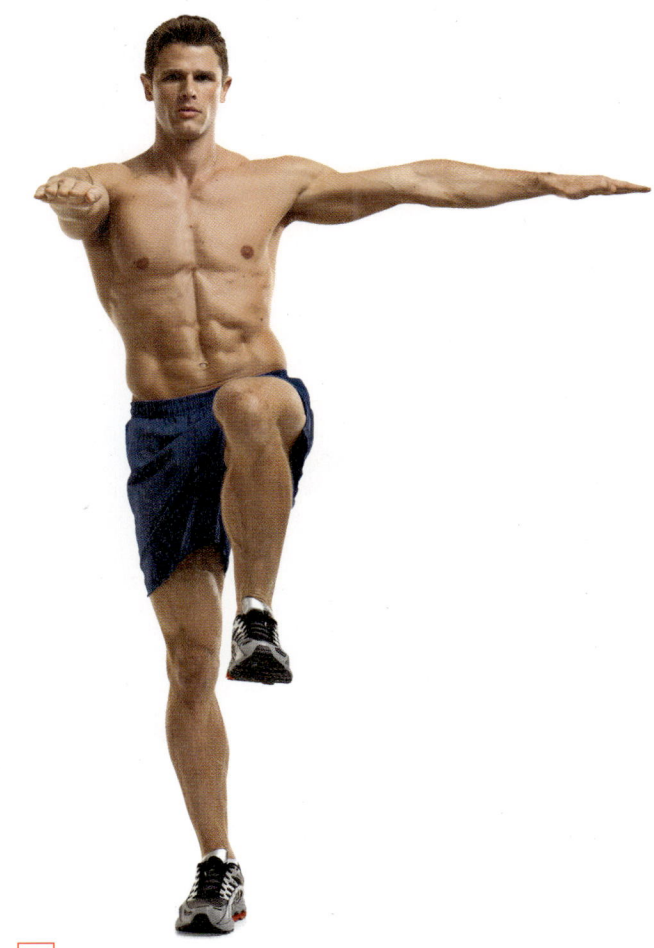

A
- 발을 어깨너비로 벌리고 서서 양팔을 어깨 높이까지 옆으로 벌려 올린다.
- 오른쪽 무릎을 최대한 높이 들어 올리면서 왼팔을 지면과 평행이 되는 높이까지 앞으로 흔들어 올린다.

B
- 시작자세로 돌아간 다음, 반대쪽도 같은 요령으로 반복한다.
- 팔다리를 번갈아가면서 좋은 자세로 계속 동작을 취한다.

반복: 60초 동안 최대한 많이 반복한다.

러닝 운동 프로그램

불가리안 스플리트 스쿼트
Bulgarian Split Squat

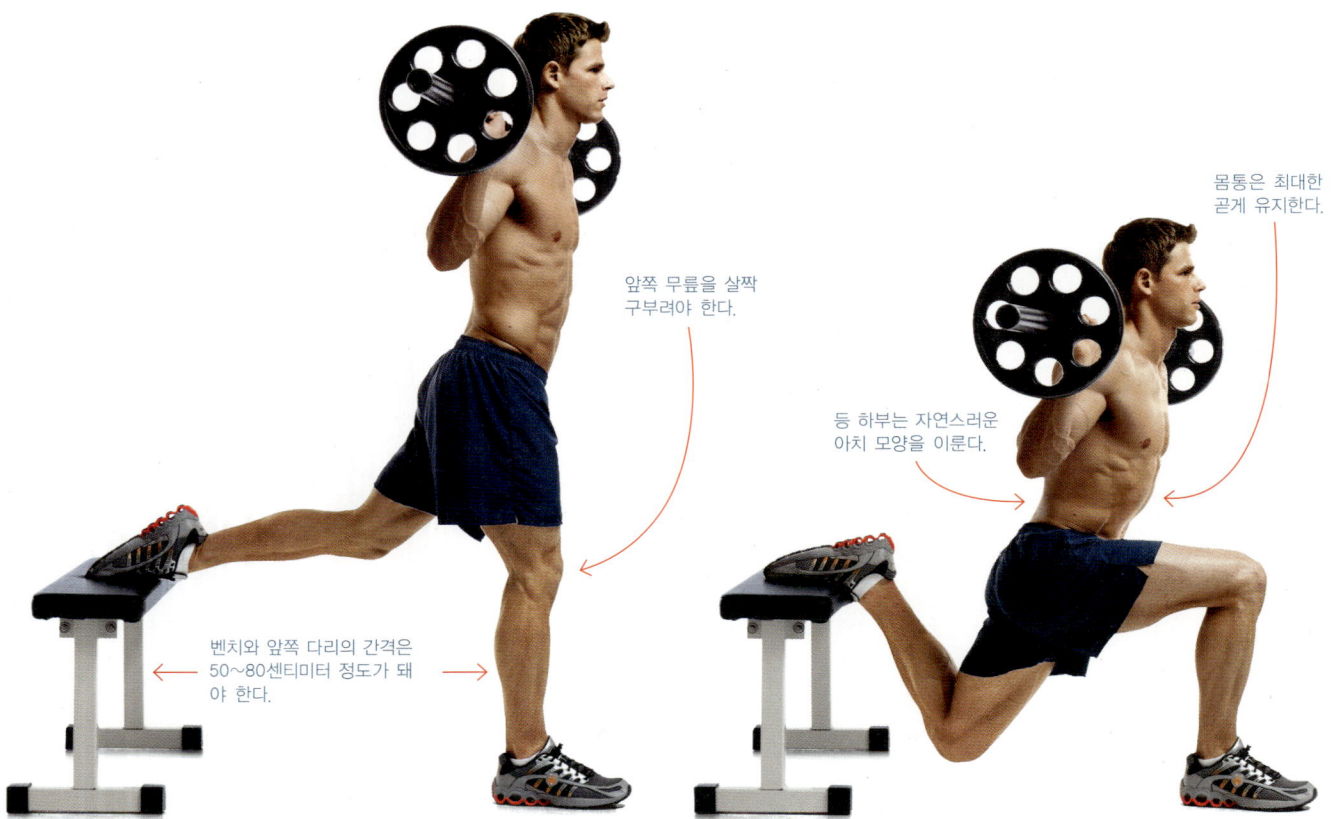

앞쪽 무릎을 살짝 구부려야 한다.

벤치와 앞쪽 다리의 간격은 50~80센티미터 정도가 돼야 한다.

몸통은 최대한 곧게 유지한다.

등 하부는 자연스러운 아치 모양을 이룬다.

A
- 등 상부에 바벨을 얹고 오버핸드 그립으로 바벨을 잡는다.
- 벤치를 등지고 60~90센티미터 앞에 선 다음, 한쪽 다리를 뒤로 뻗어 벤치 위에 발등을 얹고, 앞쪽 다리로 체중을 지탱한다.
- 코어에 힘을 준다.
- 어깨를 뒤로 젖히고 견갑골과 승모근 사이의 공간에 바벨을 편안하게 올려놓는다.

B
- 앞쪽 다리의 허벅지가 지면과 거의 평행이 될 때까지 몸을 내린다.
- 최저 지점에서 잠시 멈춘 다음, 앞쪽 무릎을 강하게 펴면서 시작자세로 돌아간다.
- 정해진 반복수를 완료하면, 다리를 바꾸어 같은 요령으로 동작을 반복한다.

반복: 한쪽 다리 당 8~10회 반복한다.

Chapter 15: 15분 스포츠 운동

힙 하이크
Hip Hike

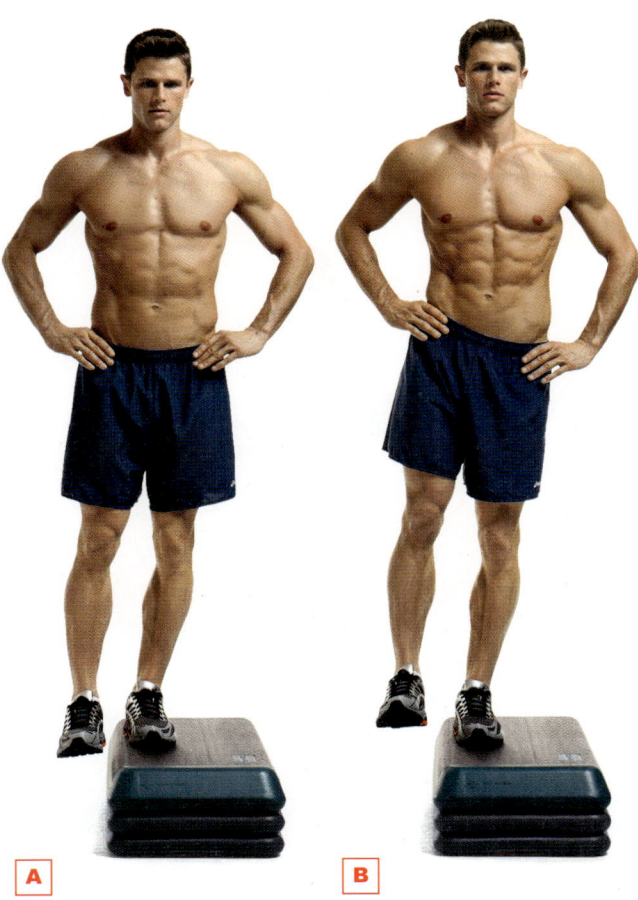

A
- 받침대 옆에 선 다음, 왼발을 받침대 위에 올리고 오른발을 공중에 띄운다.
- 양손을 골반 위에 얹는다.

B
- 양쪽 어깨를 평행하게 유지하고, 골반이 정면을 향하게 하고, 양쪽 다리를 곧게 편 상태에서 엉덩이의 근육을 사용하여 오른쪽 골반을 들어 올린다.
- 그 다음에는 엉덩이에 힘을 빼면서 오른쪽 다리를 아래로 내린다.
- 시작자세로 돌아간다. 여기까지가 1회 반복이다.

반복: 한쪽 다리 당 12~15회 반복한다.

플레이트 푸시
Plate Push

 트레이너의 조언
가슴을 향해 한쪽 무릎을 들어 올리고 반대쪽 다리를 최대한 강하게 뒤로 밀면서, 중량판을 최대한 신속하게 앞으로 민다. 이때 머리를 들면 목과 등에 충격이 가해지므로 머리를 들지 않도록 주의한다.

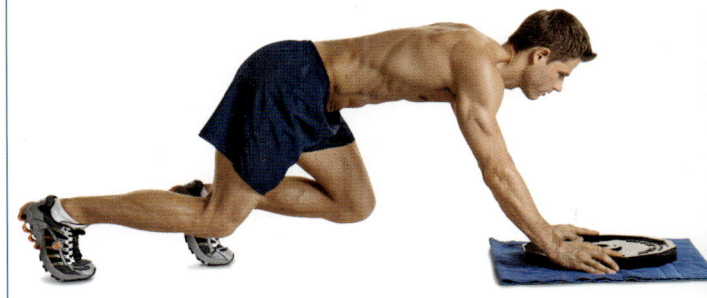

A
- 부드러운 지면에 타월을 깔고, 그 위에 20킬로그램짜리 중량판을 올려놓는다.
- 곰이 기어가는 자세처럼 등을 지면과 평행하게 만든 상태에서 양손을 중량판 위에 얹고, 발의 볼 부분을 지면에 대고 중량판을 밀 준비자세를 취한다.
- 발로 지면을 밀면서 중량판을 앞으로 민다. 이때는 골반이 정면을 향하도록 유지하고, 머리를 중립 위치에 놓은 상태에서 약 30미터를 전진한다. 그 다음에는 30초 동안 휴식을 취한 다음, 방향을 바꾸어 같은 요령으로 중량판을 밀면서 시작 지점으로 돌아간다. 여기까지가 1회 반복이다.

반복: 1~2회 반복한다.

트라이애슬론 운동 프로그램

수영, 자전거, 달리기 3종목을 모두 소화해야 하는 트라이애슬론은 인체의 모든 근육을 한계 상황으로 몰아간다. 이 프로그램은 폭발적인 동작을 통해 달리기에 필요한 파워를 강화하고, 강하게 자전거 페달을 밟을 수 있도록 코어를 안정시키며, 물살을 가르며 먼 거리를 수영할 수 있도록 전신을 스트레칭시키고 근력을 향상시킬 수 있는 운동으로 이루어져 있다.

진행 방법

각 운동의 정해진 반복수를 완료하면서 4가지 운동을 서킷 방식으로 진행하고, 서킷을 1회 마치면 60초 동안 휴식을 취한 다음, 전체 서킷을 2회 더 반복한다.

바이시클
Bicycle

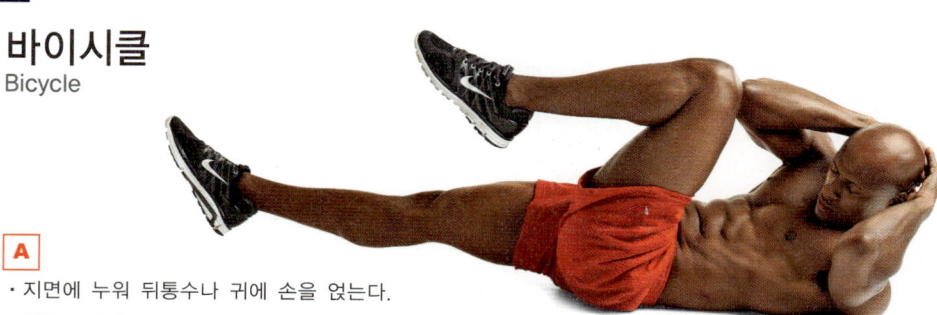

A
- 지면에 누워 뒤통수나 귀에 손을 얹는다.
- 양쪽 무릎을 직각으로 구부려 올린다.
- 컬 동작을 통해 머리와 어깨를 지면에서 들어 올리고, 오른쪽 다리를 곧게 폄과 동시에 오른쪽 팔꿈치와 왼쪽 무릎을 가까이 붙인다.

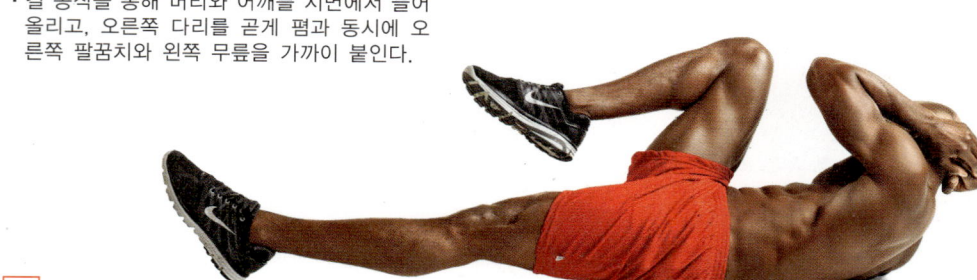

B
- 왼쪽 다리를 곧게 펴면서 가슴을 향해 오른쪽 무릎을 구부려 올린다.
- 상체를 뒤틀면서 왼쪽 팔꿈치와 오른쪽 무릎을 가까이 붙인다. 여기까지가 1회 반복이다.
- 이런 방식으로 팔다리를 교대하면서 동작을 지속한다. 운동의 명칭에서 알 수 있듯이, 이 운동은 자전거를 타는 동작을 모방한 것이다.

반복: 10~20회 반복한다.

Chapter 15: 15분 스포츠 운동

힌두 푸시업
Hindu Pushup

A
- 등과 팔을 곧게 펴고 푸시업 자세를 취한다.
- 골반을 높이 들어 올리면서 머리와 등을 아래로 내려 팔과 일직선을 만든다. 이때 다리는 완전히 편 상태여야 한다.
- 가능하면 뒤꿈치를 눌러 지면에 닿게 한다.

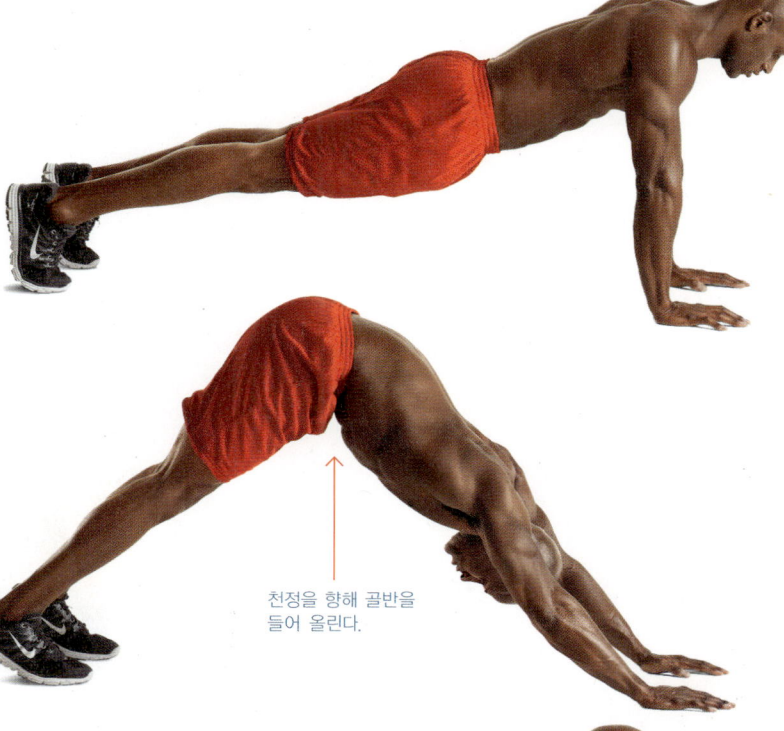

천정을 향해 골반을 들어 올린다.

B
- 지면을 향해 골반을 내림과 동시에 가슴을 들어 올려 체중을 앞으로 이동시키면서 몸통을 들어 올려 코브라 자세를 취한다.
- 반대 동작을 통해 시작자세로 돌아간다. 여기까지가 1회 반복이다.

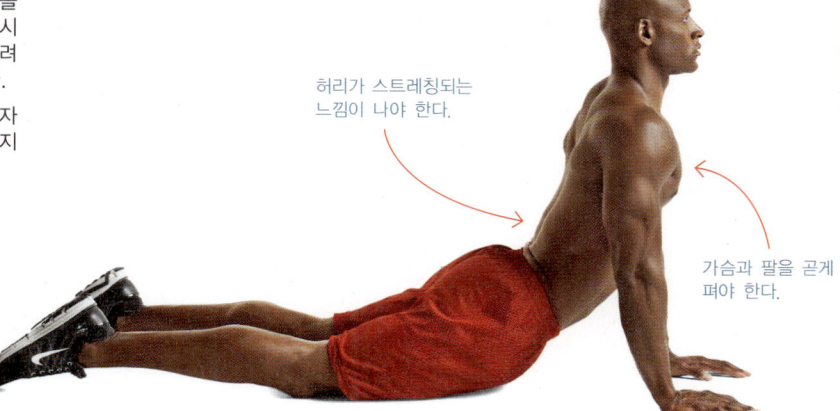

허리가 스트레칭되는 느낌이 나야 한다.

가슴과 팔을 곧게 펴야 한다.

반복: 10회 반복한다.

15분 트라이애슬론

이 운동은 뉴욕 스포츠 클럽의 전문 트레이너인 칼 스콧Karl Scott이 고안한 것으로, 짧은 훈련을 통해 수영 선수의 어깨 근육, 사이클링 선수의 탄탄한 다리, 육상 선수의 다부진 몸매를 만들 수 있다.

방법: 힘이 들지만 대화가 가능한 5~6 정도의 중간 운동 강도로 5분 동안 자전거 페달을 밟는다. 그 다음에는 러닝머신을 사용하거나 실외에 나가서 5분 동안 같은 강도로 달리기를 한다. 그 다음에는 같은 강도로 5분 동안 수영을 한다. 수영장이 없을 때는 로잉 머신을 이용해도 좋다. 로잉 머신을 활용하면 수영에 필요한 상체 운동을 진행할 수 있다.

트라이애슬론 운동 프로그램

스위치 런지
Switch Lunge

공중에서 발을 바꾸어 앞쪽 다리를 뒤로 보내고, 뒤쪽 다리를 앞으로 보낸다.

A
· 허벅지가 지면과 평행을 이루도록 오른발을 앞으로 내딛으면서 런지 동작을 취한다.

B
· 팔을 흔들면서 균형을 잡고 추진력을 얻으면서 높이 뛰어 오른 다음, 공중에서 팔과 다리의 위치를 바꾼다.

C
· 왼발이 앞으로 나온 상태로 부드럽게 착지한다.
· 같은 요령으로 동작을 반복하여 오른쪽 다리가 앞으로 나온 자세를 만든다. 여기까지가 1회 반복이다.

반복: 12~15회 반복한다.

Chapter 15: 15분 스포츠 운동

하이퍼익스텐션과 로테이션
Hyperextension with Rotation

A
- 하이퍼익스텐션 스테이션의 다리 지지대에 종아리를 끼우고, 골반과 허벅지 상부를 앞쪽 패드에 댄다.
- 뒤통수에 양손을 얹고 지면을 향해 상체를 내린다.

B
- 상체를 지면과 평행을 이룰 때까지 들어 올림과 동시에 몸통을 오른쪽으로 회전시킨다.
- 상체를 내리면서 시작자세로 돌아간 다음, 다시 상체를 들어 올리면서 왼쪽으로 몸통을 회전시킨다.

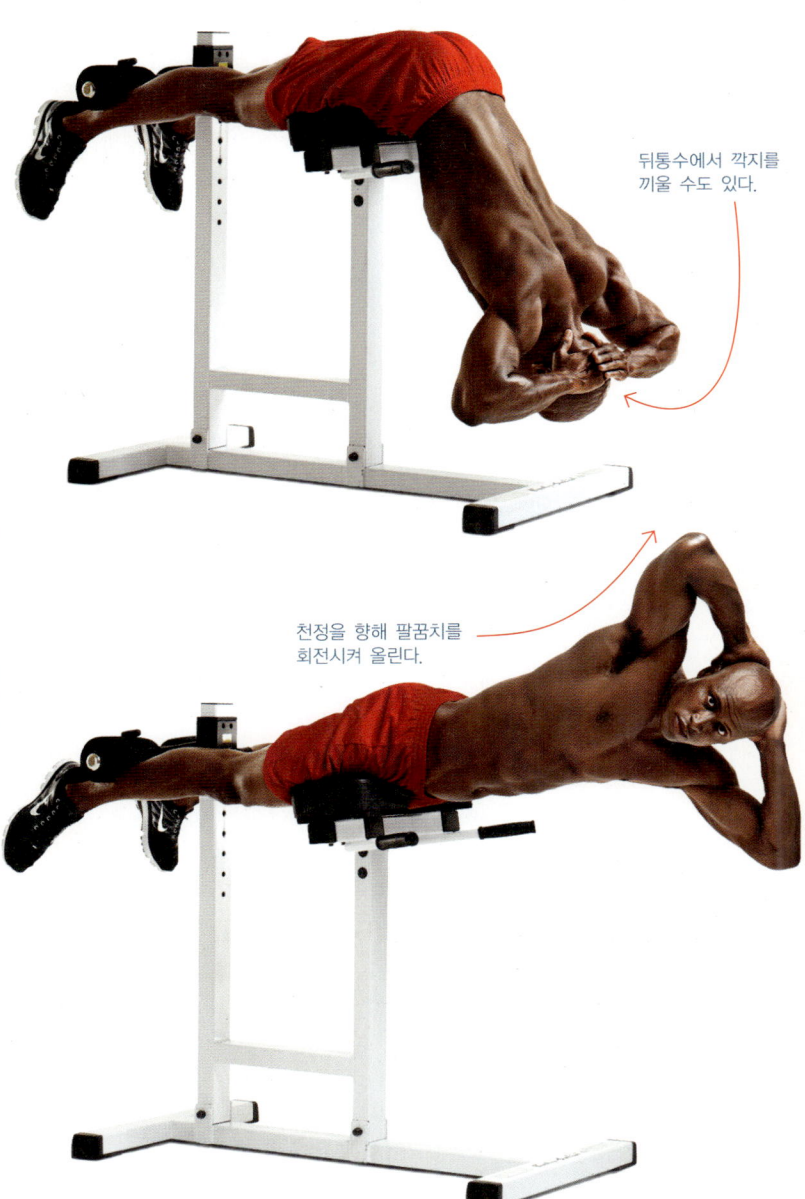

뒤통수에서 깍지를 끼울 수도 있다.

천정을 향해 팔꿈치를 회전시켜 올린다.

반복: 10회 반복한다.

수영 다이어트

몸매를 다듬는 데는 수영만한 운동이 없다. 몸매를 만드는 데 수영이 좋은 이유는 수영이 많은 근섬유를 동원하고 칼로리를 대량으로 소모시키는 운동이기 때문이다. 낮은 강도라도 수영을 1시간 동안 하면 약 500칼로리를 연소할 수 있고, 운동 강도가 높을 때는 1시간에 700칼로리가 연소된다. 물은 공기보다 밀도가 거의 800배나 높기 때문에, 물속에서 팔다리를 움직이면 코어, 골반, 팔, 다리, 어깨, 엉덩이에 골고루 높은 저항을 가할 수 있다. 수영은 이처럼 근육을 생성하는 효과까지 뛰어나기 때문에 신진대사를 활성화시켜, 운동을 마친 후에도 지속적으로 칼로리를 소모할 수 있다는 큰 장점이 있다.

■

사이클링 운동 프로그램

자전거를 탈 때는 다리만 움직이는 것 같지만, 사실 사이클링은 전신 운동이다. 페달을 밟을 때 상체는 다리가 힘을 발휘하도록 몸 전체를 지탱하는 역할을 한다. 팔과 어깨는 힘을 받쳐주는 지렛대 역할을 하고, 골반은 안장 위에서 몸을 안정시키는 받침대 역할을 한다. 이 프로그램은 사이클링의 이러한 특성을 반영하여 구성한 것이다.

진행 방법

각 운동의 정해진 반복수를 완료하면서 4가지 운동을 서킷 방식으로 진행하고, 서킷을 1회 마치면 60초 동안 휴식을 취한 다음, 전체 서킷을 2회 더 반복한다.

스파이더
Spider

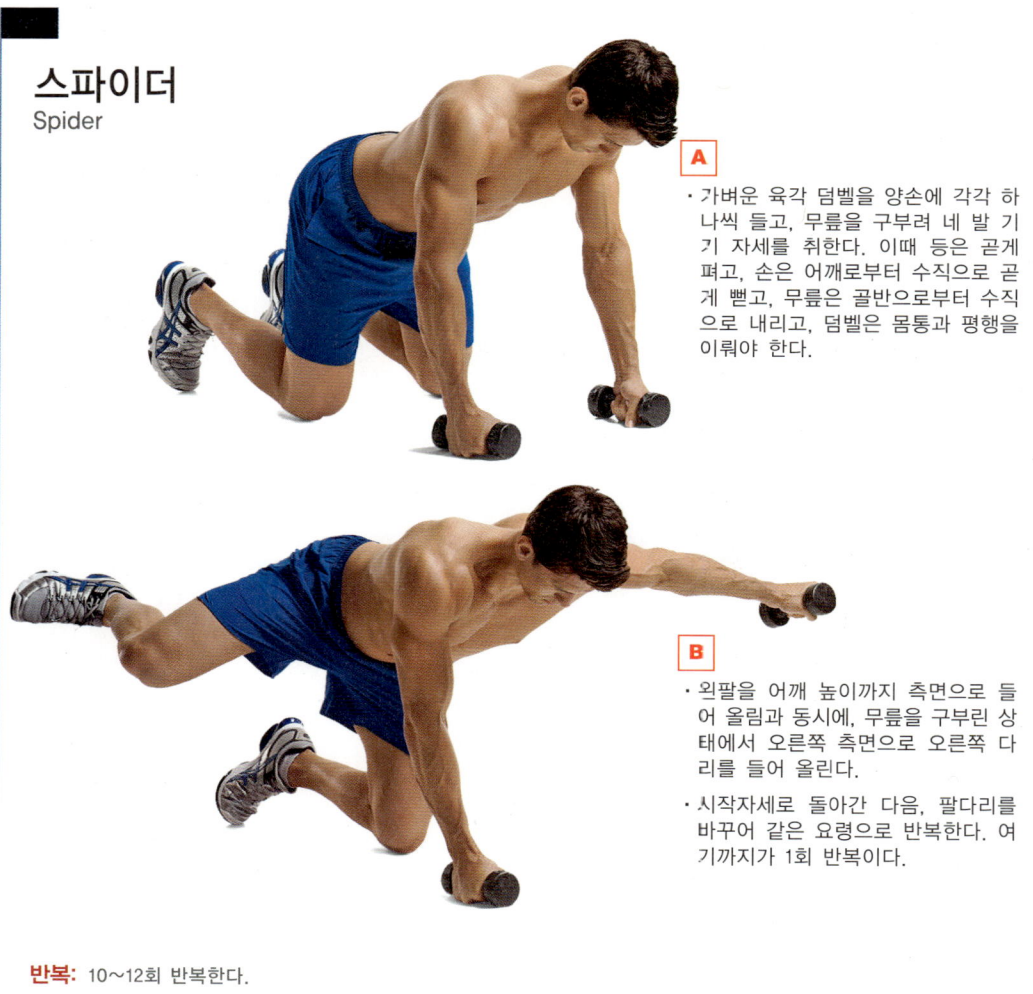

- **A** 가벼운 육각 덤벨을 양손에 각각 하나씩 들고, 무릎을 구부려 네 발 기기 자세를 취한다. 이때 등은 곧게 펴고, 손은 어깨로부터 수직으로 곧게 뻗고, 무릎은 골반으로부터 수직으로 내리고, 덤벨은 몸통과 평행을 이뤄야 한다.

- **B** 왼팔을 어깨 높이까지 측면으로 들어 올림과 동시에, 무릎을 구부린 상태에서 오른쪽 측면으로 오른쪽 다리를 들어 올린다.
- 시작자세로 돌아간 다음, 팔다리를 바꾸어 같은 요령으로 반복한다. 여기까지가 1회 반복이다.

반복: 10~12회 반복한다.

Chapter 15: 15분 스포츠 운동

스쿱 스쿼트
Scoop Squat

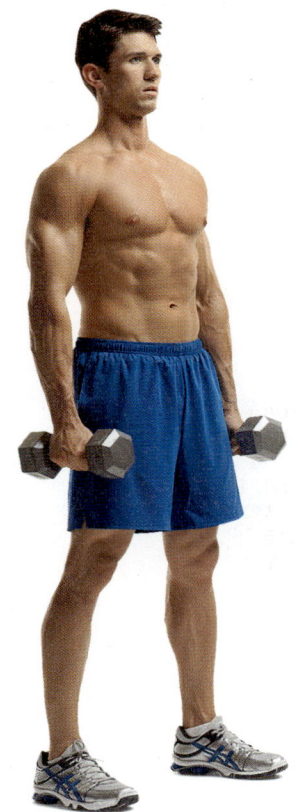

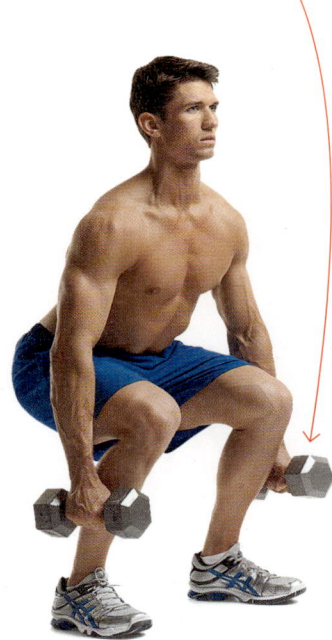

해머 컬 자세처럼 손바닥이 서로 마주보도록 덤벨을 잡는다.

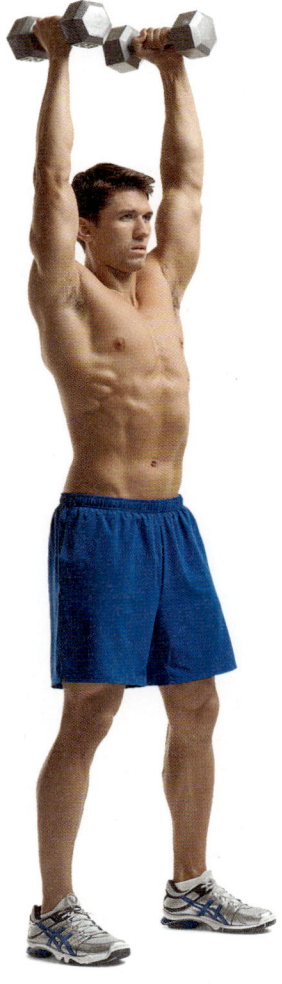

A
- 발을 어깨너비로 벌리고 서서 10~15킬로그램짜리 덤벨을 양손에 각각 하나씩 들고 손바닥이 안쪽을 향하도록 몸통 측면으로 팔을 내린다.

B
- 부드럽게 한 동작으로 무릎을 구부리고 골반을 뒤로 빼면서 쪼그려 앉는다.
- 곧바로 일어서면서 팔꿈치를 구부려 어깨까지 덤벨을 들어 올린다.

C
- 일어선 다음에는 곧바로 덤벨을 머리 위로 들어 올린다. 이때 손바닥은 서로 마주보는 방향으로 유지한다.
- 덤벨을 다시 몸통 옆으로 내린다. 여기까지가 1회 반복이다.

반복: 12~15회 반복한다.

빠를수록, 더 빠진다!

느리고 일정한 속도로 진행하는 유산소운동은 이제 그만 잊어버리자. 「마라톤 방법론」The Marathon Method의 저자인 생리학자, 톰 홀랜드Tom Holland는 이렇게 말했다. "몸을 더 빠르게 움직일수록, 칼로리가 더 많이 소모되고, 살도 그만큼 더 많이 빠집니다." 그는, 지방을 초고속으로 연소시키려면, 운동 시간의 절반은 '무산소 역치Anaerobic Threshold'가 까이 몸 상태를 몰아가야 한다고 주장한다. 무산소 역치에 도달하면 호흡이 아주 힘들어지고 혈류에서 젖산을 처리해내지 못하는 상태가 된다. 마라톤 선수들은 이런 훈련을 템포 운동이라고 한다. 템포 운동은 일정한 시간 동안을 힘들지만 견뎌낼 수 있는 최대 강도까지 속도를 높여가는 훈련 방식을 뜻한다.

사이클링 운동 프로그램

밸런스, 딥, 익스텐션
Balance, Dip, Extend

14

고강도 사이클링 훈련 후에는 신진대사율이
14시간 동안 상승된 상태로 유지된다.

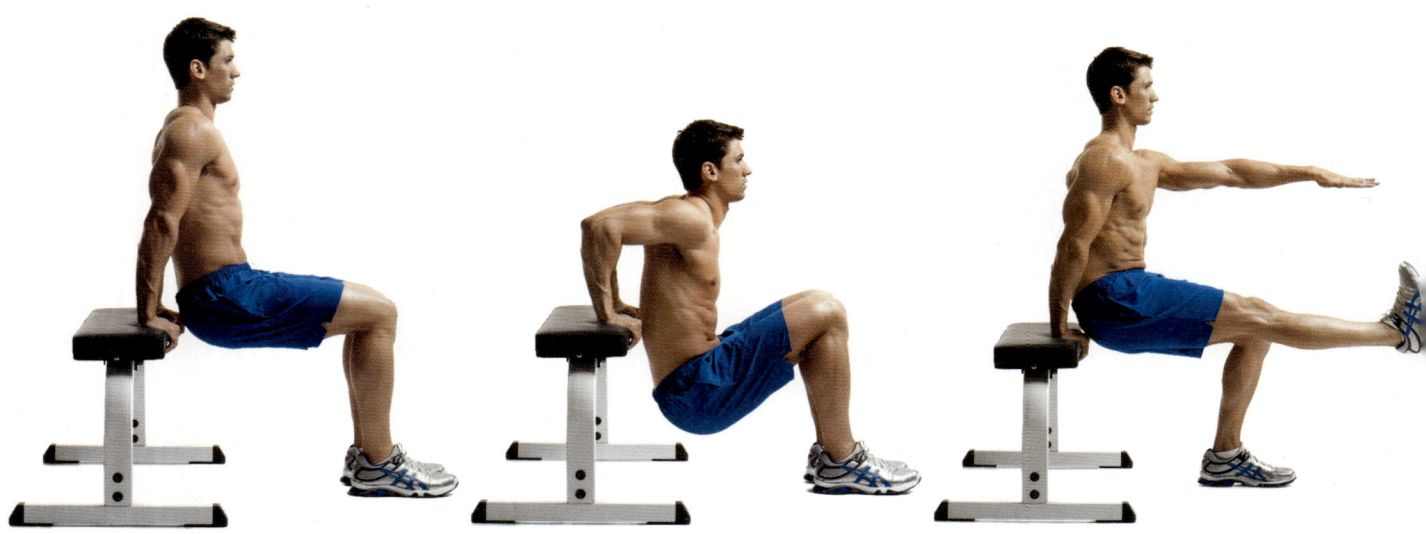

A
- 벤치의 측면에 앉아 골반 양옆 모서리 부분을 손으로 잡는다.
- 무릎을 구부리고 발바닥을 지면에 붙인 자세를 유지한다. 이 상태에서 엉덩이를 벤치에서 들어 올린다.

B
- 상완이 지면과 평행을 이룰 때까지 팔꿈치를 구부리면서 지면을 향해 골반을 내린다.

C
- 팔꿈치를 펴면서 몸을 들어 올린 다음, 왼팔을 어깨 높이까지 정면으로 펴 올림과 동시에, 오른쪽 다리를 정면으로 들어 올린다. 이때 왼쪽 손바닥은 지면을 향하고, 오른쪽 발바닥은 정면을 향하게 한다.
- 잠시 동작을 멈춘 다음, 팔과 다리를 내리면서 시작자세로 돌아간다.
- 팔다리를 바꾸어 같은 요령으로 반복한다. 여기까지가 1회 반복이다.

반복: 10~12회 반복한다.

Chapter 15: 15분 스포츠 운동

싱글-레그 스텝다운
Single-Leg Stepdown

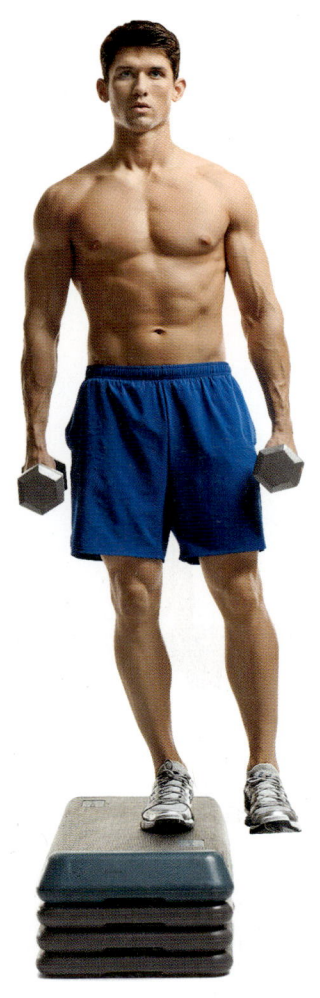

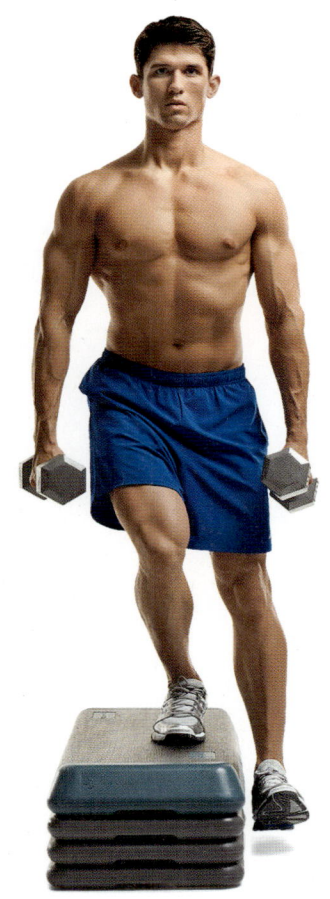

두뇌 워밍업

두뇌 훈련은 모든 스포츠의 워밍업 단계에서 매우 중요한 부분이다. 시카고 화이트삭스의 전 컨디셔닝 코치였던 번 감베타Vern Gambetta는 이렇게 말했다. "신체 활동 전에 중추신경계를 준비 상태로 만드는 것은 근육을 준비 상태로 만드는 것만큼이나 중요합니다." 이런 과정이 중요한 이유는 근육이 수축해야 할 때를 중추신경계가 알려주기 때문이다. 간단한 운동으로도 두뇌를 워밍업할 수 있다. 이때는 똑바로 선 자세에서 한쪽 다리를 앞으로 올린 다음, 반대쪽 다리로 체중을 지탱하면서 제자리에 앉는 훈련이 효과적이다. 한쪽 다리 당 10~12회씩 2세트 정도를 실시하면 좋다.

A
- 무거운 덤벨(15킬로그램 이상)을 양손에 각각 하나씩 들고 약 50센티미터 높이의 받침대 위에 오른발을 올리고, 왼쪽 다리를 공중에 띄운 상태로 선다.

반복: 한쪽 다리 당 10~12회 반복한다.

B
- 복근에 힘을 주고 가슴을 편 상태로 유지하면서 왼쪽 뒤꿈치가 지면에 살짝 닿을 때까지 오른쪽 무릎을 천천히 구부린다.
- 오른쪽 뒤꿈치를 받침대 위에 단단히 고정시킨 상태로 유지하면서 시작자세로 돌아간다.
- 정해진 반복수를 완료한 다음, 다리를 바꾸어 같은 요령으로 반복한다.

농구 운동 프로그램

낮은 방어자세로 재빠르게 종횡무진 코트를 누비려면 다리의 지구력과 신속한 방향 전환 능력을 향상시켜야 한다. 이 프로그램은 전문 트레이너이자 뉴욕 닉스의 코치인, 그렉 브리텐햄Greg Brittenham의 도움을 받아 구성한 농구 전용 운동 프로그램이다.

진행 방법

정해진 반복수를 완료하면서 각 운동을 3세트씩 진행하고, 세트 사이에는 30초 동안 휴식을 취한다. 한 가지 운동이 끝나면 다음 운동을 시작하기 전에 최소한 60초 동안 휴식을 취한다.

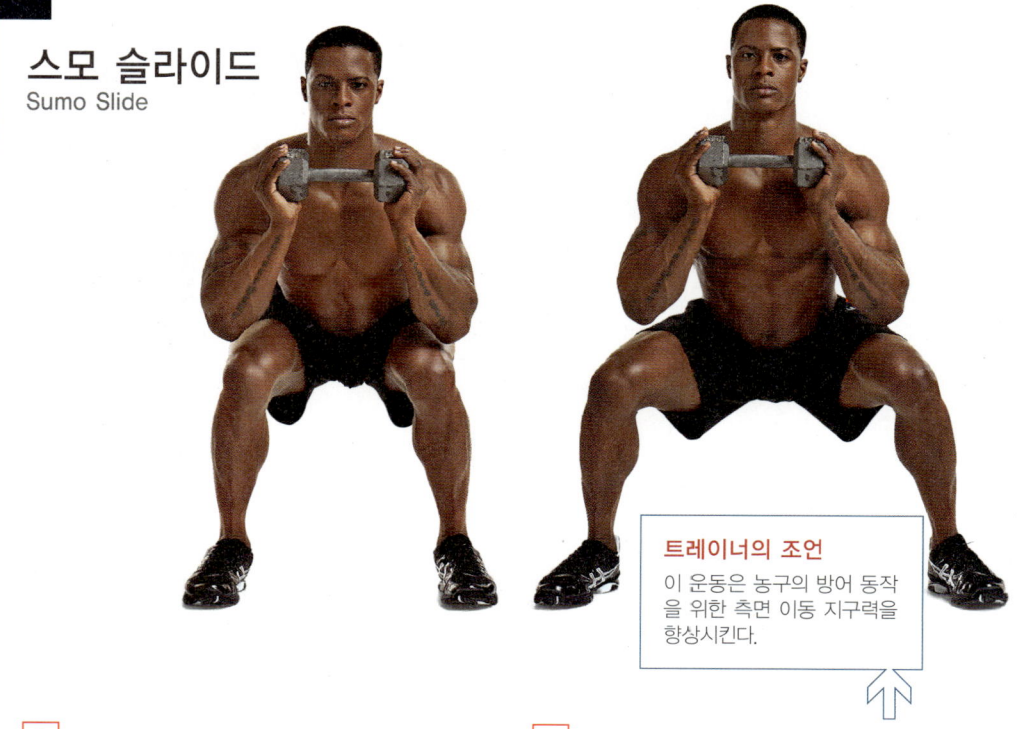

스모 슬라이드
Sumo Slide

트레이너의 조언
이 운동은 농구의 방어 동작을 위한 측면 이동 지구력을 향상시킨다.

A
- 양손으로 덤벨 하나의 양쪽 끝을 감싸 잡는다.
- 발을 어깨너비보다 넓게 벌리고 선 다음, 허벅지가 지면과 평행을 이룰 때까지 쪼그려 앉는다.

B
- 방어 시 측면 이동처럼, 왼쪽으로 미끄러지듯이 두 스텝을 이동한다.
- 멈춘 다음, 일어선 자세로 돌아간다.
- 동일한 요령에 따라 반대 방향으로 이동한다. 여기까지가 1회 반복이다.

반복: 4~8회 반복한다.

Chapter 15: 15분 스포츠 운동

투 다운 & 원 백
Two Down & One Back

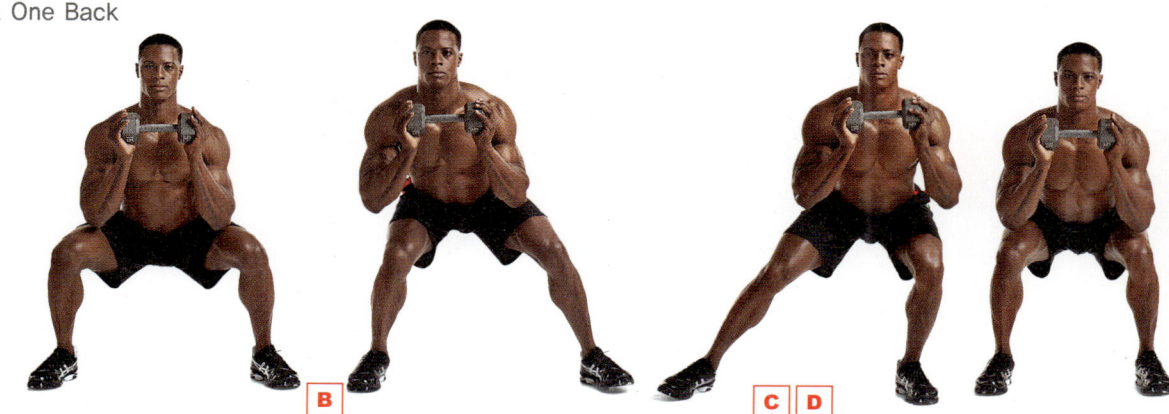

A
- 스모 슬라이드의 시작자세처럼, 양손으로 덤벨 하나의 양쪽 끝을 감싸 잡고, 허벅지가 지면과 평행을 이룰 때까지 쪼그려 앉는다.

B
- 왼쪽으로 미끄러지듯이 크고 빠르게 두 스텝을 이동한다.

C D
- 두 번째 스텝에서 왼발이 지면에 닿으면 즉시 방향을 바꾸어 오른쪽으로 미끄러지듯이 한 스텝을 옮긴다.
- 전체 동작을 8~10회 반복한 다음, 오른쪽으로 먼저 발을 옮기면서 같은 요령으로 전체 동작을 반복한다. 여기까지가 1세트이다.

반복: 왼쪽으로 먼저 발을 옮기면서 8~10회 반복 후, 오른쪽으로 먼저 발을 옮기면서 8~10회 반복한다.

덤벨 파워 클린
Dumbbell Power Clean

> **트레이너의 조언**
> 이 동작은 강력한 근수축 능력과 민첩성을 향상시킨다.

A
- 양손에 덤벨을 각각 하나씩 잡고 데드리프트 동작을 취할 때처럼 쪼그려 앉는다.
- 이때 손바닥이 몸 쪽을 향하도록 오버핸드 그립으로 덤벨을 잡는다.

B
- 덤벨을 들고 강하게 일어선다.
- 일어선 상태에서 팔꿈치를 구부리면서 어깨 위로 덤벨을 들어 올린다.
- 이때 상완은 지면과 평행을 이루고, 팔꿈치는 전방을 향하고, 손바닥은 서로 마주 보는 방향이어야 한다.
- 반대 동작을 통해 덤벨을 지면에 내려놓으면서 시작자세로 돌아간다. 여기까지가 1회 반복이다.

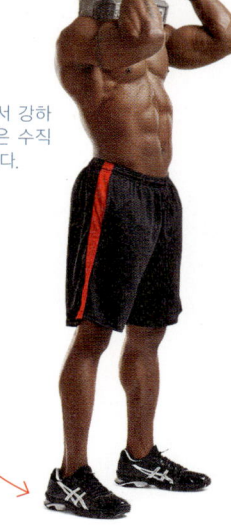

뒤꿈치로 지면을 밀면서 강하게 일어선다. 이 동작은 수직 점프 능력을 향상시킨다.

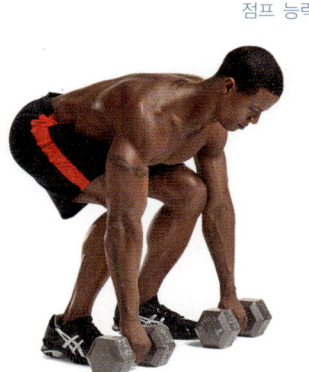

반복: 5회 반복한다.

Index

ㄱ

가슴 & 등 콤보 프로그램 / 208
가슴 공략 운동 프로그램 1 / 190
가슴 공략 운동 프로그램 2 / 194
각도 운동 / 251
강인하고 견고한 상체를 위한
  운동 프로그램 / 204
강철 둔근 운동 프로그램 / 226
고강도 인터벌 트레이닝 / 23, 248
고강도 활동 / 135
고관절 굴곡근 / 36
고블릿 스쿼트 / 88
골반 굽힘근 / 127
골반 외측과 허벅지 마사지 / 369
골프 운동 프로그램 / 374
굿모닝 벤드 / 236
그렐린 / 26
그린 에그 오믈렛 / 267
근력 및 민첩성 운동 프로그램 / 52
근력, 정력, 스피드 & 땀 운동
  프로그램 / 112
근육 단백질 합성 / 22
근육 윤곽 운동 프로그램 1 / 84
근육 윤곽 운동 프로그램 2 / 88
글루트 브리지 마치 / 148, 225
글리코겐 / 36

ㄴ

내복사근 / 87
네거티브 숄더 프레스 / 173
노-크런치 코어 운동 프로그램 / 128
노화 방지 운동 프로그램 / 360
농구 운동 프로그램 / 398
니 트러스트 / 92
닐링 랫 스트레칭 / 349
닐링 레그 크로스오버 / 333
닐링 케이블 크런치 / 137

ㄷ

다이내믹 박스 푸시업 / 217
다이내믹 사이드 런지 / 231
다이내믹 스트레칭 / 36
다이내믹 포워드 런지 / 230
다이아고널 리프트와 프레스 / 88
다이아몬드 푸시업 / 212
단기 고속질주 / 252
달리기 운동 프로그램 / 252
대둔근 / 222
대사증후군 / 249
대퇴근 마사지 / 367
더 매트릭스 / 152
더 스프린터 / 157
더블-레그 스트레칭 / 153
덤벨 / 37
덤벨 고블릿 스쿼트와 컬스 / 113
덤벨 데드리프트 / 89
덤벨 런지 / 86
덤벨 로테이션 / 87
덤벨 벤치 프레스 / 121, 199
덤벨 숄더 프레스 / 178
덤벨 스탠딩 프레스 / 84
덤벨 스텝업 프레스 백 / 225
덤벨 얼터네이팅 숄더 프레스와
  트위스트 / 111

덤벨 인클라인 벤치 프레스 / 195
덤벨 큐반 프레스 / 181
덤벨 파워 클린 / 399
덤벨 팔 전체 운동 프로그램 / 162
덤벨 폭발 운동 프로그램 1 / 72
덤벨 폭발 운동 프로그램 2 / 76
덤벨 폭발 운동 프로그램 3 / 80
덤벨 푸시 프레스 / 89
덤벨 프론트 레이즈 / 179
도우 없는 피자 / 269
둔근 / 226
둔근 마사지 / 367
드롭 런지 / 384
등 공략 운동 프로그램 / 198
등 마사지 / 368
등척성 수축 운동 / 356
디너 샐러드 / 271
디클라인 / 216
딥 / 196, 396

ㄹ

라잉 글루티얼 브리지 / 332
라잉 케이블 플라이 / 195
라잉 크로스오버 스트레칭 / 338
락앤롤 코어 / 132
래터럴 립과 리치 / 381
래터럴 메디신볼 호프 / 384
래터럴 셔플 / 228
래터럴 콘 호프 / 241
랙 풀 / 200
러닝 운동 프로그램 / 386
러닝머신 운동 프로그램 / 250
러버 밴드 사이드스텝 / 291
런지와 프론트 킥 / 353
레니게이드 로우 / 340
레몬 향 양배추 / 271
로스트 라따뚜이 / 271
로우 사이드-투-사이드 런지 / 336
로우-스텝 래터럴 셔플 / 363
로우어-백 라이-다운 / 335
로테이션 런지 / 226
로테이션 스윙 / 380
론 모우어 / 374
롱-암 웨이티드 크런치 / 134
루마니안 데드리프트, 로우, 슈럭 / 85
리닝 햄스트링 컬 / 376
리버스 그립 / 166
리버스 런지 싱글-암 프레스 / 227
리버스 우드 촙 / 128
리버스 크런치 / 139
리버스 플랭크와 레그 레이즈 / 130
리스트 컬 / 165
리틀 이탈리아 / 268
린-어웨이 풀업 / 211

ㅁ

마블 픽업 / 260
마운틴 클라이머 / 66
마이크로웨이브 / 36
매운 참치 샌드위치 / 268
맨 온 더 미션 운동 프로그램 / 330
메디신볼 / 37
메디신볼 디치 디거 / 301
메디신볼 디클라인 토스 / 300
메디신볼 라이징과 세팅 선 / 298
메디신볼 레그 드롭 / 136
메디신볼 롤링 푸시업 / 215
메디신볼 빅 서클 / 295
메디신볼 서클 크런치 / 297
메디신볼 수트케이스 크런치 / 300
메디신볼 스쿼트와 프레스 / 296
메디신볼 스탠딩 러시안 트위스트 / 296
메디신볼 스텝과 익스텐드 / 294
메디신볼 싯업 / 297
메디신볼 우드 초퍼 / 293
메디신볼 운동 프로그램 1 / 292

Index

메디신볼 운동 프로그램 2 / 298
메디신볼 워킹 런지 / 299
메디신볼 인치웜 / 301
메디신볼 토 터치 / 299
메디신볼 토르소 로테이션 / 144
메디신볼 트랜스퍼 / 377
메디신볼 레그 드롭 / 136
모굴 점프 / 221
목표 심박수 / 102
몸통 로테이션 / 199
무릎 보호 운동 프로그램 / 352
무산소 역치 / 395

ㅂ

바디소우 / 115
바벨 / 37
바벨 데드리프트 / 91
바벨 롤아웃 / 103
바벨 벤치 프레스 / 91, 191
바벨 스쿼트 / 90
바벨 없는 바벨 운동 프로그램 1 / 56
바벨 없는 바벨 운동 프로그램 2 / 60
바벨 컬 / 169
바벨 프론트 레이즈 / 174
바벨 프론트 스쿼트 / 106
바이시클 / 390
발 강화 훈련 / 260
백 익스텐션 레그 레이즈 / 154
밴드 리지스턴스 푸시업 / 285
밴드 리지스티드 수파인 라잉
　크런치 / 290
밴드 스쿼트 / 288
밴드 스쿼트와 사이드 킥 / 286
밴드 스탠딩 인클라인 플라이 / 289
밴드 시티드 로우 / 287
밴드 운동 프로그램 1 / 284
밴드 운동 프로그램 2 / 288
밴드 프로그 프레스 / 287

밸런스, 딥, 익스텐션 / 396
뱃살 타도! 가정용 운동 프로그램 1 / 64
뱃살 타도! 가정용 운동 프로그램 2 / 68
버드 도그 / 207
버진 카보 칵테일 / 269
벤치 / 37
벤치 힙 레이즈 / 244
벤트-오버 로우 / 78
벤트-오버 케이블 레이즈 / 175
보수 메디신볼 트위스트 / 385
보수볼 / 38
보수 점프 / 382
보수 푸시업 / 216
복근 초퍼 / 152
복사근 / 127
복사근 운동 프로그램 / 142
복서 펀치와 덤벨 스쿼트 / 323
복직근 / 127
복횡근 / 127
볼 와이드 스쿼트 / 228
불가리안 스플리트 스쿼트 / 388

ㅅ

사이드 브리지 / 146, 206
사이드 잭나이프 / 145
사이드 킥 / 97
사이드 포암 플랭크 / 357
사이드 플랭크와 리치-언더
　로테이션 / 151
사이드-라잉 싱글-암 익스터널
　로테이션 / 194
사이드-투-사이드 레그 스윙 / 355
사이클링 운동 프로그램 / 254, 394
삭스 슬라이드 / 332
삼각근 집중 운동 프로그램 / 172
삼두근 / 61, 160
상완 집중 운동 프로그램 / 168
색슨 사이드 벤드 / 143

샌드백 겟-업 / 317
샌드백 그립, 로우, 그로우 / 317
샌드백 로테이셔널 풋-백 / 313
샌드백 베어 허그 워크 / 316
샌드백 숄더 더 로드 / 316
샌드백 스탠드업 / 341
샌드백 운동 프로그램 1 / 312
샌드백 운동 프로그램 2 / 316
샌드백 제르셔 트래블링 런지 / 315
샌드백 클린과 프레스 / 314
서스펜디드 푸시업 / 213
서킷 / 32, 33, 51
성장호르몬 / 23
소둔근 / 222
속근 / 24
속도 운동 / 250, 254
숄더 프레스 푸시업 / 64
숄더 PNF / 350
숄더-어덕터 스트레칭 / 347
수영 운동 프로그램 / 258
수직 점프 / 220
수축기 혈압 / 27
수퍼맨 / 359
수퍼맨 백 익스텐션 / 118
수퍼스웨트 수퍼세트 운동
　프로그램 / 120
수퍼히어로 운동 프로그램 / 116
스모 슬라이드 / 398
스위치 런지 / 392
스케이터스 스텝업 / 237
스쿱 스쿼트 / 395
스쿼트 뎁스 점프 / 243
스쿼트 트러스트 / 78, 93, 328
스쿼트 트러스트와 니 트러스트 / 93
스쿼트-점프 콤보 / 58
스키 & 스노보드 운동 프로그램 / 382
스키 호프 / 383
스태거드 푸시업 / 55
스태미너 운동 프로그램 / 322
스태빌리티 런지 / 236
스태빌리티 볼 / 37

스태빌리티 볼 니 턱 / 148
스태빌리티 볼 니-업 / 156
스태빌리티 볼 디클라인 푸시업 / 306, 331
스태빌리티 볼 레그 레이즈 / 309
스태빌리티 볼 레그 컬 / 70, 140, 307
스태빌리티 볼 로우 콤비네이션 / 310
스태빌리티 볼 롤아웃 / 303
스태빌리티 볼 리어 래터럴 레이즈 / 306
스태빌리티 볼 밸런싱 바이시클 / 311
스태빌리티 볼 스키어 / 305
스태빌리티 볼 스트레치 런지 / 307
스태빌리티 볼 싱글-레그 밸런스
　브리지 / 311
스태빌리티 볼 운동 프로그램 1 / 302
스태빌리티 볼 운동 프로그램 2 / 308
스태빌리티 볼 웨이크-업 크런치 / 308
스태빌리티 볼 잭나이프 / 310
스태빌리티 볼 파이크 / 138, 304
스태빌리티 볼 플랭크 로커 / 155
스태빌리티 볼 핸드 워크 / 309
스태빌리티 볼 힙 익스텐션 / 335
스태빌리티 볼 T / 348
스태틱 스쿼트와 프론트 레이즈 / 229
스탠딩 레그 리프트 / 387
스탠딩 스캡션 / 167
스탠딩 점프와 리치 / 238
스탠딩 케이블 리버스 플라이 / 351
스탠딩 프레스아웃 / 75
스탠딩 힙 트러스트 / 334
스터링 더 폿 / 155
스텝 / 38
스텝업 / 63
스트레이트 펀치 / 96
스트레이트-레그 데드리프트 / 76
스트로크 / 258
스파이더 / 394
스파이더맨 런지 / 59
스파이더맨 푸시업 / 57, 114
스파이더맨 풀업 / 116
스플리트 스쿼트 케틀벨 패스 / 280
스피드 로테이션 / 144

Index

스피드 점프 로프 / 94
승모근 / 55, 67, 198
시소 런지 / 54
시티드 래터럴 레이즈 / 174
시티드 복근 크런치 / 135
시티드 숄더 턱 / 182
시티드 싱글-암 익스터널 로테이션 / 192
시티드 카프 레이즈 / 82
시티드 트라이셉스 익스텐션 / 164
식스팩 운동 프로그램 1 / 134
식스팩 운동 프로그램 2 / 138
실 잭 / 361
실전 점프 운동 프로그램 / 238
싯업과 펀치 / 96
싱글-레그 데드리프트 리치 / 232
싱글-레그 디클라인 푸시업 / 216
싱글-레그 래터럴 레이즈 / 177
싱글-레그 로어링 드릴 / 147
싱글-레그 루마니안 데드리프트 / 59
싱글-레그 벤치 겟 업 / 65, 245
싱글-레그 스텝다운 / 397
싱글-레그 플랭크 / 237, 355
싱글-레그 힙 레이즈 / 70
싱글-암 덤벨 로우 / 193
싱글-암 덤벨 벤치 프레스 / 194
싱글-암 덤벨 스윙 / 327
싱글-암 런지 / 129
싱글-암 벤트-오버 로우 / 131

ㅇ

아시안 소스를 곁들인 그릴 참치 케밥 / 270
아이소메트릭 스쿼트 / 327
아티초크 / 47, 265
안정 시 소비 열량 / 14
안정 시 심박수 / 102
암 풀 오버 스트레이트-레그 크런치 / 157
암스-아웃 스쿼트 / 74
어깨 스트레칭 & 강화 운동 프로그램 / 346

언더핸드 그립 / 71, 119, 210
언더핸드-그립 인버티드 로우 / 210
얼터네이트-레그 데드리프트 / 224, 234
얼터네이팅 그립 해머 컬 / 160
얼터네이팅 덤벨 로우 / 150
얼터네이팅 덤벨 숄더 프레스 / 203
얼터네이팅 덤벨 스텝업 / 122
얼터네이팅 덤벨 체스트 프레스 / 209
얼터네이팅 박스 푸시오프 / 242
얼터네이팅 셔플 푸시업 / 213
엉덩이 보완 운동 프로그램 / 222
엘리베이티드-피트 인버티드 로우 / 105
엘립티컬 운동 프로그램 / 256
엘립티컬 트레이너 인터벌 트레이닝 / 257
여유 심박수 / 102
오버 더 탑 운동 프로그램 / 326
오버핸드 그립 / 67, 76
오버헤드 리치 / 36
오버헤드 케이블 트라이셉스 익스텐션 / 171
오버헤드 트라이셉스 익스텐션 / 197
오블리크 V-업 / 142
오프셋 런지 / 36
오프셋 리버스 덤벨 런지 / 109
오프셋 스쿼트 / 354
올림픽 밀리터리 프레스 / 177
와이드-그립 푸시업 / 66
외복사근 / 87
우드초퍼 / 73
워킹 오프셋 푸시업 / 69
워킹 하이-니 허그 / 36
워크 더 플랭크와 로테이트 / 149
원-암 스내치 / 81
원-암 푸시업 / 215
월 슬라이드 / 55
웨이티드 스태빌리티 볼 싯업 / 123
웨이티드 원-사이드 크런치 / 136
웨이티드 푸시업 / 193
윈드밀 / 375
운동 중 최대 목표 심박수 / 102
운동 중 최소 목표 심박수 / 102

유도 푸시업 / 53
운동용 밴드 / 38
이눌린 / 43
이두근 / 160
이상근 / 338, 367
익스플로시브 푸시업 / 329
익스플로시브 스텝업 / 122
인버티드 로우 / 67
인치웜 / 339
인클라인 / 183
인클라인 덤벨 플라이 / 192
인클라인 덤벨 V 레이즈 / 349
인클라인 벤치 프레스 / 80
인클라인 L 레이즈 / 183
인-플레이스 하이든 / 112

ㅈ

자보렉 콤플렉스 / 184
자율 15분 코어 운동 프로그램 / 146
장경인대 증후군 / 369
장기 고속질주 / 253
저강도 활동 / 35
저항운동 / 14, 22, 255
전신 스트레스 해소 운동 프로그램 / 92
절인 소고기와 양배추 요리 / 270
점프 / 63
점프 스쿼트 / 386
점프 스쿼트와 컬 / 325
점프력 강화 운동 프로그램 / 230
점핑 잭 / 261
제르셔 굿모닝 / 110
종아리 마사지 / 365
줄넘기 / 38
줄넘기 운동 프로그램 / 260
중간 강도 유산소운동 / 35
중간 삼각근 / 173
중둔근 / 222

중량판 / 37
중립 그립 / 77, 131, 195
지방 연소 운동 프로그램: 프로그램A / 102
지방 연소 운동 프로그램: 프로그램B / 108

ㅊ

철벽 푸시업 서킷 프로그램 1 / 212
철벽 푸시업 서킷 프로그램 2 / 214
철벽 푸시업 서킷 프로그램 3 / 216
체스트-서포티드 로우 / 83
체중 스쿼트 / 60
체중 점프 스쿼트 / 326
초고속 가슴 & 등 운동 / 188
초고속 간식 / 267
초고속 복근 운동 / 126
초고속 스포츠 운동 / 372
초고속 신진대사 운동 / 100
초고속 심혈관계 고강도 인터벌 트레이닝 / 248
초고속 전신 운동 / 50
초고속 정력 운동 / 320
초고속 체중 감량 시스템 / 40
초고속 치유 운동 / 344
초고속 특수 기구 운동 / 274
초고속 팔 & 어깨 운동 / 160
초고속 하체 운동 / 220
최대 심박수 / 102
치골미골근 / 320
치즈 양고기 버거 / 270
친업 / 71, 109
친업 바 / 109, 141

ㅋ

카누 / 150

Index

카프 레이즈 / 379
캣-캐멀 / 204
컨센트레이션 컬 / 163
컬-업 / 205
케겔 운동 / 320
케이블 다이아고널 레이즈 / 203
케이블 리버스 플라이 / 180
케이블 싱글-암 컬 / 170
케이블 인클라인-벤치 트라이셉스 익스텐션 / 169
케이블 코어 프레스 / 108
케이블 페이스 풀과 익스터널 로테이션 / 208
케틀벨 / 37
케틀벨 8자 운동 / 281
케틀벨 데드리프트 / 279
케틀벨 스내치, 풀, 푸시 프레스 / 283
케틀벨 스윙 / 278
케틀벨 어라운드 더 바디 패스 / 277
케틀벨 운동 프로그램 1 / 276
케틀벨 운동 프로그램 2 / 280
케틀벨 하프 겟-업 / 282
케틀벨 할로 / 279
코르크스크루 푸시업 / 337
코티졸 / 26
코브라 / 359
코어 / 14, 36, 53
크런치/사이드-벤드 콤보 / 137
클로즈-그립 벤치 프레스 / 168
크로스-숄더 익스텐션 / 167
크로스오버 덤벨 스텝업 / 104
크로스오버 박스 푸시업 / 214
클락 워크 / 362
클래식 파워리프팅 운동 프로그램 / 90
클램쉘 / 245

ㅌ

타월 로우 / 75
턱드-엘보우 푸시업 / 61
테니스 운동 프로그램 / 378
템포 운동 / 395
토르의 해머 / 119
투 다운 & 원 백 / 399
투-파트 덤벨 로우 / 201
투-핸드 우드 촙 / 145
트라이애슬론 운동 프로그램 / 390
트러스터스 / 77
트위스팅 로프 풀다운 / 170

ㅍ

파워 런지와 풀 / 378
파워 스케이터 / 360
팔-어깨 콤보 운동 프로그램 1 / 176
팔-어깨 콤보 운동 프로그램 2 / 178
팔-어깨 콤보 운동 프로그램 3 / 182
패럴렐 바 딥 / 190
포 온 더 플로어 운동 프로그램 / 338
포암 플랭크 / 356
포암 플랭크와 암 레이즈 / 358
포즈 리버스 컬 / 171
폴리덱스트로스 / 43
폼 롤러 / 38
폼 롤러 운동 프로그램 / 364
푸시업 / 107
푸시업과 프론 로우 / 324
풀업 / 196
풀업 홀드 / 202
프레첼-포지션 운동 프로그램 / 334
프론 오블리크 롤 / 149
프론 코브라 / 140
프론 힙 익스텐션 / 235
프론트 콘 호프 / 240
프론트 런지 푸시 오프 / 222
프론트 킥 / 95
프론트-풋 엘리베이티드 스플릿 스쿼트 / 68

플랫-백 / 358
플랭크 리치 / 55
플랭크와 다이아고널 암 리프트 / 147
플레이트 푸시 / 389
플라이오메트릭 / 38
플라이오메트릭 점프 / 221
플라이오메트릭 푸시업 / 120
피타 피자 / 268
필 / 348

ㅎ

하이-니 스킵 / 101
하이드런트 익스텐션 / 227
하이퍼익스텐션과 로테이션 / 393
하체 전체 운동 프로그램 / 234
하프-시티드 레그 서클 / 131
항산화 파우더 펀치 / 269
해머 토스 / 133
핵 스쿼트 / 233
햄스트링 마사지 / 366
행잉 레그 레이즈 / 141
허리 강화 운동 프로그램 / 244, 356
헐크 수퍼 리프 / 117
헤드 크러셔 / 354
혼합 오트밀 / 267
힌두 푸시업 / 391
힌지 / 330
힙 리프트 / 36
힙 브리지와 힐 드래그 / 224
힙 트위스트와 앵클 호프 / 239
힙 하이크 / 389

숫자/영문

15분 확보 기술 / 16
1과 1/4 바벨 스쿼트 / 223
45도 런지 / 229
5초 포워드 런지 / 62
C-반응 단백질 / 42
EZ바 / 209
EZ바 트라이셉스 익스텐션 / 209
PNF / 350
T-스태빌라이저 / 153
T-훈련 / 373
V-싯 덤벨 프레스 / 176
V-업 / 123
Y 스쿼트 / 56

Men'sHealth
맨즈헬스 빅북2: 15분 운동법

초판 1쇄 발행 2012년 12월 19일
초판 11쇄 발행 2019년 12월 16일

지은이 셀렌 예거, 맨즈헬스 편집부
옮긴이 김승환
펴낸이 김영조
콘텐츠기획팀 권지숙, 정보영, 김유진
디자인팀 왕윤경
마케팅팀 이유섭, 박혜린
경영지원팀 정은진
외부스태프 본문 디자인 김영심
　　　　　　 표지 디자인 ALL design group
펴낸곳 싸이프레스
주소 서울시 마포구 양화로7길 4-13(서교동, 392-31) 302호
전화 (02) 335-0385/0399
팩스 (02) 335-0397
이메일 cypressbook1@naver.com
홈페이지 www.cypressbook.co.kr
블로그 blog.naver.com/cypressbook1
포스트 post.naver.com/cypressbook1
인스타그램 @cypress_book
출판등록 2009년 11월 3일 제2010-000105호

ISBN 978-89-97125-23-4　14690
ISBN 978-89-97125-22-7　(set)

· 책값은 뒤표지에 있습니다.
· 파본은 구입하신 곳에서 교환해 드립니다.
· 싸이프레스는 여러분의 소중한 원고를 기다립니다.

이 도서의 국립중앙도서관 출판예정도서목록(CIP)은 서지정보유통지원시스템 홈페이지(http://seoji.nl.go.kr)와 국가자료공동목록시스템(http://www.nl.go.kr/kolisnet)에서 이용하실 수 있습니다.(CIP제어번호: 2012005760)